W0260830

Medizinische Informatik und Statistik

Band 6: U. Ranft, Zur Mechanik und Regelung des Herz-kreislaufsystems. Ein digitales Simulationsmodell. XV, 192 Seiten. 1978.

Band 7: Langzeitstudien über Nebenwirkungen Kontra-zeption — Stand und Planung. Symposium der Stu-diengruppe „Nebenwirkungen oraler Kontrazeptiva — Entwicklungsphase", München 1977. Herausgegeben von U. Kellhammer. VI, 254 Seiten. 1978.

Band 8: Simulationsmethoden in der Medizin und Biolo-gie. Workshop, Hannover, 1977. Herausgegeben von B. Schneider und U. Ranft. XI, 496 Seiten. 1978.

Band 9: 15 Jahre Medizinische Statistik und Dokumenta-tion. Herausgegeben von H.-J. Lange, J. Michaelis und K. Überla. VI, 205 Seiten. 1978.

Band 10: Perspektiven der Gesundheitssystemfor-schung. Frühjahrstagung, Wuppertal, 1978. Herausgege-ben von W. van Eimeren. V, 171 Seiten. 1978.

Band 11: U. Feldmann, Wachstumskinetik. Mathemati-sche Modelle und Methoden zur Analyse altersabhängi-ger populationskinetischer Prozesse. VIII, 137 Seiten. 1979.

Band 12: Juristische Probleme der Datenverarbeitung in der Medizin. GMDS/GRVI Datenschutz-Workshop 1979. Herausgegeben von W. Kilian und A. J. Porth. VIII, 167 Sei-ten. 1979.

Band 13: S. Biefang, W. Köpcke und M. A. Schreiber, Ma-nual für die Planung und Durchführung von Therapiestu-dien. IV, 92 Seiten. 1979.

Band 14: Datenpräsentation. Frühjahrstagung, Heidel-berg 1909. Herausgegeben von J. R. Möhr und C. O. Köh-ler. XVI, 318 Seiten. 1979.

Band 15: Probleme einer systematischen Früherken-nung. 6. Frühjahrstagung, Heidelberg 1979. Herausgege-ben von W. van Eimeren und A. Neiß. VI, 176 Seiten. 1979.

Band 16: Informationsverarbeitung in der Medizin — We-ge und Irrwege-. Herausgegeben von C. Th. Ehlers und R. Klar. XI, 796 Seiten. 1979.

Band 17: Biometrie — heute und morgen. Interregionales Biometrisches Kolloquium 1980. Herausgegeben von W. Köpcke und K. Überla X, 369 Seiten. 1980.

Band 18: R.-J. Fischer, Automatische Schreibfehlerkor-rektur in Texten. Anwendung auf ein medizinisches Lexi-kon. X, 89 Seiten. 1980.

Band 19: H. J. Rath, Peristaltische Strömungen. VIII, 119 Seiten. 1980.

Band 20: Robuste Verfahren. 25. Biometrisches Kollo-quium der Deutschen Region der Internationalen Biome-trischen Gesellschaft, Bad Nauheim, März 1979. Heraus-gegeben von H. Nowak und R. Zentgraf. V, 121 Seiten. 1980.

Band 21: Betriebsärztliche Informationssysteme. Früh-jahrstagung, München, 1980. Herausgegeben von J. R. Möhr und C. O. Köhler. (vergriffen)

Band 22: Modelle in der Medizin. Theorie und Praxis. Herausgegeben von H.-J. Jesdinsky und V. Weidtman. XIX, 786 Seiten. 1980.

Band 23: Th. Kriedel, Effizienzanalysen von Gesund-heitsprojekten. Diskussion und Anwendung auf Epilep-sieambulanzen. XI, 287 Seiten. 1980.

Band 24: G. K. Wolf, Klinische Forschung mittels vertei-lungsunabhängiger Methoden. X, 141 Seiten. 1980.

Band 25: Ausbildung in Medizinischer Dokumentation, Statistik und Datenverarbeitung. Herausgegeben von W. Gaus. X, 122 Seiten. 1981.

Band 26: Explorative Datenanalyse. Frühjahrstagung, München, 1980. Herausgegeben von N. Victor, W. Lehma-cher und W. van Eimeren. V, 211 Seiten. 1980.

Band 27: Systeme und Signalverarbeitung in der Nu-klearmedizin. Frühjahrstagung, München, März 1980. Proceedings. Herausgegeben von S. J. Pöppl und D. P. Pretschner. IX, 317 Seiten. 1981.

Band 28: Nachsorge und Krankheitsverlaufsanalyse. 25. Jahrestagung der GMDS, Erlangen, September 1980. Herausgegeben von L. Horbach und C. Duhme. XII, 697 Seiten. 1981.

Band 29: Datenquellen für Sozialmedizin und Epidemio-logie. Herausgegeben von R. Brennecke, E. Greiser, H. A. Paul und E. Schach. VIII, 277 Seiten. 1981.

Band 30: D. Möller, Ein geschlossenes nichtlineares Mo-dell zur Simulation des Kurzzeitverhaltens des Kreislauf-systems und seine Anwendung zur Identifikation. XV, 225 Seiten. 1981.

Band 31: Qualitätssicherung in der Medizin. Probleme und Lösungsansätze. GMDS-Frühjahrstagung, Tübin-gen 1981. Herausgegeben von H. K. Selbmann, F. W. Schwartz und W. van Eimeren. VII, 199 Seiten. 1981.

Band 32: Otto Richter, Mathematische Modelle für die kli-nische Forschung: enzymatische und pharmakokineti-sche Prozesse. IX, 196 Seiten, 1981.

Band 33: Therapiestudien. 26. Jahrestagung der GMDS, Gießen, September 1981. Herausgegeben von N. Victor, J. Dudeck und E. P. Broszio. VII, 600 Seiten. 1981.

Band 34: C. E. M. Dietrich, P. Walleitner, Warteschlangen —Theorie und Gesundheitswesen. VIII, 96 Seiten. 1982.

Band 35: H.-J. Seelos, Prinzipien des Projektmanage-ments im Gesundheitswesen. V, 143 Seiten. 1982.

Band 36: C. O. Köhler, Ziele, Aufgaben, Realisation eines Krankenhausinformationssystems. II, (1-8), 216 Seiten. 1982.

Band 37: Bernd Page, Methoden der Modellbildung in der Gesundheitssystemforschung. X, 378 Seiten. 1982.

Band 38: Arztgeheimnis-Datenbanken-Datenschutz. Ar-beitstagung, Bad Homburg, 1982. Herausgegeben von P.L. Reichertz und W. Kilian. VIII, 224 Seiten. 1982.

Medizinische Informatik
und Statistik

Herausgeber: K. Überla, O. Rienhoff und N. Victor

72

I. Guggenmoos-Holzmann (Hrsg.)

Quantitative Methoden in der Epidemiologie

35. Jahrestagung der GMDS
Berlin, September 1990

Proceedings

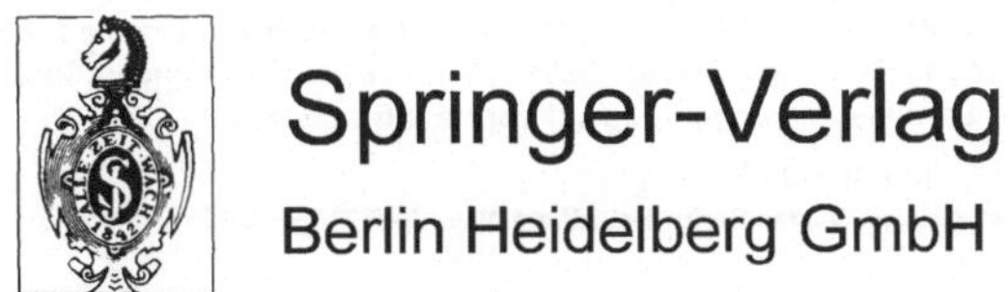

Springer-Verlag
Berlin Heidelberg GmbH

Reihenherausgeber
K. Überla, O. Rienhoff, N. Victor

Mitherausgeber
P. Bauer W. van Eimeren P. Epstein E. Greiser S. Koller J. Michaelis
J. P. Möhr A. Neiß G. Wagner J. Wahrendorf E. Wilde

Herausgeber
Irene Guggenmoos-Holzmann
Institut für Medizinische Statistik und Informationsverarbeitung
Freie Universität Berlin
Hindenburgdamm 30, W-1000 Berlin 45

ISBN 978-3-540-53793-9   ISBN 978-3-662-00879-9 (eBook)
DOI 10.1007/978-3-662-00879-9

CIP—Titelaufnahme der Deutschen Bibliothek
Quantitative Methoden in der Epidemiologie: Berlin, September 1990; proceedings
I. Guggenmoos-Holzmann (Hrsg.). — Berlin; Heidelberg; New York; London; Paris; Tokyo; Hong Kong;
Barcelona: Springer, 1991
(Medizinische Informatik und Statistik; 72) (... Jahrestagung der GMDS; 35)
ISBN 978-3-540-53793-9

NE: Guggenmoos-Holzmann, Irene [Hrsg.]; 1. GT; Deutsche Gesellschaft für Medizinische
Dokumentation, Informatik und Statistik: ... Jahrestagung der ...

© Springer-Verlag Berlin Heidelberg 1991
Ursprünglich erschienen bei Springer-Verlag Berlin Heidelberg New York Tokyo 1991

2127/3140—543210 — Gedruckt auf säurefreiem Papier

VORWORT

Die 35. Jahrestagung der Deutschen Gesellschaft für Medizinische Dokumentation, Informatik und Statistik e.V. fand vom 24. bis 26. September 1990 an der Freien Universität Berlin statt. Die Organisation dieser Tagung und die Planung des wissenschaftlichen Programms wurden mitgeprägt von den politischen Veränderungen, die im Vorfeld der Vereinigung der beiden deutschen Staaten in Berlin besonders deutlich wurden. Es war die erste Jahrestagung der GMDS, an der Wissenschaftler aus den nun neuen Bundesländern als Referenten wie als Zuhörer frei und ungehindert partizipieren konnten.

Das Rahmenthema "Quantitative Methoden in der Epidemiologie", das für diese Tagung gewählt wurde, unterstreicht die Bedeutung der Epidemiologie im Spektrum der Disziplinen, die von der GMDS vertreten werden. Der vorliegende Band, in dem die wichtigsten Referate und Poster der Tagung zusammengefaßt sind, gibt einen Überblick über die Schwerpunkte aktueller epidemiologischer Forschung. Untersuchungen über die Verbreitung von Krankheiten in der Bevölkerung und die Abklärung von Risikofaktoren sind grundlegend für eine verläßliche Gesundheitsberichterstattung und die daraus abgeleiteten gesundheitspolitischen Maßnahmen. Wichtige epidemiologische Forschungsschwerpunkte richten sich dementsprechend sowohl an bestimmten Krankheiten (Krebskrankheiten, kardiovaskuläre Krankheiten, Infektionskrankheiten) aber auch an potentiellen Einflußfaktoren (berufliches Umfeld, "Umwelt", Ernährung) aus. Dabei ist unschwer erkennbar, daß epidemiologische Methoden, i.e. Methoden, mit denen epidemiologische Fragestellungen angegangen werden, immer quantitative - statistische und stochastische - Methoden sind. Insofern sollte der Pleonasmus des Tagungsthemas nicht als Hinweis auf die methodische Heterogenität, sondern auf die multidisziplinäre Ausrichtung epidemiologischer Forschung verstanden werden.

Neben Ergebnissen und Methoden epidemiologischer Forschung enthält der Tagungsband auch epidemiologisch relevante Beiträge aus dem Gebiet der Medizinischen Informatik: Zu den thematische Schwerpunkten gehörten Techniken der Datenhaltung, der wissensbasierten Datenverarbeitung und der Einsatz standardisierter Dokumentationsmethoden.

Die Auswahl der Beiträge für diesen Tagungsband erfolgte entsprechend den Vorgaben des Präsidiums der GMDS anhand einer Beurteilung durch jeweils zwei Gutachter. Nicht alle Referenten reichten ihre Manuskripte ein, und nicht alle eingereichten Manuskripte erhielten ein positives Gutachtervotum. Dennoch sind die verschiedenen Themenkreise der Tagung durch die hier versammelten Beiträge weitgehend repräsentativ angesprochen.

Ich danke allen Autoren und den Gutachtern für die geleistete Arbeit, sowie Herrn Dipl.-Math. Klaus Lenz und Herrn Dieter Augustin für die Unterstützung bei der Redaktion dieses Bandes.

Berlin, im Dezember 1990   Irene Guggenmoos-Holzmann

Inhaltsverzeichnis

Johann Peter Süßmilch und der Beginn der Gesundheitsstatistik
in Deutschland
Elsner, E. *1*

Der Beitrag der Epidemiologie zur Qualität des Gesundheitsversorgungssystems
Selbmann, H.-K. *10*

Gesundheitssystemforschung, Versorgungsforschung

Morbiditätsorientierte Studien zur stationären Versorgung
in der Bundesrepublik
Klar, R. *21*

Inanspruchnahme von Krankenhausbehandlung: Ein Vergleich von
fall- und versichertenbezogener statistischer Erfassung auf der
Grundlage von Prozeßdaten der Gesetzlichen Krankenversicherung
John, J., Wolter, C. *27*

Prädiktive Validität der Früherkennungsuntersuchungen in bezug auf
neuromotorische Entwicklungsstörungen im Kleinkindalter
Lajosi, F., Baukloh-Lajosi, G. *33*

Gesundheitsberichterstattung

Gesundheitsstatistiken in der Schweiz
Gutzwiller, F., Bisig, B. *40*

Aufgaben und Ziele einer Gesundheitsberichterstattung für Deutschland
Bergmann, K.E. *45*

Regionale Gesundheitsberichterstattung mit der Krankheitsartenstatistik
der Ortskrankenkassen - Nutzungsmöglichkeiten und Datenqualitätsaspekte -
Wolter, C., John, J. *50*

Qualität epidemiologisch nutzbarer Datenquellen

Gesichtspunkte bei der Beurteilung von Datenquellen des
Gesundheitswesens
Schach, E. *58*

Neugestaltung der amtlichen Krankenhausstatistik
Hoffmann, U. *64*

Möglichkeiten und Grenzen der epidemiologischen Nutzung von Daten der
gesetzlichen Sozialleistungsträger am Beispiel der Rentenversicherung
Schuntermann, M.F. *70*

Datenerfassung in der Primärversorgung durch Beobachtungspraxen
- Aspekte der Datenqualität
Fontaine, J., Swart, E., Robra, B.-P., Schwartz, F.W., Colberg, R.,
Behrendt, W., Schäfer, T., Grüger, J. 75

Datenquellen des Gesundheitswesens der DDR und ihre
Haupteigenschaften
Radoschewski, M. 80

Das Krebsregister der DDR - Datenbasis für epidemiologische Studien
Möhner, M., Maertz, R., Staneczek, W. 88

Epidemiologisches Monitoring

Computer Aided Surveillance and Monitoring of Influenza in France
Valleron, A.-J. 95

Statistische Überlegungen zu räumlichen Abhängigkeiten im Krebsatlas
der Bundesrepublik Deutschland
Zöllner, I., Schach, E., Schach, S. 104

Untersuchungen zur Entdeckung räumlicher Cluster im
Kinderkrebsregister Mainz
Schmidtmann, I., Kaatsch, P., Michaelis, J. 109

Epidemiologie kardiovaskulärer Erkrankungen

Abschätzung von Interventionseffekten zur Halbzeit der Deutschen Herz-
Kreislauf-Präventionsstudie unter besonderer Berücksichtigung
schichtspezifischer Einflußfaktoren
Helmert, U., Tempel, G., Greiser, E. 113

Monica Bremen - Arbeitsweise und Ergebnisse eines retrospektiven,
bevölkerungsbezogenen Herzinfarkt-Registers im WHO-Verbund
Herman, B., Stüdemann, G., Greiser, E. 120

Die 28-Tage-Letalität bei Männern mit Erstinfarkt in Abhängigkeit
von der kardiovaskulären Anamnese - Ergebnisse des MONICA-
Augsburg-Herzinfarkt-Registers 1985-87
Löwel, H., Lewis, M., Hörmann, A. 125

Multivariate Risikofaktoridentifikation für den Myokardinfarkt in einer
prospektiven Studie
Muche, R., Gefeller, O., Cremer, P. 130

Umweltepidemiologie

The Harvard Epidemiologic Studies of the Health Risks of Air Pollution
in Children
Dockery, D.W. *135*

Luftverschmutzung und Lungenkrebsrisiko -
Methodische Ansätze zur Quantifizierung der Exposition
Molik, B., Schöneberg, G., Wichmann, H.E. *140*

Das nitratbedingte Strumarisiko in einem Endemiegebiet
Höring, H., Nagel, M., Haerting, J. *147*

Epidemiologie im beruflichen Umfeld

Epidemiologische Methoden in der Arbeitsmedizin
Berger, J. *154*

Fahndung nach Einflüssen der Arbeit auf chronische Erkrankungen auf
der Grundlage arbeitsmedizinischer Vorsorgeuntersuchungen
*Heuchert, G., Bräunlich, A., Enderlein, G., Oberdoerster, G.,
Stark, H., Wulke, P.* *161*

Das arbeitsmedizinische Informationssystem in der DDR 1983 bis 1990
Bräunlich, A., Enderlein, G., Heuchert, G., Wulke, P., Berger, R. *168*

Workshop on Analytic Problems in Nutritional Epidemiology

Using Diet and Breast Cancer as an Example
Kohlmeier, L. *174*

Diet and Breast Cancer: Design of Epidemiological Studies
Clayton, D. *177*

Measurement error and design
Arminger, G., Rehm, J. *180*

Arbeitsbereiche und Aufgabenstellungen im WHO Collaborating Centre
für Ernährungsepidemiologie
Lang, H.-P., Kohlmeier, L. *181*

Metaanalyses in Nutritional Epidemiology
Keiding, N., Kohlmeier, L. *182*

Klinische Epidemiologie

Extrapyramidal motorische Störungen unter Haloperidol:
Ergebnisse der AMÜP-Studie
Dirschedl, P., Grohmann, R., Schmidt, L. *183*

Multizentrische und interdisziplinäre Studie zur Epidemiologie
der gastroduodenalen Ulkuskomplikation
Ohmann, C., Imhof, M., Thon, K. *188*

Synoptische Bewertung epidemiologischer Studien

Empirische Grenzen der Erkennbarkeit von Kausalzusammenhängen
durch epidemiologische Untersuchungen
Überla, K. *193*

Eine Meta-Analyse zur Kanzerogenität von PCB
Herbold, M. *200*

Stichproben- und Confounderprobleme

Das 'population log' in klinischen Studien - Möglichkeiten und Grenzen
Windeler, J., Trampisch, H.J., Hopkins, G., Michels, H.R. *205*

Methodische Probleme des Nachweises von Interventionseffekten
am Beispiel der Deutschen Herz-Kreislauf-Präventionsstudie
Maschewsky-Schneider, U. *210*

Die Auswirkungen von Sensitivität und Spezifität der Fall-Diagnose
auf Validität, Studiengröße, Präzision und Power krankenhausbezogener Fall-Kontroll-Studien
Brenner, H., Savitz, D.A. *217*

Auswahl von Populationskontrollen mittels "random digit dailing"
Kreienbrock, L., Lieb, G., Gerken, M. *221*

Multifaktorielle statistische Methoden

Evaluierung prognostisch homogener Subpopulationen mit Hilfe
der Methode der Klassifikationsbäume
Sauerbrei, W., Zaiss, A., Lausen, B., Schumacher, M. *229*

Der Logitscore-Test für die Prüfung von Einflußfaktoren auf
rangkategoriale Wirkungen
Dietz, E. *235*

Binäre und kumulative logistische Regressionsmodelle zur Auswertung
epidemiologischer Studien
Enderlein, G. *241*

Standardisierung der Dokumentation

Der Gesundheits-Stammbaum: Standardisierte Dokumentation
in der genetischen Epidemiologie
Pfaff, G., Heinemann, L., Hunt, S.C., Williams, R.R. *248*

Vergleich verschiedener Methoden der Abbildung medizinischer
Aussagen auf Texte einer standardisierten Terminologie
Fischer, R.-J. *253*

Automatische Klartextverschlüsselung histologischer Tumordiagnosen
mit dem Personalcomputer
Bartkowski, R., Graubner, B. *258*

Basisdokumentation und ihre Auswertung

Anforderungen an die medizinische Basisdokumentation
und Anwendung der Diagnosenstatistik im Krankenhaus
- ein Vergleich 1975 - 1990
Ehlers, C. Th. 263

Standardisierung medizinischer Klassifikation in Europa und Deutschland
Graubner, B., Klar, R. 269

Abbildung von Texten in verschiedene Klassifikationen
Hultsch, E., Diekmann, F., Ruhl, U. 276

Realisierung eines automatischen Codierverfahrens für Operationen
Kolodzig, Ch., Diekmann, F., Stutz, J. 281

Abweichungsanalyse für manuell und DV-gestützte Codierungen
im Rahmen des MDS
Münstermann, J., Scheinert, H.-D. 287

Validierung der Klassifizierung und Codierung von orthopädisch-
traumatologischen Diagnosetexten in die ICD-9
Winter, T., Kolodzig, C. 292

Zwanzig Jahre Basisdokumentation an der Universitäts-Kinderklinik
Freiburg i.Br.
Kaufmehl, K., Norden, O., Struwe, F.E., Zaiss, A., Leititis, J. 298

Datenbankentwurf, Informations- und Dokumentationssysteme

Computer-Assisted Data Collection in Epidemiological Research
Christiansen, D., Hosking, J.D., Carpenter, M. 301

Qualitätsunterschiede zwischen der Diagnosedokumentation nach der
BPflV und der Klinischen Tumordokumentation TUNIS Freiburg
Aisslinger, U., Zaiss, A., Klar, R. 312

Klinische Bedeutung eines integrierten Arbeitsplatzes mit multimodaler
Oberfläche, multimedialen Dokumenten und wissensbasierter
Benutzerführung in der Inneren Medizin
Kuhn, K., Doster, W., Rösner, D., Kottmann, P., Heinlein, C., Zemmler, T.,
Swobodnik, W., Ditschuneit, H. 316

Fehlertolerante Patientenidentifikation mit ADABAS, Performanz durch
Verletzung der Normalform
Zaiss, A., Klar, R. 321

Die Verarbeitung von redundanten und widersprüchlichen Daten aus
autonomen Beständen für klinische Tumorregister
Schmidt, M., Hölzel, D., Schubert-Fritschle, G. 328

Optische Archivierung - das Verfahren zur Lösung der Archivprobleme
im Krankenhaus?
Schmücker, P., Dujat, C., Herp, A., Schaefer, D.O., Stecking, L. 334

Ein integriertes System zur Verwaltung und zum Retrieval von
Arztbriefen sowie zur Terminplanung in der Inneren Medizin
*Kuhn, K., Heinlein, C., Reichert, M., Hamdorf, P., Zemmler, T.,
Wechsler, J., Ditschuneit, H.* 341

Wissensbasierte Ansätze

Wissensbasierte Systeme in der Medizin und ihre Integration in
Informationssysteme
Haux, R., Mann, G. 345

Ein Expertensystem zur Diagnoseunterstützung von Mikroverkalkungen
in Mammographien
Behrens, S., Dengler, J. 355

Einsatz eines kommerziellen Expertensystems in der immunhistologischen
Diagnostik maligner Lymphome
Loy, V., Dallenbach, F., Bentlage, H., Stein, H. 360

IntKons - ein wissensbasiertes System zur Unterstützung des Arztes
bei der Befunderhebung zur präoperativen Risikoabschätzung
aus kardiologischer Sicht
Maag, K.P., Erdmann, E. 366

Freie Themen - Medizinische Informatik

Präoperative Therapiesimulation am Beispiel der Hüftgelenkchirurgie
Müller, P.C., Grolle, O.J., Pretschner, D.-P. 370

Modellierung der Steuerungsmechanismen im Darmepithel
Baur, H.J., Meinzer, H.P., Bär, R., Sandblad, B. 375

Entscheidungsunterstützung durch Literaturwissen bei akutem
Brustschmerz
Roessink, B., Bernauer, J., Schuster, H.-P. 381

Autorenverzeichnis 386

Johann Peter Süßmilch und der Beginn der Gesundheitsstatistik
in Deutschland

Prof. Dr. Eckart Elsner
Statistisches Landesamt Berlin

Wer mit der Geschichte der medizinischen Statistik vertraut ist,
kennt Süßmilch als Statistiker, seine drei Bände der "Göttlichen
Ordnung" und sein Sendschreiben über die epidemischen Krankheiten zum Beispiel. Doch wer kennt ihn schon als Historiker, als
Sprachwissenschaftler, als Stadtgründer usw.? Im folgenden soll
auch darüber berichtet werden.

Süßmilch wurde am 3. September 1707 in Zehlendorf[1] geboren, ging
zunächst in Brandenburg zur Schule und kam mit 16 Jahren an das
Berlinische Gymnasium zum Grauen Kloster, wo er am 3. Dezember 1723 anläßlich eines Schuljubiläums über die Gründung der
Akademie der Künste von 1696 sprach.

Während der Schulzeit war es Süßmilchs Wunsch, Arzt zu werden.
Er besuchte deshalb zunächst heimlich, dann mit Billigung seiner
Eltern, die medizinischen Vorlesungen am Theatrum anatomicum in
Berlin. Es war 1723 reorganisiert worden. Süßmilch hatte den Er-
öffnungsfeierlichkeiten und der ersten Sektion beiwohnen können.
Der König versorgte diese Institution, der es anfangs an zu se-
zierenden Körpern gemangelt hatte, mit einem "Überfluß an Lei-
chen". Süßmilch legte hier u.a. eine öffentliche Prüfung im Fach
"Osteologie" (Knochenlehre) ab.

Sogar in seiner Freizeit befaßte er sich mit medizinischen Problemen, legte sich ein Kräuterbuch an und versuchte, alle für
die "Arzeneykunde" wichtigen Heilpflanzen nach der Methode des
französischen Botanikers Tourneford kennenzulernen.

Seine Sprachstudien waren bei alledem etwas zu kurz gekommen und
seine Eltern wünschten, daß er, der Familientradition folgend,
Jura studiere. Die Vorfahren waren Erbrichter auf Burg Tollen-
stein in Böhmen gewesen. Er ging also 1724 zu August Hermann
Francke nach Glaucha bei Halle, um sich auf der dortigen Latein-

schule des Waisenhauses auf ein juristisches Studium vorzubereiten. Wahrscheinlich ist es dem Einfluß von Francke, einem frühen Vertreter des Pietismus zuzuschreiben, daß in Süßmilch die Liebe zur Theologie geweckt wurde.

Am 24. April 1724 schrieb er sich mit Billigung der Eltern an der Friedrichsuniversität in Halle für dieses Fach ein. Francke lehrte hier als Professor. Bei ihm war Süßmilch fast täglich zu Gast, um mit ihm über theologische Probleme zu sprechen. Nach Franckes Tod wechselte Süßmilch am 10. April 1728 nach Jena über, wo er nebenbei als Privatlehrer für Mathematik einen Grafen von Schönburg unterrichtete. Ein Herr von Isenburg und andere baten, weil Süßmilch seine Sache gut machte, um seine Vorlesungen.

Kurz vor dieser Zeit erhielt er über seinen ehemaligen Religionslehrer Roloff, nun Propst in Berlin, das Angebot, die Stelle eines Hofmeisters im Hause des Generals von Kalckstein anzunehmen. Dieser war einst (neben dem Grafen Finckenstein) Erzieher Friedrichs II. gewesen.

Süßmilch nahm an, kehrte nach Berlin zurück und kümmerte sich um den ältesten Sohn des Generals in der Hoffnung, mit diesem zusammen eines Tages in den Wissenschaftsbereich der Universität zurückkehren zu können. 1734 veröffentlichte Süßmilch sein nach der Dissertation wohl erstes gedrucktes Werk "Das Wunderkind von Kehrberg", eine philosophische Abhandlung. Danach begann er mit der Arbeit an einem weiteren Werk, der "Göttlichen Ordnung", das bis heute als sein Hauptwerk gilt.

Eine ausgedehnte Reise nach Holland, die er zusammen mit seinem Zögling unternahm, bot ihm vielfältige Anregungen, die er in seinem Werk verarbeitete.

Seine Absicht, nach Beendigung der Reise die Forschungs- und Lehrtätigkeit wieder aufzunehmen, zerschlug sich jedoch. Süßmilch erhielt am 5. August 1736 im Kalcksteinischen Regiment die Stelle eines Feldpredigers. Er war jetzt in der Lage, eine Familie zu gründen.

Am 27. Juni 1737 heiratete er die sechzehnjährige Charlotte Doro-
thea Lieberkühn, deren Brüder er vermutlich schon während seines
Studiums kennengelernt hatte. Sie war die jüngste Tochter des
Königlichen Hofgoldschmiedes, um den sich die "Sage vom Neidkopf"
rankte und dessen Werke heute noch in Ost- und West-Berlin zu be-
wundern sind. Aus der Ehe mit ihr gingen insgesamt zehn Kinder
hervor.

Noch im gleichen Jahr, 1737, erhielt Süßmilch das Angebot, die
Pfarre in Peißen zu übernehmen. Er bat jedoch inständig, noch
einige Zeit bei seinem Regiment in Berlin bleiben zu dürfen. Der
Wunsch wurde erfüllt. 1739 hielt er als Feldprediger die letzte
Predigt, die der Soldatenkönig vor seinem Tod in Berlin hörte.

Als im Jahr darauf Friedrich II. den Thron bestieg und der Erste
Schlesische Krieg ausbrach, hatte Süßmilch sein Hauptwerk schon
nahezu vollendet. Die "Göttliche Ordnung" ist eines der ersten
bevölkerungsstatistischen Werke in Deutschland. Als es 1741 erschien war eine neue Wissenschaft zur Blüte gebracht. Das Buch
bildete den Grundstein für eine stark erweiterte Fassung, die
1762 erschien. Den Namen der neuen Wissenschaft, "Statistik", gab
es damals noch nicht. Es war Süßmilch gelungen, für das Vorwort
den berühmtesten Philosophen der damaligen Zeit, Christian Wolff,
zu gewinnen. Den Schluß des Buches stellte Süßmilch unter großem
Zeitdruck fertig, die letzten Seiten schrieb er wenige Tage vor
der Schlacht von Mollwitz (10. April 1741), in deren Verlauf er
im Dorf Pampitz nur knapp den österreichischen Husaren entkam.

Süßmilchs ausführlicher Bericht vom 19. April 1741 aus Grüningen
über den Verlauf der Schlacht galt in Berlin als die erste "umb-
ständlich - zuverlässige" Nachricht über das damalige Geschehen.
Bis dahin hatte es nur unzureichende und unklare Meldungen gegeben.

Am 20. Mai 1741 schrieb er mitten aus dem Kriegsgeschehen an den
König, um ihm sein neues Buch vorzulegen. Es war rasch vergrif-
fen. Schon 1742 wurde ein Raubdruck aufgelegt, vermutlich ohne
Billigung des Autors.

Am 6. Dezember 1740 war der Pfarrer Manitus von Etzin und Knoblauch im Havelland gestorben. Süßmilch sollte dessen Nachfolger werden. Der Krieg hatte ihn aber zunächst daran gehindert, das Amt zu übernehmen. Als das Kalcksteinische Regiment ab 30. Juni 1741 nach Berlin zurückkehrte, war für Süßmilch die Stunde gekommen, sich von den Kameraden zu verabschieden und seinen Dienst in Etzin anzutreten. Das Filial von Etzin, Knoblauch, ist durch den folgenschweren Diebstahl der Monstranz aus der dortigen Sakristei in die Geschichte eingegangen. Der Vorfall hatte schlimme Judenverfolgungen in der Mark Brandenburg ausgelöst, die am 14. Juli 1510 zur Verbrennung von 38 Juden und eines Christen sowie zur Enthauptung von zwei getauften Juden auf dem Neuen Markt in Berlin führten. Der Ort Knoblauch existiert seit 1964 nicht mehr.

Am 21. August 1741 starb in der Doppelstadt Berlin der Propst von Cölln, Reinbeck. Süßmilch wurde am 8. Januar 1742 dessen Nachfolger und damit einer der beiden Berliner Pröpste. Als Wohnsitz stand ihm die Cöllnische Propstei, ein heute sagenumwobenes Haus, das "Galgenhaus", zur Verfügung. Am Dönhoff-Platz besaß er außerdem ein eigenes Haus, das er an einen seiner Nachfolger im Kalcksteinischen Regiment, den Feldprediger Zesch, vermietet hatte.

Zusammen mit der Ernennung zum Propst erhielt er auch Sitz und Stimme im Churmärkischen Consistorium, dem Armendirektorium u.a.m. Besonders ehrenvoll war seine Berufung vom 29. Januar 1745 in die Akademie der Wissenschaften, die damals 26 Miglieder hatte. Hier war er in der Klasse für Literatur eines der aktivsten und fleißigsten Mitglieder. Durch eine Reihe beachtlicher Vorlesungen und Veröffentlichungen erwarb er sich einen guten Namen.

Als Wissenschaftler setzte sich Süßmilch in statistischen und demographischen Fragen insbesondere mit dem renommierten Cameralisten von Justi und dem bei Hofe lebenden Vertrauten Friedrichs des Großen aus der Rheinsberger Zeit, Baron von Bielfeld, in einer vorbildlichen und äußerst fairen Art und Weise auseinander. An dem akademischen Skandal um das Prinzip der kleinsten Aktion (Maupertius, König, Voltaire) beteiligte sich Süßmilch nicht. Bei den endscheidenen Abstimmungssitzungen fehlte er, vermutlich ebenfalls aus Gründen der Fairneß.

Als Theologen waren ihm die Lehren der geistigen Führer der auf-
kommenden Bewegung der Freigeisterei ein Dorn im Auge, insbesondere der "berüchtigte" Edelmann, gegen dessen Thesen er in seinen
Predigten und Schriften vehement zu Felde zog.

Am 11. Mai 1749 führte Friedrich II., der eine für damalige Zei-
ten seltene Toleranz gezeigt hatte, eine verhältnismäßig lockere
Zensur ein und ernannte Süßmilch zu einem der vier Zensoren. Alle
theologischen Schriften waren danach Süßmilch vorzulegen.

Von den zehn Kindern der Süßmilchs starb - für die damalige Zeit
ungewöhnlich - nur ein einziges, und zwar das fünfte (7. Feb-
ruar 1747). Süßmilch schlug noch im gleichen Jahr die Gründung
einer Hebammenschule vor. Die Realisierung des Vorschlages ließ
aber noch neun Jahre auf sich warten.

Da Preußen immer bedeutender und größer geworden war, mußte Mitte
des 18. Jahrhunderts die Einrichtung eines Oberkonsistoriums er-
wogen werden. Im Zuge der Justizreform wurde es 1750 schließlich
gegründet, nicht ohne vorher Süßmilch Gelegenheit zu geben, in
mehreren umfangreichen Gutachten für den Großkanzler Cocceji seine
Ansichten zu äußern und seinen Einfluß hinsichtlich der Kompeten-
zen und der Besetzung der Stellen geltend zu machen. Selbstverständlich war er auch einer der ersten, die den Rang eines Ober-
konsistorialrats erhielten.

Da Süßmilch auf kulturellem Gebiet besonders interessiert und gut
informiert war, empfand er das Theater seiner Zeit, in der der
Possen reißende Hanswurst die Bühne beherrschte, als großes Är-
gernis. Er setzte sich 1754 beim Berliner Polizeipräsidenten mit
dem Schauspielunternehmer Franz Schuch auseinander, der mit seinen
primitiven Possen in Berlin auftreten sollte. Angesichts des finanziellen Erfolgs herkömmlicher Stücke ließ sich Schuch von Süßmilch mit Argumenten für ein besseres Theater nur wenig beein-
drucken, er spielte auch gegen den Widerstand des Propstes seine
beim Publikum gefragten Stehgreifstücke.

Im gleichen Jahr (1754) wurde ein Posthalter für die neu einzu-
richtende Schnellpost, die Journaliere, zwischen Berlin und Potsdam gesucht. Süßmilch, der den Krug in Zehlendorf am 23. Janu-

ar 1754 als Alleineigentümer übernommen hatte, meldete sich
- nachdem niemand Interesse gezeigt hatte - als Bewerber. Am
2. April 1754 kam es zum Vertrag mit dem dafür zuständigen Grafen
Gotter. Süßmilch war anfangs durchaus erfolgreich, am 1. Juli 1754
wurde schon eine zweite Linie nach Potsdam eingerichtet. Er ver-
lor seine Lizenz für diese zweite Linie allerdings schon am
8. August 1754 wieder, und zwar "wegen lässiger Besorgung". Als
Propst hatte er vermutlich zu wenig Zeit, sich um alles selbst zu
kümmern. Am 1. April 1755 gab er, nach Verwarnungen durch den
Grafen Gotter, das Postkutschengeschäft ganz auf und verkaufte
1756 den väterlichen Braukrug an seinen Schwager, den Stadtsecre-
tarius Schlicht.

Wahrscheinlich mit dem Erlös aus diesem Verkauf erwarb er am
20. Juli 1756 das Schulzengehöft und die Windmühle in Friedrichshagen mit Ländereien in Köpenick (Weinberg, Windmühle) und Rahns-
dorf (Wiesenwachs). Im gleichen Jahr konnte die bereits erwähnte,
von Süßmilch 1747 vorgeschlagene Hebammenschule in Berlin eröffnet
werden.

1757/1758 ließ Süßmilch für 500 rtlt. mindestens 676 Maulbeer-
bäume in Friedrichshagen pflanzen, von denen ein ganz kleiner Teil
noch heute zu besichtigen ist. Die Blätter des Maulbeerbaumes werden für die Seidenraupenzucht gebraucht. Süßmilch wollte mit der
Pflanzung im Geiste des Merkantilismus die Seidenproduktion fördern. 1957 beschäftigte er sich auch mit der Untersuchung der epidemischen Krankheiten.

Zur Zeit der Auseinandersetzung Süßmilchs mit Schuch war der Dichter Lessing, der 22 Jahre jünger war als Süßmilch, nur wenigen bekannt. Er schrieb Stücke, wie Süßmilch sie liebte. Mit dem ersten
bürgerlichen Trauerspiel, "Miß Sara Sampson" (1756), und den
"Briefen die neueste Literatur betreffend" (ab 1759) machte er
sich einen guten Namen. Man wußte damals, daß beim König für diesen Dichter und Journalisten aus verschiedenen Gründen kein Wohl-
wollen zu erwarten war. Jedenfalls gehörte Mut dazu, Lessing für
die Aufnahme in die Akademie der Wissenschaften vorzuschlagen. Der
an Theater und Literatur stark interessierte Süßmilch schlug Lessing 1760 dennoch vor. Mittem im Streß des Krieges stimmte der König, der die Franzosen für seine Akademie stark bevorzugte, wohl

versehentlich dieser Aufnahme und der einiger anderer Deutscher
zu, was in Friedenszeiten wohl kaum möglich gewesen wäre. Als
Folge entzog Friedrich der Akademie später das Recht, Mitglieder
selbst zu wählen, beließ Lessing aber die Mitgliedschaft.

1762 brachte Süßmilch die zweite, jetzt zweibändige Ausgabe der
"Göttlichen Ordnung" heraus. Ein Jahr später erlitt er am
21. Mai 1763 einen folgeschweren Schlaganfall, der ihn gesundheit-
lich schwer schädigte und u.a. halbseitig lähmte. Trotz der beein-
trächtigten Schaffenskraft erschien 1765 die dritte autorisierte
Ausgabe der "Göttlichen Ordnung", wie die zweite in zwei Bänden.

Eine der letzten öffentlichen Amtshandlungen Süßmilchs war 1765
die feierliche Einweihung der neuen Kanzel in der St. Petri-Kirche, bei der sein schlechter Gesundheitszustand jedermann sichtbar
und allgemein bedauert wurde.

1766 brachte Süßmilch, der sich zeitlebens intensiv mit geschicht-
lichen Problemen und der Entwicklung der Sprache befaßt hatte,
noch einmal ein Buch heraus, und zwar "Über den Ursprung der Sprache". Seine Geschichts- und Sprachkenntnisse hatten ihn schon 1745
zu der in der Akademie der Wissenschaften vertretenen Auffassung
geführt, daß die erste Sprache nur von Gott stammen konnte, daß es
also einen Gott geben mußte. Dies versuchte er in seinem letzten
Werk wie mit seinem ersten darzulegen.

Im Jahr 1765 hatte endlich eine Kommission, Süßmilchs wiederholten
Vorschlägen und Anregungen folgend, beim Magistrat den Vorschlag
zur Zusammenlegung des Berlinischen und des Cöllnischen Gymnasiums
eingereicht. Das Vereinigte Gymnasium zum Grauen Kloster, eine
Schule, die heute noch existiert, wurde zwei Jahre später, am
27. März 1767, unter Büschings Leitung feierlich eröffnet.

Nur fünf Tage vorher, am Sonntag, den 22. März, war Süßmilch um
11.00 Uhr in seinem Haus, der Cöllnischen Propstei, im Alter von
59 Jahren an weiteren Hirnschlägen gestorben. Bei seiner Beiset-
zung am Freitag, den 27. März 1767 abends um 16.30 Uhr, wurde in
der St. Petri-Kirche eine kleine Trauermusik aufgeführt. Am über-
nächsten Sonntag, den 5. April 1767, hielt sein Kollege von St.
Nicolai, Propst Spalding, in der St. Petri-Kirche eine Gedächtnis-
Predigt auf Süßmilch.

Am 2. Mai 1768 ließ seine Witwe die wertvolle Bibliothek Süßmilchs mit 5 800 Titel versteigern. Der Versteigerungskatalog ist noch erhalten. Im gleichen Jahr veröffentlichte Johann Christian Förster ein kleines Büchlein mit Süßmilchs Lebenslauf in gedruckter Form.2)

Ein Nachruf auf Süßmilch wurde sicher auch in den Versammlungen der Akademie der Wissenschaften schon relativ kurz nach Süßmilchs Tod verlesen, gedruckt erschien er aber erst 1769, dem Jahr, in dem möglicherweise die erste Übersetzung der "Göttlichen Ordnung" ins Holländische herauskam. Nachgewiesen ist eine holländische Übersetzung bisher nur für 1770 bis 1772. 1775 wurde die "Göttliche Ordnung" in Österreich verboten, in Deutschland erschien zur gleichen Zeit die vierte Auflage (ebenfalls 2 Bände), ein weiterer Band - bearbeitet von seinem Neffen Baummann - kam 1776 heraus.

Im Jahr 1771 gewann Herder - 37 Jahre jünger als Süßmilch - den Akademiepreis mit einer Arbeit, in der er sich mit Süßmilchs Werk "Über den Ursprung der Sprache" philosophisch auseinandersetzte. Süßmilch war nicht nur ein damals schon weltweit geschätzter Statistiker, er befaßte sich - wie erwähnt - auch mit vielen anderen Gebieten der Wissenschaft. Sein Leben lang hat er z.B. an einem etymologischen Wörterbuch (Glossarium harmonicum) gearbeitet; die ihm zugemessene Lebensspanne war aber zu kurz, um es zu vollenden; auch die Fragmente konnten bisher nicht gefunden werden.

Süßmilchs Verdienste sind außerordentlich vielseitig, und es wäre falsch, ihn allein als den Begründer der systematischen Demographie zu sehen. Er kümmerte sich um Theater, Schule, Geschichte, Sprachwissenschaft und viele andere Gebiete. Seine Initiativen auf dem Gebiet des Seidenbaus und des Postwesens zeigen, daß er sich auch mit wirtschaftlichen Fragen befaßte, unter anderem mit dem Außenhandel, um ein weiteres Beispiel zu nennen. Die nachhaltigste Wirkung haben Süßmilchs Arbeiten aber zweifellos auf bevölkerungswissenschaftlichem Gebiet gehabt, und zwar über die Grenzen Deutschlands hinaus. Eine von Schrader bearbeitete Fassung der "Göttlichen Ordnung" kam nach Süßmilchs Tod als "Grundgesetze der Natur" (1777) heraus, und das Original-Werk erlebte immer neue

Auflagen: 1787, 1788, 1790 bis 1792 und 1798. Süßmilch wirkte besonders stark auf die ungarische Bevölkerungsstatistik ein und beeinflußte Malthus in England, dessen "geometrische Progression" des Bevölkerungswachstums Süßmilch mit Hilfe Eulers lange vorher berechnet hatte.

Für einige Zeit trat Süßmilch dann in den Hintergrund. Die Aufklärung war überwunden, nicht mehr zeitgemäß. Ein neues, weniger optimistisches Denken setzte sich vor allem mit Malthus und seinem "Principle of Population" durch, das im gleichen Jahr erschien, in dem Süßmilchs Werk für die damalige Zeit zum letzten Mal aufgelegt wurde.

Nach dem zweiten Weltkrieg gab es eine Süßmilch-Renaissance, Süßmilchs "Göttliche Ordnung" wurde ins Japanische (1949), ins Französische (1979, Auszüge) und ins Englische (1983, Auszüge) übersetzt, deutsche Ausgaben der ersten Auflage waren 1967 in Japan (Matsukawa) und 1977 in Berlin (Kulturbuch-Verlag) nachgedruckt worden, die dreibändige von 1765 bzw. 1776 erschien 1988 im Cramm-Verlag Augsburg. Zur Zeit sind alle deutschsprachigen Nachdrucke bis auf die letzte vergriffen.

In seinem Heimatort (Berlin-) Zehlendorf beschloß der Volksbildungsausschuß der Bezirksverordnetenversammlung Anfang Juli 1985, die Fußgängerzone im Neubaublock zwischen Pasewaldtstraße und Clayallee, ganz in der Nähe des Standortes seines Geburtshauses, "Propst-Süßmilch-Weg" zu nennen. Damit wurde 1988 dem langjährigen Drängen vieler Süßmilch-Freunde entsprochen.

---

1) Seit 1920 ist Zehlendorf ein Berliner Bezirk.
2) Förster, J.C., Nachricht von dem Leben und Verdiensten des
   Herrn Oberconsistorialraths Johann Peter Süßmilch,
   Berlin, 1768.

Der Beitrag der Epidemiologie zur Qualität des
Gesundheitsversorgungssystems

H.K. Selbmann

Institut für Medizinische Informationsverarbeitung
der Universität Tübingen

1. Einleitung

Die Epidemiologie ist die Wissenschaft von der Verbreitung von Krankheiten und deren Ursachen in einer Bevölkerung. Diese gängige Definition läßt die Epidemiologie auf den ersten Blick als Selbstzweck zur Befriedigung wissenschaftlicher Neugier erscheinen. Doch schon Snow, Süßmilch und Pettenkofer haben – jeder auf seine Art – ihr Tun als einen Beitrag zur Erarbeitung von Grundlagen für gesundheitspolitische Entscheidungen gesehen. Und das ist heute im Zeitalter der Epidemie der Epidemiologien – Krebs-, Rheuma-, Reproduktions-, Umwelt- oder Sozialepidemiologie, um nur ein paar von ihnen zu nennen – nicht anders.

Die Klammer, die alle diese epidemiologischen Subspezialitäten zusammenhält, ist zum einen die Methodik der Erkenntnisgewinnung und zum anderen die Betrachtung von Bevölkerungsgruppen anstelle von Individuen. Aus beiden leitet sich die enge Verwandtschaft zwischen der Medizinischen Biometrie und Informationsverarbeitung und der Epidemiologie ab.

Dies gilt insbesondere auch für jene Spezialdisziplin der Epidemiologie, die Medizinische Versorgungsforschung, die sich um die "Krankheiten des Gesundheitsversorgungssystems und deren Ursachen" bemüht, mit ihren Zielen:

- das Krankheits- und Versorgungsgeschehen in der Bevölkerung zu beschreiben, um dabei Versorgungsmängel zu entdecken,
- das Versorgungsgeschehen zu evaluieren, um unnötiges Handeln zu vermeiden und notwendiges Handeln zu verbessern, und
- nach den Ursachen erkannter Versorgungsmängel zu suchen.

Die Medizinische Versorgungsforschung ist angesichts der wachsenden jährlichen Gesundheitsausgaben der Bundesbürger (1988 277 Mrd. DM oder 4540.-- pro Person) so aktuell und die Erwartungen an sie sind so groß wie nie zuvor.

Ein von der Methodik kommender Epidemiologe ist in erster Linie zwar der Neutralität der Erkenntnisgewinnung verpflichtet. Sich aber auf das Methodenrepertoire zurückzuziehen, hieße, die Augen vor den mannigfaltigen Bezügen der Versorgungsforschung zur Gesundheitspolitik zu schliessen. Die aus diesem Zwiespalt folgenden besonderen Anforderungen an die Versorgungsforschung werden im folgenden an den Beispielen der Gesundheitsberichterstattung, der Evaluationsforschung und der Qualitätssicherung wiederholt beleuchtet werden.

2. Gesundheitsberichterstattung

2.1 Daten der Gesundheitsberichte

Nach Donabedian läßt sich die Qualität einer Gesundheitsversorgung – ob auf der Makroebene eines Landes oder der Mikroebene eines Krankenhauses oder einer Arztpraxis – in drei Sektoren zerlegen:

- die Strukturqualität, die den Hintergrund, vor dem die Versorgung abläuft (Altersverteilung der Bevölkerung, Ärzte- und Krankenhauszahlen, Finanzlage, Umweltrisiken etc.),
- die Prozeßqualität, die die erbrachten medizinischen Leistungen (Inanspruchnahme von Leistungen, Krankenhausaufnahmen, Impfungen etc.) und
- die Ergebnisqualität, die den Gesundheitszustand und die Gesundheitsrisiken der Bevölkerung beschreibt.

Dem entsprechend sollte ein Gesundheitsbericht aus allen drei Sektoren Indikatoren enthalten, die die Qualität der Versorgung beschreiben. Inanspruchnahme, Finanzlage und Gesundheitsrisiken müssen oft auch ersatzweise zur Beschreibung der Qualität im Ergebnis- bzw. Prozeßsektor herangezogen werden.

Die Forschungsgruppe des BMFT hat zwar 1989 in ihrer Studie 276 Datenquellen ausgemacht, die zu einem Gesundheitsbericht mehr oder weniger gute Daten beisteuern könnten. Besonders große Datenlücken mußte sie jedoch im Bereich der Gesundheit und der Gesundheitsrisiken feststellen. Nachdem der Mikrozensus seit 1982 weitgehend auf Daten zur Gesundheitlichkeit der Bevölkerung verzichten muß, können hier nur Bevölkerungssurveys nach Art des nationalen Surveys der Deutschen Herz-Kreislauf-Präventionsstudie (DHP) oder des Mundgesundheitssurveys der Deutschen Zahnärzteschaft weiterhelfen. Auch die Modellvorhaben verschiedener Bundesländer zu den Beobachtungspraxen und die noch stark verbesserungsfähigen Krankenhausdiagnosenstatistiken werden wesentliche Beiträge zu einer besseren Information über den Gesundheitszustand der Bevölkerung leisten können.

Die Erwartungen an zukünftige Bundes- oder Landesgesundheitsberichte sind groß: Sie sollen bei der Erkennung akuter und der Prognose zukünftiger Probleme helfen, die Problemanalyse unterstützen und die Effekte intervenierender Maßnahmen evaluieren helfen. Daß diese Hoffnungen nicht ganz unberechtigt sind, zeigen folgende zwei Beispiele:

Der Spezialgesundheitsbericht "Gesundheitsvorsorge durch Impfungen" des Landes Baden-Württemberg enthält z.B. eine Rötelnimpfkarte für das Jahr 1988, die erkennen läßt, daß der Durchimpfungsgrad bei den Schulanfängern in den verschiedenen Kreisen des Landes sehr unterschiedlich ist. Bei einem unbefriedigenden Landesdurchschnitt von 21 % liegt der Durchimpfungsgrad in den dicht besiedelten Kreisen des Mittleren Neckars und Nordbadens noch erheblich darunter. Dort wird sich der öffentliche Gesundheitsdienst um eine stärkere Impfmotivation in der Bevölkerung kümmern müssen. An diesem Beispiel ist gut erkennbar, daß die geographische Aufgliederung in einem Gesundheitsbericht fein genug sein muß (hier Kreisebene), um Schlußfolgerungen für gesundheitspolitisches Handeln ziehen zu können. Dies gilt übrigens auch für Krebsregister, wenn man es nicht bei der Abschätzung großräumiger Inzidenzen und Prävalenzen belassen möchte.

Das zweite Beispiel zeigt Daten der Region Ostengland und wurde von Williams 1989 publiziert.

Der Abnahme der Aufnahmen wegen hyperglykämischen Komas in Abbildung 1 steht eine Zunahme des hypoglykämischen Komas zwischen 1981 und 1986 entgegen, während die Amputationsfrequenzen weitgehend stabil geblieben waren. Diese drei Indikatoren erlauben gewisse Aussagen über die Qualität der ambulanten Versorgung von Diabetikern in der Region. Voraussetzung für Statistiken dieser Art ist eine funktionierende Krankenhausdiagnosenstatistik mit der vier-stelligen Notation der ICD und einem einheitlichen Operationsschlüssel. Beide sind in Deutschland nicht flächendeckend vorhanden und trotz Anregung der GMDS in den nach der neuen Krankenhausstatistikverordnung ab 1993 zu erstellenden Krankenhausdiagnosenstatistiken auch nicht vorgesehen. Eine europäische Vereinheitlichung und Weiterentwicklung der Schlüsselwerke wäre hier dringend erforderlich.

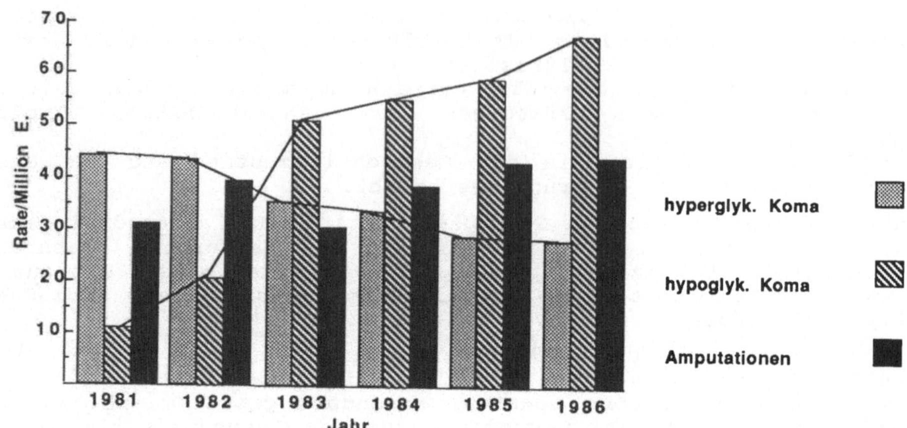

Abb. 1: Alters- und geschlechtsstandardisierte Krankenhausaufnahmen raten wegen hyper- und hypoglykämischen Komas und Unterschen kel-Amputationsraten wegen diabetischen Gangräns in Ostengland (Williams 1989)

2.2 Qualitätsindikatoren

Die Formulierung von Indikatoren für die Qualität eines Gesundheitsversorgungssystems ist zum Teil noch Forschungsgegenstand. Aufbauend auf einem Vorschlag von Rutstein und Mitarbeitern (1980) hat z.B. eine Arbeitsgruppe der Europäischen Gemeinschaft unter der Federführung von Walter Holland (1988) einen Atlas mit 17 vermeidbaren oder vermeidbar vorzeitigen Sterbefälle erstellt, der demnächst in einer überarbeiteten Version erscheinen wird (Tab. 1).

Tab. 1: Vermeidbare Todesursachen, in Klammer Altersintervall (Holland 1988)

Tuberkulose	(5-64)	Infektionen:	
Cervix- u. Uterus-Ca	(15-54)	Typhus	(5-64)
Morbus Hodgkin	(5-64)	Keuchhusten	(0-14)
Chron. rheum. Herzerkr.	(5-44)	Tetanus	(0-64)
Atemwegserkrankung	(1-14)	Masern	(1-14)
Asthma	(5-44)	Osteomyelitis	(1-64)
Appendizitis	(5-64)		
Abdominale Hernie	(5-64)		
Cholecyst./-lithiasis	(5-64)	Verhütbare Erkrankungen:	
Hochdr.u.Cerebrovascul.	(35-64)	Ca der Atemwege	(5-64)
Müttersterblichkeit		Leberzirrhose	(15-74)
Perinatale Mortalität		Verkehrsunfälle	

Hauptauswahlkriterium für die Indikatoren war dabei die Hypothese, daß die Sterbefälle durch Vorsorge, Früherkennung oder richtige Therapie hätten vermieden werden können, wobei sicher keine forensischen Maßstäbe an den Begriff der Vermeidbarkeit angelegt werden dürfen.

Vermeidbare Todesursachen sind jedoch nur die Spitze des Eisbergs möglicher Indikatoren der Ergebnisqualität. Vermeidbare Erkrankungen, Behinderungen und Komplikationen wie unkorrigierte Hörstörungen, zahnlose Gebisse bei über 65-Jährigen, überhäufige Arzneimittelnebenwirkungen oder operative Reinterventionen weisen ebenfalls, wenn nicht sogar effektvoller, auf nicht-funktionierende Bereiche des Gesundheitsversorgungssystems hin. Die systematische Erarbeitung eines aussagekräftigen Indikatorensystems für die Ergebnisqualität erscheint besonders notwendig, weil

- die Tendenz verständlich ist, Gesundheitsberichte zunächst mit den leicht erreichbaren Daten zu füllen. Es gibt jedoch auch gesundheitspolitisch interessante Fragestellungen wie die Inzidenzen von Schwangerschaftsabbrüchen, Tumoren oder HIV-Infektionen, die besondere, in der Regel aufwendigere Erhebungstechniken erfordern.
- die Auswahl von Indikatoren nicht nur vom medizinischen Wissen sondern auch von gesellschaftlichen und daher stärker beeinflußbaren Werten abhängt. Ein Gesundheitsbericht hat in seinem Grundsatz ordnungsneutral zu sein. Doch dies ist leichter gefordert als umgesetzt. Schon die Auswahl eines besonderen Krankheitsbildes lenkt die Aufmerksamkeit des Nutzers auf dieses und ihn ab von den nicht ausgewählten Krankheitsbildern. Dort werden dann auch keine Diskussionen geführt, Zielvorgaben gesetzt und zusätzliche Ressourcen investiert, was bei limitierten Ressourcen zu einer Herabstufung des Krankheitsbildes in der Prioritätenliste führt.

Aus beiden Argumenten erkennt man, welchen Einfluß die Epidemiologie u.U. unbewußt auf gesundheitspolitische Entscheidungsprozesse nehmen kann.

2.3 Erwartungen an eine Gesundheitsberichterstattung aus der Sicht der Nutzer

Der Versorgungsforscher erwartet von einer Gesundheitsberichterstattung die Bereitstellung relevanter (7 P-Bezug: period, person, place, population, problem, procedure and provider), verständlicher und ausreichend reliabler und valider Informationen.

Exakte Daten gibt es in der Epidemiologie jedoch nur selten. Daher ist es für den Nutzer wichtig zu wissen, ob die Datenunschärfe der übermittelten Information klein genug ist, um relevante Informationen erkennen zu können. Daß der Wunsch nach Abschätzung und Mitteilung der Datenunschärfe nur selten in Erfüllung geht, liegt neben der allgegenwärtigen Abneigung, seine eigenen Fehler abschätzen zu müssen, auch daran, daß vielfach noch keine Erfahrungen und Methoden zur Fehlerabschätzung existieren. Hier existiert jedenfalls noch Forschungsbedarf.

Der Zugang zu den Informationen (Original- und abgeleitete Informationen) muß einfach und eindeutig geregelt sein. Viele Datenbestände vegetierten in der Vergangenheit als Datenfriedhöfe dahin, weil die Zugänge zu ihnen durch Herrschaftsansprüche und datentechnische Unzulänglichkeiten - letztere waren manchmal auch nur vorgetäuscht - verbaut waren. Gesundheitsberichte dienen aber einer Art Demokratisierung epidemiologischer Informationen. In einigen Jahren, wenn die derzeit geplanten Bundes- und Ländergesundheitsberichte existieren werden, wird man nicht mehr mit den besseren Daten sondern nur noch mit den schlüssigeren Interpretationen argumentieren müssen.

Schließlich liegt es nahe, den Computer zur Unterstützung des Benutzers heranzuziehen:
- Zum einen könnte ein wissensbasiertes System dem Benutzer als Navigator durch die vielfältigen Datenbestände und Interpretationsmöglichkeiten dienen.
- Zum zweiten könnten dem Versorgungsforscher die Originaldaten als Public User Files zur Verfügung gestellt werden, wie dies zum Beispiel mit vielen Datenbeständen des National Centers for Health Statistics in den USA oder den Daten des nationalen Surveys der DHP durch das BGA geschieht.
- Zum dritten könnten Ausschnitte der Gesundheitsberichte in Computer gestützten epidemiologischen Auskunftssystemen mit ansprechenden Präsentationsmöglichkeiten sogar nicht EDV geschulten Nutzern angeboten werden. Erste Ansätze dazu, wie das Programm HFA der WHO-Europa mit Indikatoren für die Ergebnisqualität oder das Programm ECO-SANTE mit Informationen zur Strukturqualität europäischer Gesundheitssysteme, existieren bereits.

3. Evaluationsforschung

3.1 Medizinisches Versorgungsgeschehen

Bereits 1984 hatte die WHO in ihrem Programm "Health for all in the year 2000" (Ziel 38) allen ihren Mitgliedsstaaten empfohlen, ein formales Verfahren zur systematischen Beurteilung des richtigen Einsatzes medizinischer Maßnahmen, ihrer Wirksamkeit, Wirtschaftlichkeit, Sicherheit und Annehmbarkeit zu etablieren.

Durch das Gesundheitsreformgesetz von 1988 gewann die Evaluation des medizinischen Versorgungsgeschehens weiter an Bedeutung. So fordert der §12 des 5. Sozialgesetzbuches, daß die Versorgung der bei den gesetzlichen Krankenkassen Versicherten ausreichend, zweckmäßig und wirtschaftlich sein muß und das Maß des Notwendigen nicht überschreiten darf. Und nach §135 Abs. 1 SGB V sind neue Untersuchungs- und Behandlungsmethoden erst dann zur kassenärztlichen Versorgung zuzulassen, wenn ihr diagnostischer oder therapeutischer Nutzen nachgewiesen wurde. Bei den gesetzlichen Krankenversicherungen sind immerhin 88% der Bundesbürger versichert, für die die Krankenkassen 1989 ca. 128 Mrd. DM ausgaben.

Aber das medizinische Versorgungsgeschehen umfaßt nicht nur die präventiven, kurativen, rehabilitativen und pflegerischen Leistungen, sondern auch den strukturellen Rahmen, in dem das Leistungsgeschehen stattfindet (SVR 1990). Gesetze, Richtlinien oder Verordnungen beeinflussen das Leistungsgeschehen in erheblichem Maße und müssen deshalb evaluiert werden. Z.B. ruft das gegenwärtig laufende riesige Sozialexperiment – die Anpassung des Gesundheitssystems der neuen Bundesländer an die westdeutschen Verhältnisse – regelrecht nach einer Evaluation. Neue Versorgungsstrukturen wie die Einrichtung von geriatrischen Kliniken oder neue Bedarfspläne für medizinische Großgeräte verändern ebenso die Wirksamkeit und Wirtschaftlichkeit der Versorgung wie etwa die Einführung neuer Vergütungsformen (z.B. die DRG's oder PMC's im Krankenhaus) oder neue Versicherungsformen (z.B. die neueingeführte 50%-ige Selbstbeteiligung beim Zahnersatz). Alle genannten medizinischen, organisatorischen und ordnungspolitischen Maßnahmen werden im weiteren mit Maßnahmen bezeichnet.

3.2 Evolutionsphasen von Maßnahmen

Maßnahmen durchlaufen während ihrer Lebensdauer in der Regel mehrere Phasen: eine Entwicklungsphase, eine Diffusionsphase, eine Erhaltungsphase und eine Abklingphase. Die Evaluation hat sich diesen Phasen mit ihren unterschiedlichen Fragestellungen anzupassen.

In der Entwicklungsphase dient die Evaluation in erster Linie der methodischen Feinabstimmung (Dosierungen, Cut-Off-Werte bei quantitativen diagnostischen Tests, Elimination der die Messung beeinflussenden Störeinflüsse etc.), der Beurteilung der Zumutbarkeit für Patienten und Leistungserbringer, der Festlegung der Indikation und der Messung der Wirksamkeit und des Risikos unter Studienbedingungen im Vergleich zu alternativen Maßnahmen. In der Arzneimittelprüfung entspricht diese Phase der Zeit vor der Zulassung durch das BGA.

Da Entwicklungsphasen im allgemeinen nur wenig Informationen über die Bewährung der Maßnahmen im breiten Einsatz ergeben, ist eine Evaluation in der frühen Diffusionsphase dringend angezeigt. Dies gilt übrigens auch für Gesetze, Verordnungen und Richtlinien. Oft stellt sich bei der Evaluation in dieser Phase heraus, daß sich der nach der Entwicklungsphase erwartete große Nutzen im ärztlichen Alltag – bei weniger geschulten Anwendern und weniger motivierten Patienten – nicht einstellt. Auch Inanspruchnahmedefizite (z.B. bei präventiven Maßnahmen), Langzeitergebnisse (Verändert die bessere Diagnostik tatsächlich den Krankheitsverlauf?), seltene unerwünschte Wirkungen (z.B. bei Operationen oder Arzneimitteln), Mängel im Zugang (z.B. zum Großgerät) zeigen sich oft erst dann, wenn die neue Maßnahme einer größeren Zahl von Patienten, Ärzten oder Krankenhäusern zur Verfügung steht. Oft lassen sich auch die Kosten einer Maßnahme erst in der Diffusionsphase mit einiger Sicherheit abschätzen, da sie in einem freien Markt häufig von der zu erbringenden Menge und der Zahl der Anbieter abhängen.

In der Erhaltungsphase gilt es, die erreichten Effekte zu sichern. Dazu dient u.a. die Ausformulierung von breit einsetzbaren Standards für die Struktur (Qualifikation für Anwender, Kontrollen des Gerätezustandes etc.), den Prozeß und das zu erwartende Ergebnis. Oft ist in dieser Phase auch ein erheblicher Aufwand notwendig, damit die neue bessere Maßnahme überall dort eingesetzt wird, wo sie indiziert ist, und die Qualität der Leistungserbringung garantieren werden kann.

In der Abklingphase, in der Sicherheit, Wirksamkeit und Wirtschaftlichkeit der Maßnahme – sei es durch den medizinischen Fortschritt, sei es durch neue Erkenntnisse – zunehmend in Frage gestellt werden, stehen der generelle Verzicht oder die Einschränkung der Indikation zur Diskussion. Nicht zuletzt wegen fehlender oder mangelhafter Evaluationen kommt es oft eher zu einem additiven Einsatz einer neuen als zu einem Ersatz der alten Maßnahme.

3.3 Evaluierungstechniken

Das genaue Vorgehen bei einer Evaluierung (Studientyp, Zielkriterien, Patientenzahl und -auswahl, Auswertungskonzept, etc.) sollte stets vor Beginn in einem Studienprotokoll festgelegt werden, um nicht Gefahr zu laufen, daß angesichts unerwünschter Evaluationsergebnisse nachträglich das Evaluationsverfahren geändert wird. Die ausgearbeitete Methodologie der Arzneimittelprüfung, veröffentlicht in den Grundsätzen zur Durchführung von Arzneimittelprüfungen und maßgeblich von der GMDS mitgestaltet, kann dabei durchaus auch für andere therapeutische Maßnahmen wie Operationen als Vorbild dienen. Für diagnostische Verfahren existiert ein ähnlicher Evaluierungs-Vorschlag der GMDS.

Für die Durchführung einer Evaluierung bietet sich eine Reihe von Studientypen an, die je nach zu evaluierender Maßnahme und Evolutionsphase einsetzbar sind und eine unterschiedliche Aussagekraft besitzen:
- Analyse routinemäßig gesammelter, oft in aggregierter Form vorliegender Daten
- Beobachtungsstudie ohne Vergleichsgruppe
- Interventionsstudie zum Vorher/Nachher-Vergleich
- Beobachtungsstudie mit Vergleichsgruppen
- Interventionsstudie mit Vergleichsgruppen
- Randomisierte Studie

- Meta-Analyse vorhandener Studien
- Konsensfindungstechniken (Konsensus-Konferenz, Delbecq, Delphi)

Ohne Zweifel besitzt davon die randomisierte Studie die höchste Aussagekraft, da sie Beobachtungs- und Strukturgleichheit am ehesten gewährleisten kann. Nach Schätzungen des beim Amerikanischen Kongreß angesiedelten Office of Technology Assessment werden jedoch nur etwa 10-20% der Evaluierungen mit Hilfe randomisierter Studien durchgeführt. Mengenmässig eine größere Bedeutung haben die Interventionsstudien, die Meta-Analysen und die Konsensfindungstechniken.

Die größte Herausforderung der Evaluation ist jedoch die Identifikation der ethischen, medizinischen und ökonomischen Zielkriterien und ihre Quantifizierung (Tab. 2). Eine Gewichtung dieser drei Ebenen unter einander (z.B. Qualität gegen Kosten) wird von den verschiedenen an der Versorgung beteiligten Parteien (Patienten, Ärzte, Kostenträger, Gesellschaft) oft unterschiedlich gesehen und ist zudem auch noch zeitlichen Entwicklungen unterworfen. Es liegt daher auf der Hand, daß eine wissenschaftliche Evaluation hier nur zur Transparenz der Entscheidungen beitragen kann – z.B. dadurch, daß sie auf die Möglichkeit

der unterschiedlichen Gewichtung und die daraus folgenden unterschiedlichen Entscheidungsmöglichkeiten aufmerksam macht, die Entscheidung
selbst aber anderen überlassen muß.

Tab. 2: Zielkriterien für eine Evaluation
ethisch/sozial z.B.:
- Vereinbarkeit mit der ärztlichen Standesethik (z.B. Fetozid)
- Zumutbarkeit für Patienten und Anwender
- Ausgewogenheit von Individual- und Sozialbilanz (z.B. Kunstherz)
medizinisch:
- erwünschte Wirkungen z.B.:
  * Reduktion von Symptomen, Heilungsrate
  * Zufriedenheit, Lebensqualität, Überlebenszeit
  * hohe Sensitivität und Spezifität
- unerwünschte Wirkungen z.B.:
  * Nicht-Inanspruchnahme, falsche Indikation
  * Unwohlsein, Komplikationen, Letalität
  * Falsch-Negative, Falsch-Positive Testergebnisse
ökonomisch:
- erwünschte Wirkungen/Einsparungen: z.B. durch gewonnene qualitäts-
  adjustierte Lebensjahre oder geringere Lohnfortzahlungen
- unerwünschte Wirkungen/Kosten: z.B. für medizinische Leistungen
  oder vermeidbare Komplikationen

In der Evaluation stehen die ökonomischen Zielkriterien oft gleichbe-
rechtigt neben den medizinischen. Ein großer Freiraum und damit eine
Manipulationsgefahr besteht jedoch bei der Abgrenzung des Einflußbe-
reiches der Maßnahmen (Tab. 3).

Tab. 3: Beispiele für direkten und indirekten Nutzen und
Schaden von Maßnahmen

Nutzen	Schaden
direkt z.B.:	
- schnellerer Therapieerfolg	- unerwünschte Wirkung (UW)
- Einsparung von Therapiekosten	- Aufwand zur Behandlung der UW
- weniger Lohnfortzahlung	- längere Arbeitsunfähigkeit
indirekt z.B.:	
- frühere Entlastung der Angehörigen	- längere Ressourcenbindung (z.B. Krankenbett)
- "Zinsen" für eingesparte Behandlungskosten	- höhere Ausgaben durch verlängerte Lebenszeit
- weniger Produktionsausfall	

Eine effiziente medikamentöse Therapie beispielsweise läßt den Patienten bei relativ niedrigen Kosten schneller gesund und arbeitsfähig
werden. Das wäre der direkte Nutzen der Therapie. Sollte man aber
nicht auch die frühzeitige Entlastung der pflegenden Angehörigen, das
frühzeitige Freiwerden des Krankenhausbettes oder den geringeren Pro-
duktionsausfall - also den indirekten Nutzen - mit in die Evaluation
einbeziehen? Durch die Berücksichtigung des indirekten Nutzens und
Schadens können sich aber die Evaluationsergebnisse verändern. Zum
Beispiel sind die direkten Kosten für die lebenslange Versorgung eines
Diabetikers erheblich höher als die für einen Patienten mit Leber-
zirrhose. Bei den indirekten Kosten ist es gerade umgekehrt.

Zur Erreichung einer besseren Nachvollziehbarkeit und Vergleichbarkeit
der Ergebnisse von Evaluationsstudien wäre die Erarbeitung einer kon-
sensfähigen Systematik der Zielkriterien dringend erforderlich.

3.4. Die Notwendigkeit der Evaluation des Computereinsatzes

In übrigen gehört auch der Einsatz von EDV-Systemen zu den zu evaluie-
renden Maßnahmen. Haynes und Walker (1987) hatten z.B. 135 Publikatio-
nen über EDV-Systeme gesichtet, die alle behaupteten, die Qualität der

Versorgung zu verbessern. Nur bei 30 oder 22% von ihnen waren jedoch tatsächlich auch Versuche unternommen worden, dies an Hand von Zahlen - sei es durch Vorher/Nachher-Vergleiche oder gar durch randomisierte Studienansätze - zu belegen, wobei nur bei drei Systemen eine Verbesserung der Ergebnisqualität nachgewiesen werden konnte.

Die Daten dieser Untersuchung sind zwar schon 4 Jahre alt, dennoch vernachlässigen auch heute noch viele Systementwickler die Evaluation ihrer Systeme. Der Herausforderung eines Effizienznachweises wird sich die Medizinische Informatik in Zukunft aber vermehrt stellen müssen, wenn bei fortdauernder Mittelknappheit die Investitionen für die Informationsverarbeitung zunehmend mit jenen für die unmittelbare Krankenversorgung in Konkurrenz treten.

4.   Qualitätssicherung in der Medizin

Wie die Evaluationsforschung so ist auch die Qualitätssicherung den Ärzten, Krankenhäusern und Krankenkassen vom 5. Sozialgesetzbuch (§§ 135 und 137) vorgeschrieben. Dabei wird u.a. verlangt, daß die qualitätssichernden Maßnahmen vergleichende Prüfungen zwischen den Krankenhäusern ermöglichen sollen.

Da eine Qualitätssicherung erst dann betrieben werden kann, wenn sich die Medizin auf sicherem Boden der Erkenntnis befindet, also ausformulierte Standards für die Versorgung bereits existieren, hat sie ihren Platz hauptsächlich in der Erhaltungsphase der Maßnahmen.

Standards für den Versorgungsprozeß haben dort eine doppelte Funktion: Sie sind zum einen Leitlinien für das aktuelle Handeln und dienen zum anderen als Vergleichsmaß zur Beurteilung der erbrachten Prozeßqualität und zur Aufdeckung eventueller Versorgungsmängel.

Nicht immer gibt es wie beim nicht-Insulin-pflichtigen Diabetes Mellitus eine europäische Konsensus-Konferenz (European NIDDM Policy Group 1989), die versuchte, Standards als Orientierungshilfen für eine gute Prozeß- und Ergebnisqualität festzulegen (Tab. 4). Standards müssen jedoch nicht immer so kompliziert sein. Manchmal reduzieren sie sich auf einfache Prozentsätze, wie z.B. bei der Appendektomie auf Maximalraten für die perforierten und die unschuldigen Appendizes.

Tab. 4:   Standards für die Versorgung von Diabetikern
           (European NIDDM Policy Group 1989)
    Prozeß z.B.:
    *   Vergleich mit Checklisten (Protokolle für die Überwachung etc.)
        oder Entscheidungsalgorithmen für Diagnostik und Therapie
    *   Implizite Beurteilung der Betreuung von Einzelfällen durch Kollegen (Qualitätszirkel, Peer review)

    Ergebnis z.B.:
    *   Einstellung:
        -   nüchtern Blutzucker   80-120 mg/dl
        -   HbA$_1$ < 8,5 %
        -   Gesamt-Cholesterin   < 200 mg/dl
        -   Body Mass Index (kg/m^2)   < 25 M; <24 F
    *   Komplikationen: keine Retino-, Neuropathie etc.
    *   Übereinstimmung mit Individualzielen (insb. bei multimorbiden Patienten)
    *   Wissen der Patienten über ihre Erkrankung

Ohne weiter auf Details einzugehen, enthalten die Standards für die Betreuung nicht-Insulin-pflichtiger Diabetiker eine ganze Reihe der bekannten Techniken zur Messung der Qualität im Einzelfall: die Beurteilung des Prozesses über den Vergleich mit explizit formulierten Entscheidungsalgorithmen, die implizite Beurteilung des Prozesses durch sachverständige Kollegen bei komplexen Einzelfällen, die Qualität der Einstellung des Diabetes, das Auftreten von an sich vermeidbaren Komplikationen und die Übereinstimmung mit vorher festgelegten Individualzielen.

Die Mitarbeiter eines Krankenhauses sind gut beraten, sich, wenn vorhanden, an externen und erprobten Standards zu orientieren, um sie dann, wenn nötig, an die eigene Situation anzupassen.

Der erste Schritt der Qualitätssicherung ist das Auffinden möglicher Schwachstellen der Versorgung. Hierzu stehen den Krankenhäusern zwei sich ergänzende Wege zur Verfügung (Selbmann 1990):
- die fortlaufende oder stichprobenhafte Überwachung von Indikatoren der Versorgungsqualität (Abb. 2 Weg 1) und
- die Entgegennahme spontaner Meldungen von Negativ-Ereignissen (Abb. 2 Weg 2).

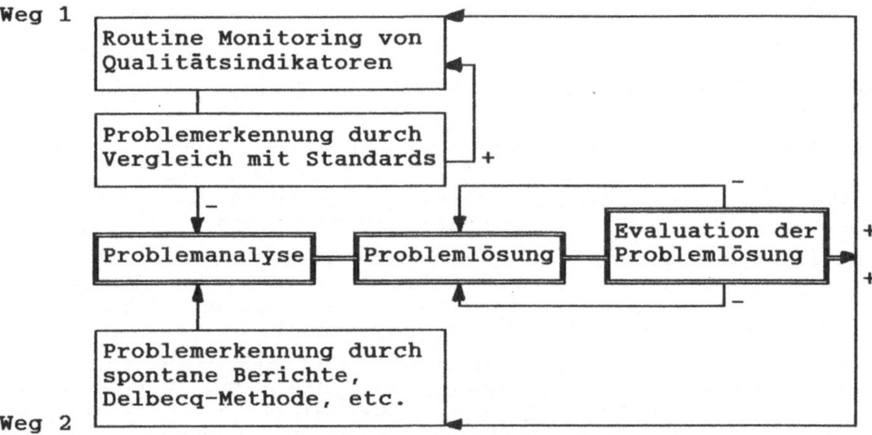

Abb. 2:   Problem-orientierte Qualitätssicherung

Beide Wege erzeugen zunächst Warnsignale, die an Hand weiterer Daten oder spezieller Qualitätsstudien verifiziert werden müssen. Sie münden dann in einen Problemlösungsprozeß: dem Suchen nach den Ursachen der Auffälligkeiten und nach möglichen Problemlösungen. Dabei helfen jedoch selten Statistiken, sondern eher praktische Erfahrungen, Ratschläge anderer Kollegen oder das Konsultieren ausformulierter Standards (Lehrbücher, Ergebnisse von Konsensus-Konferenzen etc.). Das Überprüfen der Beseitigung der Schwachstelle entweder mit Hilfe des Überwachungssystems oder mit einer gezielten Studie entspricht einer Interventionsstudie ohne Vergleichsgruppe. Jede als Problemlösung gedachte Maßnahme - die Einführung neuer hauseigener Standards ebenso wie die Verbesserung der Infrastruktur - sollte diesen Evaluationsschritt durchlaufen.

Weg Nr. 2 geht jenen Anregungen aus dem Kreis des Personals, der Patienten, der Krankenhaus- oder der Kostenträger nach, die durch eine regelmäßige und naturgemäß nicht umfassende Beobachtung von Qualitätsindikatoren nicht erfaßt werden. Hierzu gehören insbesondere Schwachstellen in der Ablauforganisation (Wartezeiten, verspätete Befundübermittlungen, interne Kommunikation etc.).

Weg Nr. 1 macht qualitätsrelevante Indikatoren erforderlich. Er ist verhältnismäßig dokumentationsaufwendig, kann aber von computer-gestützten Informationssystemen unterstützt werden und ermöglicht Vergleiche über die Zeit und, wenn die gleichen Indikatoren in verschiedenen Krankenhäusern erhoben werden, sogar zwischen den Krankenhäusern.

U.a. lassen sich fortlaufend oder stichprobenhaft überwachen:

- das Aufnahme-, Verlegungs- und Entlassungsverhalten einschließlich
  der Verweildauer,
- die Qualität der Krankengeschichten, der Arztbriefe und der Opera-
  tionsberichte,
- der Verbrauch an wichtigen Arzneimitteln (Antibiotika, Psychopharmaka, Blutprodukte etc.),
- die Anforderungen zentral erbrachter Leistungen (klinisch-chemi-
  sches Labor, Mikrobiologie, Radiologie etc.),
- die Indikation invasiver oder kostenträchtiger Maßnahmen,
- nosokomiale und insbesondere Wundinfektionen und
- vermeidbare Komplikationen und andere unerwartete Ereignisse.

Ergänzend dazu sind Spezialberichterstattungssysteme für bestimmte
Leistungen denkbar und, wie die Perinatal-Erhebungen und die Studien
zur chirurgischen Qualitätssicherung (Oberschenkelhalsfraktur, Gallen-
operation, Leistenhernie, Appendektomie) seit Jahren zeigen, auch
machbar. Die Klinikprofile der genannten Studien erlauben der einzelnen Klinik eine Standortbestimmung der eigenen Leistung im Vergleich
zu der anderer Kliniken.

Die gegenwärtigen Bemühungen um die Qualitätssicherung im Krankenhaus
haben zum Ziel, den Kliniken externe Hilfen anzubieten, damit sie intern in der Lage sind, ihre Schwachstellen zu erkennen und zu beseiti-
gen. Als solche Hilfen sind z.B. Listen potentieller Schwachstellen,
Kataloge von Qualitätsindikatoren, Vergleichsdaten aus anderen Kliniken, konsensfähige Prozeß- und Ergebnisstandards, Studienprotokolle
einschließlich der Dokumentationsbögen für spezielle Qualitätsstudien,
Anleitungen zur Arbeit interner Qualitätssicherungskommissionen, Prototypen regelmäßiger Berichte zur Qualitätssicherung und Beratungen
vor Ort denkbar. Selten wird die Versorgungsforschung so gefordert wie
in der Qualitätssicherung, wo ihre Ergebnisse unmittelbar in Handeln
umgesetzt werden müssen.

5.   Rahmenbedingungen der Versorgungsforschung

In der Versorgungsforschung, von der nur drei Bereiche gestreift wurden, wartet noch viel Arbeit auf die Epidemiologie. Im Vergleich dazu
sind die Rahmenbedingungen eher als anämisch zu bezeichnen, aber mit
positiver Prognose.

Das Bild einer Blutarmut gründet sich auf vier Befunden:
1. Es gibt viel zu wenig ausgebildete Epidemiologen und von diesen wenigen interessieren sich nur einige für die Versorgungsforschung.
2. Die Versorgungsforschung hat unter einem großen Akzeptanzproblem
   bei den praktisch tätigen Medizinern zu leiden. Vorsichtig erklären
   läßt sich das zum einen durch eine gewisse Angst vor Fremdkontrolle
   und zum anderen dadurch, daß in der Versorgungsforschung nicht mehr
   das Individuum, wie in der kurativen Medizin, sondern eine Gruppe
   von Menschen im Vordergrund steht, die ihrerseits Ansprüche an das
   Individuum und den behandelnden Arzt stellen könnte.
3. Die epidemiologische Forschung wird an vielen Universitäten als
   Forschung zweiter Klasse angesehen. Die Denkschrift des Wissen-
   schaftsrates veranlaßte seinerzeit manche Universität, die Grundla-
   genforschung auf Kosten der klinisch empirischen Forschung zu ver-
   stärken. Inzwischen hat sich auch der Wissenschaftsrat für eine
   Verstärkung der Public-Health-Forschung ausgesprochen.
4. Die Datenlage, insbesondere zum Gesundheitszustand, und der oft un-
   geregelte Datenzugang limitieren die Arbeitsmöglichkeiten der Versorgungsforscher.

Die positive Prognose leitet sich ab aus:
1. dem großen Bedarf an Versorgungsforschung.
2. dem vielseitigen Engagement von Forschungsförderern. Hier ist in

erster Linie das Bundesforschungsministerium zu erwähnen, das u.a. nicht nur Forschungsschwerpunkte für die Epidemiologie der Erkrankungen des rheumatischen Formenkreises und der Allergien eingerichtet hat, sondern auch dabei ist, Schwerpunktsforschung im Bereich von Public Health zu fördern. Der von BMFT, BMA und BMJFFG geplante und demnächst begonnene Aufbau einer Gesundheitsberichterstattung auf Bundesebene wird ebenfalls Zeichen setzen. Hinzu kommen Forschungs- und Ausbildungsstipendien, die über den DAAD vergeben werden. Auch verschiedene Ministerien in den Bundesländern stellen Forschungsmittel für die Versorgungsforschung, gekoppelt an konkrete Aufgaben (z.B. Gesundheitsberichterstattung, Bedarfsplanung, psychiatrische oder geriatrische Versorgung), zur Verfügung. Herauszuheben ist auch noch die Deutsche Forschungsgemeinschaft, die neben der Einzelprojektförderung derzeit eine Denkschrift zum Thema Public Health erarbeiten läßt. Es ist zu hoffen, daß der große Mittelbedarf für die deutsche Vereinigung die für die Versorgungsforschung notwendigen Fördermittel nicht versiegen läßt.

3. der Einrichtung mehrerer postgraduierter Studiengänge für Public Health, in denen die Versorgungsforschung eine wesentliche Rolle spielt. Auch der Wissenschaftliche Beirat der Bundesärztekammer hat sich in einem Memorandum nachdrücklich für die Einrichtung solcher Studiengänge ausgesprochen.

4. dem wachsenden Fortbildungsangebot der Deutschen Gesellschaft für Sozialmedizin und Prävention und der GMDS. Beide zusammen beabsichtigen ein Zertifikat für Epidemiologie an ausgewiesene Fachleute zu vergeben.

Zwei Aspekte bereiten dennoch etwas Sorgen: Zum einen müssen neben der Ausbildung von Experten für die Versorgungsforschung auch jene aus- und fortgebildet werden, die mit den Ergebnissen der Versorgungsforschung umgehen oder mit den Techniken der Versorgungsforschung arbeiten müssen. Eine Grundvoraussetzung dafür ist, daß die skizzierte Methodik in der Approbationsordnung für Ärzte ihren festen Platz hat.

Der zweite Vorbehalt betrifft die Datenschutzgesetzgebung. Die Novellierung des Bundesdatenschutzgesetzes mit dem vorgesehenen Forschungsparagraphen läßt weiter auf sich warten. Zwar ist die Frage, ob der Forschungsparagraph die Versorgungsforschung eher behindert als fördert noch nicht endgültig beantwortbar, aber die zeitliche Verzögerung führt dazu, daß die Bundesländer, mit wenig Abstimmung unter einander, ihre eigenen Datenschutzgesetze novellieren, was eine Ländergrenzen überschreitende Versorgungsforschung stark beeinträchtigen kann.

Literatur

European NIDDM Policy Group: A desktop guide for the management of non-Insulin-dependent Diabetes Mellitus. 1989
Haynes RB, Walker CJ: Computer-aided quality assurance. A critical appraisal. Arch. Intern. Med. 147, 1987, 1297
Holland WW (Ed.): European Community Atlas of "Avoidable Death". Oxford University Press, Oxford 1988
Ministerium für Arbeit, Gesundheit, Familie und Sozialordnung Baden-Württemberg: Gesundheitsberichterstattung Spezial Nr.2 - Gesundheitsvorsorge durch Impfungen. Stuttgart 1989
Rutstein DD, Berenberg W, Chalmers TC et al: Measuring the quality of medical care: second revision of tables of indexes. New Engl. J. Med. 302, 1980, 1146
SVR (Sachverständigenrat für die Konzertierte Aktion im Gesundheitswesen): Jahresgutachten 1990. Herausforderungen und Perspektiven der Gesundheitsversorgung. Nomos-Verlag, Baden-Baden
Williams DRR: Outcome indicators for diabetes services - what do we have and what do we need? Community Medicine 11, 1989, 57

MORBIDITÄTSORIENTIERTE STUDIEN ZUR STATIONÄREN VERSORGUNG IN DER BUNDESREPUBLIK

R. Klar
Abteilung Medizinische Informatik,

Universitätsklinikum Freiburg, D-7800 Freiburg i.Br.

Zusammenfassung

Wegen der großen Anforderungen an die Leistungen der Krankenhäuser und des hohen damit verbundenen Aufwands ist eine Kontrolle der stationären Versorgung notwendig, die eine hohe medizinische Qualität bei Vermeidung unwirtschaftlicher Betriebsformen sichert. Dazu werden vermehrt Analysen benötigt, die die eigentlichen Ursachen der Inanspruchnahme stationärer Leistungen, nämlich die Krankheiten der Patienten, berücksichtigten. Solche morbiditätsorientierten Studien stützen sich wesentlich auf Methoden und Instrumente der Medizinischen Informatik (medizinische Klassifikationen, EDV-gestützte Betriebsabläufe, Basis- und Verlaufsdokumentationen usw.) und der Medizinischen Statistik (Studiendesign, Datenreduktion, statistische Auswertung usw.) und es soll hierzu exemplarisch aus westdeutschen Studien berichtet werden. So wurde der Einfluß von Diagnosenspektrum (aus dem Krankheitsartenprofil) und Bettenauslastung auf die Kosten im Krankenhaus mit Hilfe von Faktoren- und Regressionsanalysen untersucht. In einem ähnlichen Ansatz wird eine kontinuierliche Spezifikation des Krankenhausprodukts mit der Verweildauer als Ressourcenverbrauchsindikator in Analogie zu diagnosebezogenen Fallklassifikationen entwickelt und diskutiert. Ohne direkte Kostenbetrachtung sind in sogn. Fehlbelegungsstudien, die medizinisch nicht als notwendig eingeschätzten Verweildaueranteile diagnosebezogen bestimmt worden, wobei eine repräsentative Stichprobe bundesdeutscher Akutkrankenhausfälle als Datenbasis diente. Die Anforderung solcher und ähnlicher Studien an unser Fach und die meist in der Datenqualität liegenden Grenzen ihrer Aussagefähigkeit werden diskutiert.

1. Einleitung

Die hohen Kosten der stationären Versorgung, die 1988 40,7 Mrd. DM oder 32 % der Leistungsausgaben der gesetzlichen Krankenversicherung (GKV) in der Bundesrepublik ausmachten [1], geben immer wieder Anlaß zu untersuchen, wo diese Kosten entstehen, wie sie zu rechtfertigen sind und wie sie reduziert werden könnten. Diese Untersuchungen stützen sich wesentlich auf Analysen, die die vom Krankenhaus erbrachten Leistungen (Pflegetage, ärztliche und pflegerische Leistungen, Verpflegung usw.) mit den damit verbundenen Kosten in Beziehung setzen. Solche Analysen führen auf Basis der früheren Selbstkostenblätter der Krankenhäuser und seit 1986 in deutlich verbesserter Form mit Hilfe des Kosten- und Leistungsnachweises der Bundespflegesatzverordnung häufig schon zu Bugetierungen, die bis auf eine einzelne Kostenstelle herabreicht und z.B. die Kosten von onkologischen Stationen differenziert belegen [2]. Es wurde aber bisher nur in wenigen Fällen versucht, die primären Ursachen der Inanspruchnahme der Krankenhausleistungen, nämlich die Krankheiten der Patienten, direkt zu berücksichtigen. Sowohl in der Pflegesatzverhandlung, zu der eine relativ hoch aggregierte anonymisierte Diagnosenstatistik vorzulegen ist, und in der internen Bugetierung, als auch in den meisten wissenschaftlichen Studien zur Evaluation der stationären Versorgung können Kosten und Leistungen in der Regel nicht auf einzelne Krankheitsarten oder Patientenkategorien abgebildet und nach dem Verursacherprinzip analysiert werden.

Um solche morbiditätsorientierten Studien durchzuführen, werden Methoden der Medizinischen Informatik und Statistik benötigt, die hier behandelt werden sollen. Es werden aber auch exemplarisch einige Studienergebnisse diskutiert.

2. Ziele morbiditätsorientierter Krankenhausstudien und Morbiditätsmerkmale

Diagnosen- oder morbiditätsorientierte Studien zur Evaluation der Kosten und Leistungen der stationären Versorgung haben zunächst das medizinisch-volkswirtschaftliche Ziel zu verfolgen, entsprechend dem Sozialgesetzbuch V das medizinisch Notwendige wirtschaftlich zu erbringen. Daneben gibt es auch die betriebswirtschaftliche Sicht, die auf mehr Effizienz in Betriebssteuerung, Management und Organisation des Krankenhauses zielt. Bei allen Fragen der Krankenhausökonomie ist aber immer die Qualität der Leistungen zu berücksichtigen, so daß im Grunde die Verbesserung der stationären Versorgung bei möglichst sinnvoller Nutzung der vorhandenen Mittel als primäres Ziel zu sehen ist und die Definition von Qualitätsstandards und die Entwicklung von Qualitätssicherungsmaßnahmen dazu zu zählen sind [3]. Sonstige Ziele ergeben sich aus der klinischen und epidemiologischen Forschung, aus sozialwissenschaftlichen Fragen usw.

Bei näherer Betrachtung des Morbiditätssbegriffs, auf den das stationäre Leistungsgeschehen abgebildet werden soll, ist festzustellen, daß nicht nur die Diagnosen, sondern die ganze Struktur der Fälle (case mix) zu beschreiben ist. Hierzu zählen Merkmale wie Alter, Schweregrad der Krankheit und Pflegeintensität aber auch Variable, die die Fallstruktur schon aus der Sicht der Behandlungsabläufe beschreiben wie z. B. diagnostische und therapeutische Maßnahmen, Verlegungsgrund, Entlassungsstatus und Verweildauer [4], wobei letzteres Merkmal auch als typische Zielvariable in Modellrechnungen auftritt.

3. Instrumente morbiditätsorientierter Studien

Als Instrumente morbiditätsorientierter Krankenhausforschung sind Datenquellen und Studienmethoden zu diskutieren.

3.1 Datenquellen

Von den 12 in der Gesundheitsberichterstattung erwähnten Datenquellen zur Evaluation der stationären Versorgung sollen einige für die morbiditätsorientierte Forschung geeignete Datensammlungen kurz charakterisiert werden.

An erster Stelle ist der Diagnose-Therapie-Index (DTI) von Infratest zu erwähnen, der als repräsentative Stichprobe jährlich etwa 6.000 Krankenhausfälle aus der BRD mit jeweils ca. 30 verschiedenen, differenziert klassifizierten Merkmalen (Haupt- und Nebendiagnosen, Diagnostik, Therapie, Pflegeintensität, Behandlungs- erfolg usw.) beschreibt. Wir haben das Stichprobendesign, das Gewichtungsverfahren und generell die Güte der Daten geprüft und konnten keine wesentlichen Mängel feststellen [5]. Als Nachteil des DTI ist allerdings der relativ teure Datenzugang und der geringe Stichprobenumfang zu werten. Im Vergleich dazu bietet der US-amerikanische National Hospital Discharge Survey [6] mit ca. 200.000 Fällen/Jahr zwar gute Auswertungs- möglichkeiten auch für weniger häufige Krankheiten, aber er erfaßt wesentlich weniger Merkmale pro Fall. Als Totalerhebung stehen seit 1986 aus einzelnen Krankenhäusern aggregierte Diagnosenstatistiken [7] nach der Bundespflegesatzverordnung zur Verfügung, die ab 1993 entsprechend der neuen Krankenhausstatik- Verordnung als anonymisierte Fallsammlung über die statistischen Ämter zugänglich sein wird. Diese Diagnosenstatistiken weisen nur wenige und gering differenzierte Merkmale auf, enthalten keine Angaben zu medizinischen Prozeduren und bieten nur eine mäßige Datenqualität, die aber für höher aggregierende

Auswertungen noch akzeptabel ist. Noch dürftiger in der Qualität der Diagnosensangaben ist die Krankheitsartenprofil-Statistik [8], die als Totalerhebung für die meisten stationären Primärkassenpatienten (also nicht Ersatz- und Privatkassen) Einweisung- oder Aufnahmediagnosen, seltener Entlaßdiagnosen erfaßt. Ähnliche Probleme sind bei der Nutzung der Krankheitsstatistik des AOK Bundesverbandes [9] zu berücksichtigen, die die Aufnahmediagnosen in einer Totalerhebung nur für die Ortskrankenkassen erfaßt, aber z. B. eine hohe regionale Auflösung mit großen Fallzahlen bietet.

3.2 Studienmethoden und Erhebungstechniken

Wegen der großen Datenmengen, die für umfassende, morbiditätsorientierte Studien direkt aus dem Krankenhausbetrieb zu erfassen, zu kontrollieren und zu verarbeiten sind, werden differenzierte und leistungsfähige EDV-Verfahren benötigt. Dabei gilt es, das Prinzip der orts- und zeitnahen Datenerhebung zur Sicherung einer hohen Datenqualität zu wahren, in dem z.B. auch die klassifizierende Diagnosenverschlüsselung im Dialog am Terminal eines Krankenhausinformationssystems geleistet wird [10]. Ein zentrales Problem epidemiologischer, aber auch krankenhausbezogener Forschung ist die Unterscheidung von Fällen und Patienten sowie die Verknüpfung verschiedener Fälle eines Patienten. Hierzu werden aufwendige Verfahren der Patientenidentifikation und eine Ablösung der bisher meist fallorientierten Abrechnungsprogramme durch patientenbezogene Datenbanksoftware benötigt [11].

Von den für die Evaluation von Gesundheitsversorgungssystemen bekannten Studienmethoden [12] wurden bisher nur wenige benutzt. Am einfachsten sind routinemäßig erhobene Betriebsdaten einzelner Krankenhäuser zu erhalten, aber darauf beruhende Analysen unterliegen schwer kontrollierbaren Einflüssen. Beobachtungsstudien etwa in Form von Registerauswertungen bieten schon bessere Kontrollmöglichkeiten, ihre Ergebnisse können aber selten verallgemeinert werden. Eine Stufe besser in der Aussagekraft sind die einfachen Interventionsstudien (ohne Vergleichsgruppe) wie z. B. ein Vorher-Nachher-Vergleich. Noch weniger Probleme mit der Forderung nach Beobachtungs- und Strukturgleichheit haben dann Beobachtungsstudien oder Interventionsstudien unter Einschaltung von Vergleichsgruppen, wobei aber immer noch eine Tendenz zur Überschätzung des Neuen besteht. Zweifellos liefern randomisierte klinische Studien die besten Aussagen, sie sind aber in der Regel aufwendig und schwierig durchzuführen und manchmal schon wegen fehlender Hypothese, die z. B. erst in einer Beobachtungsstudie generiert werden müßte, nicht sinnvoll. Randomisierte klinische Studien sollten sich nicht nur auf den Wirksamkeitsnachweis von Therapien beziehen, zu dem es eine Fülle methodischer und praktischer Erkenntnisse gibt, sondern auch auf diagnostische Maßnahmen, wozu die GMDS ein Planungskonzept [13] kürzlich entwickelt hat. Schließlich sind noch zwei Studientypen mit ganz anderem Charakter zu erwähnen: die Meta-Analyse vorhandener Studien und die Expertenbeurteilung mit Konsensbildung.

4. Beispiele morbiditätsorientierter Studien

Das Wissenschaftliche Institut der Ortskrankenkassen publizierte 1987 eine Studien [8], die das Ziel hatte, den Einfluß von Diagnosenspektrum und Bettenauslastung auf die Kosten im Krankenhaus zu ermitteln. Als Datenmaterial wurden die o.g. KAP-Statistik, die elementar auf GKV-Gesamtheit hin korrigiert wurde, und die Selbstkostenblätter der Krankenhäuser retrospektiv im Sinne eines Registers ausgewertet. Als Methoden wurde in der ersten Stufe eine Faktorenanalyse gerechnet, die die 110 ICD-Diagnosengruppen auf 30 case mix Faktoren reduziert und die 70 % der Gesamtvarianz erklären. Die zweite Stufe stellte eine Regressionsanalyse dar, die einmal mit und einmal ohne diese 30 Faktoren gerechnet wurde, womit der Einfluß dieser Diagnose-faktoren D verdeutlicht wird. Als Ergebnis resultiert zusammen mit einer krankenhausspezifischen Größe K folgende Regressionsfunktion für die jährlichen GKV-Kosten (DM) eines Krankenhauses

$$\text{Kosten} = -559.412 + 600,6 \text{ Fälle} + 20553 \text{ Betten} - 0,03 \text{ Fälle}^2 + 20.553 \text{ Betten}$$
$$+ 42,7 \text{ Betten}^2 + 119,6 \text{ Pflegetage} + 0,01 \text{ Pfl.Tage} \cdot \text{Fälle} - 0,8 \text{ Fälle} \cdot (K + D)$$

Insgesamt zeigt diese Gleichung nur einen geringen Einfluß des Diagnosenspektrums D auf die Kranken-hauskosten und der Erklärungsgehalt der Regressionsgleichung wird bei Hinzunahme von D nur um 3,3 % verbessert. Im einzelnen haben aber 11 der 30 Diagnosefaktoren, die im wesentlichen nur die Fachabteilungs-struktur des Hauses wiedergeben, starken Einfluß, der auch nicht auf Unterschieden in der krankheits-spezifischen Verweildauer, sondern in den Fallkosten begründet ist.

U.a. mit dem Ziel der Ablösung des pauschalen Pflegesatzes durch fall- oder diagnosebezogene Finanzierungs-formen hat LEIDL [14] das sogn. Krankenhausprodukt auf der Basis einer Auswahl der o.g. DTI-Daten (und der NHDS-Daten) kontinuierlich spezifiziert. Zunächst hat er das Fallspektrum auf die 17 Klassen der ICD für die Hauptdiagnosen reduziert und in diesen Klassen aber empirirsch-statistisch insgesamt 61 "wesentliche" ICD-dreistellige Diagnosen ausgewählt. Anschließend wurde in einem linearen Regressionsmodell die Verweildauer (VD) als Ressourcenverbrauchsindikator mit Hilfe folgender unabhängiger Variablen spezifi-ziert: wesentliche Diagnose (ICD...), Anzahl der Diagnosen (AD), Alter, für die ICD Klasse 7 Todesfall. Diese unabhängige Variablen wurden schrittweise mit Regressionsverfahren bestimmt. Somit ergab sich z.B. für die ICD Klasse 6, Krankheiten der Verdauungsorgane, folgende Regressionsgleichung:

$$VD = 8,9 + 0,08 \text{ Alter} + 0,33 \text{ AD} + 6,6 \text{ ICD } 531 - 1,9 \text{ ICD } 541 + 6,3 \text{ ICD } 574$$

Insgesamt verblieben 11 solcher Regressionsgleichungen, die 45,5 % der Gesamtvarianz der Verweildauer erklären. Die höchste Erklärungskraft liegt mit über 40 % jeweils bei den ICD Klassen "Atmung", "Verdau-ung", "Harn/G.organe" und "Unfälle", die niedrigste mit 13,6 % bei "Drüsen". Vergleichende Analysen mit dem NHDS Daten der USA bestätigen die Befunde aus der BRD.

In einer andersartigen morbiditätsorientierten Studie wurde die Fehlbelegung, das ist der Anteil der Pflegeta-ge, der aufgrund klinisch-ärztlicher Einschätzung nicht im Aktutkrankenhaus hätte verbracht werden sollen, untersucht [15]. Seitens der Deutschen Krankenhausgesellschaft und den Spitzenverbänden der Träger der GKV wurden insgesamt 6 ärztliche Sachverständige benannt, die durch Expertenbeurteilung mit Konsens-bildung retrospektiv anhand von speziell aufbereiteten Krankengeschichten des DTI die Fehlbelegungstage einzuschätzen hatten. In einem Pretest wurden die Bewertungsgrundsätze und -methoden abgestimmt, geprobt und differenziert geprüft. In der Hauptuntersuchung von knapp 5.600 DTI-Fällen wurden bei einer durch-schnittlichen Verweildauer von 13 Tagen 2,4 Tage (18,4 %) als fehlbelegt eingeschätzt. Absolut die meisten Fehlbelegungstage finden sich mit 20,1 % der Pflegetage bei Patienten mit Verletzungen und Vergiftungen.

Die höchste Fehlbelegungsquote weisen Patienten mit orthopädischen Erkrankungen auf, wobei hier Patienten unter 60 Jahren sogar mit 37,7 % deutlich die ab 60jährigen (21 %) überragen (s. Abb.1). Diese und viele weitere Ergebnisse stimmen weitgehend mit US-amerikanischen Fehlbelegungsstudien überein [16].

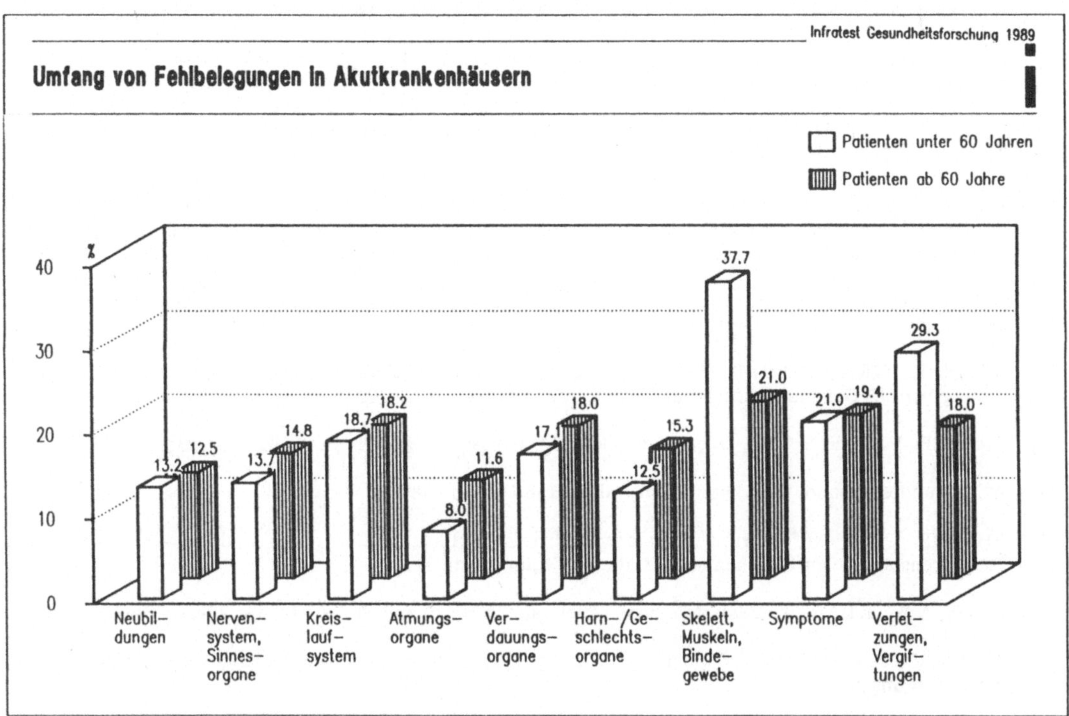

Abb.1: Pflegetagbezogene Fehlbelegungsquoten für ausgewählte Diagnosenklassen der ICD-9

5. Diskussion und Konsequenzen für Medizinische Informatik und Statistik

Die wenigen bisherigen morbiditätsorientierten Studien zur stationären Versorgung in der BRD haben zwar schon einerseits wichtige erste Erkenntnisse zur verursachungsgerechten Darstellung des Ressourcenbrauchs gebracht, die auch mit Studien aus den übrigen EG-Ländern [16] und den USA gleiche Tendenzen aufzeigen, andererseits zeigen sie auch deutliche Mängel auf. Hieraus folgt an erster Stelle die Forderung nach Verbesserung der Datenqualität und des Datenzugangs. Neben den einfach strukturierten Totalerhebungen, die möglichst aus qualitätssichernden Krankenhausinformationssystemen (vollständige und korrekte Fallzählung, automatische Übernahme administrativer Daten in medizinische Dokumentationen, computergestützte Diagnosenverschlüsselung etc.) stammen sollten, sind differenzierte Stichproben erforderlich. An zweiter Stelle erst gilt es, das schon relativ hochentwickelte Methodenspektrum konkret auf Krankenhausstudien hin zu verbessern. Letztlich ist es aber besonders dringlich, viel mehr solcher Studien zu konzipieren und durchzuführen, um praktische Erfahrungen zu sammeln, um vorhandene und neue Instrumente für Krankenhausstudien empirisch zu evaluieren und um unser Wissen über die stationäre Versorgung bei uns zu verbessern.

Literatur

[1]   Leistungsausgaben der gesetzlichen Krankenversicherung. Das Krankenhaus 6-7 (1990) 254

[2]   PORZOLT, F. et al.: Krankenhauskosten onkologischer und nicht-onkologischer Patienten. Siebtes Jahrestreffen der ATO, Krebsverband Bd.-Württ. Stuttgart 1988, 34-50

[3]   Sachverständigenrat für die AKiG: Jahresgutachten 1990, Ziff. 400-408. Jahresgutachten 1989, Ziff. 54-67. Nomos Verl. Baden-Baden 1990, 1989

[4]   LEIDL, R., POTTHOFF, P., SCHWEFEL, D. (eds.): European Approaches to Patienten Classification Systems. Springer Verl. Berlin 1990

[5]   KLAR, R., SCHULTE MÖNTING, J., MÜLLER, U.: Qualität und Eignung der Stichprobe zur Messung der Fehlbelegung der bundesdeutschen Akutkrankenhäuser. In: GIANI, REPGES (Hrsg.): Biometrie und Informatik - neue Wege zur Erkenntnisgewinnung in der Medizin. Springer Verlag Berlin 1990, 183-186

[6]   National Center for Health Statistics: National Hospital Discharge Survey: Annual Summary 1987, Ser. 13 No 99, US-DHHS, CDC Hyattsville MD, 1989

[7]   KLAR, R., GRAUBNER, B., EHLERS, C.Th.: Leitfaden zur Erstellung der Diagnosenstatistik. Forschungsbericht Gesundheitsforschung Nr. 135, 2., verbess. Aufl., BMA (Hrsg.), Bonn 1988

[8]   BREYER, F.; PAFFRATH, D. et al.: Die Krankenhaus-Kostenfunktion. AOK-Verl. Bonn 1987

[9]   AOK Bundesverband: Krankheitsartenstatistik 1988. Bonn 1989

[10] EHLERS, C.Th.: Anforderungen an die medizinische Basisdokumentation und Anwendungen der Diagnosenstatistik im Krankenhaus. (s. dieser Tagungsband)

[11] ZAISS, A.W., KLAR, R.: Fehlertolerante Patientenidentifikation mit ADABAS (s. diesen Tagungsband)

[12] SELBMANN, K.H.: Der Beitrag der Epidemiologie zur Qualität des Gesundheitsversrogungssystems (s. diesen Tagungsband)

[13] KÖBBERLING, J., TRAMPISCH, H.J., WINDELER, J.: Memorandum zur Evaluierung diagnostischer Maßnahmen. GMDS Schriftenreihe Heft 10, Schattauer Verl. 1989

[14] LEIDL, R.: Die fallbezogene Spezifikation des Krankenhausprodukts. Springer Verl. Berlin 1987

[15] MÜLLER, U., KLAR, R.: Umfang von Fehlbelegungen in Akutkrankenhäusern bei Patienten aller Altersklassen. Forschungsbericht Gesundheitsforschung Nr. 189, BMA (Hrsg.), Bonn 1989

[16] de MOOR, G. (de Pintellan 185, B-9000 Gent), AIM Projects 1990: CAMAC (Case based Management and Clinical Evaluation), HOSCOM (Hospital Comparision, Medical and Financial Data).

Inanspruchnahme von Krankenhausbehandlung: Ein Vergleich von fall- und versichertenbezogener statistischer Erfassung auf der Grundlage von Prozeßdaten der Gesetzlichen Krankenversicherung*

Jürgen John, Christian Wolter

Gesellschaft für Strahlen- und Umweltforschung mbH München (GSF)
Institut für Medizinische Informatik und Systemforschung (MEDIS)

1.   Problemhintergrund

Ein häufig beklagter Mangel sowohl der amtlichen Gesundheitsstatistik als auch der Statistik der Gesetzlichen Krankenversicherung (GKV) über die Inanspruchnahme von Krankenhausbehandlung liegt in deren ausschließlicher Verwendung des (krankenhaus- oder fachabteilungsbezogenen) Behandlungsfalls als statistischer Zähl- und Beobachtungseinheit; eine individuenbezogene Statistik der Inanspruchnahme von Leistungen des Gesundheitswesens existiert in der Bundesrepublik für Krankenhausbehandlung ebensowenig wie für andere Bereiche der medizinischen Versorgung. Auch die neue Bundesstatistik des Krankenhauswesens (zu Einzelheiten siehe Luithlen et al. 1990) wird an dieser Sachlage nichts ändern, obwohl der zusätzliche Nutzen ergänzender individuenbezogener Inanspruchnahmedaten offensichtlich ist.

Elementare Daten wie die Anzahl von Personen, die innerhalb eines Jahres stationär behandelt wurden oder die Häufigkeit multipler Hospitalisierung, die unbestritten zu den essentiellen Bestandteilen einer sinnvollen und zweckmäßigen statistischen Beschreibung der Inanspruchnahme gesundheitlicher Versorgung zählen, stehen damit für eine Gesundheitsberichterstattung, wie sie vielfach gefordert wird, nicht zur Verfügung. Ebenso verlieren die Bemühungen um einen Ausbau der Krankenhausdiagnosenstatistik hinsichtlich der epidemiologischen Informationsfunktion dieser Statistik erheblich an Wert, solange "stationäre Morbidität" nicht in individuenbezogener Auftretenshäufigkeit darstellbar ist. Insbesondere angesichts der Zunahme chronisch verlaufender Krankheitsprozesse ist die Quantifizierung der Mehrfachinanspruchnahme von Krankenhausbehandlung als wesentlicher Bestandteil einer aussagefähigen Gesundheitsberichterstattung anzusehen.

2.   Untersuchungsziele

Mit den Auswertungen des für diese Studie verfügbaren Zahlenmaterials aus den Prozeßdaten der GKV werden folgende Untersuchungsziele angestrebt:

- Abschätzung der globalen und krankheitsgruppenspezifischen Relationen zwischen der Anzahl der Krankenhauspatienten und der auf sie entfallenden stationären Behandlungsfälle,
- Ermittlung der Häufigkeit multipler Hospitalisierung sowie der Alters-, Geschlechts- und Diagnosenstruktur der mehrfach hospitalisierten Patienten,
- Berechnung globaler, diagnose- und krankenhausspezifischer Wiederaufnahmeraten,

* Die Verfasser danken den Allgemeinen Ortskrankenkassen Bad Reichenhall, Bad Tölz, Erding, Freising, Landsberg a. Lech, Mühldorf und Rosenheim für die Bereitstellung der für die Untersuchung erforderlichen Datenbestände.

\- Identifizierung der in den Prozeßdaten enthaltenen prognostischen Faktoren für multiple Hospitalisierung und Wiederaufnahmen.

3. Datenbasis und Methodik

Die statistischen Auswertungen basieren auf den Daten über die Krankenhausbehandlung der Versicherten von 7 bayerischen Primärkrankenkassen in den Jahren 1987 und 1988, die im Rahmen der Leistungsfallführung in den Kassen routinemäßig abgespeichert werden. Die Ausgangsdateien bestanden aus fallbezogenen Datensätzen, wie sie für die Erstellung des Krankheitsartenprofilblatts ausgelesen werden, und enthielten u.a. die folgenden Variablen: Geburtsjahr des Patienten, Geschlecht des Patienten, Aufnahmedatum, Entlassungsdatum, Anzahl der Pflegetage sowie bis zu drei Diagnosen (nach der ICD-9 dreistellig verschlüsselt).

Zusätzlich enthielten die Datensätze die anonymisierten Versichertennummern, über die die Verknüpfung der Falldaten zu versichertenbezogenen Datensätzen der Krankenhausinanspruchnahme erfolgte. Die Versichertennummern werden bei einem Wechsel der Krankenkasse beibehalten; Fluktuationen der Versicherten zwischen den einbezogenen Kassen erzeugen somit keine "neuen" Patienten. Methodische Probleme entstehen indessen durch die Dynamisierung der Untersuchungspopulation infolge des Eintritts und des Ausscheidens von Versicherten in die bzw. aus den 7 Kassen nach Beginn bzw. vor Ende des Untersuchungszeitraums. So muß beachtet werden, daß als Folge dieser Dynamisierung im Vergleich zur vollständigen Erfassung der Inanspruchnahme mit einer gewissen Unterschätzung der Wiederaufnahmeraten zu rechnen ist.

4. Ergebnisse

Die systematische Auswertung der Datenbestände ist noch nicht abgeschlossen. Die im folgenden präsentierten Ergebnisse haben daher nur beispielhaften, einige hauptsächliche Auswertungsfragen illustrierenden Charakter. Alle Auswertungsbeispiele beziehen sich nur auf die Krankenhauspflege; Entbindungsanstaltspflege und stationäre Kurbehandlung wurden aus den Auswertungen ausgeklammert.

4.1 Eckdaten der Inanspruchnahme von Krankenhausbehandlung

In Tabelle 1 sind einige Eckdaten der Inanspruchnahme von Krankenhausbehandlung im Jahre 1988 differenziert nach dem Geschlecht der Patienten sowie nach einmaliger und mehrmaliger Hospitalisierung während dieses Jahres zusammengestellt.

Die Zahl der 1988 stationär behandelten Patienten entspricht rd. 70% der in diesem Jahr beendeten Krankenhausfälle, d.h. auf jeden Patienten entfallen im Durchschnitt 1,4 Fälle. Knapp 1/4 aller Patienten haben 1988 mehr als einen Krankenhausfall zu verzeichnen. Auf diese Patienten entfallen 45% aller Krankenhausfälle und fast die Hälfte aller Pflegetage. Bei mehrfach hospitalisierten Patienten ist nicht nur die Zahl der Pflegetage je Patient, sondern auch die Zahl der Pflegetage je Krankenhausepisode größer als bei Patienten mit einmaliger Inanspruchnahme.

Männer werden häufiger mehrfach hospitalisiert als Frauen. Die Zahl der Krankenhausfälle je Patient, der Anteil der Patienten mit Mehrfachinanspruchnahme an den Patienten insgesamt und der Anteil der Krankenhausfälle dieser Patienten an den Fällen insgesamt zeigen eine ausgeprägte Altersabhängigkeit mit weitgehend identischem Muster.

Tab. 1. Eckdaten der Inanspruchnahme von Krankenhausbehandlung im Jahre 1988 nach einmaliger und mehrmaliger Hospitalisierung sowie nach dem Geschlecht der Patienten

Indikator	Männer	Frauen	zusammen
Krankenhausfälle	44.348	53.623	97.971
Krankenhauspatienten	31.222	38.830	70.052
Patienten in % der Fälle	70,4	72,4	71,5
Fälle je Patient	1,42	1,38	1,40
Krankenhaustage	638.160	840.285	1.478.445
Krankenhaustage je Fall	14,4	15,7	15,1
Krankenhaustage je Patient	20,4	21,6	21,1
Patienten mit 1 Krankenhausfall:			
- Anzahl Patienten/Fälle	23.704	29.791	53.495
- in % der Patienten	75,9	76,7	76,4
- in % der Krankenhausfälle	53,4	55,6	54,6
- Anzahl Krankenhaustage	318.508	442.157	760.665
- in % der Krankenhaustage	49,9	52,6	51,5
- Krankenhaustage je Patient/Fall	13,4	14,8	14,2
Patienten mit 2 und mehr Krankenhausfällen:			
- Anzahl Patienten	7.518	9.039	16.557
- in % der Patienten	24,1	23,9	23,6
- Anzahl Krankenhausfälle	20.644	23.832	44.476
- in % der Krankenhausfälle	46,6	44,4	45,4
- Fälle je Patient	2,75	2,64	2,69
- Anzahl Krankenhaustage	319.652	398.128	717.780
- in % der Krankenhaustage	50,1	47,4	48,5
- Krankenhaustage je Fall	15,5	16,7	16,1
- Krankenhaustage je Patient	42,5	44,0	43,4

Die Indikatorenwerte nehmen in aller Regel mit wachsendem Alter zu, erreichen in der Altersgruppe der 70- bis 74jährigen Patienten ihr Maximum und nehmen im Alter von 75 und mehr Jahren - wohl als Folge der steigenden Mortalität - wieder ab.

4.2 Querschnitts- und Längsschnittsvergleiche

Quer- oder längsschnittliche Unterschiede fallbezogener Krankenhaushäufigkeiten sind keine brauchbaren Indikatoren entsprechender Differentiale der versichertenbezogenen Krankenhaushäufigkeit. Die nach den 7 Krankenkassen disaggregierte Auswertung der Daten zeigt, daß die Fallzahlen im Längsschnitt in der Regel, aber nicht ausnahmslos relativ stärker variieren als die Patientenzahlen. Querschnittsvergleiche der beiden Kassen mit den Extremwerten fallbezogener Krankenhaushäufigkeiten zeigen eine Spannweite von +29% bei den Männern und von +18% bei den Frauen. Bei den versichertenbezogenen Krankenhaushäufigkeiten reduziert sich der Unterschied zwischen diesen beiden Kassen auf +23% bei den Männern und +11% bei den Frauen.

4.3 Diagnosenstrukturen

Für die Auswertungen der Diagnosenstrukturen wurde jeweils die erste der bis zu 3 je Krankenhausfall vorhandenen Diagnosen verwendet; es ist dies jene Diagnose, auf der auch die Krankheitsartenstatistik der GKV aufbaut und bei der es sich - zumindest der

Intention der entsprechenden Verwaltungsvorschrift nach - um die Hauptdiagnose handelt.

Tabelle 2 gibt eine Übersicht über die Verteilung der Krankenhausfälle und -patienten nach den jeweiligen Krankheitsobergruppen der ICD-9, in die diese Diagnosen fallen.

Tab 2. Fallbezogene und versichertenbezogene Inanspruchnahme von Krankenhauspflege 1988 nach Krankheitsobergrupen (ICD-9) der Erstdiagnose - Männer und Frauen -

Kranheitsobergruppe	Patienten	Fälle	Fälle in % der Patienten		
	Anzahl	Anzahl	Insge- samt	Kassen- minimum	Kassen- maximum
I. Infektionen und parasitäre Erkrankungen	1.054	1.216	115,4	102,4	126,3
II. Neubildungen	5.629	9.553	169,7	165,8	174,7
III. Endokrinopatien, Ernährungs- und Stoffwechselkrankheiten sowie Störungen des Immunitätssystems	3.095	3.629	117,3	112,8	121,1
IV. Krankheiten des Blutes und der blutbildenden Organe	499	700	140,3	114,8	183,8
V. Psychiatrische Krankheiten	2.568	3.534	137,6	130,0	145,2
VI. Krankheiten des Nervensystems und der Sinnesorgane	4.624	5.520	119,4	112,5	123,8
VII. Krankheiten des Kreislaufsystems	11.719	15.503	132,3	123,7	136,0
VIII. Krankheiten der Atmungsorgane	6.149	6.865	111,6	107,7	113,7
IX. Krankheiten der Verdauungsorgane	9.146	10.373	113,4	111,5	115,7
X. Krankheiten der Harn- und Geschlechtsorgane	7.031	8.336	118,6	113,0	125,2
XI. Komplikationen der Schwangerschaft bei Entbindung und im Wochenbett	3.699	4.492	121,4	115,4	124,3
XII. Krankheiten der Haut und des Unterhautzellgewebes	1.304	1.423	109,1	104,6	115,6
XIII. Krankheiten des Skeletts, der Muskeln und des Bindegewebes	5.863	7.410	126,4	116,3	133,3
XIV. Kongenitale Anomalien	411	502	122,1	112,3	142,9
XV. Bestimmte Affektionen, die ihren Ursprung in der Perinatalzeit haben	470	541	115,1	100,0	127,3
XVI. Symptome und schlecht bezeichnete Affektionen	5.028	5.743	114,2	109,7	120,6
XVII. Verletzungen und Vergiftungen	10.821	12.608	116,5	110,5	119,0

Es zeigt sich, daß die Zahl der Fälle die Zahl der Patienten von Kapitel zu Kapitel in sehr unterschiedlichem Maße übersteigt. Mit einer Abweichung von weniger als + 10% erweist sich lediglich die Fallzahl für die Krankheiten der Haut und des Unterhautzellgewebes als gute Annäherung an die Zahl der betroffenen Personen. Die relativ größten Abweichungen finden sich bei den Neubildungen (+ 70%), bei den Krankheiten des Blutes und der blutbildenden Organe (+ 40%) sowie bei den psychiatrischen Krankheiten (+ 38%). Der Tabelle ist ebenfalls zu entnehmen, daß die Relation von Fall- zu Personenzahlen bei den meisten Krankheitsobergruppen zwischen den Kassen nicht unerheblich variiert. Der Informationsgehalt von Fallzahlen über die Zahl der betroffenen Patienten ist daher letztlich sehr gering.

4.4 Wiederaufnahmeraten

Wiederaufnahmeraten können neben Mortalitätsraten als einzige aus Routinedaten über die stationäre Versorgung ableitbare Maßzahlen gelten, die als Indikatoren der Versorgungsqualität für Monitoringzwecke weitgehende Akzeptanz finden (Santos-Eggimann u. Paccaud 1989). Im Zusammenhang mit der durch das Gesundheits-Reformgesetz vollzogenen Festschreibung der Qualitätssicherung als einer gesetzlichen Aufgabe für Leistungserbringer und Krankenkassen ist daher zu Recht an die Kassen appelliert worden, ihre Möglichkeiten zu nutzen, "Hilfestellung zu leisten, zum Beispiel indem sie qualitätsorientierte Statistiken aus GKV-Prozeßdaten zur Verfügung stellen" (Grigutsch 1989, S.69). Von besonderem Interesse wären in diesem Kontext Wiederaufnahmehäufigkeiten nach operativen Eingriffen (siehe z.B. Roos et al. 1986), die allerdings gegenwärtig mangels entsprechender Angaben in den Datensätzen noch nicht berechenbar sind.

Die Berechnung der in Tabelle 3 zusammengestellten Wiederaufnahmeraten basiert auf einem sehr breiten und formalen Konzept von Wiederaufnahmen: Als Wiederaufnahme wird jeder Krankenhausfall betrachtet, der innerhalb eines bestimmten Zeitintervalls nach dem Entlassungsdatum des vorausgehenden Krankenhausaufenthalts beginnt; die Berechnungen wurden für alternative Zeitintervalle zwischen 0 und 60 Tagen durchgeführt. Einbezogen in die Kalkulation wurden alle Krankenhausaufnahmen der zwischen dem 1.1.1988 und dem 31.10.1988 beginnenden und im gleichen Jahr noch endenden Krankenhausfälle der Versicherten einer Krankenkasse; insgesamt waren dies 16.495 Krankenhausfälle.

Tab 3. Anteil von Wiederaufnahmen an den Krankenhausaufnahmen für verschiedene retrospektive Zeitintervalle nach Altersgruppen und Geschlecht (in Prozent)

Altersgruppe in Jahren	Wiederaufnahme nach spätestens ... Tagen					
	0	1	3	7	28	60
	Männer (n = 7407)					
unter 15	2,8	3,9	5,6	6,1	12,1	14,6
15 - 24	3,4	4,8	7,4	12,2	15,0	18,6
25 - 34	5,0	6,8	8,6	10,8	15,3	20,3
35 - 44	6,3	7,5	9,4	10,7	14,9	19,9
45 - 54	8,2	8,6	10,5	13,4	21,4	27,0
55 - 64	10,7	11,4	12,9	16,2	23,8	30,5
65 - 74	7,3	7,9	9,8	12,5	22,4	30,9
75 und mehr	5,7	6,1	6,7	8,2	15,5	22,1
zusammen	6,2	7,1	8,8	11,3	17,7	23,1
	Frauen (n= 9088)					
unter 15	3,3	3,6	4,7	6,5	9,2	12,0
15 - 24	3,0	4,3	6,3	8,5	14,9	19,3
25 - 34	1,8	3,0	4,8	7,2	14,5	18,5
35 - 44	3,2	4,1	5,3	6,8	12,7	16,6
45 - 54	4,1	4,7	6,9	9,1	16,9	23,2
55 - 64	5,6	7,4	8,7	11,6	20,9	25,6
65 - 74	7,0	7,3	8,5	10,8	17,9	25,5
75 und mehr	5,9	6,3	7,5	8,9	15,6	21,0
zusammen	4,5	5,2	6,7	8,7	15,6	20,9

Der Tabelle ist zu entnehmen, daß die Wiederaufnahmeraten je nach zugrundegelegtem Zeitintervall zwischen 6,2% (0 Tage, überwiegend als Verlegungen dokumentierte Krankenhausfälle) und 23,1% (60 Tage) bei den Männern bzw. 4,5% und 20,9% bei den Frauen variieren. Die Raten weisen für beide Geschlechter und alle Zeitintervalle ein weitgehend identisches Muster der Altersabhängigkeit auf, das durch mit dem Alter zunächst zunehmende, in der Altersgruppe der 55- bis 64jährigen Patienten in der Regel ihr Maximum erreichende und dann wieder abnehmende Werte charakterisiert ist.

5. Schlußfolgerungen

Die Auswertungen belegen die große Diskrepanz zwischen Fallzahlen und Patientenzahlen in der stationären Versorgung einerseits und die breite Streuung der Relation von Fall- und Patientenzahlen im Zeitvergleich ebenso wie in verschiedensten Querschnittsvergleichen wie etwa zwischen Krankheitsgruppen oder zwischen Kassen andererseits. Eine aussagefähige Berichterstattung über die Inanspruchnahme stationärer Versorgung bedarf daher der Ergänzung um individuenbezogene Daten. Mit der Berechenbarkeit von Wiederaufnahmeraten oder der Identifizierbarkeit von Personengruppen mit hohem Ressourcenverbrauch (siehe z.B. Zook et al. 1980) eröffnet die individuenbezogene Betrachtungsweise darüber hinaus neue Perspektiven der Einsicht in das Inanspruchnahmegeschehen.

Im Unterschied zur amtlichen Krankenhausstatistik sind in den Prozeßdaten der GKV die konzeptionellen Voraussetzungen einer individuenbezogenen statistischen Erfassung der Inanspruchnahme bereits geschaffen. Es bleibt zu prüfen - weitere Auswertungen sollen hierfür Anhaltspunkte erbringen -, ob eine einfache additive Verdichtung der von den einzelnen Kassen erhebbaren Patientenzahlen ein brauchbares Aggregationsverfahren zur Gewinnung von Gesamtzahlen ist, oder ob hierfür wegen der Fluktuation der Versicherten zwischen den Kassen ein kassenübergreifender Abgleich erforderlich wäre.

Literatur

Grigutsch, V. (1989): Qualität der medizinischen Behandlung wurde gesichert. Bundesarbeitsblatt 4: 68-70

Luithlen, E., Schattat-Fischer, B., Tuschen, K.H. (1990): Die neue Krankenhausstatistik. Führen und Wirtschaften im Krankenhaus 7/3: 152-158

Roos, L.L., Cageorge, S.M., Roos, N.P., Danzinger, R. (1986): Centralization, certification, and monitoring. Readmissions and complications after surgery. Medical Care 24/11: 1044-1066

Santos-Eggimann, B., Paccaud, F. (1989): Minimal data requirements for a continuous monitoring of the quality of care using the DRG classification. Sozial- und Präventivmedizin 34: 188-191

Zook, C.J., Savickis, S.F., Moore, F.D. (1980): Repeated hospitalization for the same disease: A multiplier of national health costs. Milbank Memorial Fund Quarterly/Health and Society 58/3: 454-471

PRÄDIKTIVE VALIDITÄT DER FRÜHERKENNUNGSUNTERSUCHUNGEN
IN BEZUG AUF NEUROMOTORISCHE ENTWICKLUNGSSTÖRUNGEN IM KLEINKINDALTER*

F. Lajosi und Gisela Baukloh-Lajosi
Jugendgesundheitsdienst des Gesundheitsamtes Schöneberg von Berlin
D-1000 Berlin 62, BR Deutschland

Die 1971 in der Bundesrepublik eingeführten gesetzlichen Krankheits-Früherkennungs-untersuchungen für Kinder bieten bei der gesamten Kinderpopulation die Möglichkeit, zahlreiche Entwicklungsstörungen bereits im Säuglingsalter zu erkennen.

Problemstellung und Hintergrund der Untersuchung

Die prädiktive Validität des neurologisch-motorischen Teiles der Früherkennungsun-tersuchungen (FEU) wurde im Rahmen einer multizentrischen Studie Anfang der 80er Jahre an rund 2600 Kindern untersucht (11, Tabelle 1). Diese Validitätsprüfung zeigt, daß die Sensitivität mit 11% erschreckend niedrig ist, während die Spezifi-tät mit 96% in einem befriedigenden Bereich liegt. Der prädiktive Wert des positiven Tests läßt mit dem Wert von 9,9% zu wünschen übrig, beträgt aber immerhin das zwei-einhalbfache der Prävalenz neuromotorischer Störungen bei Zweijährigen. Folgende Faktoren sind u.E. für die niedrige Sensitivität verantwortlich:
a) Die FEU waren nicht ausreichend operationalisiert (1, 4, 8).
b) Es existierte noch kein validiertes Untersuchungsinstrument, das als Screening für die Früherkennung neuromotorischer Entwicklungsstörungen geeignet gewesen wäre.
c) Die Untersuchungsmerkmale wurden aus der klinischen Praxis ohne Prüfung im Feld-versuch auf die FEU übertragen.

Tabelle 1

(Kennziffer 16: "Störungen der moto-rischen Entwicklung", 17: "Zerebrale Bewegungsstörungen /zentrale Tonus- und Koordinationsstörungen, Zerebral-paresen/", 35: "Myopathien")

Validität neuromotorischer Befunde der Früherkennungs-Untersuchung U 5

Kennziffer 16 od. 17 od. 35 bei U 5 6.–7. Monat	Neuromotorische Störung mit 2 Jahren		Σ
	vorhanden	nicht vorhanden	
vorhanden	11	100	111
nicht vorhanden	88	2351	2439
Σ	99	2451	2550

Sensitivität	11 %
Spezifität	96 %
Präd. Wert d. pos. Tests	9,9 %
Präd. Wert d. neg. Tests	96,4 %
Prävalenz d. neuromot. Störung mit 2 Jahren	3,9 %

Infratest Gesundheitsforschung: "Geburtsverlauf und frühkindliche Entwick-lung" 1982

Beim Vergleich der Validität der deutschen FEU mit der von **ausländischen Feldstudien** an Neugeborenen mit Nachuntersuchung im Alter von 1 bzw. 1 1 1/2 Jahren (2, 10, 20) fanden wir Sensitivitäten von 13-22%, Spezifitäten von 86-99,7%, positive Korrekt-

*Herrn Prof. Dr. H.-J. Lange zum 65. Geburtstag in Dankbarkeit und Verehrung gewidmet

heiten von 10–21% und "relative prädiktive Werte des positiven Tests" (pos. Korrektheit standardisiert auf die Prävalenz der Störung bei den Nachuntersuchten) von 1,4 und 2,5, bzw. in der Collaborative Study (10) 25,7, da diese bei den Neugeborenendaten (Einflußgröße) die leichten und Verdachtsfälle nicht berücksichtigte.

Die frühkindliche Motorik soll gerade wegen dieser enttäuschenden prädiktiven Validität ein wichtiges Forschungsgebiet bleiben, denn motorische Entwicklungsstörungen
– gehören zu den häufigsten Gesundheitsstörungen in den ersten Lebensjahren,
– haben vielfältige Auswirkungen auf die gesamte frühkindliche Entwicklung,
– sind meistens bereits im 1. Lebensjahr erkennbar und
– sind qualifizierten Übungstherapien zugänglich.

Eigene Untersuchungen – Ziele

Im Rahmen der **Münchener Pädiatrischen Längsschnittstudie** (MPL) befaßten wir uns besonders mit den **neuro**motorischen Störungen. Ihre Prävalenz liegt nach Literaturangaben im 1. Lebensjahr zwischen 1,5 und 7% (7, 10, 13, 15, 17, 20), während Prävalenzdaten für eine größere Altersspanne - die ersten 4 Lebensjahre – nur zwischen 1 und 4% schwanken (7, 11, 12, 13, 15, 17). Unser Ziel war es, den prädiktiven Wert gebräuchlicher neurologischer Reflexe und Reaktionen sowie motorischer Entwicklungsmerkmale zu bestimmen und gegenüber der bisherigen eine validere Kurzuntersuchung für Halbjährige zu entwickeln.

Stichprobe, Untersuchungsdesign, Methodik

In der MPL wurden 1660 Kinder von der Geburt bis zum Ende des 5. Lebensjahres 7mal untersucht. Den Schwerpunkt jeder Untersuchung bildeten eine standardisierte altersspezifische kinderneurologische Untersuchung und eine psychomotorische Entwicklungsdiagnostik (11, 12). Die standardisierte Dokumentation erfolgte auf maschinell lesbaren Belegen. Als **Zielvariable** wurde eine dauerhafte, mindestens über 2 Jahre bestehende, neuromotorische Entwicklungsstörung aller Schweregrade und unterschiedlicher Genese definiert. Sie ist ein komplexes medizinisches Verlaufsurteil, das aus mindestens drei umfassenden und zeitlich der Prädiktoraltersstufe nachfolgenden entwicklungsneurologischen Untersuchungen verdichtet wurde. Somit ist die Zielvariable eine **"Längsschnitt-Diagnose"**, die nicht zum Zirkelschluß führt.

Prädiktorvariablen waren bei den Halbjährigen neurologische Merkmale wie Reflexe, provozierte Reaktionen, Körperhaltung und Muskeltonus sowie sog. motorische Entwicklungsmerkmale, die das Beherrschen komplexer Bewegungsmuster prüfen. – Für alle ursprünglichen, beschreibenden Ausprägungen eines jeden Prädiktormerkmals wurde zunächst **der prädiktive Wert** jeweils gesondert für Jungen und Mädchen in bezug auf die Längsschnittdiagnose berechnet. Dabei handelte es sich noch nicht um den prädiktiven Wert eines "positiven" oder "negativen" Tests. Vielmehr erfolgte eine solche Qualifizierung der Merkmalsausprägungen erst aufgrund ihres prädiktiven Wertes.

Abb. 1 und 2 zeigen je ein qualitatives und ein quantitatives Merkmal mit dem prädiktiven Wert der Ausprägungen in %: Der prädiktive Wert (Säulenhöhe) gibt in Prozent an, wieviele der Kinder, die zum Untersuchungszeitpunkt mit 6 Monaten die betreffende Merkmalsausprägung zeigten, später längsschnittlich auffällig geworden sind. Die Zahlen in Klammern unter den Säulen geben an, wieviele Kinder insgesamt die jeweilige Merkmalsausprägung zeigten. Diese unterschiedlichen Fallzahlen spiegelt die Säulenbreite wider. In Abb. 1 übersteigen die prädiktiven Werte der 1. und 4. Merkmalsausprägung um das vielfache die Prävalenz der Zielvariable (5,4%), die zum optischen Vergleich mit gestrichelter Linie eingezeichnet ist. In Abb. 2 steht

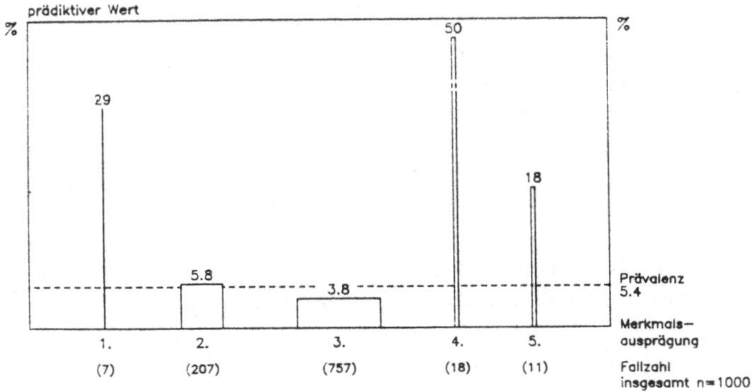

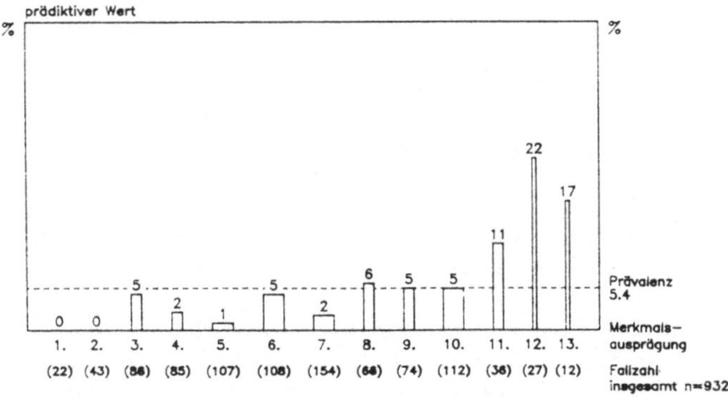

Abb.1 und 2. Prädiktiver Wert der Merkmalsausprägungen eines qualitativen (oben) bzw. quantitativen (unten) Merkmals: Die Zahlen über den Säulen geben den prädiktiven Wert der betreffenden Merkmalsausprägung in % an. Je nach Zahl der Fälle mit der jeweiligen Merkmalsausprägung (Fallzahl in Klammern) variiert die Säulenbreite.

jede Ausprägung für ein bestimmtes Intervall in Lebenswochen. Ab der 11. Ausprägung, die der 24. Woche entspricht, beträgt der prädiktive Wert das 2- bis mehrfache der Prävalenz. Das heißt, Säuglinge, die die betreffende Fertigkeit erst in diesem oder in noch späterem Alter erwerben, finden sich gehäuft unter den später längsschnittlich auffälligen Kindern.

Aufgrund der auf die Prävalenz standardisierten prädiktiven Werte wurden die Merkmalsausprägungen jeweils zu einer "auffälligen" bzw. "unauffälligen" Ausprägung zusammengezogen, wodurch dichotome Metavariablen entstanden. Für diese wurde der korrigierte Chi-Quadrat-Wert unter Ausschluß der fehlenden Werte berechnet.

Nach einer Vorselektion wurden die dichotomen Metavariablen einer schrittweisen multiplen Regressionsanalyse ohne Einschränkung der Reihenfolge unterzogen. Die Stabilität der Ergebnisse wurde durch Kreuzvalidierung mittels der "hold-20%-out"-Methode – eine studienintern entwickelte Modifikation der "hold-one-out"-Methode – überprüft. Die positiven Regressionskoeffizienten der Prädiktorvariablen wurden gleich gewichtet (3, 5, 6, 9, 18, 19). Durch Addierung der mit je 1 Punkt bewerteten Variablen ergaben sich unterschiedliche Scorewerte, zu denen bei der Neuklassifizierung jeweils Sensitivität, Spezifität, relativer prädiktiver Wert, relatives Risiko und kritischer Wert berechnet wurden.

Ergebnisse

1. Es wurde der prädiktive Wert aller in der Praxis gebräuchlichen, nicht instrumentell untersuchten neurologischen (qualitativen) Merkmale für 3 Altersstufen des Säuglingsalters (Neugeborene, Halbjährige und Einjährige) erstmals systematisch berechnet und tabellarisch wie graphisch dargestellt. Dabei konnte festgestellt werden, welche "klassischen" neurologischen Merkmale wegen geringer prädiktiver Werte für Screeninguntersuchungen nicht empfohlen werden können.

2. Analog zu den neurologischen Merkmalen wurde der prädiktive Wert für quantitative Entwicklungsmerkmale ebenfalls systematisch berechnet und dargestellt (s. Abb. 2). Bei diesen Prädiktorvariablen handelt es sich um standardisiert erhobene Entwicklungsbeobachtungen von Eltern. Diese zeigten in der MPL einen hohen prognostischen Wert und eignen sich besonders gut für Screeninguntersuchungen.

3. Mittels Regressionsanalyse wurde eine neuromotorische Kurzuntersuchung für halbjährige Säuglinge entwickelt. Diese enthält für halbjährige Mädchen 20, für Jungen 25 Variablen. Mit diesem Modell konnten die Validitätswerte der bisherigen gesetzlichen FEU deutlich übertroffen werden. Abb. 3 zeigt die Wechselwirkung von Sensitivität und Spezifität für verschiedene Screeningscore-Schwellenwerte (vgl. Methodik) getrennt für Jungen und Mädchen. An den Kurven läßt sich ablesen, daß bei gleicher Spezifität von 96%, wie sie die FEU zeigten, die Sensitivität für Mädchen 55% statt 11% beträgt und für Jungen 50%. Da bei Screeninguntersuchungen die Sensitivität der wichtigere Parameter ist, würde sich z.B. ein Score-Schwellenwert empfehlen, der bei einer Spezifität von 84% für Mädchen eine Sensitivität von 73% ergibt bzw. für Jungen bei einer Spezifität von 81% eine Sensitivität von 71%.

Schlußfolgerungen

Der Wert elterlicher Beobachtungen für die Entwicklungsprognose ist heute in der Literatur unbestritten. Elternangaben sind gut verwertbar, wenn folgende Bedingungen beachtet werden:
a) Es soll nur nach vor kurzem erworbenen Fähigkeiten gefragt werden; die Beobachtungen sollen am besten die Entwicklung begleitend festgehalten werden.

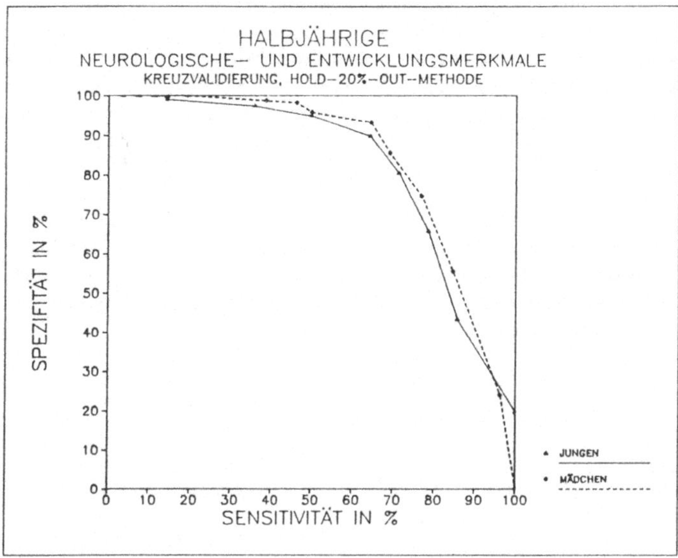

Abb. 3. Validität geschlechtsspezifischer Screeninguntersuchungen mit 25 neurologischen und Entwicklungsmerkmalen bei halbjährigen Jungen und Mädchen in bezug auf die Früherkennung neuromotorischer Störungen, dargestellt als Wechselbeziehung zwischen Sensitivität und Spezifität bei verschiedenen Schwellenwerten (Münchener Pädiatrische Längsschnittstudie, N = 1000 Halbjährige im Längsschnitt bis zum 3. Lebensjahr, Prävalenz 5,4%)

b) Die Fragen sollen einfach, präzise und anschaulich dargebracht werden und dürfen nicht suggestiv sein.
c) Die Beantwortung der Fragen darf nicht unter Zeitdruck erfolgen.
d) Für den professionellen Untersucher soll aus den Antworten ein standardisiertes Urteil (z.B. auffällig oder unauffällig) ableitbar sein.
e) Die Validität der Elternangaben soll untersucht werden.

Die bundesdeutschen FEU für Kinder bieten einen idealen Rahmen für Elternbeobachtungen. Bis jetzt ist einer der Nachteile dieses Früherkennungsprogrammes, daß es ausschließlich auf einer ärztlichen Befunderhebung basiert. Ein Teil prognostisch wertvoller Beobachtungen könnte an Laien delegiert werden. Ein anderer Mangel des Früherkennungsprogrammes ist, daß es keine stufenweise Selektion vorsieht. Bei der ärztlichen Beurteilung der neuromotorischen Entwicklung im Rahmen der FEU wird u.E. eine beträchtliche Zeit für zahlreiche Griffe und Beobachtungen verwendet, die zur Erhöhung der Effektivität nichts beitragen (4, 8).

Aufgrund unserer Untersuchungen **empfehlen wir folgendes Vorgehen:**
1. **Elterliche Beobachtungen** sollten bei den FEU **als erste Screeningstufe** zur Beurteilung der neuromotorischen Entwicklung systematisch herangezogen werden. Zur Operationalisierung dieser ersten Screeningstufe wurde von uns ein **"Elternheft"** erarbeitet. Es ist auf den Inhalt des 1987 revidierten Früherkennungs-Untersuchungsheftes für Kinder genau abgestimmt und enthält aufgrund der von uns berechneten prädiktiven Werte Altersgrenzen, über die hinaus die Entwicklung als auffällig gilt.

2. Durch die erste Screeningstufe könnte - je nach regionaler Akzeptanz des "Elternheftes" - bei 60-80% aller Säuglinge eine unauffällige neuromotorische Entwicklung bereits vor jeglicher ärztlichen Untersuchung mit hoher Wahrscheinlichkeit angenommen und eine **zweite Screeningstufe durch den Arzt** - ohne Validitätseinbuße - zeitlich minimiert werden. Der Arzt kann sich bei diesen Kindern in seiner Beurteilung auf die Durchsicht und wenn erforderlich auf die Kontrolle elterlicher Entwicklungsangaben beschränken sowie eventuelle Probleme gezielt ansprechen.

3. Bei den übrigen 20-40% der Säuglinge, deren durch Eltern erhobene Entwicklungsdaten als auffällig gelten müssen oder bei denen keine elterlichen Aufzeichnungen vorliegen, muß der Arzt eine **neuromotorische Kurzuntersuchung** durchführen. Letztere sollte aus einer Kombination von neurologischen und Entwicklungsmerkmalen bestehen. Hierzu kann das von uns in der MPL entwickelte Modell verwendet werden.

Literatur:

1. Bergmann, H., Lajosi, F. (1987) Analyse und Bewertung der Dokumentation von Früherkennungsuntersuchungen. In: Lajosi, F. et al. (Hrsg.): Früherkennung in der Pädiatrie. Springer, Berlin Heidelberg New York S. 149-167
2. Bierman-van Eendenburg, M.E.C. et al.(1981) Predictive value of neonatal neurological examination: a follow-up study at 18 months. Devel. Med. Child Neurol. 23: 296
3. Cattin, P. (1978) A predictive-validity-based procedure for choosing between regression and equal weights. Organizational Behavior and Human Performance 22:93-102
4. Collatz, J. (1989) Schwerpunkt: Die Kultur sekundär-präventiver Maßnahmen in der Bundesrepublik Deutschland am Beispiel des Früherkennungsprogramms für Säuglinge und Kleinkinder. MMG 14:215-257
5. Dawes, R.M., Corrigan, B. (1974) Linear models in decision making. Psychological Bulletin 81:95-106
6. Dorans, N., Drasgow, F. (1978) Alternative weighting schemes for linear prediction. Organizational Behavior and Human Performance 21:316-345
7. Drillien, Cecil, Drummond, Margaret (1983) Development Screening and the Child with Special Needs. A Population Study of 5000 Children. Clinics in Developmental Medicine No. 68
8. Ehrlich, M. et al. (1988) Analyse der Arzt-Eltern-Interaktion im Rahmen der Früherkennungsuntersuchungen für Kinder. BPT-Bericht 7/88. Gesellschaft für Strahlenund Umweltforschung mbH - Bereich Projektträgerschaften, München
9. Einhorn, H.J., Hogarth, R.M. (1975) Unit weighting schemes for decision making. Organizational Behavior and Human Performance 13:171-192
10. Hardy, Janet et al. (1979) The First Year of Life. The Collaborative Perinatal Projekt of the National Institute of Neurological and Communicative Disorders and Stroke. J. Hopkins University Press, Baltimore London
11. Infratest Gesundheitsforschung (1982) Geburtsverlauf und frühkindlich Entwicklung. Teil 2: Frühkindliche Morbidität. Schriftenreihe des BMA, Band 86, München
12. Köhler, L. (1973) Physical examination of four-year-old children. Acta Paediat. Scand. 62:181-192
13. Koller, S. (1983) Risikofaktoren der Schwangerschaft. Auswertung von 7870 Schwangerschaften der prospektiven Untersuchungsreihe "Schwangerschaftsverlauf und Kindesentwicklung" der DFG. Springer, Berlin Heidelberg New York
14. Lajosi, F. et al. (1978) Münchener Pädiatrische Längsschnittstudie: Früherkennung entwicklungsgefährdender Störungen mittels Vorsorgeuntersuchungen. Beschreibung des Teilvorhabens "Klinische Untersuchungen". BPT-Bericht 3/78. Gesellschaft für Strahlen- und Umweltforschung mbH - Bereich Projektträgerschaften, München
15. Lajosi, F., Allhoff, P. (1985) Wie früh werden Gesundheitsstörungen im gesetzlichen Früherkennungsprogramm für Kinder erkannt? Eine epidemiologische Auswertung. 1. Lebensjahr. Öff. Gesundheitswesen 47:72-79
16. Lajosi, F., Baukloh-Lajosi, Gisela (1987) Übersicht über das Vorhaben PKE 17: Früherkennung neuromotorischer Entwicklungssstörungen im Säuglingsalter. In: Lajosi F. et al. (Hrsg.): Früherkennung in der Pädiatrie. Springer, Heidelberg Berlin New York S. 195-198

17. Manzke, H. (1984) Entwicklungsprognose von Kindern mit perinatalen Risikofaktoren. Ergebnisse aus der prospektiven Untersuchungsstudie "Schwangerschaft und Kindesentwicklung. G. Fischer, Stuttgart New York

18. Marks, M.R. (1966) Two kinds of regression weights that are better than betas in crossed samples. Zit. in: Cooley, W.W., Lohnes, P.R. 1971) Multivariate Data Analysis. Wiley, New York

19. Wainer, H. (1976) Estimating coefficients in linear models: it don't make no nevermind. Psychological Bulletin 83:213-217

20. Zachau-Christiansen, B. (1975) The Influence of Prenatal and Perinatal Factors on Development during the First Year of Life - with Special Reference to the Development of Signs of Cerebral Dysfunction. A prospective study of 9006 pregnancies. Andersens, Helsingör

Gesundheitsstatistiken in der Schweiz

Felix Gutzwiller, Brigitte Bisig
Institut für Sozial- und Präventivmedizin der Universität Zürich, CH-8006 Zürich

1. *Einleitung*

Die Anfänge der schweizerischen Statistik reichen bis zur Einführung eines Totenregisters in der Stadt Genf (1549) zurück. Erst die Errichtung des Eidg. Statistischen Amtes um 1860 legte jedoch den Grundstein für eine gesamtschweizerische Gesundheitsstatistik. Der Gesundheitszustand der Bevölkerung wurde seither mit Hilfe der Todesursachenstatistik (ab 1876) und der medizinischen Statistik der psychiatrischen Kliniken (1886 -1970) erfasst. Die Gesundheitsstatistik stagnierte dann bis in die 60er Jahre dieses Jahrhunderts. Auch einer Empfehlung der Weltgesundheitsorganisation zur Gründung einer Kommission für Gesundheitsstatistik (1948) wurde nicht nachgekommen.
Erst nach 1960 gibt es neue Impulse: Die Schweizerische Unfallversicherungsanstalt SUVA baut eine Statistik der Berufsunfälle und -krankheiten auf. Die Vereinigung Schweizerischer Krankenanstalten VESKA gründet eine Kommission für medizinische Dokumentation und Statistik, die den Aufbau einer medizinischen Statistik (Diagnosen, Operationen) in Spitälern ermöglicht. Eine Arbeitsgruppe des Eidgenössischen Departements des Innern (1978) erarbeitet einen Bericht über die Gesundheitsstatistik in der Schweiz. Dies führt zur Errichtung eines eigentlichen gesundheitsstatistischen Dienstes innerhalb des Bundesamtes für Statistik, welcher Gesundheitsstatistiken der verschiedenen Datenproduzenten dokumentiert oder eigene Daten erarbeitet. Eine eigentliche Koordination der Gesundheitsstatistiken der verschiedenen Datenproduzenten (Bund, Kantone, Versicherungen, Spitäler, evtl. Aerzte) und deren Erhebungsinhalte kann jedoch erst mit Hilfe der 1990 eingesetzten Eidgenössischen Kommission für Gesundheitsstatistik erreicht werden. Hier werden die erwähnten Vertreter der Statistikproduktion, aber auch deren Anwender ihre Bedürfnisse vertreten und zum Aufbau einer integrierten Gesundheitsstatistik beitragen, die sämtliche Gesundheitsbereiche (Gesundheitszustand, Angebot und Inanspruchnahme von Leistungen) abdecken soll.

2. *Gesundheitsstatistische   Datenquellen*

Die Gesundheit einer Bevölkerung definiert sich einerseits durch das Gesundheitsverhalten und den Gesundheitszustand, andererseits aber auch durch das Angebot und die Inanspruchnahme von Gesundheitsleistungen.

Es gibt keine Statistik, die sämtliche Bereiche abdeckt. Epidemiologische Fragestellungen müssen auf der Basis verschiedener und zum Teil nicht kohärenten Datenquellen beantwortet werden.
Für <u>Befindlichkeit und Gesundheitsverhalten</u> liegt zur Zeit noch keine gesamtschweizerische

Routinestatistik vor. Informationen darüber liefern Einzelprojekte wie die Gesundheitserhebungen SOMIPOPS von 1981/83 und IGIP/PROMES von 1989. Das Bundesamt für Statistik plant jedoch ab 1992 die Einführung von regelmässigen Haushaltsbefragungen (Mikrozensus).

Auch für den Bereich Morbidität gibt es keine Gesamtstatistik, die sowohl Unfälle als auch chronische und übertragbare Krankheiten erfasst. Für epidemiologische Analysen muss auf mindestens 7 Datenquellen von unterschiedlichen Datenproduzenten zurückgegriffen werden, nämlich:

- Strassenverkehrsunfälle (Bundesamt für Statistik)
- Berufs- und Nichtberufsunfälle (Unfallversicherungsstatistik, SUVA)
- Invalidität (Bundesamt für Sozialversicherung)
- Übertragbare Krankheiten (Bundesamt für Gesundheitswesen)
- Hospitalisation:
  Diagnosen und Operationsstatistik (Vereinigung Schweizerischer Krankenhäuser, VESKA)
- Krankheitsregister (Inzidenz)
  - Krebs (Kantonale Krebsregister)
  - Infarkt (MONICA-Studie)

Die verschiedenen Morbiditätsstatistiken haben jedoch einen unterschiedlichen Erfassungsgrad bzw. sind unterschiedlich vollständig:

- Die Unfallstatistiken sind im Prinzip Vollerhebungen (basierend auf Unfall-, Polizei- bzw. Versicherungsprotokoll). Ausser im Strassenverkehr werden jedoch nur obligatorisch versicherte (Arbeitnehmer) oder rentenberechtigte Personen (bei Invalidität nur im erwerbsfähigem Alter) erfasst. Somit besteht eine Dunkelziffer bei Unfällen von Kindern, Rentnern und z.T. Hausfrauen.
- Übertragbare Krankheiten sind zwar meldepflichtig (seitens behandelndem Arzt, Labor), der tatsächliche Erfassungsgrad ist jedoch weitgehend unbekannt.
- Für die Meldung chronischer Krankheiten gibt es keinerlei gesetzliche Vorgaben. Die stationären Behandlungen werden in der VESKA-Statistik nur zu etwa einem Drittel statistisch erfasst (mit jährlich variierender Beteiligung von Krankenhäusern bzw. Abteilungen) und auch die Statistik der Krebsinzidenz deckt nur rund 40% der Schweizer Bevölkerung ab. Ein Infarktregister ist im Rahmen von MONICA im Aufbau, jedoch nur in den französisch- und italienischsprachigen Regionen der Schweiz (Kantone Waadt/ Freiburg; Tessin).

Somit bestehen im Bereich der Krankheitshäufigkeit noch wichtige Datenlücken. Das Beispiel der Unfallhäufigkeit zeigt jedoch, dass durch Herbeizug verschiedener, nicht kohärenter Register - trotz Datenlücken - wichtige epidemiologische Erkenntnisse gewonnen werden können (Fig. 1): Die deutlichen regionalen Unterschiede bei der Sterblichkeit an Unfällen in der Schweiz lassen sich sowohl bei den nicht tödlichen Unfällen als auch bei der unfallbedingten Invalidität erkennen. In Gebieten mit hoher Unfallsterblichkeit der Gesamtbevölkerung ist auch die Häufigkeit von nicht-tödlichen Unfällen bei Arbeitnehmern bzw. die unfallbedingte Invalidität der Gesamtbevölkerung höher als im Schweizer Durchschnitt. Ensprechend parallel verläuft die Unfallhäufigkeit in Gebieten mit unterdurchschnitlichen Werten.

Fig. 1

Gesamte Unfallhäufigkeit (tödlich und nicht-tödlich) auf der Basis verschiedener Unfallregister, nach Kanton (Inzidenzratio) Beide Geschlechter, Alter 15-64 Jahre

Register ╲ Kanton	BFS Sterblichkeit an Unfällen 1979-82	SUVA Unfälle von Arbeitnehmern nicht-tödlich 1985	SUVA mit Invaliditätsfolge 1985	BSV Unfälle mit Invaliditätsfolge 1982
Wallis	182*** 1)	129***	190***	181***
Obwalden	171**	141***	205***	141**
Jura	158***	137***	170***	174***
Freiburg	139***	139***	130**	189***
Graubünden	131***	137***	165***	111*
Schweiz	100	100	100	100
Bern	82***	91***	65***	96 ns
Zürich	83***	81***	75***	70***
Schaffhausen	67***	83***	75 ns	85 ns
Basel-Stadt	60***	72***	65***	107 ns

1) χ^2 ***: p<.005; **: p<.01; *: p<.05   Quelle: Bisig B. et al. 1990

Weltweit wichtigste Datenquelle in der Epidemiologie ist die <u>Sterbestatistik</u>. Sie wird in der Schweiz als Vollerhebung seit 1876 vom Bundesamt für Statistik geführt und basiert auf dem anonymisierten Totenschein. Es werden wichtige demographische Daten sowie Beruf und höchstens drei Ursachen, die zum Tod geführt haben, erfasst (Grund- und Nebenursachen). Die Todesursachen werden seit 1969 nach dem (für die Schweiz adaptierten) ICD-8-Schlüssel kodiert. Seit dieser Periode liegt das gesamte erhobene Datenmaterial auf Magnetband vor.

Neben der Todesursachenstatistik wird seit 1979 eine auf anonymer Basis aus Geburten- und Sterbedatei gelinkte Statistik der Säuglingssterbefälle geführt. Auf diese Weise kann die Bedeutung des Geburtsgewichts (Geburtskarte) als Risikofaktor für die Säuglingssterblichkeit (Sterbekarte) nachgewiesen werden.

Auf der Basis der Todesursachenstatistik können wichtige epidemiologische Problembereiche wie Entwicklung der Sterblichkeit nach Todesursachen und sozio-ökonomische oder regionale Unterschiede der Sterblichkeit analysiert werden.

Für den Bereich <u>Inanspruchnahme und Mittel im Gesundheitswesen</u> muss wiederum auf verschiedene, z.T. lückenhafte Datenquellen zurückgegriffen werden, z.B:

- Einzelprojekte (u.a. SOMIPOPS, IGIP)
- Register der Gesundheitsberufe (Bundesamt für Statistik)
- Statistik über die Krankenversicherung (Bundesamt für Sozialversicherung)
- Krankenhausstatistik (Bundesstellen/VESKA)

Daten für die ambulante Inanspruchnahme basieren auf Selbstangaben in Gesundheitserhebungen. Der stationäre Bereich ist in der Krankenhausstatistik erfasst, die sich einer Vollerhebung nähert. Die Statistik des Personals im Gesundheitswesen wird kantonsweise erfasst und vom Bundesamt für Statistik gesammelt. Der Bereich Krankenversicherungen wird zentral vom Bundesamt für Sozialversicherungen bearbeitet.

3. *Datenqualität*

Eigentliche Validitätsstudien liegen nur für die Sterbestatistik und die Krebsinzidenz (Krebsregister) vor.
Die Kodierung der Todesursachen auf der Sterbekarte (Sterberegister) wurde pro Fall mit der entspechenden Kodierung der Hospitalisationsdiagnose (Krankenhaus-Diagnosenstatistik) in einer Stichprobe von Todesfällen verglichen (Recordlinkage). Die Übereinstimmung beider Diagnosen variiert nach Todesursachen. Bei Tumordiagnosen ist die Übereinstimmung am höchsten (bis 90%).

Die Krebsinzidenz (Krebsregister) wurde mit der Krebssterblichkeit (Sterberegister) pro Todesfall validiert. Auch hier ist die Konkordanz sehr hoch.

Für die Analyse der berufsspezifischen Mortalität wurde zusätzlich die Berufskodierung auf der Sterbekarte mit der entsprechenden Information (pro Fall) in der Volkszählungsdatei (1980) für eine Stichprobe von Todesfällen verglichen. Auf der Basis dieser Analysen werden die berufsspezifischen Sterberaten jeweils mit einem Korrekturfaktor bereinigt (entsprechend den Verschiebungen zwischen den Berufsgruppen im Vergleich Sterbekarte/Volkszählungsbogen).

Somit liegt im Bereich Mortalität und Krebsinzidenz bereits umfangreiches Basismaterial über die Datenqualität vor. Eine detaillierte Validitätsprüfung der Sterblichkeit von ischaemischen Herzkrankheiten läuft zur Zeit noch im Rahmen des Projekts MONICA. Für die übrigen erwähnten Datenquellen im Gesundheitsbereich sind Qualitätskontrollen noch ausstehend.

4. *Schlussfolgerungen*

Entsprechend dem föderalistischen/dezentralen System im Gesundheitswesen gibt es in der Schweiz keine integrale Gesundheitsstatistik. Eine 1990 eingesetzte eidgenössische Statistikkommission mit Vertretern sämtlicher wichtiger Gesundheitsstatistikproduzenten und Anwendern (Institute für Sozial- und Präventivmedizin u.a.) soll jedoch einen Konsens über gesundheitsstatistisch relevante Erhebungsinhalte und deren Form (z.B. einheitlicher Krankheitscode) erreichen.

Es geht primär nicht darum, neue Datensammlungen zu erheben, sondern bereits bestehende administrative Statistiken maximal auszuschöpfen. Hier ist die Übertragung der Daten auf Datenträger vordringlich, um auch externen Benutzern eine ad-hoc Datenanalyse (in anonymisierter Form) zu ermöglichen. Bei neuen Erhebungen (Bsp. Gesundheitsbefragungen) erschöpfen sich Forschungsgelder meist in der Erhebung und Datenbereinigung. Sekundäranalysen können anschliessend nur punktuell und unter finanziellen Schwierigkeiten realisiert werden.

Die Datenqualität ist im Bereich Mortalitätsstatistik und Krebsinzidenz validiert und wird als recht hoch eingestuft.

Der Datenschutz ist in der Schweiz gesetzlich noch nicht geregelt. Eine ursprüngliche Vorlage wurde als zu weitgehend abgelehnt. Die fehlende gesetzliche Grundlage erschwert und behindert die epidemiologische Forschung (Bsp. AIDS). Allgemein sind Vertreter verschiedener gesellschaftlicher Gruppen (Bsp. Berufsgruppen, Gewerkschaften) bezüglich der Bedeutung der Gesundheitsstatistik und Epidemiologie noch zu wenig sensibilisiert.

Es ist jedoch zu erwarten, dass die erwähnte Statistikkommission neue, entscheidende Impulse im Bereich Datenproduktion gibt. Dies wird auch die epidemiologische Forschung in bisher wenig evaluierten Bereichen fördern und entsprechendes Echo bei den betroffenen Bevölkerungsgruppen/Regionen finden.

Literatur bei den Verfassern

AUFGABEN UND ZIELE EINER GESUNDHEITSBERICHTERSTATTUNG FÜR DEUTSCHLAND

Karl E. Bergmann

Institut für Sozialmedizin und Epidemiologie des Bundesgesundheitsamtes, Berlin

Über Gesundheitsberichterstattung wird in diesem ereignisreichen Jahr viel geschrieben und gesprochen. Man meint, sie sei neu erfunden worden: Arbeitskreise der AGLMB, der Bundes- und einzelner Länderregierungen legen Projekte auf und Abschlußberichte vor - aus dem letzten Jahr muß man rund 2 1/2 tausend Seiten <u>über</u> Gesundheitsberichterstattung durchgearbeitet haben, um noch mitreden zu können. Auf mindestens 4 wichtigen Jahrestagungen und Symposien ist Gesundheitsberichterstattung 1990 ein Hauptthema.

Wer sich in die Berichterstattung vertieft, stellt bald fest, daß ihre Konzepte in die Zeit des aufgeklärten Absolutismus zurückreichen. So liest man bei dem einflußreichen Leipziger Mediziner Hebenstreit unter dem Titel "Lehrsätze der medizinischen Polizeywissenschaft" im Jahr 1791:

> "Genaue Todenlisten sind sowie die Verzeichnisse der jährlich Geborenen in einem jeden wohl eingerichteten Staate von großem Nutzen und Wichtigkeit. Um diese Listen auch für die öffentliche Gesundheitspflege brauchbar zu machen, muß, soviel möglich, bei jedem einzelnen Sterbefall die Ursache des Todes der Obrigkeit jedes Ortes angezeigt werden, damit man hiernach am Jahresschluß, den Anteil, welche jede Gattung von Krankheiten an der Sterblichkeit hat, genau übersehen könne, wodurch denn zu gemeinnützigen Untersuchungen über die Ursachen, warum diese oder jene Krankheit besonders gemein ist, und über die Mittel derselben vorzubeugen, Veranlassung gegeben werden kann."

Eine hochentwickelte Gesundheitsberichterstattung gab es bereits im Deutschen Kaiserreich. Die Festschrift "Das Deutsche Reich in gesundheitlicher und demografischer Beziehung", die gemeinsam vom Kaiserlichen Gesundheitsamte und vom Kaiserlichen Statistischen Amte 1907 veröffentlicht wurde, ist dafür ein Beispiel. Jeder der das Rad der Gesundheitsberichte neu erfinden möchte, sollte vorher einen Blick in dieses ausgezeichnete Werk tun. Geschmückt mit mehrfarbigen, teilweise dreidimensionalen grafischen Darstellungen, thematischen Karten und Darstellungen des Krankheitsgeschehens im zeitlichen Verlauf beschreibt die Festschrift bereits zu Beginn dieses Jahrhunderts den Horizont all dessen, was den Gesundheitspolitiker, den Wissenschaftler und sonst Interessierten informiert.

Die Festschrift geht sehr differenziert auf die demographische Entwicklung der Bevölkerung ein, sie beschreibt Gesundheitsrisiken beispielsweise aus Wasser, Nahrungs-
und Genußmitteln, Berufstätigkeit oder Alkoholismus, berichtet über Berufe und Einrichtungen des Gesundheitswesens, die Arbeiterversicherung, den Krankenstand, die
Bettenbelegung von Krankenhäusern, über das Veterinärwesen und vieles mehr. Daten
und Graphiken werden inhaltlich aber auch mit Bezug zur geltenden Rechtslage
kommentiert, Erkenntnisse herausgearbeitet.

Es gibt seither - mit Unterbrechungen - periodisch erscheinende Gesundheitsberichte,
z.B. das Gesundheitswesen der DDR und die Daten des Gesundheitswesens der Bundesrepublik sowie aus mehreren Bundesländern und DDR-Bezirken.

Die Gesundheitsberichterstattung scheint demnach prinzipiell gut entwickelt zu sein;
warum machen wir so viel Aufhebens damit?

1985 setzte das Ministerium für Jugend, Familie, Frauen und Gesundheit eine Arbeitsgruppe ein, Gesundheitsziele für die Bevölkerung der Bundesrepublik vorzubereiten. In
einer Bestandsaufnahme wurden unter der Federführung des Zentralinstitutes für die
kassenärztliche Versorgung alle verfügbaren Daten für mehr als 80 dringliche Gesundheitsprobleme zusammengetragen. Die Entwürfe wurden mit Medizinischen Fachgesellschaften und etwa 120 Wissenschaftlern ausgiebig diskutiert und das Ergebnis
dieser Arbeit ist kürzlich als Monographie erschienen. Bei den allermeisten Gesundheitsproblemen kamen gravierende Defizite der Daten- und Erkenntnislage zum Vor-
schein. Trotzdem kann dieses Werk als erster konkreter Beitrag zu einer neuartigen
Gesundheitsberichterstattung und als eine Grundlage für die Entwicklung von
Gesundheitszielen angesehen werden.

Im Auftrag des BMFT nahm eine 1987 eingesetzte Forschungsgruppe
'Gesundheitsberichterstattung' eine Bestandsaufnahme von 276 Datenquellen und von
potentiellen Nutzern einer Gesundheitsberichterstattung vor und kam zu dem Schluß,
daß es, gemessen am Informationsbedarf, "Lücken in den bisher verfügbaren Daten
und Analysen über Soziodemographie, Gesundheitszustand der Bevölkerung, Ressourcen, Kosten und Finanzierung des Gesundheitswesens" gibt, und daß zur Analyse
der systemhaften Verflechtung der genannten Einzelbereiche eine einheitliche Systematik anzustreben ist. Die größten Defizite fand die Arbeitsgruppe im Themenbereich
'Gesundheitszustand der Bevölkerung'. Das über 1600 Seiten starke, 3-bändige Werk
ist 1990 im ASGARD-Verlag erschienen.

Zu ähnlichen Schlußfolgerungen kamen mehrere Gutachten und Konzeptvorschläge des Bundesgesundheitsamtes an das Bundesministerium für Jugend, Familie, Frauen und Gesundheit in der Zeit zwischen 1985 und 1987. Wir finden uns durch diese neuerliche Stellungnahme in unseren generellen Schlußfolgerungen bestätigt, wenngleich wir in einigen Punkten unser Ministerium auch auf eine davon abweichende Position aufmerksam gemacht haben.

Unbestritten ist, daß die unterschiedlichen Interessenten und Nutzer verschiedene Ebenen und Arten einer Berichterstattung erforderlich machen: So erwarten die Bürger und die sie vertretenden Politiker Erkenntnisse und Empfehlungen von allgemeiner Verständlichkeit und genügender Transparenz. In den Einrichtungen des Gesundheitswesens muß der Bezug zur jeweiligen Tätigkeit hergestellt werden. Wissenschaftler schließlich benötigen in der Regel disaggregierte Daten für qualifizierte Analysen. Für viele Zwecke mag es ausreichen, periodisch Berichte vorzulegen. Häufiger wird es darum gehen, neu entstandene Probleme mit aktuellem Informationsmaterial zu bearbeiten und zu lösen. Hier wäre auch eine epidemiologische "Feuerwehr" anzusiedeln. Dafür ist der Aufbau eines Informations<u>systems</u> erforderlich.

In der Konsequenz soll es in der Gesundheitsberichterstattung - wie bisher - periodische und aperiodische Berichte geben, zusätzlich aber auch ein umfassendes Informationssystem mit Datensätzen, die auf aktuellem Stand für die Bearbeitung neu auftretender Fragen aus der Bevölkerung, der Wissenschaft und der Politik zur Verfügung stehen.

Keine einzelne Einrichtung verfügt über alle Daten, keine kann den gesamten Bereich des Gesundheitsgeschehens allein konipetent bearbeiten. Deshalb ist Kooperation zwischen Institutionen und Fachdisziplinen erforderlich, die unter der Förderung des BMFT in den kommenden etwa 5 Jahren eingeübt werden soll. Das Statistische Bundesamt hat für die Aufbauphase die Federführung übertragen bekommen.

Ein einmal etabliertes Berichtswesen kann natürlich leicht zu einem Element gegenseitiger Beschäftigung von geringem Unterhaltungswert degenerieren: die einen beschaffen die Daten, die anderen formen sie in Tabellen und Grafiken um, die nächsten machen eine amtliche Veröffentlichung daraus und die letzten stellen die Erzeugnisse in ein Bücherregal. Eine Gesundheitsberichterstattung ist deshalb einzubinden in die Zielsetzungen der Gesundheitspolitik im weitesten Sinne. Erfahrungen der Vereinigten Staaten zeigen, daß es möglich ist, als Konsequenz gewonnener Erkenntnisse Ziele explizit zu formulieren. Die Festlegung von Zielen dient dann ihrerseits wiederum als Richtschnur für die Gewinnung neuer Daten und Erkenntnisse.

Die Entwicklung von Gesundheitszielen stellt damit eine vorrangig zu absolvierende Übung dar.

Daß es für die Bearbeitung von Gesundheitsproblemen in ihrem Bezug zur Bevölkerung an ausgebildetem Personal fehlt, ist kein Geheimnis. Hier warten wir auf beherzte politische Entscheidungen, nachdem Konzeptpapiere über die Einrichtung einer School of Public Health in Berlin in großem Umfang und ausreichender Differenziertheit auf dem Tisch liegen.

Daß die Vereinigung Deutschlands besondere Chancen für neue Erkenntisse auf dem Gebiet der Epidemiologie und der gesundheitlichen Versorgung bietet, liegt auf der Hand. Hier verstreicht bereits jetzt kostbare Zeit. Gemeinsame Forschungsprojekte müssen bald auf den Weg gebracht werden.

Bleibt zu hoffen, daß die Entwicklungen im Jahre 1990 einen Aufbruch der Gesundheitsberichterstattung zu neuen Ufern signalisieren. In der Zielorientierung und in einem Berichtssystem moderner epidemiologischer Prägung sind die wesentlichen neuen Elemente zu sehen. Mit einer solchen Gesundheitsberichterstattung sollen künftig Entscheidungen und Handlungsweisen im Gesundheitswesen auf transparente Erkenntnisse gebaut werden und die nötige Rückkopplung erhalten.

Quellen

Bundesminister für Jugend, Familie, Frauen und Gesundheit:
Daten des Gesundheitswesens - Ausgabe 1989.
Schriftenreihe des BMJFFG, Band 159, Verlag W. Kohlhammer, Stuttgart - Berlin - Köln, 1989

Forschungsgruppe Gesundheitsberichterstattung (J.G. Brecht et al.):
Aufbau einer Gesundheitsberichterstattung - Bestandsaufnahme und Konzeptvorschlag -.
Band I-III, Asgard Verlag, St. Augustin 1990

Großklaus, D., Bergmann, K.E.:
Gesundheitsberichterstattung - Aufgabe des Bundesgesundheitsamtes.
In: Hoffmeister, H., Großklaus, D. (Hrsg.): Gesundheit und Umwelt '88. Beiträge zur ärztlichen Fortbildung, bga-Schriften 4/88, MMV Medizin Verlag München 1988

Kaiserlisches Gesundheitsamt und Deutsches Reichsamt:
Das Deutsche Reich in gesundheitlicher und demographischer Beziehung.
Festschrift, XIV. Internationaler Kongreß für Hygiene und Demographie. Berlin 1907.

Ministerrat der Deutschen Demokratischen Republik:
Das Gesundheitswesen der Deutschen Demokratischen Republik 1989.

Schäfer, Th., Wachtel, H.-W.:
Umweltbezogene Gesundheitsberichterstattung - Planungsstudie -.
Asgard Verlag, St. Augustin 1989

U.S. Department of Health and Human Services:
Promoting Health / Preventing Disease, Objectives for the Nation. Washington 1980.

U.S. Department of Health and Human Services:
Health United States and Prevention Profile. Washington 1989.

Weber, I., Abel, M., Altenhofen, L., Bächer, K., Berghof, B., Bergmann, K.E., Flatten, G.,
Klein, D., Micheelis, W., Müller, P.J.:
Dringliche Gesundheitsprobleme der Bevölkerung in der Bundesrepublik Deutschland.
Zahlen-Fakten-Perspektiven.
Herausgegeben von der Projektgruppe "Prioritäre Gesundheitsziele" beim Zentralinsti-
tut für die kassenärztliche Versorgung im Auftrag des BMJFFG, Nomos-Verlag, Baden-
Baden 1990

Weltgesundheitsorganisation, Regionalbüro für Europa:
Einzelziele für "Gesundheit 2000".
Weltgesundheitsorganisation, Kopenhagen 1985

Regionale Gesundheitsberichterstattung mit der Krankheitsarten-statistik der Ortskrankenkassen
- Nutzungsmöglichkeiten und Datenqualitätsaspekte - *

Christian Wolter, Jürgen John

Gesellschaft für Strahlen- und Umweltforschung mbH München (GSF)
Institut für Medizinische Informatik und Systemforschung (MEDIS)

Zusammenfassung

Unter Betonung von Datenqualitätsaspekten soll diese Arbeit zur Klärung der Frage beitragen, in-wieweit die Krankheitsartenprofilblätter (KAP) der gesetzlichen Krankenversicherung für eine mor-biditätsorientierte Regionalberichterstattung nutzbar gemacht werden können. Das Mengengerüst und der Inhalt bestimmter Schlüsselfelder der KAP-Statistik der 39 bayerischen Ortskrankenkassen werden untersucht und Voraussetzungen für die Berechnung zuverlässiger und valider regionaler Morbiditätsindikatoren diskutiert.

1. Problemstellung

Regionalanalytische Untersuchungen in skandinavischen und angelsächsischen Ländern sowie in den Niederlanden zeigen, daß bezüglich der Inanspruchnahme stationärer Leistungen gravieren-de regionale Disparitäten auftreten [1,2]. Diese regionalen Niveauunterschiede weisen große zeitliche Konstanz auf und werden insbesondere auf unterschiedliche Angebotsstrukturen und so-zioökonomische Rahmenbedingungen zurückgeführt. Im Hinblick auf die zeitlichen Verzögerungen bei der Einführung der Diagnosenstatistik im Rahmen der neuen bundesweiten Krankenhausstatistik [3] ist die Frage nach der Einsatzfähigkeit der GKV-Krankeitsartenstatistik im Rahmen einer morbiditätsorientierten Regionalberichterstattung nach wie vor aktuell.

2. Datenquellen und Methodik

Seit 1986 sind die Träger der gesetzlichen Krankenversicherung verpflichtet, im Rahmen einer integrierten Leistungsstatistik die Krankenhausfälle und Krankenhaustage pro Kalenderjahr getrennt nach Mitgliedergruppen, Altersgruppen und Geschlecht der Versicherten sowie den Krankheitsarten (dreistellige ICDs) zu erfassen [4].

---

* *Wir danken dem AOK-Landesverband Bayern und den bayerischen Ortskrankenkassen für die Bereitstellung der erforderlichen Datenbestände und die gewährten Rücksprachen. Frau Hannelore Nagl danken wir für die Erstellung der Graphiken.*

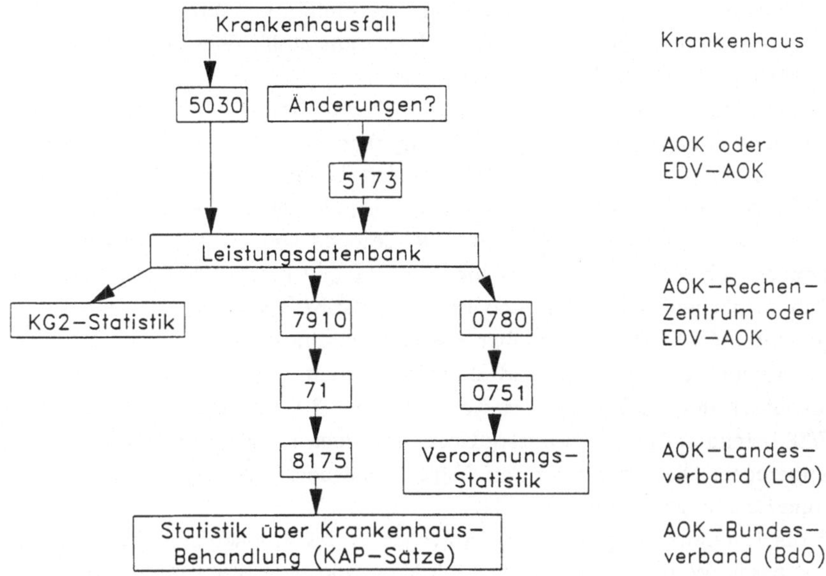

Abb. 1: Entstehung der Statistiken über Krankenhausbehandlung bzw. -einweisung

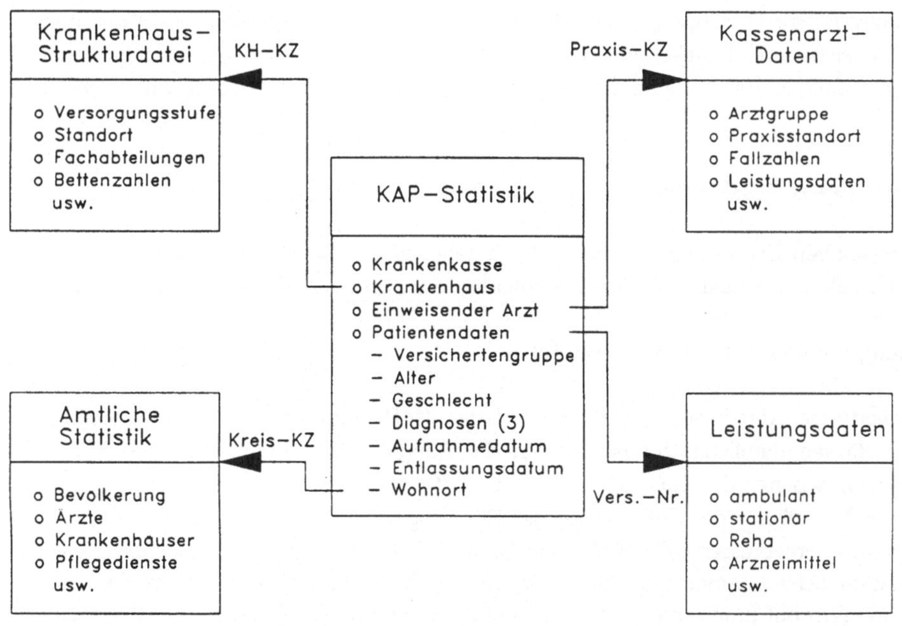

Abb. 2: Datentechnische Verknüpfungsmöglichkeiten der KAP-Statistik

Im Bereich der untersuchten Kassenart führte dies zur Einführung eines neuen Datenerfassungs- und Datenmeldeverfahrens für eine integrierte Leistungsstatistik über Arbeitsunfähigkeit, Krankenhausbehandlung und Rehabilitationsmaßnahmen.

Für jeden Krankenhausfall wird ausgehend von der Krankenhausaufnahmeanzeige (Satzart 5030) ein eigener Datensatz angelegt und in der Leistungsdatenbank der zuständigen Primärkasse gespeichert. Zur Erstellung der amtlichen Statistik werden die fehlerfreien Datensätze der Satzart 71 auf Magnetband als Satzart 8175 an den zuständigen Bundesverband geliefert (Abb. 1).

Während die Datensätze bis Satzart 7910 personenbezogen sind, entfällt ab Satzart 71 die Versicherungsnummer. Abb. 2 zeigt wesentliche Inhalte und die technisch (aber derzeit nicht unbedingt datenrechtlich) möglichen Verknüpfungsmöglichkeiten der KAP-Statistik.

Im Rahmen einer MEDIS-Pilotstudie über Krankenhauseinweisungen bayerischer Kassenärzte wurden vom zuständigen Landesverband die fallbezogenen KAP-Sätze (Satzart 8175) sowie die Verordnungsstatistik über Krankenhauseinweisungen der 39 untersuchten Primärkassen für die Jahre 1987/88 bereitgestellt [5]. Für unsere Untersuchungen wurden nur Fälle von Krankenhauspflege herangezogen. Dies ermöglicht den Abgleich mit den Pflegetage- und Fallzahlen in den Geschäfts- und Rechnungsergebnissen [6,7].

Hinsichtlich der Differenzierung nach Zugangswegen in das Krankenhaus dient als Referenz die Verordnungsstatistik. Während die KAP-Statistik abgeschlossene Krankenhausfälle dokumentiert, erfaßt die Verordnungstatistik (Satzart 0780/0751) die Krankenhauseinweisungen nach den verschiedenen Einweisungsmodi (z.B. Kassenärztliche Einweisung, Notfallaufnahme, Verlegung) ins Krankenhaus. Die Verordnungsstatistik erlaubt somit einen groben Abgleich nach Zugangswegen mit der KAP-Statistik (KAP-Feld "Aufnahmeanlaß").

Vom zuständigen Bundesverband wurden die Mitglieder-, Alters- und Geschlechtsstrukturdaten der 39 bayerischen Primärkassen für die Jahrgänge 1987 und 1988 (Statistiken KM 2 und KM 5B) auf Datenträger zur Verfügung gestellt. Mit Hilfe dieser Strukturdaten über die Versicherten und ihre mitversicherten Familienangehörigen, können alters- und geschlechtsstandardisierte Krankenhausfallraten und Krankenhaustageraten für jede der 39 Kassen berechnet werden.

3. Ausgewählte Ergebnisse

Die ausgewählten Ergebnisse beziehen sich sowohl auf das Mengengerüst der KAP-Statistik als auch auf inhaltliche Aspekte einzelner Datenfelder sowie erhebungskonzeptionelle Ansätze.

3.1 Mengengerüste im Jahresvergleich

Die Auswertungen der Krankheitsartenprofilblätter (KAP) zeigen bereits vor diagnosebezogenen Disaggregationen deutliche Unterschiede in der Rangfolge der Inanspruchnahmeraten der 39 Primärkassen zwischen den Jahrgängen 1987 und 1988 (Abb. 3).

Die Gegenüberstellung der Entwicklung der Pflegetagezahlen und Fallzahlen in den Geschäfts- und Rechnungsergebnissen KG2 (Abb. 4) weist darauf hin, daß die in der KAP-Statistik sichtbaren ausgeprägten Schwankungen im Jahresvergleich 87/88 nicht auf Änderungen der Inanspruchnahme, sondern auf unterschiedliche Zuordnungskriterien und die Elimination fehlerhafter KAP-Sätze bestimmter Einzelkassen zurückzuführen sind. Der Anteil der (mittels Prüfroutinen) eliminierten Sätze schwankt bei bestimmten Kassen im Jahresvergleich 87/88 stark. Die Selektionsvor-

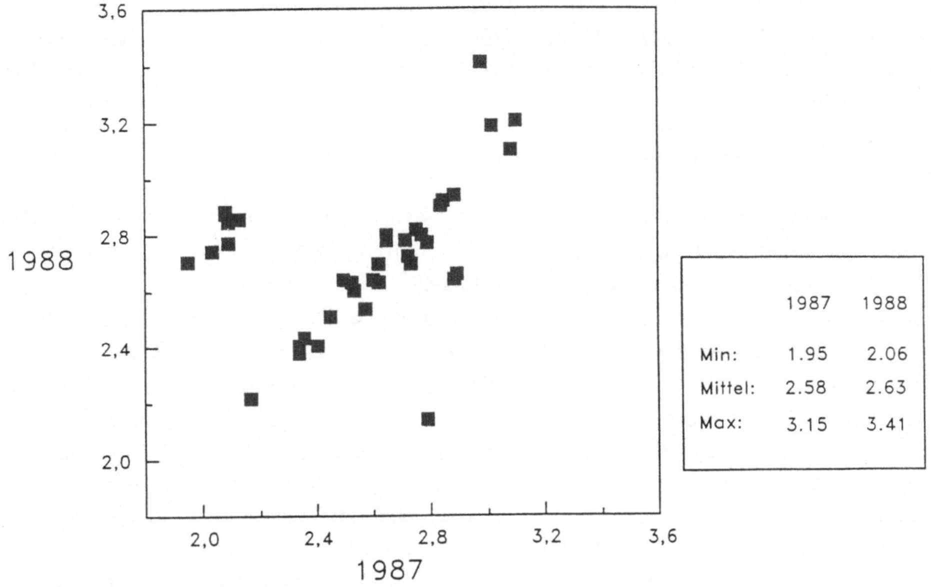

Abb. 3: KAP-Statistik: Krankenhaustage pro Versicherten (MRF) für
39 bayerische Primärkassen: 1988 versus 1987

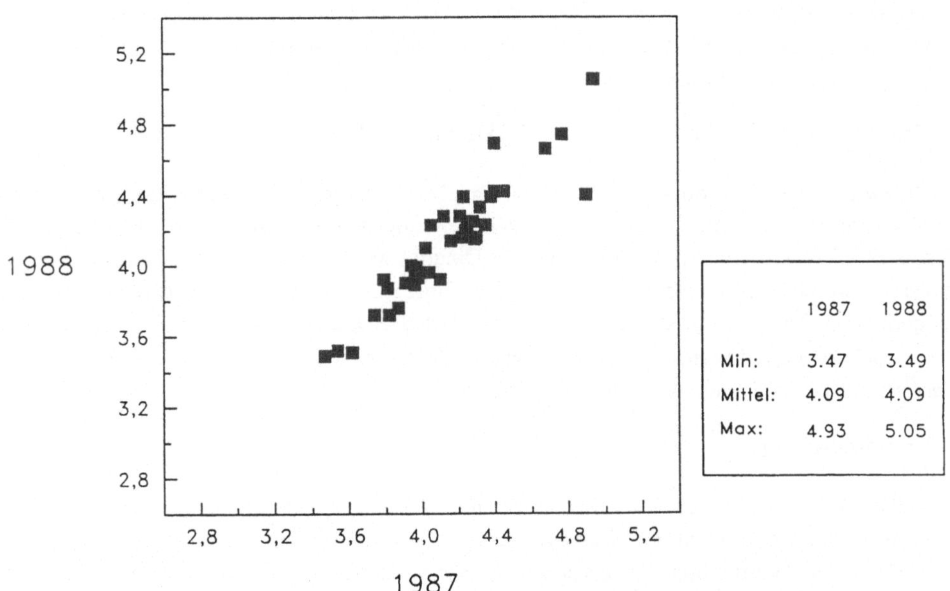

Abb. 4: KG2-Statistik: Krankenhaustage pro Versicherten (MR) für
39 bayerische Primärkassen: 1988 versus 1987

gänge im Rahmen des Prüfverfahrens können damit zu verzerrten Ergebnissen bei regionalen Vergleichen stationärer Morbidität führen. Jedoch scheint diesbezüglich die Datenqualität 1988 besser als 1987 zu sein. Unter den gegebenen Bedingungen sollten jedoch die ungeprüften und damit kompletten Datenkörper der Vorläufersätze 7910 bzw. 71 herangezogen werden.

3.2 Differenzierung nach Zugangswegen

Abbildung 5 zeigt einen Abgleich des Anteils der Kassenärztlichen Einweisungen an den Krankenhausaufnahmen insgesamt in KAP-Sätzen und Verordnungsstatistik im Jahr 1988. Während auf Landesebene beide Statistiken etwa 70% Kassenärztliche Einweisungen ausweisen, sieht man regional bei einigen wenigen Kassen deutliche Abweichungen. Der Anteil der Krankenhausfälle aufgrund von Einweisungen durch Kassenärzte weicht bei diesen Kassen in beiden Datenquellen stärker voneinander ab (bis über 40%), als aufgrund der erhebungskonzeptionellen Unterschiede (z.B. beendete versus begonnene Krankenhausfälle) zu erwarten ist. Das Linkage der Arztmerkmale in den KVB-Arzt-Dateien mit den Arztnummern in Satzart 8175 zeigt daß das Feld "Aufnahmeanlaß" (Einweisungsmodus) nicht hinreichend gepflegt wird. Zum Beispiel ist allein aufgrund der Informationen in Feld "Aufnahmeanlaß" eine Differenzierung nach Belegarztpraxen und Nicht-Belegarztpraxen nicht sinnvoll, weil Belegarztpraxen in diesem Feld nur zu einem geringen Teil als solche ausgewiesen werden. Um die Erfassung diesbezüglich zu verbessern wurde z.B. vom AOK-Landesverband Niedersachsen [8] eine einheitliche Erhebungsanleitung in Form eines doppelseitigen DIN-A4 Blattes herausgegeben.

3.3 Institutionskennzeichen (Kennziffer des Krankenhauses)

Bei einigen Kassen steht in diesem Feld bei einem relativ hohen Prozentsatz der KAP-Fälle das Institutionskennzeichen der jeweiligen Kasse anstelle des Institutionskennzeichens des behandelnden Krankenhauses. Flächendeckende krankenhausbezogene Auswertungen sind unter diesen Bedingungen nur eingeschränkt möglich.

3.4 Krankheitsart (bis zu 3 dreistellige ICDs nach ICD-9)

Es ist unklar, welche Diagnosen in der Praxis selektiert werden (Unterscheidung nach Einweisungsdiagnose(n), Aufnahmediagnose(n), Verlängerungsdiagnose(n), Entlassungsdiagnose(n), Todesursache). Offensichtlich existieren für die Diagnoseverschlüsselung hier keine hinreichend detaillierten einheitlichen Dienstanweisungen. Dies führt zu regional unterschiedlichen Erfassungsgepflogenheiten. Mit der Umsetzung des SGB V wird die Diagnoseverschlüsselung in das Krankenhaus zurückverlagert werden. Inwieweit dies die Reliabilität und Validität der KAP-Diagnosen verbessert, müßte untersucht werden.

3.5 Regionalbezug

Die Ermittlung des Anteils der Krankenhausfälle mit Wohnsitz innerhalb des Bezirks der zuständigen Kasse an der Gesamtzahl der Krankenhausfälle der betreffenden Kasse liefert erste Orientierungswerte für die Beurteilung der 'Regionalität' der untersuchten Primärkassen in ihrer derzeitigen Gliederung (Abb 6). Der Landesdurchschnitt beträgt 90,3%. Bei diagnosenbezogener Disaggregation nach den 30 häufigsten dreistelligen ICD-Positionen (33,5% der Fälle) schwankt der Landesdurchschnitt zwischen 85,4% (ICD 463: 63,2% - 100%) und 95,5% (ICD 366: 84,1% - 99,0%).

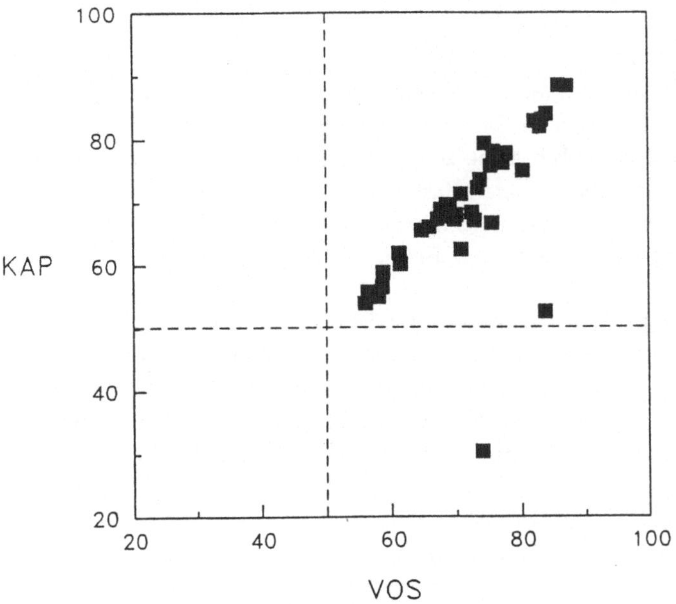

Abb. 5: Prozentanteile der kassenärztlichen Einweisungen für 39 Kassen im Jahr 1988:
KAP-Statistik versus Verordnungstatistik

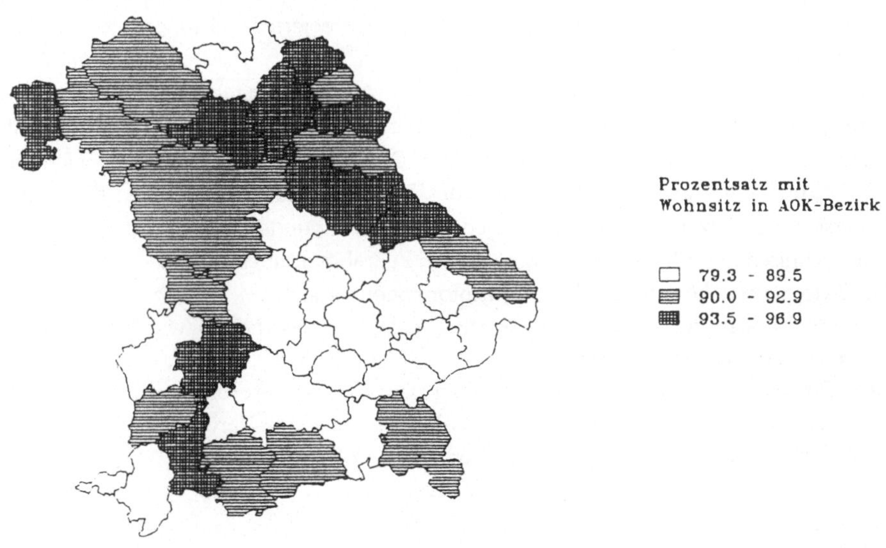

Abb. 6: Prozentanteil der KAP-Fälle mit Wohnort innerhalb des Kassenbezirks
der Mitgliedskasse: 39 bayerische Primärkassen im Jahr 1988

4. Diskussion

Die dargestellten Probleme der Datenverarbeitung und Datenqualität sind grundsätzlich als Probleme der gesamten GKV zu sehen. Umfang und Qualität der Daten der bayerischen Ortskrankenkassen lassen jedoch sicherlich keine zuverlässigen Rückschlüsse auf vergleichbare Möglichkeiten der Berichterstattung bei anderen Kassenarten zu. Dazu müßten entsprechende Untersuchungen bei anderen Kassenarten durchgeführt werden. Es ist jedoch zu vermuten, daß die Verhältnisse bei der wichtigsten Primärkasse in Bezug auf die gesamte GKV ein eher zu positives Bild bieten.

Im Hinblick auf die regionalen Unterschiede in Bayern, wäre es interessant, eine gleichartige Analyse bei den niedersächsischen Ortskrankenkassen durchzuführen. Dort wird die KAP-Statistik seit 1986 im Rahmen eines Informationssystems über Krankenhauseinweisungen genutzt.

Über die dargestellten Qualitätsaspekte hinaus, schränken derzeit zwei grundsätzlichere Probleme die Nutzungsmöglichkeiten der GKV-Krankheitsartenstatistik ein. Diese Probleme betreffen:

(1) Regionalbezug der Versichertenstatistiken
(2) Validität der dokumentierten Diagnosen

Zu (1): Die Berechnung regionaler Unterschiede in der Inanspruchnahme stationärer Leistungen setzt zusätzlich zu den Krankenhausfallzahlen entsprechend regionalisierte Nennerdaten voraus (Anzahl der Versicherten der betreffenden Kassenart, differenziert nach Alters- und Geschlechtsstruktur und weiter untergliedert nach Kreisen des Wohn- bzw. Beschäftigungsorts).

Erst mit Hilfe dieser Nennerdaten können standardisierte Morbiditätsraten mit eindeutigem Regionalbezug errechnet werden. Diese ließen sich dann sowohl mit den umfangreichen Kreisdatenbeständen der Statistischen Landesämter als auch mit aggregierten Leistungsdaten der Kassenärzte und Krankenhäuser verknüpfen.

Die wohnortsbezogene Zuordnung der Versicherten und ihrer mitversicherten Familienangehörigen ist jedoch derzeit nur auf der Einzelkassenebene zugänglich bzw. wird derzeit nicht im Rahmen einer landesweiten Routinestatistik erhoben. Dies wird sich zwar voraussichtlich im Rahmen der Einführung der Versichertenkarte ·und des Versichertenausweises (mit Pflicht zur Führung eines Versichertenverzeichnisses) ändern, jedoch wird die bundesweite Einführung unter Umständen aus technischen Gründen den vorgegebenen Zeitrahmen überschreiten [9].

In der Zwischenzeit könnte die Wohnortsinformation jedoch im Rahmen der routinemäßigen Stichtagserhebungen zur Alters- und Geschlechtsstruktur miterhoben werden (KM2 und KM5b disaggregiert nach Wohnortskreisen).

Zu (2): Der Wert der Krankheitsartenstatistik gegenüber der Verordnungsstatistik und KG2-Statistik liegt insbesondere darin, daß sie über bloße Fallzahlen und Verweildauern hinaus eine diagnosespezifische Disaggregation regionaler Morbiditätsprofile erlaubt.

Zu berücksichtigen ist jedoch, daß die ICD-Klassifikation wesentliche systematische Schwächen hinsichtlich der problemorientierten Abgrenzung unterschiedlicher klinischer Krankheitsbilder aufweist [10].

Ohne eingehende diagnosebezogene Vorstudien erscheint es problematisch, auf der Grundlage der dreistelligen ICD-Notation homogene Diagnosegruppen zu postulieren und über beschreibende Darstellungen hinaus analytisch zu verwerten. Auf der Fallebene dürfte dies allenfalls für bestimmte Tracer-Diagnosen möglich sein. Die sinnvolle Interpretation von Morbiditätsinformationen auf der Grundlage der dreistelligen ICD-Klassifikation erfordert nach unserer Ansicht eine personenbezogene Verdichtung der diagnostischen Information durch Bildung versichertenbezogener Längsschnittdatensätze und die Analyse von personenbezogenen Wiederaufnahmeraten und Diagnoseketten [11].

Idealerweise sollte sich eine derartige personenbezogene Analyse nicht auf die stationären Behandlungen beschränken, sondern auch die Diagnosen und das Leistungsgeschehen im vorgeschalteten ambulanten Versorgungsbereich berücksichtigen. Derartige vertiefende Untersuchungen wären z.B. im Rahmen von Studien zur Leistungs- und Kostentransparenz in der Gesetzlichen Krankenversicherung denkbar oder könnten nach dem Vorbild der Oxford-Record-Linkage-Study [12] in ausgewählten "Gesundheitsregionen" institutionalisiert werden.

5. Schlußfolgerungen

Voraussetzung für eine zuverlässige und valide Darstellung disaggregierter regionaler Morbiditätsstrukturen auf der Grundlage der GKV-Krankheitsartenstatistik ist eine intensivierte datenqualitätsorientierte Rückkopplung zwischen Einzelkassen und deren Landesverband.

Als Grundlage für eine sozialmedizinisch und epidemiologisch sinnvolle morbiditätsorientierte Regionalberichterstattung sollten auf den Wohnort des Versicherten (ggf. auch auf den Arbeitsort der beschäftigten Kassenmitglieder) bezogene und auf die Ebene von Kreisen bzw. kreisfreien Städten disaggregierte Darstellungen regionaler Morbiditätsstrukturen angestrebt werden (Krankenhausfälle und -tage, untergliedert nach ICD-Diagnosegruppen und den wichtigsten dreistelligen ICD-Positionen, sowie Alter und Geschlecht). Die entsprechenden Wohnortsdaten könnten im Rahmen der routinemäßigen Stichtagserhebungen zur Alters- und Geschlechtsstruktur der Mitglieder und mitversicherten Familienangehörigen erhoben werden.

Darüber hinaus scheint es für die sachgerechte Interpretation diagnostischer Informationen unerläßlich, zusätzlich zu den fallbezogenen Querschnittsdarstellungen auch regelmäßig die Kassenarten übergreifende versichertenbezogene Längsschnittanalysen durchzuführen.

6. Literatur

[1] Ham, C. (ed.): Health care variations: assessing the evidence. King's Fund Institute, London 1988.   [2] Sanders, D., Coulter, A., McPherson, K.: Variations in hospital admission rates: A review of the literature. DHSS, London 1989. [3] Luithlen, E., Schattat-Fischer, B., Tuschen, K.H.: Die neue Krankenhausstatistik. Führen und Wirtschaften im Krankenhaus 7 (1990) 152-158.   [4] Allgemeine Verwaltungsvorschrift über die Statistik in der gesetzlichen Krankenversicherung (KSVwV). Stand nach Änderung durch den BMA-Erlaß vom 23.2.1989, Bundesarbeitsblatt, 6/1989.   [5] Wolter, C., John, J., Satzinger, W.: Krankenhauseinweisungen bayerischer Kassenärzte. Pilotstudie im Auftrag des Zentralinstituts für die kassenärztliche Versorgung in der Bundesrepublik Deutschland. Gesellschaft für Strahlen- und Umweltforschung, Neuherberg 1990.   [6] AOK-Bundesverband (Hrsg.): AOK Geschäfts- und Rechnungsergebnisse 1987. AOK-Bundesverband, Bonn 1988.   [7] AOK-Bundesverband (Hrsg.): AOK Geschäfts- und Rechnungsergebnisse 1988. AOK-Bundesverband, Bonn 1989.   [8] AOK-Landesverband Niedersachsen: Schnellinformationen über Krankenhauseinweisungen (KES). Hannover 1986.   [9] Piepersberg, H.: SGB V: Krankenversichertenkarte und Krankenversichertennummer zum 1.1.1992. Die Betriebskrankenkasse 11 (1989) 666-671.   [10] Graubner, B.: Quantitative und qualitative Resultate einer routinemäßigen Basisdokumentation. In: Giani, G., Repges, R. (Hrsg): Biometrie und Informatik - neue Wege zur Erkenntnisgewinnung in der Medizin. 34. Jahrestagung der GMDS, Aachen, September 1989, Proceedings. Springer, Berlin / Heidelberg, S. 159-166.   [11] John, J., Wolter, C.: Inanspruchnahme stationärer Behandlung: Ein Vergleich von fallbezogener und personenbezogener statistischer Erfassung. (In diesem Tagungsband).   [12] Henderson, J., Goldacre, M.J., Graveney, M.J., Simmons, H.M.: Use of medical record linkage to study readmission rates. Brit. med. J. 299 (1989) 709-713.

GESICHTSPUNKTE BEI DER BEURTEILUNG VON DATENQUELLEN DES GESUNDHEITSWESENS

E. Schach

Hochschulrechenzentrum, Universität Dortmund

Einführung

Der Beitrag beschäftigt sich mit der Bewertung von Datenquellen im Gesundheitswesen der Bundesrepublik Deutschland hinsichtlich ihrer Nutzungsmöglichkeit für epidemiologische Untersuchungen und für die Gesundheitsberichterstattung. Der Beitrag behandelt die Qualität von Daten aus der Perspektive von Forschern, die überlegen, ob die Neuerhebung von Daten oder die Nutzung vorhandenen Materials für das geplante Projekt von größerem Vorteil wäre.

Zu epidemiologisch nutzbaren Daten werden solche gezählt, die

. unmittelbar als Ausgangspunkt für epidemiologische Studien (wie z.B. Fall-Kontroll- oder Kohorten-Studien) dienen können oder

. Datengrundlage für deskriptive, epidemiologische Studien (z.B. Querschnittsstudien) sein können.

Für die Nutzung geeigneter Datenquellen sprechen eine Reihe von Gründen. Dazu zählen die folgenden (Schach, 1981):

. Kostengünstigkeit (Sekundärdatennutzung ist oft kostengünstiger als Neuerhebung),
. Datenmenge (Volumina vorhandener Datenkörper gestatten auch die Untersuchung seltener Ereignisse oder gering besetzter Untergruppen),
. Zeiträume (einige Datenkörper, wie z.B. solche der amtlichen Statistik, existieren in gleicher Art über lange Zeit),
. Fehlen von ausgeprägten Beobachtereinflüssen (bei einigen Datenkörpern haben solche Einflüsse eine durch den Datenentstehungsprozeß bedingte geringe Bedeutung),
. Aktualität (Datenkörper, die sich aus laufend anfallenden Daten speisen, können diese Eigenschaft haben, wenn das Material laufend für Auswertungen zur Verfügung gestellt wird),
. Responseraten (die übliche Responseproblematik gibt es bei Routinedatenkörpern nicht, da die Vollständigkeit der Angaben im Interesse der Merkmalsträger liegt),
. Schwer zu erhebende Sachverhalte (Finden schwer zu erhebende Sachverhalte, wie z.B. Aufenthalte in psychiatrischen Kliniken, ihren Niederschlag in Routinedatenkörpern, so ist hinsichtlich dieser Berichtstatbestände Vollständigkeit in dem Material zu erwarten).

Die genannten Eigenschaften ermöglichen es z.B., in deskriptiven epidemiologischen Studien Hochrechnungen auf die Bezugsbevölkerungen vorzunehmen. Sie bilden außerdem eine mögliche Ausgangsbasis für die Planung von analytischen epidemiologischen Studien, indem sie entweder Größenordnungen für deren Materialumfang liefern oder Fälle und Kontrollen für solche Studien stellen.

Neben diesen offensichtlichen Vorteilen gibt es auch Bedenken gegen die Nutzung vorhandener Datenkörper. Diese beziehen sich zunächst auf die Geeignetheit für den geplanten Zweck, aber auch auf die Tatsache, daß die Voraussetzungen für die Überprüfung der Geeignetheit zuweilen nicht gegeben sind. Das heißt, daß Sekundärdatenkörper oft nicht in geeigneter Weise dokumentiert vorliegen. Zu einer solchen Dokumentation gehören:

. die Formulierung der Zielvorstellungen, die der Datenerhebung vorausgingen,
. die Beschreibung der Methodiken, die zu dem Datenkörper führten, einschließlich der Einschätzung der möglichen Verzerrungen,
. die Dokumentation des Inhalts (Variablen und Merkmalsausprägungen).

Eine solche Dokumentation von Dateninhalt und Methodik existiert nur für wenige Datenkörper in dem gewünschten Detail. Der Grund dafür ist, daß die Datenhalter die Sekundärnutzung der Quelle nicht als vorrangiges Ziel +im Auge haben und ihre Folge ist, daß die Geeignetheit vorhandener Datenkörper für epidemiologische Zwecke schwer einschätzbar ist.

Seit geraumer Zeit wird versucht, diesen Mangel durch gezielte Beurteilung vorhandener Datenkörper für epidemiologische Zwecke zu verringern (Brennecke, Greiser, Paul, Schach, 1981; Forschungsgruppe Gesundheitsberichterstattung 1990). In beiden Fällen wurden Inhalt, Methodik und Verfügbarkeit von Quellen nach einem einheitlichen Schema beurteilt. Eine solche Beurteilung kann entweder auf Grund sehr konkreter Studienziele erfolgen, womit sie stark inhaltlich orientiert und damit ihr Ergebnis wenig verallgemeinerbar wäre. Sie kann sich aber auch vorrangig auf die Beurteilung methodischer Aspekte der Datenkörper konzentrieren und inhaltliche Aspekte nur streifen, um damit eher verallgemeinerbare Resultate zu liefern. Es geht dann also nicht so sehr um die Beurteilung inhaltlicher Eigenschaften von Quellen für Zwecke der Epidemiologie, der Gesundheitsberichterstattung oder anderer Arbeitsgebiete sondern um die Einschätzung der Datenqualität nach weitgehend akzeptierten Standards.

Methodische Aspekte der Datenqualität

Die methodische Qualität ist wichtigstes Charakteristikum einer Datenquelle. Dabei interessiert zunächst ihre Validität (Zielgenauigkeit) und ihre Reliabilität (Meßgenauigkeit). Letztere Eigenschaft impliziert auch die Vollständigkeit der Daten. Vor allem die Beurteilung von Sekundärdaten setzt diesbezüglich eine systematische Untersuchung der Quellen voraus. Wünschenswert sind dabei folgende Eigenschaften: Personen-, Bevölkerungs-, Orts-/Regional-, Zeit-, Problem-, Versorger-, Verfahrensbezüge (P's im Englischen). Je mehr dieser Eigenschaften für eine Quelle zutreffen, desto nützlicher ist sie. Personenbezug ist nötig, um Zähler und Nenner von Inzidenz-/Prävalenzraten bestimmen zu können. Risikoabschätzungen erfordern definierte Bevölkerungen im Nenner. Regionalanalysen setzen einen Regionalbezug in den Daten voraus. Man kann Datenquellen im Gesundheitswesen daraufhin untersuchen, inwieweit sie die genannten methodischen Eigenschaften aufweisen. So besitzt der Mikrozensus Gesundheit Personen-, Bevölkerungs-, Zeit-, Versorgerbezüge. Ihm fehlen jedoch der kleinräumige Regionalbezug auf Kreisebene sowie Problem- und Verfahrensbezüge. Bei Daten ausgewählter Leistungsträger (Krankenkassen, Rentenversicherung) liegen nach Einsatz geeigneter DV-Verfahren alle genannten Eigenschaften vor. Für Daten aus Beobachtungspraxen stehen in der Bundesrepublik Deutschland die Anzahlen der möglichen Klienten (d.h. die Bezugsbevölkerungen) i.A. nicht zur Verfügung.

Neben diesen Aspekten sind weiterhin

. die Verschlüsselung von Daten (welche Schlüsselschemata wurden verwendet),
. die Klassifikation von Merkmalen (wie wurde klassifiziert),
. die Aggregation von Merkmalsträgern (wie wurde zusammengefaßt)

von Bedeutung. Verschlüsselung, Klassifikation und Aggregation verändern die Ursprungsdaten in jedem Fall. Sie können dies aber im günstigen Fall unter Beibehaltung der wichtigsten inhaltlichen Aspekte vornehmen oder im ungünstigen Fall einen erheblichen Informationsverlust zur Folge haben. Die Untersuchung der Qualität von Daten muß daher neben der Prüfung geeigneter Bezüge anhand der P's auch den Stellenwert der letzten drei den Datensatz verändernden Eigenschaften beinhalten.

Eigenschaften von Datenkörpern

Zunächst werden vorhandene Quellen im Gesundheitswesen nach Datenhaltern unterschieden. Tabelle 1 teilt 275 solcher Quellen entsprechend ein. Es entfallen demnach 15,6 % auf die amtliche Statistik, 27,6 % auf andere staatliche Stellen, 6,9 % auf Selbstverwaltung und Kostenträger und 49,8 % auf sonstige Halter. Dabei beziehen sich die Anteile nur auf die Anteile an den Quellen, nicht jedoch auf deren Reichhaltigkeit.

Tabelle 1. Datenquellen nach Datenhaltern, BRD-Region 1990

Halter	Anzahl	Prozent
. Amtliche Statistik	43	15,6
. Andere staatl. Stellen	76	27,6
. Selbstverwaltung, Kostenträger, Versicherungen	19	6,9
. Sonstige	137	49,8
Insgesamt	275	99,9

Quelle: Forschungsgruppe Gesundheitsberichterstattung, 1990

Beurteilt man die im Gesundheitswesen der BRD-Region vorhandenen Datenquellen nach ihrer Eignung für die Gesundheitsberichterstattung auf Bundesebene, so kann man nach inhaltlicher und methodischer Eignung, nach Zugang zu den Quellen und nach Bearbeitungskosten unterscheiden. Tabelle 2 stellt Bewertungsergebnisse nach Haltern für die BRD-Region dar. Dabei ergibt sich, daß nur für etwa die Hälfte der untersuchten Quellen die methodische Qualität und nur für etwa ein Drittel der Zugang ausreichend sind und für ein Drittel erhebliche Bearbeitungskosten entstünden, wenn die Daten für die Gesundheitsberichterstattung genutzt würden.

Tabelle 2. Kategorien von Datenquellen nach Eignungsgesichtspunkten, Zugang und Bearbeitungskosten: BRD-Region 1990

Halter	Untersuchte Quellen	Qualität inhalt- lich ausreichend	metho- disch	Zugang ausrei- chend	Bearbei- tungs- kosten erheblich
	n	n	n	n	n
. Amtliche Statistik	16	9	8	10	3
. Andere staatl. Stellen	6	3	3	2	4
. Selbstverwaltung, Kostenträger, Versicherungen	7	6	4	1	4
. Sonstige	6	2	2	0	2
Insgesamt	35	20	17	13	13

Quelle: Forschungsgruppe Gesundheitsberichterstattung, 1990

Beschränkt man sich zur Illustration des Vorgehens bei der Bewertung nur auf ausgewählte Quellen zum Gesundheitszustand und führt stichwortartig jene Kriterien auf, die bei der entsprechenden Quelle hinsichtlich ihrer Methodik besonders kritisch kommentiert wurden (Forschungsgruppe Gesundheitsberichterstattung, 1990), so erhält man die in Tabelle 3 genannten Angaben. Für Mortalitätsdaten sind die Stichwörter Verläßlichkeit (Problem der Exaktheit der Angaben), Signierung (Verschlüsselungsgenauigkeit), Regionalbezug (Problem der kleinräumigen Verfügbarkeit nur von klassifizierten Daten) und Grundleiden (Verschlüsselung nur des Grundleidens, Zuordnung der Krankheiten zum Grundleiden) als Problemfelder erwähnt. Methodische Problemfelder bei der Statistik der Schwangerschaftsabbrüche in der BRD-Region sind Vollständigkeit, Plausibilität (Unstimmigkeit von dieser und der Statistik der Krankenversichung hinsichtlich dieser Maßnahmen). Derzeit wird von seiten der amtlichen Statistik auf die Analyse regionaler Aspekte von Schwangerschaftsabbrüchen verzichtet. Dies wird sich nach dem Beitritt der DDR-Region ändern müssen. Schon aus diesen Anmerkungen wird deutlich, daß eine merkliche Verbesserung dieser Eigenschaften gezielte Investitionen in Datenkörper oder deren Analysen erfordern.

Tabelle 3. Datenquellen zu Gesundheitszustand und Gesundheitsrisiken - methodische Gesichtspunkte der Eignung

Quelle	Methodische Gesichtspunkte
. Mortalitätsdaten	Verläßlichkeit, Signierung, Regionalbezug, Grundleiden
. Schwangerschafts- abbrüche	Vollständigkeit, Plausibilität, Regionalität
. Meldepflichtige Krankheiten	Vollständigkeit, Seltenheit
. Musterungs- untersuchungen	Vollständigkeit, Verschlüsselung
. Krankheitsregister	Gesamtbevölkerungsbezug, Anonymität der Meldungen
. Gesetzliche Kranken- versicherung	Anspruchsbevölkerung, Vollständigkeit, Behandlungsanlässe, Erfassung und Kodierung von Krankheitsarten
. Rentenversicherung	Risikobevölkerung, Regionalbezug, Langzeitpersonenbezug
. Vertrauensärztlicher Dienst	Auswahl für Beratungsfälle
. Gesetzliche Unfallversicherung	Risikobevölkerung, Verknüpfung
. Berufskrankheiten- dokumentation	Risikobevölkerung, Belastungsfaktoren
. Diagnose- und Therapieindex	Fallbezug
. Erhebungen in der Bevölkerung (z.B. DHP-Survey)	Regionalbezug, Versorgerbezug, Zeitbezug

Quelle: Forschungsgruppe Gesundheitsberichterstattung, 1990

Ausgewählte Datenkörper des Gesundheitswesens

Ergänzend zur Bewertung von Datenkörpern nach einem für viele anwendbaren Schema, ist deren Beurteilung auch einzeln möglich. Eine solche Einzelbeurteilung kann spezifischer sein, und sie wird sich i.d.R. nur für große, reichhaltige oder neuartige Datenkörper lohnen. Im folgenden werden daher die methodischen Eigenschaften von je einer Quelle ausgewählter Datenhalter (amtliche Statistik, Statistik der Leistungsträger, Erhebungen in der Bevölkerung und System von Beobachtungspraxen) diskutiert. Auf dem Gebiet der amtlichen Statistik kommt die neu entstehende Krankenhausdiagnosestatistik zur Sprache (Hoffmann, in diesem Band); aus dem Gebiet der Statistik der Leistungsträger die Statistik der Rentenversicherung (Schuntermann, in diesem Band); der DHP-Survey (Deutsche Herz-Kreislaufpräventionsstudie) steht beispielhaft für Erhebungen in der Bevölkerung (Zachzial und Jöckel, in diesem Band) und anhand des Projektes MORBUS (Fontaine et al., in diesem Band) werden Maßnahmen zur Sicherung der Datenqualität im Rahmen von Praxiserhebungssystemen erläutert.

In diesen Beiträgen geht es auch darum, Maßnahmen zur Sicherung und Kontrolle der Datenqualität vorzustellen.

Zwei Beiträge aus der DDR-Region (Radoschewski, in diesem Band; Bardehle, in diesem Band) stellen dort vorhandene Datenkörper im Überblick dar, diskutieren Inhalte, Herkunft und methodische Aspekte, soweit bekannt. Ein weiterer Beitrag (Möhner et al., in diesem Band) beschreibt Inhalt und methodische Eigenschaften des Krebsregisters der DDR-Region.

Hinsichtlich der Nutzbarkeit von Datenkörpern für die Forschung im Gesundheitswesen ist deren Verfügbarkeit von Bedeutung. Eine im Ausland praktizierte Weitergabe in Form von öffentlichen Dateien für die Forschung (Public Use Files) steckt in der Bundesrepublik Deutschland noch in den Kinderschuhen. Denkbar wären auch andere Formen des Zugangs, wie z.B. lokale Analysezentren bei den Datenhaltern, die ebenfalls noch zu entwicklen wären. Den Zugang zu Datenkörpern im Gesundheitswesen verbessern zu helfen, wird eine vorrangige Aufgabe der kommenden Jahre sein. Eine dadurch bedingte Erhöhung der Nutzungsfrequenz von Routinedaten kann dann auch, durch Verwertung der Nutzererfahrungen, zu einer Erhöhung der Datenqualität dieser Quellen führen.

Literatur

Forschungsgruppe Gesundheitsberichterstattung. 1990. Aufbau einer Gesundheitsberichterstattung. Band I. St. Augustin: Asgard

E. Schach. 1981. Nutzung von Sekundärdaten durch die Forschung. in Brennecke, R., Greiser, E., Paul, H.A. und E. Schach. Datenquellen für Sozialmedizin und Epidemiologie. Heidelberg: Springer

Neugestaltung der amtlichen Krankenhausstatistik
U. Hoffmann
Statistisches Bundesamt

Rechtliche Grundlage

Wie muß die amtliche Krankenhausstatistik künftig organisiert und aufgebaut werden, damit aktuelle und verläßliche Daten zur Verfügung stehen, die den Nutzern für ihre wissenschaftliche, politische und planerische Arbeit vielfältige Informationen aus dem Krankenhausbereich bieten? Dies war die Ausgangsfrage für die Überlegungen zur Neugestaltung der Krankenhausstatistik. Sie führte zunächst zu einer breit angelegten Mängelanalyse der gegenwärtigen Situation und anschließend zu alternativen, längere Zeit kontrovers diskutierten Verbesserungsvorschlägen.

Die bisherige Krankenhausstatistik war eine sogenannte "koordinierte Länderstatistik", die sich noch auf Vorschriften der dreißiger Jahre stützte. Sie enthielt für den Bund nur ein Minimalprogramm, da nur solche Merkmale in die Erhebung einbezogen werden konnten, die in allen Ländern in gleicher Weise erhoben wurden. Die unterschiedlichen Inhalte der Länderstatistiken, die Abweichungen in den Begriffen und Untergliederungen, das Fehlen einheitlicher Erfassungs-, Prüf- und Aufbereitungsmodalitäten u.dgl. erschwerten in der Vergangenheit immer wieder die fachliche Koordination und Weiterentwicklung. Zudem konnten die wenigen Ergebnisse wegen der überwiegend manuellen Aufbereitung und der aufwendigen Fehlerbereinigung nur mit erheblichen zeitlichen Verzögerungen bereitgestellt werden.

Um künftig mehr, bessere und aktuellere Informationen liefern zu können, mußte eine neue Rechtsgrundlage geschaffen werden, die auch den heutigen rechtlichen Anforderungen genügt. Mit der Verabschiedung der "Verordnung über die Bundesstatistik für Krankenhäuser" vom 10. April 1990 wird die Krankenhausstatistik nun erstmals als Bundesstatistik angeordnet. Es gibt jetzt ein bundeseinheitliches Erhebungsprogramm, das sachlich und regional vergleichbare Ergebnisse bringen wird. Art der Erhebung, Merkmale, Berichtszeitraum, Periodizität und Kreis der Befragten sind durch die Verordnung eindeutig festgelegt. Der Berichtsweg entspricht den Erfordernissen des Datenschutzes und die auskunftsgebenden Stellen können sicher sein, daß ihre Angaben nicht ungeschützt an Dritte weitergeleitet werden. Für eine bessere Qualität der Daten sorgt ein ausführliches Plausibilitätsprogramm. Die Auswertung der Ergebnisse schließlich wird im Bund-Länder-Verbund durch ein umfangreiches Tabellenprogramm vorgenommen; es bietet mehr Transparenz und vielseitige Analysemöglichkeiten.

Im folgenden wird kurz auf den Inhalt der neuen Erhebung eingegangen; hierbei soll der Schwerpunkt der Ausführungen auf der Diagnosestatistik und auf der Auswertung der Daten liegen.

Berichtskreis und Erhebungsprogramm

Zum Berichtskreis der neuen Krankenhausstatistik zählen sämtliche Krankenhäuser, auch solche, für die das Krankenhausfinanzierungsgesetz (KHG) nicht gilt oder die nicht gefördert werden. Ausgenommen sind lediglich Polizeikrankenhäuser und Krankenhäuser im Straf- und Maßregelvollzug, die der allgemeinen Versorgung der Bevölkerung nicht zur Verfügung stehen. Der Umfang der Berichtseinheiten bleibt somit im Vergleich zu der bisherigen Abgrenzung unverändert.

Der Berichtskreis gliedert sich in zwei Gruppen

- Krankenhäuser, die Krankenhausbehandlung durchführen (§ 107 Abs. 1 SGB V); dies entspricht dem Bereich der bisherigen Krankenhauspflege nach § 184 RVO

und

- Vorsorge- oder Rehabilitationseinrichtungen (§ 107 Abs. 2 SGB V); dies entspricht den bisherigen Kur- und Spezialeinrichtungen nach § 184a RVO.

Das Erhebungsprogramm der neuen Krankenhausstatistik umfaßt drei Teile

- Teil I: Grunddaten
- Teil II: Diagnosen
- Teil III: Kostennachweis

Während die Krankenhäuser Angaben zu allen Erhebungsteilen zu liefern haben, bezieht sich die Auskunftspflicht der Vorsorge- oder Rehabilitationseinrichtungen nur auf die Grunddaten, wobei hier ein eingeschränkter Merkmalskatalog zugrunde gelegt wird.

Zur Erleichterung der Einführung der neuen Krankenhausstatistik beginnt die Erhebung für die Diagnosen erst 1993. Die anderen Angaben werden mit Ausnahme des Personals der Einrichtungen bereits für das Berichtsjahr 1990 ermittelt; die Personalerhebung ist ab 1991 einbezogen.

Die Erfassung der *Grunddaten* deckt weitgehend den Inhalt der gegenwärtigen Krankenhausstatistik ab (siehe Übersicht). Künftig wird allerdings nicht mehr nach der Zweckbestimmung der Krankenhäuser gefragt, so daß die Einteilung in Akut- und Sonderkrankenhäuser entfällt. Als Ersatz tritt hierfür der Nachweis bestimmter Kapazitäts- und Leistungsdaten nach Fachabteilungen. Neu ist die Abfrage nach Ausbildungsstätten, nach der Art der Arzneimittelversorgung und nach Sondereinrichtungen. Eine Ausweitung erfuhr auch der Erhebungsteil über das ärztliche und nichtärztliche Personal.

Beim *Kostennachweis* handelt es sich ebenfalls um Informationen, die bisher nicht von der amtlichen Krankenhausstatistik geliefert werden konnten. Die Angaben sind nur von Krankenhäusern zu machen, die Krankenhausbehandlungen durchführen, nicht von Vorsorge- oder Rehabilitationseinrichtungen. Die Erfassung orientiert sich dabei fast ausschließlich am Kosten- und Leistungsnachweis (KLN). Die entspre-

Übersicht: Erhebungsmerkmale - Teil I: Grunddaten -

<table>
<tr><td valign="top">

1. Allgemeine Angaben

Art des Krankenhauses, Zulassung nach § 108 SGB V[1]

Art des Trägers[1]

Ausbildungsstätten nach Berufen

Art der Arzneimittelversorgung[1]

Sondereinrichtungen

Medizinisch-technische Großgeräte nach Art und Zahl[1]

Nicht bettenführende Fachabteilungen[1]

Dialyseplätze nach Art und Zahl[1]

Tages- und Nachtklinikplätze nach Art und Zahl

Einrichtungen der Intensivmedizin nach Art und Zahl

Einrichtungen zur Behandlung Querschnittgelähmter

Einrichtungen zur Behandlung Schwerbrandverletzter

Planbetten, davon:
- nach dem Krankenhausfinanzierungsgesetz
- nach dem Hochschulbauförderungsgesetz
- sonstige Planbetten

Aufgestellte Betten, davon:
- nach dem Krankenhausfinanzierungsgesetz
- nach dem Hochschulbauförderungsgesetz
- nach §108 Nr.3 SGB V (Vertragsbetten)
- sonstige aufgestellte Betten

2. Krankenbetten; Pflegetage und Patientenbewegung

Planbetten nach Fachabteilungen

Aufgestellte Betten nach Fachabteilungen[1], darunter:
- Intensivbetten
- Belegbetten

Pflegetage nach Fachabteilungen[1], darunter: Tage der Intensivbehandlung

Patientenzugang nach Fachabteilungen, darunter:
- von außen und aus anderen Krankenhäusern[1]
- Stundenfälle innerhalb eines Tages
- Verlegungen innerhalb des Krankenhauses

Patientenabgang nach Fachabteilungen, darunter:
- Entlassungen aus dem Krankenhaus und Verlegungen in andere Krankenhäuser[1]
- Verlegungen innerhalb des Krankenhauses
- durch Tod[1]

</td><td valign="top">

3. Personal

3.1. Ärztliches Personal[1]

Hauptamtliche Ärzte nach Gebiets- und Teilgebietsbezeichnung und Geschlecht, darunter:
- Teilzeitbeschäftigte Ärzte
- Leitende Ärzte
- Oberärzte
- Assistenzärzte

Belegärzte nach Gebiets- und Teilgebietsbezeichnungen

Von Belegärzten angestellte Ärzte nach Gebiets- und Teilgebietsbezeichnungen

Assistenzärzte in einer Weiterbildung nach Tätigkeitsbereich und Geschlecht

In Vollkräfte umgerechnete Ärzte

Zahnärzte nach Geschlecht, darunter Teilzeitbeschäftigte

Ärzte im Praktikum nach Geschlecht, darunter Teilzeitbeschäftigte

3.2 Nichtärztliches Personal[1]

Nichtärztliche Beschäftigte nach Funktionsbereichen, Berufsbezeichnung und Geschlecht, darunter: Teilzeitbeschäftigte

Personal in Pflegeberufen mit abgeschlossener Weiterbildung nach Art der Weiterbildung und Geschlecht

In Vollkräfte umgerechnetes nichtärztliches Personal nach Funktionsbereichen

4. Teilstationäre Entlassungen

Entlassene teilstationäre Patienten nach Fachabteilungen und Geschlecht

5. Entbindungen und Geburten

Entbundene Frauen insgesamt

Entbindungen durch Zangengeburt, Vakuumextraktion, Kaiserschnitt

Entbundene Frauen mit Komplikationen

Wegen Fehlgeburt behandelte Frauen

Geborene Kinder, davon:
- Lebendgeborene
- Totgeborene

</td></tr>
</table>

1)   Merkmal wird auch bei Vorsorge- oder Rehabilitationseinrichtungen erhoben

chenden Positionen können von den Krankenhäusern die den KLN erstellen in der Regel direkt übernommen werden. Im einzelnen werden Personal- und Sachkosten gegliedert nach Funktionsbereichen bzw. Kostenarten, Zinsen wie Betriebsmittelkredite, Kosten der Ausbildungsstätten und Abzüge für behandlungsfremde Leistungen erhoben.

Diagnosestatistik ab 1993

Die Diagnoseerhebung bildet den Kern der neuen Krankenhausstatistik. Mit ihrer Einführung betritt die amtliche Statistik weitgehend Neuland. Beginnend ab 1993 wird für jeden aus dem Krankenhaus entlassenen Patienten ein nicht-personenbezogener Datensatz erfaßt und statistisch ausgewertet. Was relativ leicht aussieht, stellt jedoch in der Praxis erhebliche Anforderungen an die Arbeitsorganisation der Krankenhäuser und bringt auch für die statistischen Ämter zusätzliche Belastungen mit sich. Andererseits eröffnet sich mit der neuen Erhebung für die Nutzer ein weites Feld für zusätzliche krankheitsbezogene Auswertungen. Mit der jährlichen Erfassung der Erkrankungen von rund 11 Mill. Krankenhauspatienten wird ein statistisches Informationsmaterial gesammelt, das fast sechzehnmal umfangreicher ist als das der Todesursachenstatistik. Die epidemiologische Forschung erhält damit eine neue statistische Grundlage.

Um eine einheitliche Vorgehensweise sicherzustellen, werden die benötigten Daten als Einzeldaten, und zwar möglichst auf maschinenlesbaren Datenträgern, ermittelt. Ansatzpunkt für die Meldung ist die Entlassung des Patienten aus dem Krankenhaus, unabhängig davon, in wie vielen Fachabteilungen er während eines Krankenhausaufenthaltes behandelt wurde (krankenhaus-bezogene Diagnosestatistik!). Die Diagnosestatistik nach der Krankenhausstatistik-Verordnung unterscheidet sich damit von der Diagnosestatistik nach der Bundespflegesatzverordnung (L1-Statistik des Kosten- und Leistungsnachweises), bei der der Fachabteilungsbezug im Vordergrund steht. Für jeden vollstationär behandelten Patienten werden folgende Merkmale maschinell der vorhandenen Patientendokumentation entnommen:

- Geschlecht
- Geburtsdatum (Monat, Jahr)
- Zu- und Abgangsdatum
- Sterbefall (ja/nein)
- Hauptdiagnose
- mit der Hauptdiagnose verbundene Operation (ja/nein)
- Fachabteilung, in der der Patient am längsten gelegen hat
- Wohnort (Gemeinde)

Wie in der Diagnosenstatistik der Bundespflegesatzverordnung gilt als Hauptdiagnose jene Diagnose, die hauptsächlich die Dauer der stationären Behandlung im Krankenhaus beeinflußt bzw. den größten Anteil der medizinischen Leistungen verursacht hat. Für ihre Bestimmung ist der für die Behandlung des Patienten verantwortliche Arzt zuständig. Die Verschlüsselung der Diagnose sollte von den Ärzten oder von gesondert geschultem Personal in den Krankenhäusern vorgenommen werden.

Das Zu- und Abgangsdatum dient dazu, die Pflegetage und - in Verbindung mit dem Geburtsdatum - das Alter der Patienten zum Zeitpunkt des Beginns der Krankenhausbehandlung zu errechnen. Die zusätzliche Angabe der Fachabteilung ist erforderlich, um den gewünschten Nachweis der Altersstruktur der Patienten je Fachabteilung zu erstellen. Mit Hilfe der Angabe des Wohnortes sollen die Ergebnisse nach Einzugsgebieten ausgewertet werden, um darzustellen, wieviel Patienten aus welchen Regionen kommen, an welchen Krankheiten leiden und von welchen Krankenhäusern behandelt werden.

Die Einführung der bundeseinheitlichen Diagnosestatistik ist ein Einstieg zu einer umfassenden Dokumentation des Gesundheitszustandes der Bevölkerung. Sie stellt gleichwohl nur einen Kompromiß dar, der nicht alle Ansprüche befriedigen kann. So wird von Seiten der epidemiologischen Forschung u.a. gefordert, die volle vierstellige ICD-Klassifikation anzuwenden, neben der Hauptdiagnose auch die Verschlüsselung weiterer Krankheitsarten zuzulassen, auch nach der Art der durchgeführten Operation zu unterscheiden und vor allem bei der Ableitung exakter Inzidenzen außer Fallzahlen auch personenbezogene Informationen bereitzustellen. Diese Anregungen wurden bei der Konzeptentwicklung bereits eingehend erörtert, ihnen konnte aber wegen des damit verbundenen zusätzlichen Aufwandes sowie aus datenschutzrechtlichen Gründen nicht gefolgt werden. Das künftige Datenmaterial weist jedoch ausreichende Besetzungszahlen auch bei seltenen Krankheiten aus; es kann somit auch stichtagsbezogen oder mit Hilfe einer repräsentativen Stichprobe ausgewertet werden. Fehleinschätzungen, die dadurch entstehen, daß Patienten bei bestimmten Krankheiten im Berichtsjahr ein Krankenhaus wiederholt aufsuchen müssen, können auf diese Weise ausgeschaltet bzw. auf ein Minimum reduziert werden. Wenn zudem von Anfang an laufend Validierungsstudien in den Krankenhäusern vorgesehen werden, um die Datenqualität abzusichern und Erfahrungssätze über Personen-Fall-Relationen abzuleiten, läßt sich die Diagnosestatistik zu vielen epidemiologischen Analysen heranziehen, zu deren Durchführung heute noch ausreichendes Zahlenmaterial fehlt.

Auswertung der Daten

Für die Aufbereitung der statistischen Ergebnisse ist ein Tabellenprogramm vorgesehen, das flexibel angelegt ist und eine umfassende Analyse des Datenmaterials sicherstellen soll. Die einzelnen Erhebungsteile werden dabei so miteinander verknüpft, daß Zusammenhänge zwischen der Ausstattung der Krankenhäuser, ihrem Leistungsangebot, den Kosten und der Morbidität der Patienten sichtbar werden.

Dieses Ziel wird u.a. erreicht, indem man eine Typisierung der Krankenhäuser bzw. Vorsorge- oder Rehabilitationseinrichtungen vornimmt. Dabei werden von der Struktur her gesehen gleiche Berichtseinheiten (z.B. geförderte Krankenhäuser oder Krankenhäuser mit 200 bis 300 Betten) zusammengefaßt. Die Typisierung erfolgt vollmaschinell im Zuge des Aufbereitungsverfahrens. Anschließend werden die drei Erhebungsteile (Grunddaten, Kosten und später Diagnosen) miteinander verknüpft, so daß Auswertungen über sämtliche erhobenen Merkmalskombinationen möglich sind. Auf diese Weise kann die unterschiedliche Bettenauslastung und Verweildauer z.B. in Plankrankenhäusern, kleineren Privatkliniken oder psychiatrischen Anstalten nachgewiesen werden, und man erhält gleichzeitig auch quantitative Angaben über die Personalausstattung und die vorhandenen Sondereinrichtungen in diesen Häusern sowie über die Kosten, ihre Zusammensetzung und Veränderung. Mit der Anbindung an die Diagnosestatistik wird die Berichterstattung für die genannten Krankenhäuser auf Art und Umfang der Behandlung ausgedehnt. Künftig kann die Statistik somit nicht nur Informationen liefern, daß bestimmte Krankenhäuser teurer sind als andere, sondern auch warum sie teurer sind, welche Patientengruppen mit welchen Krankheiten behandelt werden und wie sich jeweils die krankheitsbedingte Verweildauer auf den Nutzungsgrad der Betten sowie die Personal- und Kostenstruktur auswirkt.

Die Diagnosestatistik bietet mit der Erfassung von Einzeldaten nach Einzugsgebieten weitere Auswertungsmöglichkeiten, für die dringender Informationsbedarf besteht.

Als Stichworte seien genannt: Altersstruktur der behandelten Patienten nach Geschlecht und Fachabteilung, Kurz- und Langlieger nach Hauptdiagnosen, alters- und geschlechtsspezifische Darstellung der Krankheitshäufigkeit, Sterbe- und Operationsfälle nach Hauptdiagnose und Pflegetagen, Patienten nach Herkunftsgebieten, regionale Streuung der stationären Morbidität.

Von Seiten der Forschung dürfte hierbei die regionale Häufigkeitsverteilung von bestimmten Krankheitsarten (z.B. Asthma, Bronchitis, Herzinfarkt, Leukämie etc.) von besonderem Interesse sein. Kleinräumliche Untersuchungen des stationär behandelten Krankheitsspektrums in Kombination mit Umweltbelastungsdaten sowie mit demographischen und sozioökonomischen Angaben können einen wichtigen Beitrag zur Aufhellung vorhandener Ursache-Wirkungs-Zusammenhänge bei der Entstehung und Verbreitung von Krankheiten liefern.

Um das Datenmaterial voll auszuschöpfen, muß die amtliche Statistik dem Nutzer künftig allerdings verstärkt Auswertungshilfen bereitstellen. Dies gilt z.B. bei der Herstellung des erforderlichen Personenbezugs und bei der Öffnung des Zugangs zu den Daten. Letzteres muß nicht immer bedeuten, daß nur Einzeldaten schnell und kostengünstig weitergegeben werden, was nach den gesetzlichen Bestimmungen auch nur in faktisch anonymer Form möglich ist. Die statistischen Ämter könnten aber in größerem Umfang als bisher Voraggregation des Datenmaterials vornehmen und in enger Kooperation mit den Konsumenten für eine ergebnisorientierte Informationsbereitstellung sorgen. Die medizinische und epidemiologische Forschung ist andererseits aufgerufen mitzuhelfen, aus der Krankenhausstatistik insbesondere der Diagnoseerhebung, ein wirksames Instrument für die Krankenversorgung, Verwaltung und Wissenschaft zu entwickeln. Hier gibt es noch hinreichenden Unterstützungsbedarf.

Hinweis: In den 5 neuen Bundesländern wird die neue Krankenhausstatistik mit gleichem Programm ab 1991 durchgeführt.

Literatur:

Luithlen, Eberhard; Schattat-Fischer, Bettina; Tuschen, Karl Heinz; Die neue Krankenhausstatistik, in: Führen und Wirtschaften im Krankenhaus, Heft 3, 1990, S.152 ff.

Völlink, Jürgen, Informationen zur neuen Krankenhausstatistik-Verordnung, in: das Krankenhaus, Heft 4, 1990, S. 159 ff.

Hoffmann, Ulrich, Neue Bundesstatistik für Krankenhäuser - Grundlage zum Aufbau eines statistischen Krankenhausinformationssystems, in: Wirtschaft und Statistik, Heft 10, 1990, S. 693 ff.

MÖGLICHKEITEN UND GRENZEN DER EPIDEMIOLOGISCHEN NUTZUNG VON DATEN DER
GESETZLICHEN SOZIALLEISTUNGSTRÄGER AM BEISPIEL DER RENTENVERSICHERUNG

Michael F. Schuntermann
Verband Deutscher Rentenversicherungsträger
Abteilung Sozialmedizin
Frankfurt am Main

1. Zweck und Art der Morbiditätsstatistiken der Sozialleistungsträger

Die "Morbiditätsstatistiken" der gesetzlichen Sozialleistungsträger sind in der Regel Jahresstatistiken, die in der Hauptsache das Leistungsgeschehen einzelner Träger oder Trägergruppen zu Planungszwecken und zur Rechenschaftslegung für die Verwaltungen und Selbstverwaltungen, Bundesministerien und Aufsichtsbehörden sowie für die Öffentlichkeit dokumentieren. Für die epidemiologische Nutzung stellen sie periodenbezogene und ereignisorientierte Sekundärstatistiken dar.

Diese Statistiken sind keine Krankheitsstatistiken im eigentlichen Sinn, sondern Statistiken über bestimmte, eingetretene arbeits- oder sozialversicherungsrechtliche Krankheitsfolgen, wie z.B. ambulante oder stationäre Behandlungsbedürftigkeit, Arbeitsunfähigkeit, Rehabilitationsbedürftigkeit, Berufsunfähigkeit, Erwerbsunfähigkeit oder Pflegebedürftigkeit. Krankheiten oder Krankheitsgruppen haben keinen eigenständigen und interpretierbaren Stellenwert, sondern sie dienen nur als Gliederungskriterien für die Krankheitsfolgen. Eine epidemiologische Nutzung dieser Statistiken oder der ihnen zugrunde liegenden Daten erscheint daher zunächst nur im Rahmen des Konzepts der Krankheitsfolgen sinnvoll zu sein. Inwieweit auch Schätzungen z.B. von Inzidenzen oder Prävalenzen einzelner Krankheiten möglich sind, muß in jedem Einzelfall geprüft werden.

Die Ergebnisse der Leistungsstatistiken sind grundsätzlich Selektionsprozessen unterworfen, die z.B. vom Inanspruchnahmeverhalten und von der Erfüllung versicherungsrechtlicher Voraussetzungen, aber auch durch die Art der versicherten Personenkreise gesteuert werden. Dieser Sachverhalt ist bei der Interpretation der Ergebnisse epidemiologischer Untersuchungen zu berücksichtigen.

2. Mindestanforderungen für eine epidemiologische Nutzung

Unter den genannten allgemeinen Rahmenbedingungen kann das kalenderjährliche (gesundheitsbezogene) Leistungsgeschehen der Sozialleistungsträger als Realisation von zeitlichen Ausschnitten epidemiologischer Prozesse interpretiert werden. Für das verständnis- oder handlungsorientierte Studium dieser Prozesse müssen die entsprechenden Daten neben sachlogischen insbesondere die folgenden methodischen Mindestanforderungen erfüllen, wie eine konzeptionelle Analyse dieser Prozesse mit Hilfe eines Lexis-Diagramms zeigt (vgl. auch SCHACH, 1985, S. 21 ff):

1. Übereinstimmung von Ereignis- und Berichtszeitraum. Ein epidemiologisches Ereignis, das in die statistische Berichterstattung für einen Berichtszeitraum eingeht, soll auch in diesem eingetreten sein. Diese Bedingung ist auf der Ebene der veröffentlichten Statistiken aus Verfahrens- oder anderen Gründen nicht immer erfüllt (Beispiel: Rentenzugänge wegen Berufs- oder Erwerbsunfähigkeit in der VDR-Statistik Rentenzugang).

Eng mit dieser Forderung hängt die Forderung nach der Vollständigkeit des Ereignisdatenkörpers zusammen:

2. Vollständigkeit des Ereignisdatenkörpers. Wichtigstes Instrument epidemiologischer Untersuchungen sind Raten. Um z.B. die Intensität epidemiologischer Phänomene nicht zu unterschätzen, soll der Ereignisdatenkörper für eine Periode vollständig sein. Der Begriff der Vollständigkeit wird jedoch häufig "meldungsbezogen" verwandt, d.h. eine Datengesamtheit für einen Berichtszeitraum ist dann vollständig, wenn alle für den Berichtszeitraum gemeldeten Daten in der Datengesamtheit enthalten sind. Diese Definition ist für epidemiologische Fragestellungen nicht adäquat. Vollständigkeit im Hinblick auf den Ereigniszeitraum kann jedoch dadurch erreicht werden, daß die Daten mehrerer, aufeinander folgender Berichtsjahre verwendet werden. Wieviele Berichtsjahre zu wählen sind, hängt von der Verteilung der Dauer zwischen Ereigniszeitpunkt und Meldezeitpunkt ab. Bei Untersuchungen zum Frühberentungsgeschehen (Ereigniszeitpunkt: Jahr des Rentenbeginns) z.B. werden vier Berichtsjahre benötigt. Dies wiederum hat zur Folge, daß dem Laien die Ergebnisse gelegentlich als wenig aktuell erscheinen.

3. Personenbezug. Epidemiologische Prozesse realisieren sich mit ihren Ereignissen an Personen. Für eine statistische Beschreibung und Analyse dieser Prozesse sind daher Personen die statistischen Zähleinheiten. Die Leistungsstatistiken stellen jedoch, ihrem hauptsächlichen Zweck entsprechend, in aller Regel auf epidemiologische Ereignisse ab. Ein Rückschluß von Ereignis- auf Personengesamtheiten ist dann uneingeschränkt möglich, wenn der zugrunde liegende Prozeß nichtrekurrenter Art ist (z.B. Mortalität). Er ist praktisch auch dann begründet, wenn er rekurrenter Art ist und wenn die Wahrscheinlichkeit des zwei- oder mehrmaligen Eintritts des gleichen epidemiologischen Ereignisses an einer Person im Vergleich zu dessen einmaligen Eintreten vernachlässigbar klein ist. Die wichtige Möglichkeit, einen rekurrenten Prozeß in einen nichtrekurrenten zu überführen, indem nur das infrage stehende Erstereignis betrachtet wird, wird häufig datenmäßig nicht berücksichtigt.

4. Altersbezug. Epidemiologische Prozesse sind altersspezifische Prozesse. Daher kommt dem Alter bei Eintritt des entsprechenden Ereignisses (mindestens gemessen in vollendeten Lebensjahren) eine besondere Bedeutung zu. In vielen Fällen genügt es nicht, die Jahresdifferenzmethode (Ereignisjahr abzüglich Geburtsjahr) zur Altersbestimmung zu verwenden, insbesondere dann nicht, wenn aus sachlichen Gründen eine altersmäßige Obergrenze der Betrachtung eines epidemiologischen Prozesses eingeführt wird (z.B. Erstrehabilitations- oder Frühberentungstafeln (BU/EU) Pflichtversicherter). Häufig ist es aus Datenschutzgründen nicht möglich, das vollständige Geburtsdatum zu verwenden. Dies ist auch nicht erforderlich, wenn z.B. die Information zur Verfügung steht, ob die entsprechende Person zum Ereigniszeitpunkt im Ereignisjahr schon Geburtstag hatte oder nicht.

5. Bezug auf Personen unter Risiko. Zur Messung eines epidemiologischen Phänomens ist es nicht hinreichend, die Zahl der Personen zu kennen, an denen sich in einem bestimmten Berichtszeitraum ein bestimmtes epidemiologisches Ereignis realisiert hat. Unabdingbar ist die Bezugnahme auf Zahl und Altersaufbau der Personen, die dem Risiko des Eintretens des Ereignisses in dieser Periode ausgesetzt waren. Bei den Sozialleistungsträgern sind dies in der Regel die möglichen Anspruchsberechtigten. Da

die Feststellung dieses Personenkreises außerordentlich aufwendig und zum Teil auch nicht möglich ist, muß in der Praxis auf geeignete Surrogate zurückgegriffen werden. Die Frühberentungstafeln (BU/EU), Erstrehabilitations- und Reha-Potentialtafeln z.B. beziehen sich auf Pflichtversicherte.

3. Datenqualität

Daten und Datengesamtheiten bilden eine wesentliche Grundlage statistischer Beschreibungen und Argumente. Der Evaluation von Daten und Datengesamtheiten, d.h. der Beurteilung, in welchem Umfang diese bestimmte Anforderungsprofile erfüllen, kommt daher eine besondere Bedeutung zu. Ein solches Profil wurde z.B. für die Gesundheitsberichterstattung entwickelt (vgl. BRECHT, 1990, S. 64 - 69).

Die Praxis zeigt, daß es zusätzlich erforderlich ist, die Datenqualität auch im engeren Sinn zu beurteilen, also die Frage zu beantworten, inwieweit sich ein bestimmtes Merkmal in einem definierten Datenkörper zur statistischen Beantwortung einer bestimmten epidemiologischen Fragestellung mittels einer bestimmten statistischen Methode eignet. Die Frage der Datenqualität wird hierbei also in einen Zusammenhang mit dem "Delta der Statistik" (Einheit von Fragestellung, Methodik und Daten) gestellt.

Bei Vorliegen von Sekundärdaten, wie dies bei den Leistungsstatistiken (bzw. den ihnen zugrunde liegenden Daten) der Sozialleistungsträger der Fall ist, muß in aller Regel die zu beantwortende epidemiologische Fragestellung einschließlich der statistischen Methodik zu ihrer Beantwortung an die Daten angepaßt werden. Um dies optimal zu erreichen, ist es zunächst zweckmäßig, einen Merkmalsthesaurus zu erstellen, der es gestattet, Merkmale unter verschiedenen Aspekten transparent zu machen und im Hinblick auf das zu lösende Problem zu bewerten.[1] Der Merkmalsthesaurus ist zugleich ein wichtiges Instrument zur Sicherung und Verbesserung der Datenqualität im allgemeinen Sinn. Zur allgemeinen Datenqualität in den Bereichen Rehabilitation und Frühberentung der Rentenversicherung siehe SCHUNTERMANN et al. (1990).

---

[1] Ein Merkmalsthesaurus ist ein Katalog von infrage kommenden Merkmalen, der insbesondere folgende Informationen enthalten soll:

1. Systematik der Definition (verwaltungsmäßig, versicherungsrechtlich, (sozial- und arbeits-) medizinisch, sozial- und gesundheitspolitisch),
2. Zweck der Erhebung (verwaltungsmäßig, versicherungsrechtlich, (sozial- und arbeits-) medizinisch, sozial- und gesundheitspolitisch),
3. Bedeutung des Merkmals für den Sozialleistungsträger (verwaltungsmäßig, versicherungsrechtlich, (sozial- und arbeits-) medizinisch, sozial- und gesundheitspolitisch),
4. Skalenniveu,
5. Merkmalsausprägungen (Schlüsselziffern und ihre Bedeutung, Codierung fehlender Werte),
6. unverändert erhoben (von - bis), Modifizierungen,
7. Zeitstabilität und Zeitvergleichsfähigkeit,
8. Anlaß und Zeitpunkt der Erhebung und der Speicherung,
9. Zeitraum zwischen Ereigniszeitpunkt und Meldezeitpunkt für die Statistik,
10. Erhebungsmodalitäten (Informationsabgabe durch wen?, maschinelle Bildung),
11. Validität,
12. Plausibilitätsprüfungen,
13. Stellen und Länge im Datensatz,
14. mögliche Alternativen,
15. Kommentar zur statistischen Auswertung.

4. Anwendungsbeispiele aus dem Bereich der Rentenversicherung

Die folgenden drei epidemiologischen Fragenbereiche, die beim VDR forschungsmäßig angegangen wurden, sind für die Verwaltung der Rentenversicherung, die Sozialmedizin, die Sozialpolitik und die Gesundheitswissenschaften von besonderer Bedeutung:

1. Berufs- oder Erwerbsunfähigkeit sowie Rehabilitationsbedürftigkeit als altersspezifische, epidemiologische Risikoprozesse: Wieviele von je 100.000 15jährigen pflichtversicherten Männern bzw. Frauen der Arbeiterrentenversicherung bzw. Angestelltenversicherung nehmen im Verlauf ihres Erwerbslebens in welchem Alter und infolge welchen Leidens erstmals die rehabilitative Versorgung durch die Rentenversicherung bzw. eine Rente wegen Berufs- oder Erwerbsunfähigkeit in Anspruch? In welchem Alter der Versicherten gelangen diese Prozesse in ihre kritische Phase? Wie unterscheiden sich diese Prozesse im Hinblick auf Krankheitsgruppen, Geschlecht und Versicherungszweig nach Intensität und zeitlichem Verlauf? Welche Bedeutung haben die verschiedenen Krankheitsgruppen, gemessen am Gesamtverlust an Erwerbsjahren durch Berentung wegen Berufs- oder Erwerbsunfähigkeit bzw. an der zeitlichen Mindestbelastung durch chronische Krankheit (Rehabilitation)? Wie verändert sich die Rangfolge der Krankheitsgruppen mit zunehmendem Alter? Wie verändert sich der Gesamtverlust an Erwerbsjahren, wenn es gelänge, die Inzidenz einer Krankheitsgruppe um p Prozent zu senken? Bei welchen Krankheitsgruppen ist diese Reduktion am größten? Diese Fragen können aufgrund der Datenlage mit Hilfe z.B. Markoff-Ketten erster Ordnung beantwortet werden (SCHUNTERMANN, 1987, 1990a).

2. Versorgungsepidemiologie: In welchem Umfang erreicht die Rentenversicherung mit ihrer rehabilitativen Versorgung ihre rehabilitationsbedürftigen Versicherten (rehabilitativer Versorgungsgrad)? Wie variiert der rehabilitative Versorgungsgrad mit Geschlecht und Versicherungszweig? Wie verändert sich der rehabilitative Versorgungsgrad mit zunehmendem Alter? Interpretiert man im Einklang mit §§ 9, 10 SGB VI den Eintritt des Risikos der Rehabilitationsbedürftigkeit (erhebliche Gefährdung oder Minderung der Erwerbsfähigkeit wegen Krankheit oder körperlicher, geistiger oder seelischer Behinderung) als notwendig für den Eintritt der Risiken der Berufs- oder Erwerbsunfähigkeit, dann ist im Grundsatz jeder Versicherter, der BU-/EU-berentet wird, zuvor rehabilitationsbedürftig gewesen. Rehabilitativ nicht erreicht werden insbesondere diejenigen, die BU-/EU-berentet werden, ohne daß sie zuvor in der rehabilitativen Versorgung standen. Auf dieser Basis läßt sich die Versorgungsfrage mit Hilfe vorhandener Daten im Rahmen der Theorie der Markoff-Ketten beantworten (SCHUNTERMNN, 1990b).

3. Effektivität der Rehabilitation: Wie effektiv ist das medizinische Rehabilitationswesen der Rentenversicherung? Mit der Rehabilitation soll u.a. Berufs- oder Erwerbsunfähigkeit vorgebeugt werden. Es liegt daher nahe, Effektivitätsmaße auf der Grundlage des Abgangsverhaltens einer Rehabilitandenkohorte aus dem Erwerbsleben (durch Tod, BU-/EU-Rente, Altersrente) zu konstruieren (historisch-prospektiver Ansatz der Reha-Verlaufsstatistik, vgl. MÜLLER-FAHRNOW et al., 1989).[2]

---

[2] Allgemeine Anmerkungen zur Datenlage: Die seit 1954 jährlich vom VDR veröffentlichten Rehabilitationsstatistiken und seit 1950 veröffentlichten Rentenzugangsstatistiken basieren auf Vollerhebungen der entsprechenden epidemiologischen Ereignisse (durchgeführte Rehabilitationsmaßnahmen, Rentenneuzugänge wegen Berufs- oder Erwerbsunfähigkeit u.a). Für jedes dieser Ereignisse wird ein Einzeldatensatz erstellt, der neben persönlichen, demographischen, sozioökonomischen, Verwaltungs- und Anamnesedaten (z.B. über bisher durchgeführte Reha-Maßnahmen) z.Z. bis zu drei Diagnosen (verschlüsselt nach der ICD/9. Rev.) mit Diagnosenzusatz und Diagnosensicherheit sowie Informationen über die Ursache der Erkrankung (nur Rehabilitation) bzw. eine Diagnose mit den entsprechenden Zusätzen als Ursache einer BU-/EU-Berentung (Rentenzugang) enthält. Die Dia-

Fragen zum BU-/EU-Berentungsrisiko, zum rehabilitativen Versorgungsgrad und zur Effektivität des Rehabilitationswesens der Rentenversicherung können simultan durch retrospektive Analyse einer Geburtsjahrgangskohorte beantwortet werden. Derartige Daten stehen jedoch z.Z. noch nicht zur Verfügung. Daher wird gegenwärtig versucht, die genannten Fragen simultan im Rahmen der Theorie der Markoff-Ketten unter Hinzunahme geeigneter Hypothesen zu beantworten (vgl. SCHWEITZER, 1983).

5. Literatur:

Brecht, J.G. (1990): Aufbau einer Gesundheitsberichterstattung: Bestandsaufnahme und Konzeptvorschlag; Endbericht / Forschungsgruppe Gesundheitsberichterstattung. (Hrsg.: Red.- Komitee d. Forschungsgruppe, J.G. Brecht ...), Sankt Augustin, Bd. 1

Müller-Fahrnow, W., Löffler, H.E., Schuntermann, M.F., Klosterhuis, H. (1989): Die Rehabilitations-Verlaufsstatistik - Ergebnisse eines Forschungsprojektes zur Epidemiologie in der medizinischen Rehabilitation. Teil II: Die Sozialmedizinische Prognose. Deutsche Rentenversicherung, 3/1989, 170 - 207

Schach, E. (1985): Von Gesundheitsstatistiken zum Gesundheitsinformationssystem. In: E. Schach (Hrsg.): Von Gesundheitsstatistiken zu Gesundheitsinformation. Medizinische Informatik und Statistik, Bd. 61, Springer

Schuntermann, M.F. (1990b): Erreicht die Rentenversicherung ihre rehabilitationsbedürftigen Versicherten mit ihren rehabilitativen Leistungen? - Grundzüge eines epidemiologischen Leistungsmodells der Rentenversicherung. In: Sozialmedizinische Ansätze der Evaluation, Bd. III: Rehabilitation chronisch Kranker. H. Weber-Falkensammer, F. Schliehe, R. Brennecke (Hrsg.), 25. Wissenschaftliche Jahrestagung der Deutschen Gesellschaft für Sozialmedizin und Prävention (Proceedings), Springer (in Vorbereitung)

Schuntermann, M.F. (1990a): Krankheitsspezifische Erstrehabilitationstafeln Pflichtversicherter 1984/86. In: Sozialmedizinische Ansätze der Evaluation, Bd. III: Rehabilitation chronisch Kranker. H. Weber-Falkensammer, F. Schliehe, R. Brennecke (Hrsg.), 25. Wissenschaftliche Jahrestagung der Deutschen Gesellschaft für Sozialmedizin und Prävention (Proceedings), Springer (in Vorbereitung)

Schuntermann, M.F. (1987): Der Einfluß ausgewählter Krankheiten/Behinderungen auf die Berentlichkeit wegen Berufs- oder Erwerbsunfähigkeit - Ein Beitrag zur Epidemiologie der Frühberentung. Deutsche Rentenversicherung 7/1987, 442 - 496

Schuntermann, M.F., Braun, R., Weber-Falkensammer, H., Potthoff, P.: Die Aussagekraft der Prozeßdaten der gesetzlichen Rentenversicherung im Rahmen einer nationalen Gesundheitsberichterstattung. In: Aufbau einer Gesundheitsberichterstattung, Bd. II, Forschungsgruppe Gesundheitsberichterstattung (Hrsg.), Asgard, 1990, 843 - 890

Schweitzer, W. (1983): Die Ermittlung von demographischen Tafeln mit Hilfe der Theorie der Markov-Ketten. Zeitschrift für Bevölkerungswissenschaft, Jg. 9 (1983), 187 - 228

---

gnosenangaben gelten als sicher, weil sie entweder bei Entlassung aus der Reha-Klinik gegeben werden (Entlassungsbericht) oder Rentenleistungen auslösen. Gleichwohl ist zu berücksichtigen, daß die ICD im Bereich der chronischen Krankheiten deutliche Schwächen aufweist. Die auf Krankheitsfolgen abstellende Internationale Klassifikation der Impairments, Disabilities und Handicaps hat sich in der BRD bisher nicht durchsetzen können. Die in den Datensätzen angegebenen Daten sind zum großen Teil prozeßproduziert, d.h. daß die Verwaltungen der Träger die Dateneingabe und Datenspeicherung im Rahmen des durch die gesetzlichen Aufgaben vorgegebenen Arbeitsprozesses ohnehin vornehmen. Vor ihrer statistischen Auswertung werden die Datensätze einer ausführlichen maschinellen Fehlerprüfung unterzogen. Neben den Querschnittsstatistiken ist in den letzten Jahren die sog. "Reha-Verlaufsstatistik" entwickelt worden, deren zugrunde liegender Datensatz Daten aus den Bereichen Rehabilitation, Rente und Versicherung enthält und Verlaufsuntersuchungen bis zu einer Dauer von acht Jahren zuläßt. Zur epidemiologischen Nutzung der genannten Leistungsdaten ist die Pflichtversichertenstatistik, die vom VDR seit 1980 jährlich veröffentlicht wird, beizuziehen. Regionalisierte Betrachtungen sind möglich.

Datenerfassung in der Primärversorgung durch Beobachtungspraxen - Aspekte der Datenqualität

Fontaine J[1], Swart E[1], Robra B-P[1], Schwartz FW[1], Colberg R[2], Behrendt W[2], Schäfer T[3], Grüger J[3]

[1] Abteilung für Epidemiologie und Sozialmedizin, Medizinische Hochschule Hannover, [2] Ärztekammer Niedersachsen, [3] Dornier Planungsberatung

1. Zum Begriff "Beobachtungspraxen"

Im englischen Sprachraum werden Beobachtungspraxen mit dem Wort "sentinel" (= "Wachposten") bezeichnet. Das Wächteramt der Sentinels bezieht sich dabei auf die Beobachtung definierter Gesundheitsstörungen (Meldeereignisse) und deren Meldung an eine Zentrale, die für die Koordinierung der Erhebung, die Datenhaltung und -auswertung zuständig ist. Mit einem Netz von Sentinel-Praxen können so stichprobenartig Daten über den Gesundheitszustand der Bevölkerung aus der Primärversorgung erhoben werden.

Sentinel-Meldenetze sind in einigen europäischen und außereuropäischen Ländern schon seit längerem eingerichtet. Das von der Europäischen Gemeinschaft geförderte Euro-Sentinel-Projekt zielt auf eine länderübergreifende Abstimmung bei der Festlegung einzelner Meldethemen und bei der Vorgehensweise während der Erhebungen.

Der Modellversuch zur Errichtung und Erprobung regionaler Beobachtungspraxen zwecks Erhebung umweltbezogener Gesundheitsstörungen MORBUS versucht, dieses Instrument unter den besonderen Bedingungen des Versorgungssystems in der Bundesrepublik zu implementieren und unter methodischen Aspekten zu bewerten. Inhaltlicher Schwerpunkt des grundsätzlich offenen Systems ist dabei die Beobachtung potentiell umweltbezogener Gesundheitsstörungen.

2. Möglichkeiten der Datenerhebung in Beobachtungspraxen

Die Praxis des niedergelassenen Arztes ist bei den meisten Gesundheitsstörungen die erste und die einzige Anlaufstelle der Bevölkerung im medizinischen Versorgungssystem. Beobachtungspraxen bieten die Möglichkeit, den Arzt-Patient-Kontakt als Datenquelle zu erschließen. Grundsätzlich sind alle Ereignisse, die zu einem Arzt-Patient-Kontakt geführt haben, und Schritte des diagnostisch-therapeutischen Procederes als Meldethemen denkbar. Viele dieser bei einem Arzt-Patient-Kontakt anfallenden Informationen erscheinen sonst in keiner epidemiologisch auswertbaren Datenquelle. Anders als in anderen Datenquellen können bereits frühe Symptome und Gesundheitsstörungen erfaßt werden.

Als Meldeereignis können im einzelnen definiert werden:

- das Patientenanliegen, das den Patienten zum Arzt geführt hat,
- Symptome oder Symptomkonstellationen,
- Befunde
- wahrscheinliche bzw. gesicherte Diagnosen.

Die Validität und Reliabilität der Erfassung muß durch klare Ein- und Ausschlußkriterien der Meldethemen gewährleistet werden, damit die Zahl der falsch-negativen und der falsch-positiven Fälle gering bleibt. Bei oftmals unspezifischen Beschwerden oder Kontaktanlässen seitens der Patienten und daher mehreren zunächst möglichen Diagnosen erfordert dieser Punkt besondere Aufmerksamkeit. Meldethemen können einmalig bzw. periodisch für querschnittartige Untersuchungen und Häufigkeitsschätzungen oder kontinuierlich zur Bestimmung zeitlicher Verläufe aufgezeichnet werden.

Über die einfache Angabe der Häufigkeit der Meldeereignisse hinausgehend können mit ihnen in Zusammenhang stehende Informationen aus der Anamnese und über Laborbefunde, physiologische Parameter, therapeutische Maßnahmen und Verlauf patientenbezogen gesammelt und anonymisiert an die Zentrale übermittelt werden. So können Erkenntnisse zur Prüfung bestehender Hypothesen oder zur Generierung neuer Hypothesen gewonnen werden. Aus Praktikabilitätsgründen ist es sinnvoll, die anläßlich eines Meldeereignisses zu erhebenden Angaben auf die zu beschränken, die üblicherweise in dem entsprechenden Zusammenhang vom Arzt anamnestisch erhoben werden bzw. zum üblichen diagnostischen Procedere gehören. Es ist aber auch vorstellbar, über diesen Rahmen hinaus Informationen aus der Anamnese, über den Sozialstatus, Beruf, Gesundheitsverhalten oder die Familienanamnese in den Katalog der zu übermittelnden Items aufzunehmen.

Die Durchführung zusätzlicher, über das übliche hinausgehender, diagnostischer Maßnahmen ist ebenfalls denkbar, solange diese medizinisch vertretbar sind und von seiten des Patienten eine entsprechende Einwilligung vorliegt. So können z.B. - wie in Großbritannien - durch Virusisolierung und -anzucht die Auslöser von Epidemien frühzeitig identifiziert und bezüglich ihrer Ausbreitung beschrieben werden. Im Zusammenhang mit umweltmedizinischen Fragestellungen können bei bestimmten Meldeereignissen - oder auch unabhängig davon - in den Sentinel-Praxen Proben gewonnen werden, die einer Untersuchung auf Residuen von Schadstoffen bzw. auf Biomarker für Umweltschadstoffe zugeführt werden können. Bekannte Risikogruppen hinsichtlich einer bestimmten Erkrankung oder Exposition (wie z.B. Asthmatiker in Bezug auf Luftbelastungen) können gezielt und prospektiv beobachtet werden.

Sentinels können wichtige Informationen unter dem Aspekt der Versorgungsforschung liefern, da eine Vielzahl von Daten zu Kontaktanlaß, Diagnose, Behandlung, Medikation usw. patientenbezogen dokumentiert werden können.

Schließlich ist es auch denkbar, ein Sentinel-Meldenetz mit der Beobachtung allgemeiner, also von der Anbindung an eine bestimmte, als Meldeereignis definierte Gesundheitsstörung losgelöster, gesundheitsrelevanter Parameter zu betrauen. Denkbar sind z.B. Erhebungen zum Gesundheitsverhalten, zum Ernährungsverhalten oder zur Reichweite und Wirkung präventiver Kampagnen.

Bei einer etablierten Meldestruktur und kontinuierlich mitarbeitenden Meldeärzten besitzt dieser Ansatz hohe Flexibilität. So kann auch aktuellen Fragestellungen - z.B. Auswirkungen akuter Umweltbelastungen oder gesundheitspolitischer Maßnahmen - nachgegangen werden, da eine schnelle und flexible Veränderung der Meldethemen bzw. Erhebungsinhalte möglich ist. Diese Möglichkeit bietet sich bei anderen Datenquellen nicht.

3. Aufbau eines Meldenetzes

Als Erhebungsregion kann das gesamte Bezugsgebiet gewählt werden, wenn Fragestellungen hinsichtlich der Inanspruchnahme des Versorgungssystems oder die globale Schätzung von Maßzahlen im Vordergrund stehen. Für einen räumlichen Vergleich kann die Erhebung auch auf ausgewählte Teilregionen beschränkt bleiben. In Niedersachsen wurden drei Regionen mit unterschiedlicher Umweltbelastung und Sozialstruktur ausgewählt.

Bei der Auswahl der Meldeärzte in einer Erhebungsregion kann Repräsentativität hinsichtlich von Arzt- bzw. Praxischarakteristika (Fachgruppe, Niederlassungsdauer, Praxisgröße und -organisation, Scheinzahl) angestrebt werden, um Maßzahlen über das tatsächliche Versorgungsgeschehen gewinnen zu können. Für eine bevölkerungsbezogene Repräsentativität brauchen wir dagegen Zusatzerhebungen über das Inanspruchnahmeverhalten der Bevölkerung, die auch aus anderen Gründen sinnvoll sind und nach den Erfahrungen des DHP-Surveys nicht unerreichbar scheinen. In Ausnahmefällen, wie z.B. bei Sentinel-Erhebungen, die anläßlich der frühen Vorsorgeuntersuchungen (U3 - U7) im Kindesalter durchgeführt würden, lassen sich Größe und Charakteristika der Nennerbevölkerung verläßlicher beschreiben, da diese Untersuchungen nur einmal im Leben in Anspruch genommen werden und leicht identifizierbar sind.

Aus Gründen der Datenqualität sollte versucht werden, den Kreis der teilnehmenden Ärzte konstant zu halten. Die Meldedisziplin kann so leichter bestimmt und beeinflußt werden. Da man unterstellen kann, daß sich die Bezugsbevölkerung einer Arztpraxis innerhalb der Zeitspanne, in der die Beobachtung von zeitlichen Verläufen -wie z.B. des Jahresganges von Atemwegssymptomen- sinnvoll ist, nicht wesentlich verändert, werden zeitliche Vergleiche möglich. Patientenbezogene, prospektive Ansätze werden möglich. Der Wechsel von Erhebungsthemen und die Durchführung von Folgeerhebungen, die sich aus einer ersten Erhebung ergebende Fragestellungen vertiefen wollen, wird erleichtert.

Die als Meldeereignis auszuwählenden Arzt-Patient-Kontakte, Befunde oder Gesundheitsstörungen sollten für die meldenden Ärzte eine praktische Bedeutung haben, so daß ein eigenes Interesse vorausgesetzt werden kann.

Es muß bei der Festlegung der Erhebungsmodalitäten darauf geachtet werden, daß die Erhebung keinen zu großen Arbeits- und Zeitaufwand für den meldenden Arzt zur Folge hat und den Praxisablauf nicht stört. Den Erfahrungen der europäischen Sentinel-Netze und unserer eigenen Pilotstudie ist zu entnehmen, daß eine Beteiligung der niedergelassenen Ärzte bei der Festlegung des Meldethemas und der Erhebungsmodalitäten, ein enger Kontakt zwischen der Studienzentrale und den Sentinel-Ärzten, regelmäßige, auch praxisbezogene Berichte über den Fortgang einer Erhebung und das Angebot einer auf das Erhebungsthema bezogenen Fortbildung die Motivation der Meldeärzte fördern und damit der Datenqualität dienen.

Die Auswahl der Medien für die Kommunikation zwischen den Sentinel-Ärzten und der Studienzentrale (Formular, Telefon, Btx, PC) wird so getroffen, daß Erfassungs- und Übertragungsfehler weitgehend vermieden werden. Für die Validität der Angaben ist in diesem Zusammenhang bedeutsam, daß die Datendokumentation durch den Arzt und möglichst während oder kurz nach dem Patientenkontakt vorgenommen werden kann.

4. Fortentwicklungsmöglichkeiten

Beobachtungspraxen bieten Möglichkeiten für weitergehende epidemiologische Studiendesigns.
Die erhobenen Daten können mit vorhandenen, potentiell korrelierenden, exogenen Variablen in Zusammenhang gebracht werden. Der Sentinel-Ansatz hat den Vorteil, personenbezogene Daten zur Verfügung stellen zu können und geht damit über die Analysemöglichkeiten eines ökologischen Ansatzes, bei dem ausschließlich aggregierte Daten verwandt werden, hinaus.

Bei einem Fall-Kontroll-Ansatz würden zu den bekannten Krankheitsfällen aus der gleichen Praxis oder einer anderen Meldepraxis geeignete Kontrollen ausgewählt, um anschließend eine Untersuchung hinsichtlich möglicher Einflußfaktoren durchzuführen. Man hat so die Gelegenheit, Hypothesen über Krankheitsursachen oder -auslöser gezielt nachzugehen. Derartige Untersuchungen müßten gezielt geplant werden im Hinblick auf Fallzahl, Auswahl der Kontrollen, Validität der retrospektiv erhobenen Daten etc..
Zu einem einzelnen Kontaktanlaß eines Patienten sind in der Regel alle Daten bei einem Arzt verfügbar. Weiterhin hat ein großer Teil der Bevölkerung einen festen Hausarzt, so daß oft ein beträchtlicher Teil einer individuellen Krankheitsgeschichte, die aus mehr als einem Kontaktanlaß besteht, bei einem einzelnen Arzt dokumentiert ist. Damit sind gute Voraussetzungen für prospektive Untersuchungen mit der Erhebung detaillierter personenbezogener Angaben durch den meldenden Arzt gegeben. Die Eignung des Meldepraxensystems zur Durchführung von Kohortenstudien muß bestimmt werden.

5. Methodische Probleme

Bei der Erfassung der Meldeereignisse (=Zähler) treten vor allem zwei unterschiedliche Selektionsprobleme auf:
(a) Auch wenn eine Repräsentativität der Meldeärzte angestrebt wird, ist wegen der Freiwilligkeit der Teilnahme eine Selektion in Richtung hoch motivierter Ärzte nicht auszuschließen. Mögliche Verzerrungen sind aber zu beschreiben, wenn man die Charakteristika der teilnehmenden Ärzte und ihrer Praxen mit denen der Gesamtheit vergleicht.
(b) Nur ein gewisser Teil der Bevölkerung sucht bei Beschwerden auch tatsächlich einen Arzt auf. Über die Zahl und Charakteristika der Personen, die bei Vorliegen subjektiver Beschwerden oder einer geringfügigen, akuten Gesundheitsstörung nur selten oder keinen niedergelassenen Arzt aufsuchen (die sogenannte Nullklasse), ist nichts bekannt. Es ist jedoch nicht davon auszugehen, daß sich das Inanspruchnahmeverhalten im Laufe der Zeit rasch ändert. Spezielle Surveys unter Berücksichtigung sozialer Merkmale wären nützlich.

Je nach Fragestellung muß zur Bildung von Verhältniszahlen der Nenner geeignet definiert werden. Unter dem Versorgungsgesichtspunkt ist die Zahl der Gesamtkontakte in einer Praxis ein aussagefähiger und verfügbarer Nenner. Hochrechnungen auf die Praxispopulation, die in einem größeren Zeitabschnitt mindestens einmal die Praxis aufsucht, lassen sich daraus näherungsweise durchführen. Ein exakter Bevölkerungsbezug läßt sich so jedoch nicht herstellen. Es lassen sich allerdings Erwartungswerte für Ereignishäufigkeiten in strukturell ähnlichen Praxen ermitteln.

Die aufgezeigten Probleme treten bei einem zeitlichen Vergleich in den Hintergrund. Innerhalb einer Praxis oder eines Meldenetzes können unter der Annahme gleicher Einzugsbevölkerung der Praxen und gleichen Kontaktverhaltens und mit genauer Beschreibung des Kontaktgeschehens in der Praxis zeitliche Verläufe bei den Kontaktanlässen aufgezeichnet und verglichen werden, sofern eine kontinuierliche Mitarbeit der Ärzte gesichert ist.

Fall-Kontroll- und Kohortenstudien im Sentinel-Ansatz sind allerdings von den Stichprobenproblemen weitgehend frei.

Literatur
Anderson JE (1980): Reliability of Morbidity Data in Family Practice, The Journal of Family Practice, 10, 677-683
De Loof J, Heyrman J (1979): The Denominator Problem, Allgemeinmedizin International, 8, 130-133
Eurosentinel (Hrsg.) (1989/1990): Quarterly Newsletter, Nr. 1-6
Green LA, Wood M, Becker L et. al. (1984): The Ambulatory Sentinel Practice Network: Purpose, Methods, and Policies, The Journal of Family Practice, 18, 275-280
Schach E, Robra B-P, Schwartz FW (1986): Gesundheit und Umwelt: Ausgewählte Erhebungverfahren und epidemiologische Methoden. In: Wichmann, HE (Hrsg.): Methodische Aspekte in der Umweltepidemiologie, Berlin, Heidelberg, New York: Springer,139-160
Schäfer T, Wachtel HW (1989): Umweltbezogene Gesundheitsberichterstattung - Eine Planungsstudie, St.Augustin: Asgard, 176-187

<u>DATENQUELLEN DES GESUNDHEITSWESENS DER DDR</u>
<u>UND IHRE HAUPTEIGENSCHAFTEN</u>

Michael Radoschewski

Institut für Sozialhygiene und Organisation des Gesundheitswesens
Berlin - Ost

1. <u>Einleitung</u>

Die Anhebung des Gesundheitszustandes und des Niveaus der gesundheitlichen Versorgung der Bevölkerung im östlichen Teil Deutschlands
verlangt genaue und regional differenzierte Kenntnis der Situation,
quantitative und qualitative Charakterisierung der vorhandenen Niveauunterschiede und ihrer strukturellen Komponenten. Dies spricht für
die schnelle Etablierung einer kontinuierlichen Gesundheitsberichterstattung in Deutschland und insbesondere in seinen künftigen östlichen Ländern (vgl. RADOSCHEWSKI (1990)). Die inhaltlichen und methodischen Anforderungen an Datenquellen für eine moderne Gesundheitsberichterstattung müssen deshalb auch Kriterien für die Bewertung
bisheriger Datenquellen des Gesundheitswesens der DDR sein. Eine derartige Wertung kann nur eine erste Näherung sein, da eine konzeptio-
nell untersetzte Bestandsaufnahme vorhandener Datenquellen in der
DDR nie erfolgte, ein Analogon zum Endbericht der Forschungsgruppe
Gesundheitsberichterstattung für den östlichen Teil Deutschlands als
inhaltlicher und methodischer Zugang demnach nicht gegeben ist. Dieser Umstand nährt zweifellos die vorhandenen sowohl positiven als
auch negativen Einschätzungen der Datenlage und der epidemiologischen Nutzbarkeit relevanter Datenquellen in der DDR. Er rechtfer-
tigt vielleicht auch diesen zwangsläufig nur groben Wertungsansatz.
Eine umgehende Bestandsaufnahme ist aus sachlicher Sicht mehr als
dringlich, da anderenfalls erhebliche Kompatibilitätsprobleme unvermeidlich sein dürften und die methodischen Möglichkeiten einer Validierung bisheriger Datenquellen bei Zeitverzug immer geringer werden.

2. <u>Haupt-Datenquellen des Gesundheitswesens</u>

In der DDR waren vor allem statistische Daten der staatlichen Verwaltung sowohl auf zentraler Ebene als auch auf der Ebene der Bezirke
und Kreise die entscheidenden Quellen für Analyse und Bewertung von
gesundheitlicher Lage und Gesundheitswesen. Ebenso wie in anderen
sozialen Bereichen prägten die zentralistische Leitungs- und Planungs-

struktur und die daraus resultierenden Informationsbedürfnisse und
-strukturen das Bild. Damit entsprach das Informationssystem seinem
Charakter nach einem "Hierarchisch administrativen Informationssystem" (WILLIAMS (1984)) mit allen daraus resultierenden Vor- und
Nachteilen (vgl. PANZER (1990)). In Anlehnung an für die Bundesrepublik Deutschland ausgewiesenen Gliederungen der Hauptdatenquellen
für Gesundheitsberichterstattung (SCHRÄDER et al. (1987)) (WEBER et
al. (1990)) lassen sich auch für die DDR die Prozeß- und Strukturdaten

- der Bevölkerungs- und Sozialstatistik (bei der Staatlichen Zentral-
  verwaltung für Statistik),

- der Fachberichterstattungen des Gesundheits- und Sozialwesens, d.h.
  der Gesundheits- und Medizinalstatistik (beim Institut für Medizinische Statistik und Datenverarbeitung) sowie

- der Statistik der Sozialversicherungsträger (der Sozialversicherung beim Bundesvorstand des FDGB und der Sozialversicherung bei
  der Staatlichen Versicherung)

als die entscheidenden Quellen kennzeichnen.

Daten des Zentralen statistischen Amtes (ehem. Staatliche Zentral-
verwaltung für Statistik)

Sie betreffen die Hauptparameter der Entwicklung der Bevölkerung in
ihrer regionalen, administrativen, biologischen und sozialen Struktur
und Verteilung. Erfaßt wurden die bekannten demographisch relevanten
Ereignisse und Strukturmerkmale, wobei mit den Jahren ein zunehmender
Abbau der Erfassung sozial relevanter Strukturmerkmale erfolgte. So
wurden beispielsweise primär erfaßte personenbezogene Daten der Zugehörigkeit zu sozialen Schichten in der Mortalitäts- und auch der Ge-
burtenstatistik nicht mehr erfaßt. Die erfaßten Daten lassen eine gute Gliederung der Ereignisse nach Regionen (Kreisen, Bezirken) zu,
wenngleich in der Mehrzahl auf zentraler und bezirklicher Ebene nur
aggregierte Daten verfügbar waren oder noch sind. Für wissenschaftliche Untersuchungen war, sekretierte Daten, wie z. B. die Suicide natürlich ausgenommen, ein allerdings genehmigungspflichtiger Zugriff
auf die lokal und auch zentral archivierten personenbezogenen Primärdokumente (z. B. Totenscheine) und damit eine Abgleichung mit den Er-
fassungen von Sterbefällen in Krankheitsregistern möglich. Jeder Bürger der DDR war zugleich mit personenbezogenen Kenndaten im Zentralen
Einwohnerdatenspeicher erfaßt, für den eine Fortschreibung durch personenbezogene Meldungen der Wohnortwechsel erfolgte.

Tabelle 1: Verteilung periodischer und aperiodischer Berichterstattungen des Gesundheits- und Sozialwesens nach
Themenbereichen, Informationskatalog - Stand 5.9.1989

Themenbereich	Berichterstattungen	
	Anzahl	% - Anteil
Inanspruchnahme, Leistungen, Aufwand, Einrichtungen, Kapazitäten, Fonds	92	70 %
Morbidität und Morbiditätsbezug	20	15 %
Umweltrisiken (ohne Personenbezug)	6	5 %
Verhaltensrisiken	8	6 %

n = 133 wegen Mehrfachzuordnung

Tabelle 2: Themenfelder einer Gesundheitsberichterstattung und
ihre Abdeckung durch Datenquellen in Deutschland - Ost

Themenfeld	Grobcharakteristik der Quellensituation
Bevölkerung	weitgehender Personen- u. Regionalbezug Hauptmangel: valide Sozialstruktur
Gesundheitszustand	Basisdaten auch kleinräumig verfügbar Morbidität mit Ausnahmen (personenbez. Totalerfassung) nur eingeschränkt
Verhalten	Personen- und Krankheitsbezug nur in regionalen Studien, Inanspruchnahme von Vorsorgeleistungen (Schwangerschaft, Karies, Impfungen) weitgehend differenzierbar
Umweltrisiken	Arbeitsumwelt mit guter Quellensituation sonst. nur unzureichenden Quellenlage u. Eigenschaften
Einrichtungen	umfassend (Register)
Leistungen	umfassend Hauptmängel: nicht valide und kompatibel
Beschäftigte	umfassend (Register)
Ausbildung	umfassend
Kosten	Kosten und Kostenstruktur unbekannt
Ausgaben/ Finanzierung	umfassend (Planung und Abrechnung) Hauptmangel: Inkompatibilität

Obgleich angesichts einer solchen Datenlage wesentliche methodische
Eigenschaften wie Personen-, Bevölkerungs- und auch beliebiger Regio-
nalbezug sozialdemographisch und epidemiologisch relevanter Ereignisse oder Merkmale zwar prinzipiell gegeben erscheinen, trügt der
Schein hinsichtlich der Bezugsmöglichkeiten und der Zugänglichkeit.
Ursache dafür sind einerseits die generelle Restriktion gegenüber
kritischer empirischer Sozialforschung und andererseits die Invalidität "offizieller" sozialer Strukturmerkmale für sozialepidemiologische
Forschung. Es wäre deshalb auch vermessen, sich ohne eine gründliche
Bestandsaufnahme definitiv zu Validität und Genauigkeit dieser Datenkörper zu äußern. In den vergangenen Monaten möglich gewordene Untersuchungen repräsentativer Stichproben haben zudem deutliche Hinweise
auf methodisch nicht unerhebliche zeitliche Verzüge in Änderungsmel-
dungen des vermeintlich "perfekten Meldesystems" ergeben.

Routineberichterstattungen des Gesundheits- und Sozialwesens

Zu Beginn des Jahres 1990 waren in der DDR noch 86 zentrale Berichterstattungen des Gesundheits- und Sozialwesens verbindlich (im September 1989 noch 103) (INORMATIONSKATALOG (1989)). Die in der DDR
geführten Krankheitsregister zählen dabei ebenso wie einmalige Erhebungen zu diesen Berichterstattungen, da bis 1989 prinzipiell eine
zentrale staatliche Genehmigungspflicht galt. Damit war dieser Quel-
lenbereich zweifellos der quantitativ umfangreichste. Er ist zugleich
der epidemiologisch relevanteste.

Die Mehrzahl der Berichterstattungen betreffen die Inanspruchnahme
spezieller Leistungsbereiche, den erbrachten Leistungsumfang, Auf-
wandskennziffern, die Entwicklung personeller und institutioneller
Kapazitäten der Gesundheitsdienste sowie den Umfang dafür eingesetz-
ter finanzieller Mittel (rund 70 % aller Berichterstattungen; siehe
auch Tabelle 1).
Krankheitsbezug weisen weitgehend nur die Register bzw. registerähn-
liche Datenquellen, die Fallmeldungen (bei Infektionskrankheiten) sowie die Krankenhaus-Fall-Statistik und die in der Relation deutlich
geringeren einmaligen, personenbezogenen epidemiologischen Studien
und Erhebungen auf. Dies schränkt, neben den bereits bei der Sozialstatistik benannten Fehlstellen, die Bezugsmöglichkeiten von Morbiditätsdaten weiter ein.

Krankheitsregister

Landesweit existieren Register für erkannte Erkrankungsfälle bei Ge-
schwulsterkrankungen, Diabetes mellitus, Tuberkulose und auch für

chronisch abstruktive Lungenkrankheiten. Auf regionaler Ebene und
nicht flächendeckend sind zudem in einer Reihe von Kreisen für Herzinfarkte und Schlaganfälle Register vorhanden (DDR-MONICA-PROJEKT).
Neben diesen existierte bislang für insgesamt rund 70 ausgewählte
Krankheiten und gesundheitliche Beeinträchtigungen Meldepflicht.
Einen, wenn auch eingeschränkten Morbiditätsbezug erlauben Berichterstattungen anderer Formen der bisherigen Dispensaire-Betreuung bei
Herz-Kreislauf-Erkrankungen, rheumatischen Erkrankungen sowie dialy-
sepflichtigen Nierenerkrankungen. Die Einschätzung der Vollständigkeit und Zuverlässigkeit dieser Datenquellen bedürfte eines umfäng-
licheren Eingehens auf jede einzelne und überschreitet den hier gesetzten Rahmen (vgl. dazu MÖHNER et al. - Das Krebsregister der DDR).
Ein eindeutiger Bevölkerungs- und Regionalbezug der erfaßten Daten
ist jedoch immer gegeben.
Hinsichtlich der bislang so benannten "Register" muß methodenkritisch
angemerkt werden, daß diese - bis auf wenige Ausnahmen - wesentliche
Eigenschaften epidemiologischer Register, wie Personenbezug und personenbezogene Merkmals- und Ereigniserfassung, valide Inzidenzerfas-
sung oder auch zeitbezogene Bestandsfortschreibung nicht aufweisen.
Da infolge der Totalerfassung und der Meldepflicht nahezu alle Ärzte
an der Erfassung, Meldung und damit der Primärdokumentation der Registerdaten beteiligt waren, wäre natürlich auch die Einschätzung
der jeweiligen diagnostischen Standards und deren Einhaltung und
Sicherung wesentlich. In der Mehrzahl waren jedoch dafür keine speziellen Qualitätssicherungssysteme, wie sie für epidemiologische Studien selbstverständlich sind, etabliert.

Gesundheitssurvey und Screening

Bis auf lediglich regional aussagefähige Einzelstudien waren diese
Datenquellen in der DDR praktisch nicht, als Routinemethode überhaupt nicht etabliert. Aussagen zu gesundheitlichen Fragen sind in
thematisch eingeschränkten Aspekten (z.B. Sexualverhalten oder Repro-
duktionsverhalten, subjektives Gesundheitserleben u. a.) in einigen
Studien des Institutes für Jugendforschung (Leipzig) sowie des Institutes für Soziologie der Akademie der Wissenschaften enthalten.
Regional repräsentative Studien mit dem Charakter von Gesundheitssurveys (Befragungs- und/oder Untersuchungssurveys) wurden zeitlich
begrenzt am Institut für Sozialhygiene und Organisation des Gesundheitswesens (z. B. in Berlin, Königs Wusterhausen, Rostock, Görlitz)
und am Institut für Medzinische Statistik und Datenverarbeitung
(Zittau) im Rahmen von Forschungsprojekten durchgeführt (KREUZ,

(FRIEDEMANN). Ebenso erlauben die Daten des DDR-MONICA-PROJEKTES
kaum insgesamt flächendeckend repräsentative Aussagen (EISENBLÄTTER).
Auf Grund dieser Sachlage fehlen Daten zur subjektiven Einschätzung
der Gesundheit, zu gesundheitsrelevanten Verhaltensweisen und deren
regionaler Spezifik, zur personenbezogenen Verteilung gesundheitsrelevanter Risiken und Merkmale. Dies dürfte zweifellos als ein weiterer gravierender Mangel an Daten und Datenquellen zu kennzeichnen
sein.

Daten der Sozialversicherung

Die Sozialversicherungsträger erhoben mit Relevanz für die Gesundheitsberichterstattung Daten zur zeitweisen und dauernden Arbeitsunfähigkeit der Versicherten umfassend. Entsprechend wurden auch Kuren
als prophylaktische und kurative Maßnahmen regelmäßig erfaßt und ausgewiesen.
Daten der Ausgaben und der Finanzierung gesundheitlicher Leistungen
(präventive, kurative, rehabilitative u. soziale) fehlen bei den Versicherungen fast völlig. Dementsprechend ist keine Übersicht nach
Ausgabenarten, Leistungsarten oder anderen Strukturierungen in auch
nur annähernder Weise wie für die Bundesrepublik verfügbar. Lediglich
stark aggregierte Finanzierungsdaten ohne Bezug auf Versicherten- oder
Sozialgruppen kennzeichnen die Datenlage infolge der systembedingten
Unterschiede der Finanzierung gesundheitlicher Versorgung und sozialer Sicherheit.

3. Schlußbemerkungen

Trotz der umfangreichen zentralen Planungen und Berichterstattungen
zum Gesundheits- und Sozialwesen, auf deren Grundlage die Themenbe-
reiche einer modernen Gesundheitsberichterstattung zu analysieren
und zu bewerten wären, werden vier entscheidende inhaltliche Fehlstellen im Bereich der Datenquellen deutlich. Dies betrifft:

- repräsentative Daten und Analysen zur regionalen und sozialen
  Differenzierung und Verteilung gesundheitsrelevanter Indikatoren
  des Lebensstiles und ihrer Beziehungen zur Inanspruchnahme gesundheitlicher Leistungen und zur Morbidität,

- subjektive Bewertungen und Einschätzungen der Bürger zu ihrem Gesundheitszustand sowie den Leistungen, der Qualität und der Akzeptanz der Gesundheitsdienste,

- die differenzierte Leistungsstruktur der Gesundheitsdienste und
  deren Kostenstruktur sowie ihrer Effektivität und Effizienz und

- die individuellen und sozialen Folgen gesundheitlicher Einschränkungen und Krankheiten.

Zugleich bleibt festzuhalten, daß eine kritische Bestandsaufnahme
und Bewertung der inhaltlichen und methodischen Eigenschaften von
Datenquellen zu Gesundheit und Gesundheitswesen für den östlichen
Teil Deutschlands noch aussteht.
Obgleich vor allem die retrospektive Verwendung dieses Datenpools
für künftige Untersuchungen unausweichlich, eine solche Bestandsaufnahme jedem Methodiker also wünschenswert sein dürfte, wird sie
kaum noch möglich sein. Die Strukturen der gesundheitlichen Versorgung und der sozialen Sicherung verändern sich schnell und adaptie-
ren sich an die der Bundesrepublik. Dementsprechend wird sich auch
die Kompetenz und Zugänglichkeit für relevante Daten und Datenquellen verändern. Zugleich wird die Umstellung auf die dann geltenden
Regelungen des Schutzes personenbezogner Daten Einschränkungen mit
sich bringen. Wenngleich für die Mehrzahl bisheriger Berichterstattungen ihr Wegfall aus epidemiologischer Sicht wenig beklagenswert
ist, da sie vorwiegend politisch-administrativen Zwecken im Rahmen
zentralistischer Planung und Leitung dienten, bei einer Reihe von
Datenquellen wäre ihr Versiegen ein wissenschaftlicher Rückschritt.
Als Beispiel wäre hier das Krebsregister zu nennen. Es ist jedoch
sowohl in diesem als auch in anderen Fällen wegen der sehr komplexen
Rahmenbedingungen kaum möglich, das Schicksal aus wissenschaftlicher
Sicht erhaltenswerter Datenquellen vorherzusagen. Wissenschaftlicher
und politischer Konsens sind zwar Voraussetzung, genügen aber allein
bekanntlich nicht. Auch dies unterstreicht die bereits eingangs be-
tonte Dringlichkeit einer schnellen und kritischen Bestandsaufnahme.
Versucht man eine strengere inhaltliche und methodische Wertung epidemiologischer Eigenschaften verfügbarer Datenquellen, so wird,wenn
auch aus sicher unterschiedlichen Gründen, ein nicht so sehr nach
Himmelsrichtungen zu differenzierender Bedarf deutlich. Akzeptiert
man nämlich unter anderem

- die Notwendigkeit der Repräsentativität und der auch regionalen
  und personellen Bezugsmöglichkeiten,

- die Notwendigkeit der verknüpften Bewertbarkeit der Morbiditätsdaten als Zugang zur Prozeßanalyse,

- die Unverzichtbarkeit eines stärkeren Überganges auf mittel- und
  langfristige epidemiologische Untersuchungsansätze (Kohortenan-
  satz) sowie

- die Dringlichkeit stärker epidemiologisch differenzierender Merk-
  malsstrukturen sowohl bei Primär- als auch Sekundärdaten zu Gesundheit und gesundheitlicher Versorgung,

so bleibt noch einiges - und dies gemeinsam - zu tun.

<u>Literatur:</u>

Radoschewski, M. (1990): Stand und Perspektiven der Gesundheitsberichterstattung in Deutschland - Ost. 26. Wissenschaftliche Jahrestagung der Deutschen Gesellschaft für Sozialmedizin und Prävention
(Proceedings), Springer (in Vorbereitung)

Williams, K. (1984): Health and Morbidity Indicators. In: International Conference on Health Statistics for the Year 2000. WHO-Sta-
tistical Publishing House Budapest, 1984, 180 - 186

Panzer, D. (1990): Bestandteile des Informationssystems für Leitung
und Planung im Gesundheits- und Sozialwesen. Zeitschrift für ärztliche Fortbildung, Jg. 84 (1990), 173 - 177

Schräder, W.F., Häussler, B., Hilke, W.: Konzeption und statistische
Materialien Landesgesundheitsbericht Nordrhein-Westfalen, hrsg. v.
Institut für Dokumentation und Information über Sozialmedizin und öf-
fentliches Gesundheitswesen, Bielefeld 1987, Gesundheitsberichterstattung Band 1 1987

Weber, I., Abel, M., Altenhofen, L., Bächer, K., Berghof, B.,
Begmann, K., Flatten, G., Klein, D., Michaelis, W., Müller, P.J.:
Dringliche Gesundheitsprobleme der Bevölkerung in der Bundesrepublik
Deutschland. Zahlen, Fakten, Perspektiven. Nomos Verlagsgesellschaft,
Baden-Baden 1990

Informationskatalog des Gesundheits- und Sozialwesens. Berichtswesen,
Ausgabe 1989. Herausgeber: Institut für Medizinische Statistik und
Datenverarbeitung Berlin

Kreuz, B. et al.: Zur Ermittlung der Morbidität mittels fortlaufen-
der Befragung repräsentativer Stichproben der Bevölkerung. Zeitschrift für ärztliche Fortbildung, 68. Jg. H. 18, S. 973 - 1002

Friedemann, H.: Zur Beurteilung des Gesundheitszustandes der Bevölkerung - Ausgewählte Ergebnisse des Forschungsprojektes M 42. DDR-Me-
dizin-Report 19 (1990), 1/2, S. 84 - 98

Eisenblätter, D.: Das DDR-MONICA-PROJEKT - Ziele, Aufgaben und methodisches Vorgehen. Zeitschrift für Klinische Medizin 44 (1989), H. 14,
S. 1181 - 1184

Das Krebsregister der DDR - Datenbasis für epidemiologische Studien

Matthias Möhner, Roland Maertz und Wolfhard Staneczek

Zentralinstitut für Krebsforschung, Berlin, DDR

Stützten sich in früheren Jahren Analysen im Bereich der Krebs-epidemiologie hauptsächlich auf Mortalitätsdaten, so gewinnen heute die in Krebsregistern gesammelten Daten zur Morbidität zunehmend an Bedeutung. Dieser Trend begründet sich sowohl aus der zweifellos höheren Datenqualität in einem Krebsregister als auch aus dem sich durch verbesserte Therapieverfahren verändernden Fatalitätsgrad einzelner Krebsformen und der damit verbundenen ungenügenden Reflexion der Häufigkeit dieser Erkrankungen in der Mortalität.

Der Nutzen, der aus Krebsregisterdaten für die epidemiologische Forschung gezogen werden kann, hängt sehr wesentlich von den Kriterien **Vollständigkeit** der Daten und deren **Validität** [3] und für analytische Studien zusätzlich von der **Re-Identifizierbarkeit** der Datensätze ab. Eine ausführliche Beschreibung von Methoden zur Qualitätskontrolle in Krebsregistern ist bei Hilsenbeck et al. zu finden [4]. Nachfolgend wird analysiert, wie sich das Datenmaterial des DDR-Krebsregisters anhand dieser Kriterien einordnen läßt.

Zur Vollständigkeit des Datenmaterials

Der Vollständigkeitsgrad in der Erfassung von Krebsfällen im Register wird im wesentlichen durch
- die gesetzlichen Grundlagen zur Datenerhebung
- die Methoden zur Überprüfung und Stimulierung des
  Meldeverhaltens
- die Obduktionsraten im Einzugsgebiet
- den Grad der histologischen Sicherung
- den Basis-Zeitraum der Registrierung

bestimmt. Seit 1952 besteht in der DDR eine gesetzliche Meldepflicht für bösartige und ausgewählte gutartige Neubildungen. Im Juli 1990 wurde das Krebsregister als amtliche Statistik bestätigt. Die gesetzlichen Grundlagen sind in den Grundpositionen unverändert geblieben. Sie schreiben vor, daß der behandelnde Arzt (bzw. der Pathologe) die ausgefüllten Formulare an die für den Wohnort des Patienten zuständige Betreuungsstelle für Geschwulstkranke (BfG) sendet, wo durch sie umgehend Maßnahmen zur sozialen und fürsorgerischen Betreuung ausgelößt werden. Ein Zweitexemplar wird von dort an das Krebsregister (KR) weitergeleitet. Die Meldepflicht bot bisher optimale Rahmenbedingungen für einen hohen Vollständigkeitsgrad der Meldungen. Die Koppelung zwischen Krebsmeldung und sozialer Betreuung hat unzweifelhaft zur Motivation der Ärzte beigetragen, ihrer Meldepflicht nachzukommen.

Neben den gesetzlichen Grundlagen sind auch die wesentlichen Inhalte der Meldebögen über den Zeitraum von über 30 Jahren nahezu konstant geblieben. Mit einer Basispopulation von knapp 17 Millionen Einwohnern ist das Krebsregister der DDR das größte derartige Register überhaupt. Bei etwa 60.000 gemeldeten Neuerkrankungen pro Jahr umfaßte der Gesamtdatenbestand zum 1.9.1990 ca. 2,2 Millionen Fälle. Alle für den Zeitraum seit 1961 gemeldeten Fälle (ca. 1,7 Mill.) sind inzwischen auf modernen Datenträgern gespeichert worden und stehen für epidemiologische Auswertungen zur Verfügung.

Zur Einschätzung der Qualität von Krebsregistern wird gewöhnlich die DCO-Rate (Anteil der nur durch den Totenschein bekannten Fälle) herangezogen. Diese Rate liegt in der DDR mit 0,2 % weit unter dem internationalen Durchschnitt. Ursache dafür ist der regelmäßige Abgleich der Krebsmeldungen mit den Totenscheinen in den BfG. Die Feststellung eines bisher nicht bekannten Falles zieht nach entsprechender Überprüfung eine Anforderung der fehlenden Meldeunterlagen von dem behandelnden Arzt nach sich, die Meldepflicht bietet dazu den notwendigen Rückhalt.

Die landesweite Obduktionsrate beträgt im Einzugsgebiet des Registers etwa 20 % [1] (Bundesrepublik: 8 % [5]). Der Anteil der erst durch Autopsie diagnostizierten Tumoren liegt bei ca. 5 %. In weiteren

5 % der Fälle wird auf Grund des Sektionsergebnisses die zu Lebzeiten des Patienten gestellte Diagnose revidiert. Dabei muß in Betracht gezogen werden, daß die Obduktionsrate für die Tumorträger mit 55 % wesentlich über dem Durchschnitt liegt. Der Anteil der histologisch gesicherten bösartigen Neubildungen liegt in den 80er Jahren mit fast 90 % international mit an vorderer Position.

Nicht zu unterschätzen ist in Bezug auf die Vollständigkeit die langjährige kontinuierliche Arbeit des Registers. Beim Aufbau eines Krebsregisters rechnet man allgemein mit einer Anlaufphase von 5 - 10 Jahren, die für die vollständige Umsetzung der Meldeordnung benötigt wird. Die in diesem Zeitraum erhobenen Daten sind nur bedingt auswertbar. Es kann eingeschätzt werden, daß alle bei uns ab Diagnosejahr 1961 erfaßten Daten für epidemiologische Studien verwendbar sind.

Bisher durchgeführte Studien lassen vermuten, daß der Vollständigkeitsgrad dieser Datensammlung bei über 95 % liegt. Genauere Aussagen auch zu möglichen regionalen Differenzen werden von einer Feldstudie erwartet, die z.Z. vorbereitet wird. Einen gewissen Einblick gestattet

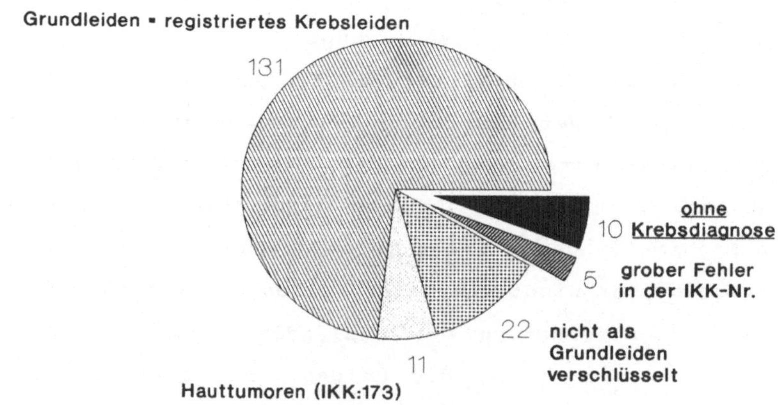

jedoch bereits eine in Zusammenarbeit mit der IARC/Lyon durchgeführte Kohorten-Studie zum Krebsrisiko bei Beschäftigten im Schieferbergbau [6]. Von den 625 Verstorbenen aus dieser Kohorte, bei denen der Totenschein aufgefunden werden konnte, waren laut Zählmodus der Amtlichen Totenscheinstatistik 136 an bösartigen Neubildungen verstorben. Bei weiteren 33 Personen ist eine bösartige Neubildung auf dem Totenschein vermerkt, jedoch nicht als Grundleiden gewertet. Im KR wurden von diesen 625 Verstorbenen 179 als Tumorpatienten identifiziert, neben den auf dem Totenschein vermerkten somit noch 10 weitere Personen. Erwähnt werden muß auch, daß bei 6 der 169 Fälle mit Erwähnung des Krebsleidens auf dem Totenschein die Angabe zur Tumorlokalisation falsch war, d.h. sie stimmte nicht mit den Angaben im KR überein.

Zur Validität des Datenmaterials

Wie bei jeder Registrierung von Massendaten muß auch im Datenmaterial des Registers mit Fehlern gerechnet werden. Fehleranalysen beschränken sich bisher zumeist auf das Problem der Kodierung medizinischer Informationen. Polissar et al. [7] haben in einer Reihe von medizinischen Einrichtungen untersucht, wie groß die Fehlerraten beim Kodieren verschiedener Items aus der Krankenakte sind. Sie fanden heraus, daß die Angaben zur Tumorbeschreibung die höchsten Fehlerraten aufweisen (Stadium: 23 %, Histologischer Typ: 10 %, Lokalisation: 7 %). Aber auch solche Angaben wie die zum Geburtsdatum (4 %) und die zum Geschlecht (1 %), die nicht kodiert werden müssen, waren fehlerhaft. 30.3 % der Fälle enthielten mindestens einen groben Fehler in der Tumorbeschreibung, wobei die Fehlerraten je Einrichtung sehr verschieden sind [14.3 - 50.8 %]. Entsprechende quantitative Fehlerabschätzungen stehen in unserem Register bisher noch aus.

Die Validität der Krebsregisterdaten hängt entscheidend von der Validität der eintreffenden Informationen und den Maßnahmen zur Qualitätssicherung bei der Dateneingabe im KR ab. Um möglichen Kodierfehlern durch den Arzt bzw. dessen Mitarbeiter vorzubeugen, werden in den Meldeunterlagen die benötigten Informationen, insbesondere die zur Tumorbeschreibung, in verbaler Form abgefordert. Die Validität dieser

Angaben wird durch die diagnostischen Möglichkeiten der Einrichtung und die Berufserfahrungen des Arztes beeinflußt, ihre detaillierte Einschätzung erfordert jedoch umfangreiche Studien.

Im KR können Fehler sowohl bei der Interpretation der eingehenden Informationen als auch durch zufällige Fehler bei der Dateneingabe entstehen. Das im KR entwickelte Softwaresystem DAISY enthält neben den Möglichkeiten zur Dateneingabe und -korrektur auch umfangreiche Routinen zur Datenprüfung sowie Hilfsmenüs zu allen Kodes. Bildschirmausschriften, die die eingegebenen Daten sofort dekodieren, tragen ebenfalls zur Senkung der Rate zufälliger Fehler bei. Eine 2-3jährige Ausbildungsphase, während der alle kodierten Daten durch einen zweiten Mitarbeiter kontrolliert werden sowie regelmäßige Unterweisungen für die Dokumentaristen dienen der Reduktion von inhaltlichen Fehlern. Enthalten die Meldebögen widersprüchliche Informationen, so zieht das eine Rückfrage an den meldenden Arzt nach sich.

Wegen fehlender internationaler Klassifikationen wurde im DDR-Krebsregister 1953 ein eigenes Kodiersystem zur Beschreibung von Topographie und Histologie entwickelt [2]. An diesem System wurde kontinuierlich festgehalten. Es ermöglicht eine rechentechnische Umsetzung auf internationale Standards (verschiedene Revisionen der IKK, ICD-O) und garantiert die Vergleichbarkeit dieser Parameter über den gesamten Zeitraum. Die verbale Beschreibung dieser Kerndaten auf den Meldebögen dürfte im Vergleich mit den Ergebnissen von Polissar et al. [7] die Fehlerraten wesentlich reduzieren.

In den Daten des KR sind auch anamnestische Angaben enthalten, wie z.B. Informationen zu früheren Erkrankungen am gleichen Organ, zu wesentlichen Nebenerkrankungen, zum Auftreten von bösartigen Neubildungen in der Blutsverwandtschaft sowie zum Alkohol- und Tabakgenuß. Der Vollständigkeitsgrad dieser Angaben ist zwar gering (ein bestehender Diabetes mellitus wurde bei weniger als 50 % der Diabetiker auf dem Krebs-Meldebogen vermerkt), aber die Qualität der vorhandenen Daten kann als gut eingeschätzt werden. Damit eignen sich diese Daten hauptsächlich für Fall-Kontroll-Studien, nicht jedoch für Kohorten-Studien.

Für epidemiologische Studien sind auch die Follow-up-Informationen von großer Bedeutung. Im DDR-Gebiet ist eine jährliche Kontrolluntersuchung aller Tumorpatienten für eine 5-Jahres-Periode vorgeschrieben, beginnend mit der Primärtherapie. Die Vollständigkeit der an das KR weitergeleiteten Informationen liegt für die Jahrgänge ab 1976 bei 90 bis 95 % [8]. Verstirbt der Patient nach dem 5-Jahres-Zeitraumes, so wird seit 1987 auch diese Information an das KR übermittelt. Kontrollen haben ergeben, daß die Fehlerrate im Sterbedatum unter 1 % liegt.

Möglichkeiten der Patienten-Re-Identifikation

Speziell für retrospektive Kohortenstudien können Krebsregister von außerordentlicher Bedeutung sein. Voraussetzung dafür ist aber, Individuen einer Kohorte im kodierten Datenmaterial identifizieren zu können. Das erfordert die Erfassung und Speicherung von personenbezogenen Items im KR. Dabei ist zu berücksichtigen, daß jeder Datensatz im KR eineindeutig einem "Fall", aber nicht eineindeutig einer Person zugeordnet ist, d.h. zu Patienten mit Mehrfacherkrankungen gibt es mehrere Datensätze. Die Datensätze sind über folgenden Schlüssel identifizierbar: _Diagnosejahr_, _Geburtsdatum_, vierstelliger _Namenskode_ und _Erkrankungszahl_.

Diese Fall-Identikation ist einerseits Voraussetzung für Ergänzungen und Änderungen der Daten zu einem bestimmten Fall (Follow-up bzw. Korrekturen) und für die Archivierung der Meldeunterlagen. Andererseits bildet sie die Basis für das "Suchen" eines Patienten. Für eine eineindeutige Re-Identifikation sind jedoch noch zusätzliche Informationen nötig. Mit der Verbesserung der rechentechnischen Bedingungen für das KR werden deshalb seit 1976 auch der _Name_, der _Vorname_ und die _Personenkennzahl_ (PKZ), aus der sowohl das Geburtsdatum als auch das Geschlecht ersichtlich sind, erfaßt.

Für die Registerdaten bis 1975 erfordert die eineindeutige Re-Identifikation zumeist einen Rückgriff auf die archivierten Primärdokumente. Zusatz-Informationen wie Sterbedatum und Wohnort sind im Zusammenhang mit dieser umfangreichen manuellen Arbeit von Bedeutung.

Entsprechend den neuen Datenschutzbestimmungen wird gegenwärtig an zusätzlichen Maßnahmen gearbeitet, die einen umfassenden Schutz der personenbezogenen Daten gewährleisten (Datentrennung, Zugriffshierarchie usw.).

Insgesamt bietet das KR der DDR gute Voraussetzungen für die Durchführung epidemiologischer Studien. Die bereits erwähnte Kohorten-Studie zum Krebsrisiko im Schieferbergbau [6] unterstreicht das sehr deutlich. Besonders solche retrospektiven Kohortenstudien dürften angesichts der ökologischen Schäden im bisherigen DDR-Territorium sowie der teilweise extremen Expositionen am Arbeitsplatz von besonderer Bedeutung sein. Darüber hinaus eignet sich das Datenmaterial zur Analyse der Zusammenhänge zwischen bösartigen Neubildungen und anderen chronischen oder auch infektiösen Erkrankungen. Auch für die weitere epidemiologische Forschung auf dem Gebiet der Mehrfachtumoren sind diese Daten eine unentbehrliche Grundlage.

Literatur:

1. Casper, W.; Giersdorf, P.; Berndt, H.: Einige Mortalitätsdaten und ihre Entwicklung in der DDR. Z. Ärztl. Fortb. 80 (1986), 259-261.
2. EDV-Kode des Nationalen Krebsregisters, Akademie der Wissenschaften der DDR, Zentralinstitut für Krebsforschung, Berlin, 1977.
3. Goldberg, J.; Gelfand, H.M.; Levy, P.S.: Registry evaluation methods: a review and case study. Epidemiologic Reviews, 2 (1980), 31-41.
4. Hilsenbeck, S.G.; Glaefke, G.S.; Feigl, P.; Lane, W.W.; Golenzer, H.; Ames, C.; Dickson, C.: Quality control for cancer registries. Fred Hutchinson Cancer Research Center, Seattle, 1985.
5. Höpker, W.-W. und Burkhardt, H.-H.: Unsinn - und Sinn? - der Todesursachenstatistik. Eine Validitätsstudie zur Prüfung der Krebssterbeziffern. Dtsch. med. Wschr. 109 (1984), 1269-1274.
6. Mehnert, W.H.; Staneczek, W.; Möhner, M.; Konetzke, G.; Müller, W.; Ahlendorf, W.; Beck, B.; Winkelmann R.; Simonato, L.: A mortality study of a cohort of slate quarry workers in the German Democratic Republic. in: Simonato, L.; Fletcher, A.C.; Saracci, R.; Thomas, T.L. (Ed.) "Occupational Exposure to Silica and Cancer Risk", Lyon, IARC, 1990, 55-64.
7. Polissar, L.; Feigl, P.; Lane, W.W.; Glaefke, G.S.; Dahlberg, S.: Accuracy of basic cancer patient data: results from an extensive recoding survey. JNCI, 72 (1984), 113-120.
8. Schramm, T.; Mehnert, W.H., Tanneberger, St.: Tagungsbericht - The role of cancer registration in cancer epidemiology and cancer control, Arch. Geschwulstforsch. 54 (1984), 365-368.

COMPUTER AIDED SURVEILLANCE AND MONITORING OF INFLUENZA IN FRANCE

A-J VALLERON, Dr. Sc.
Unité de Recherches Biomathématiques et Biostatistiques de l'INSERM et
Centre Coopérateur de Données sur l'Epidémiologie de l'Immunodéficience Humaine
Université Paris 7 / Tour 53 / 2, place Jussieu / 75251 Paris Cedex 05 / France

In 1983, the French National Department of Health (FCDN) ("Direction Générale de la Santé") and the French National Institute of Health ("Institut National de la Santé et de la Recherche Médicale") decided to set jointly a series of actions aimed to enhance the quality of surveillance and epidemiology of communicable diseases. We proposed to develop a French Communicable Disease Network ("le Réseau National de Surveillance et de Communication des Maladies Transmissibles) based on the new technologies available in distributed informatics.

The FCDN begun to operate on novembre 1st 1984 and is still working, 24 hours a day, without a single interruption. Surveillance and Epidemiology of Influenza is one of the important activities of this network and this paper will be devoted to the description of the methodologies and results in this particular field, after a short presentation of the FCDN.

1- The French Communicable Diseases Network

1-1 The French National Communicable Diseases Network :

The solution of most of the epidemiological questions requires :

1) a good collection of data,
2) an adequate analysis of these data and
3) a redistribution of the results. The FCDN was built to enhance the quality of these different steps of the epidemiological work.

First, it was aimed to collect the data <u>where they were</u> without being limited by space, time or administrative barriers. For example, in the case of flu, data are in general practitioners offices because patients do not go to the hospital for a flu. Therefore the system had to collect data in general practitioners.

Second, it was aimed to allow to a wide variety of potential scientific users an easy analysis of the data collected. As far as decision making was concerned, the system had to include the adequate informatic environment.

Third, a great attention had to be paid to the redistribution of the results obtained with the data : those who send the data deserve a quick feed-back to maintain their interest and the quality of data. The general public needs to know the high lights of the characteristics of an undergoing epidemic which attacks him. The health administration needs to know quickly how much costs an epidemic because it may involve huge needs of new money. The health national and/or regional offices need a quick and accurate information to be able to give counceling on treatment and/or prevention measures.

Another important consideration in the field of communicable diseases is the variety of health professionals who are involved. Indeed, the fact is that the communication between, for example, the general practitioners and the virologists in the hospital was _very_ poor (while it should be efficient in the interest of the quality of work of both partners).

1.2 The French Communicable Diseases Network : Main partners

The FCDN is developed at the "Unité de Recherches Biomathématiques et Biostatistiques de l'INSERM" located at University of Paris 7 in close collaboration with the Office of Communicable Diseases of the General Direction of Health for the selection of the diseases under surveillance and the choices of the items of each computerized questionnaire. It associates roughly 500 Sentinel General Practitioners (SGP), unpaid, voluntaries who have been selected in order to be representative of the whole population of the GPs in terms of age, sex, place and mode of exercice (single or not). The SGPs make, since the beginning, the surveillance of influenza, measles, mumps, viral hepatitis and male acute urethritis. Since 1986, they report the characteristics of any of their patients tested for HIV. Since this fall (1990), they begin the surveillance of acute diarrheal diseases and of chicken-pox. In addition, they perform specific surveys during a limited amount of time (e.g attitude of GPs toward Amantadine prescription of Flu ; epidemiology of Lyme disease). Another important group of partners on the network is the 100 departmental health offices who use the network to send weekly their statistics of notifiable diseases. This allows a permanent updating of the corresponding database. Other network partners include : national reference centers (there is one/or two reference center per disease), the National Laboratory of Health (who, in particular, is in charge of quality control in Biological and virological laboratories). In total, there are roughly 1 500 partners on the network.

<u>The French Communicable Diseases Network : hardware and software</u>

All users communicate with the central Computer thanks to Minitel (a simplified terminal which is distributed free of charge by the French National Telephone Company) or to Personal Computers (e.g Macintosh, or IBM-compatible) with modems and softwares emulating the Minitel. The data handling and processing is performed at URBB on a local network of mini and microcomputers. The front-end of the system is a VAX-3 500 with 16 Mbytes of central memory and 2 hard disks of 300 Mbytes of central memory. Another MICROVAX with 16 Mbytes of Central memory and 2 hard disks of 300 Mbytes, is devoted to the data base management system. Specialized microcomputers or minicomputers are also linked to the system through ETHERNET to perform specialised tasks, such as composition of VIDEOTEX pages or graphical applications, including mapping of epidemics (on VAX-GPX and STARDENT). The software used are VTX-VALU for the communication (on DEC VAX-VMS machines), ORACLE for data-management, SAS and BMDP for statistical analyses. Programs are written in Pascal or C (in total, 30 000 lines of programs were written).

2. <u>On line surveillance of influenza</u>

2.1 <u>Protocole of the surveillance</u>

SGPs have to communicate with the host computer whenever they want but at least once a week, even if they have not encountered any case fitting the criteria of surveillance (in this case, they send a zero).

Concerning influenza, the criteria are clinical and derive from those currently accepted by WHO and CDC. Subjects should meet 4 criteria : sudden fever, more than 39°C, myalgia, respiratory signs. SGPs send the total number of cases they have encountered since their last hook-on and for each of the case give age, sex and experience of previous vaccination against flu, if any.

2.2 <u>Data management</u>

All data are arranged in separate files which include the time and place (latitude/longitude) of the notification. Analyses are done to provide variation of incidence expressed as number of cases/SGP/week as a function of time and region (there are 22 regions in France). Results are restandardized according to the theoretical population of the SGPs in France.

2.3 <u>Weekly electronic bulletin</u>

A curve showing the variations of incidence during the 28 weeks preceding the current week and a map showing the spread of the epidemic in the 22 regions is available for all users of the network in a range of 5-11 days after the end of the current week.

3 <u>Overall results of the surveillance</u>

Six epidemics were described during the life of the FCDN (Fig 1)

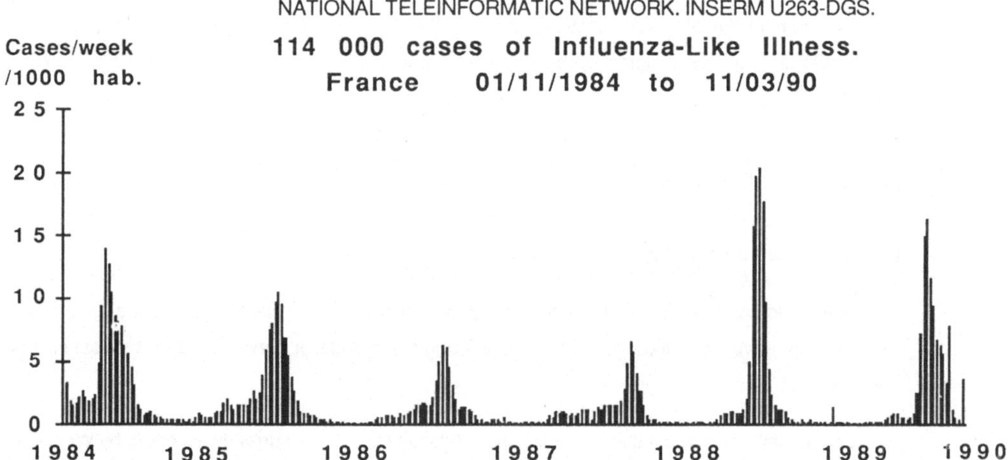

<u>Fig 1</u> : Time variation of Influenza-like illness incidence (1984-1990)

The database makes it easy to present the results by plan, age-group, etc...(see Menares et al, 1989). It is also easy to give estimates of the sizes of the epidemics in each age group (Table 1).

	1984/85	1985/86	1986/87	1987/88	1988/89	1989/90
Ages						
0 - 5	5.8	4.5	2.4	2.1	5.4	5.8
6 - 17	16.8	13.2	7.6	7.0	16.2	13.6
18 - 65	36.3	36.4	19.8	19.0	30.1	27.0
65 <	4.5	5.5	2.1	2.3	2.0	5.6
TOTAL	63.4	59.6	31.9	30.4	53.7	52.0

<u>Table 1</u> : Size of the epidemics of influenza-like illness (in hundreds of thousands of infected persons) per age group - France 1984/1990.

A specific survey was done to know from the SGPs the duration of sick leave prescribed in case of flu. The mean time is 5-8 days. This figure enables to estimate the total number of years of work lost in relation with each of the epidemic. For the 1989-1990 this number extrapolated to 63 000 years, near of 0,5% of the total labor force in France. Applying the rules of reimbursement by the National Security System, the estimated cost paid during the last epidemic is 60 millions of US dollars, a sum which is far from being neglictable in the total budget.

4- <u>Specific information tools</u>

An informatic tool-box has been built with three aims in mind :

a) allow easy representation of the enormous set of data which are collected (till now 100 000 individual cases were described).

b) facilitate further epidemiological researchs.

c) provide support for decision making.

4.1 <u>Representations of epidemics</u>

Mapping of the epidemic can be done on a regional (22 regions), departmental (98 departments) basis. A convivial software enables the users to choose the level of geographical detail he wants, the age-class and /or sex, the number and limits of the incidence classes and their graphical code (e.g : 3 levels, white for incidence less than 4/1000, grey for 4+/1000 - 12/1000, black for more than 12/1000).

More recently, griding algorithms (F. Carrat, 1990) were devised according a methodology that has been successfully assayed in soil science. One of the interest of this representation (see fig 3 for an example) is that it does not rely on the (arbitrary) boundaries of the administrative regions and give estimates of the incidence at any point of France.

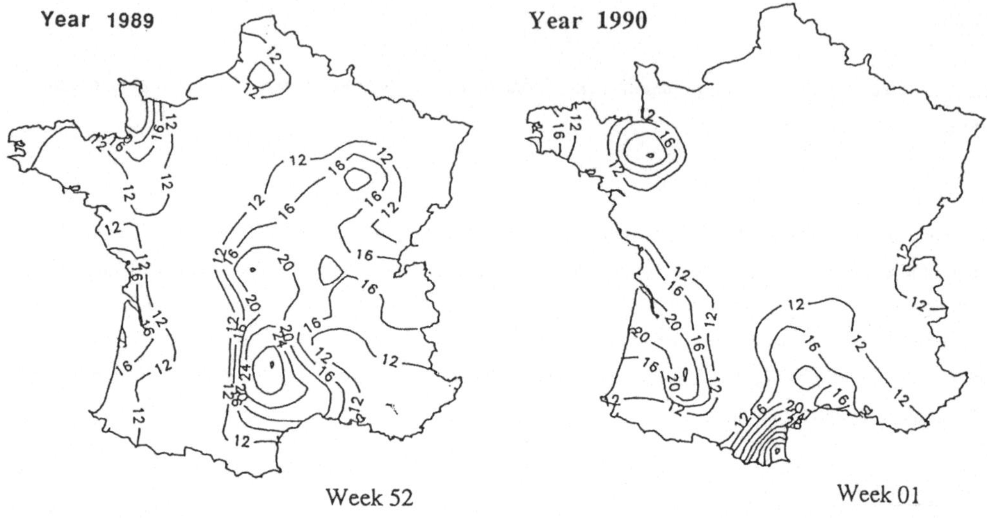

<u>Fig 2</u> Griding corresponding to week 52 in 1989 (the epidemic initiated in the northwest) and week 01 in 1990 (peak of the epidemic)

More recently, we have devised a technic based on a spatiotemporal fitting of the data aimed to provide a video representation of the spread of the flu. Colours ranging to red (maximum incidence) to green (minimum incidence) are used. The model was written in Mathematica® (Ph. Garnerin et al., 1990) and developped on Stardent and Macintosh for the graphical front end. Examples of such colour maps have been published elsewhere (Ph. Garnerin, 1990).

4.2 Searching for correlates of the spread of flu epidemics

The griding technique is, in particular, used to study the relationship between weather parameters (11, in total) mesured daily by the French National Weather at 106 meteorological stations. Previously, we studied the impact of transportation (by railway) on the spread of epidemics and showed that it could be used to enbrase the prediction of the movements of the epidemics in France (Flahault et al, 1988).

4.3 Support for decision-making

Two programs were developed to help decision making concerning the outrise of a new epidemic.
A first tool provides a rule to know when to announce that a new epidemic is coming. A theoretical threshold, taking into account the experience of the previous years - including seasonality is computed (see Costagliola et al., 1991). If the observed incidence curve remains above this threshold during at least 2 weeks, the announce of the epidemic is made. The method worked well on the two previous epidemics.

A second tool is aimed to predict the future geographical spread of the epidemic. Presently an autoregressive model of order 3 is tested and gives fairly good predictions, a week ahead (Carrat, 1990). Very likely, the incorporation to this model of the results concerning the population movements (see 4.2, above) would still enhance the quality of this forecasting.

CONCLUSION

One of the apparent limitations of the system is that it brings data on the "clinical" flu, or "influenza-like illness", and does not incorporate virological data. One would certainly like to have the breakdown or our 100 000 individual cases, according to the viral agent responsible of their disease. This is clearly impossible, in particular because SGP and patients would not (in general) accept a systematic sampling of the throat. The cost, also, of such a large viral survey would be extremely high, and, finally, the time necessary to get the results from the laboratories would be too long to fit our will of a quick feed back. Our position will be reconsidered when a simple, reliable (and very cheap) rapid diagnostic test will be available and accepted both by physicians and patients. However, it is worthwhile noting that, in itself, the surveillance of influenza-like illness is of interest : first, this is what patients (and their doctors) call influenza. Secondly, more seriously, we have checked in a specific survey on the network that the attitude of physicians in terms of treatment or prescription of sick leaves days is the same, whatever the viral agent circulating may be.

A last comment has to be done concerning the participation of the SGPs to the system. As said above, they are unpaid and voluntary. The key of their participation is a rapid feed back which gives them the advantage to know, in advance, upon their colleagues, the epidemiological situation in France. It is also the will to have a true collaboration with them and not only use them as "data providers". Physicians want to help the academic researchers to pose the "real life" problems. They have data to solve these problems and ideas to share.

<u>Acknowledgments</u>

This work is supported by grants of the Ministry of Health (Direction Générale de la Santé, Direction des Hôpitaux), by grants from the CNAMTS and from the Ministry of Universities.

This work is possible thanks to the daily coordinator, Dr. Ph. Garnerin, supervisor of informatic developments, and several researchers of URBB (Dr. A. Flahault, md., Dr. F. Carrat, md., Dr. Costagliola, PhD).

I gratefully acknowledge all the sentinel general practitioners for their continual work and interest.

<u>BIBLIOGRAPHY</u>

1990- CARRAT F.,
Développement d'outils descriptifs et prédictifs en épidémiologie des maladies transmissibles. Application à l'étude de syndromes grippaux en France.
DEA de Biomathématiques, Université Paris 7, Oct 1990.

1986- VALLERON A-J., BOUVET E., GARNERIN Ph., MENARES J., HEARD I. LETRAITS.,
LEFAUCHEUXJ.,
A computer network for the surveillance of communicable diseases : The French experiment.
Am. J. of Pub. Health (1986),76 : 1289-1292.

1989- MENARES J., GARNERIN P., VALLERON A-J.,
Real time surveillance of influenza-like diseases in France through a national computer network
MMWR (1989), 38 : 855-857.

1988- FLAHAULT A., LETRAIT S., BLIN P., HAZOUT S., MENARES J., VALLERON A-J.,
Modelling the 1985 influenza epidemic in France.
Stat. in Med., (1988) 7: 1147-1155.

1990- GARNERIN Ph.,
French connection.
B.M.J. (1990) 300 : 701.

1990- GARNERIN Ph., VIDAL J., HAZOUT S., VALLERON A-J.
Analysis and Presentation of Data from an Epidemiological Database.

In : Wolfram Research Ind. ed. Conference guide.
Redwood City : 1990 Mathematica Conference, 1990 (to appear).

1991- COSTAGLIOLA D., FLAHAULT A., GALINEC D., GARNERIN Ph., MENARES J., VALLERON A-J.
A routine tool for detection and assessment of epidemics of influenza-like syndrome in France.
Am. J. Public Health. (1991) (to appear).

STATISTISCHE ÜBERLEGUNGEN ZU RÄUMLICHEN ABHÄNGIGKEITEN IM KREBSATLAS DER BUNDESREPUBLIK DEUTSCHLAND

I. Zöllner, E. Schach, S. Schach

Fachbereich Statistik und Hochschulrechenzentrum

Universität Dortmund

Bei der Beurteilung von kartographischen Darstellungen regionaler Daten ergibt sich die Frage, ob es sich um zufällige räumliche Verteilungen handelt oder ob ein räumlicher Zusammenhang existiert. So möchte man zum Beispiel wissen, ob in benachbarten Regionen ähnliche Werte auftreten, ob also eine regionale Klumpung vorliegt.

Daten

Ausgangspunkt der Überlegungen sind Daten, die in Teilregionen eines größeren Gebietes erhoben wurden; im Falle des Krebsatlasses der Bundesrepublik sind dies die mittleren altersstandardisierten Mortalitätsraten von 1976 bis 1980 aufgeschlüsselt nach Krebslokalisationen und Geschlecht, die für alle 328 Kreise der Bundesrepublik Deutschland vorliegen (Becker, Frentzel-Beyme, Wagner, 1984) . Die Darstellungen in diesem Atlas beruhen auf einer Einteilung der Ausgangswerte in fünf annähernd gleichbesetzte Klassen, wobei Klasse 5 hohe und Klasse 1 niedrige Raten enthält. Jeder dieser Klassen ist eine Farbe zugeordnet und die Regionen sind entsprechend der Klassenzugehörigkeit der jeweiligen Mortalitätsraten eingefärbt. Die klassifizierten Beobachtungswerte sollen im folgenden mit x_i , $i = 1,....328$ bezeichnet werden.

Methoden

Gesucht sind Indizes, die es erlauben, zwischen zufälligen und nichtzufälligen Karten zu trennen. Um diese Frage für die 44 Karten des Krebsatlas zu klären, wurden folgende Testgrößen untersucht:

$$\text{MORAN (1948):} \quad I = \frac{N}{S_0} \frac{\sum\limits_{i=1}^{N}\sum\limits_{j=1}^{N} w_{ij}\,(x_i - \bar{x})(x_j - \bar{x})}{\sum\limits_{i=1}^{N}(x_i - \bar{x})^2}$$

$$\text{GEARY (1954):} \quad C = \frac{N-1}{2S_0} \frac{\sum\limits_{i=1}^{N}\sum\limits_{j=1}^{N} w_{ij}(x_i - x_j)^2}{\sum\limits_{i=1}^{N}(x_i - \bar{x})^2}$$

$$\text{ABEL, BECKER (1987):} \quad T = \sum\limits_{i=1}^{N}\sum\limits_{j=1}^{N} w_{ij}\,\frac{|x_i - x_j|}{s_i}\,.$$

Dabei seien N die Anzahl der Regionen, s_i die Anzahl der Nachbargebiete der Region i,

$$\bar{x}=\frac{1}{N}\sum_{i=1}^{N} x_i \,, \quad S_0=\sum_{i=1}^{N}\sum_{j=1}^{N} w_{ij} \quad \text{und} \quad w_{ij}=\begin{cases}1 & \text{falls } R_i \text{ und } R_j \text{ benachbarte Regionen sind, } i\neq j \\ 0 & \text{sonst}\end{cases}\,.$$

Sei $A_{k,l}$ für $1 \leq k, l \leq 5$ die jeweils beobachtete Anzahl von Nachbarschaften zwischen zwei Regionen, so daß der Wert einer Region in der Klasse k und der Wert der anderen Region in der Klasse l lag, und $E_{k,l}$ der Erwartungswert von $A_{k,l}$ unter der Annahme, daß die Anzahl der Werte in jeder Klasse a priori bekannt ist (hypergeometrisches Modell) und im vorliegenden Fall der Quintilzerlegung der Ausgangswerte entspricht. Dann erhält man die Indizes bzw. Teststatistiken

OHNO, AOKI (1981) :
$$\chi_O^2 = \sum_{k=1}^{5} \frac{(A_{k,k} - E_{k,k})^2}{E_{k,k}}$$

REIMITZ (1989) :
$$\chi_{O1}^2 = \chi_O^2 + \frac{(A_{4,5} - E_{4,5})^2}{E_{4,5}}$$

$$\chi_{O2}^2 = \chi_{O1}^2 + \frac{(A_{1,2} - E_{1,2})^2}{E_{1,2}}$$

$$\chi_{O3}^2 = \chi_O^2 + \sum_{k=1}^{4} \frac{(A_{k,k+1} - E_{k,k+1})^2}{E_{k,k+1}}$$

$$\chi_{O4}^2 = \sum_{k=1}^{5} \sum_{l \geq k} \frac{(A_{k,l} - E_{k,l})^2}{E_{k,l}}$$

Alle diese Größen berücksichtigen die Nachbarschaftsstruktur des betrachteten Gebietes, d.h. über die w_{ij} geht in die Berechnung mit ein, ob zwei Gebiete unmittelbar benachbart sind oder nicht. Somit hängen auch die Verteilungen der Testgrößen unter der Hypothese räumlicher Unabhängigkeit von der konkreten Nachbarschaftsstruktur des betrachteten Gebietes ab. Für die Kreiseinteilung der Bundesrepublik sind die Verteilungen der Testgrößen per Simulation ermittelt worden. Zu diesem Zweck wurden 10 000 zufällige Karten auf folgende Weise erzeugt: N=328 gleichverteilte Zufallszahlen wurden der Größe nach geordnet und durch ihren Index in der Ausgangsreihenfolge ersetzt. Den Kreisen mit den ersten 65 Indizes wurde der Wert x =1 zugeordnet, den Kreisen mit den letzten 65 Indizes der Wert x =5, die Indizes dazwischen wurden in Gruppen von jeweils 66 unterteilt und den entsprechenden Kreisen wurden die Werte x=2,3,4 zugeordnet. Auf diese Weise sind die Werte 1,2,3,4,5 zufällig auf die 328 Kreise verteilt worden. Weiter sind für alle 44 Krebslokalisationen die Werte der Testgrößen für eine analoge Zerlegung der Mortalitätsraten in Quintile bestimmt worden.

Ergebnisse

Die Abbildungen vermitteln einen Eindruck vom Zusammenhang der untersuchten Testgrößen. In Abbildung 1 sind die Werte von je zwei Testgrößen für 50 zufällige Karten dargestellt. Die Scattergramme in Abbildung 2 enthalten die Werte für die 44 Krebskarten. Offensichtlich nimmt der Zusammenhang zwischen den Testgrößen bei größeren Abweichungen von zufälliger räumlicher Verteilung zu, d. h., die Größen verhalten sich bei deutlichen Mustern ähnlicher als im Falle zufälliger oder "fast" zufälliger Karten. Man sieht auch, daß Moran's I, Geary's C und die von Abel und Becker vorgeschlagene Größe eine Gruppe bilden. Ähnlich verhält es sich mit den

χ^2- Größen von Ohno, Aoki und Reimitz. Unterschiede zwischen beiden Gruppen bestehen zum Beispiel darin, daß Moran's I, Geary's C und T die Nullhypothese räumlicher Unabhängigkeit in einigen Fällen eher ablehnen als die χ^2-Größen, die sich konservativer verhalten, was damit zusammenhängt, daß sie für folgende spezielle Alternativen gedacht sind:

Ohno, Aoki :   Cluster bestehend aus Regionen einer Klasse

Reimitz 1 :   Cluster bestehend aus Regionen einer Klasse oder

                    aus Regionen mit Werten in den Klassen 4 und 5

Reimitz 2 :   wie bei Reimitz 1 oder Cluster aus Regionen mit Werten

                    in Klasse 1 und 2

Reimitz 3 :   Cluster bestehend aus Regionen einer Klasse oder Regionen mit

                    Werten aus "benachbarten" Klassen (Differenz gleich 1)

Reimitz 4 :   Cluster bestehend aus beliebigen Kombinationen der Klassen 1 bis 5

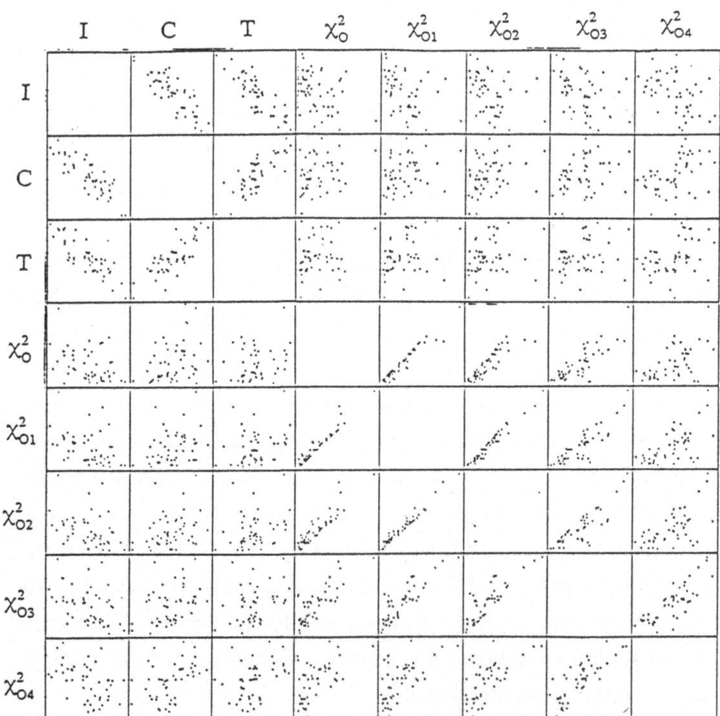

Abb. 1 Scattergramme der acht untersuchten Größen mit Werten von 50 zufälligen Karten

Anhand dieser Ergebnisse läßt sich die in Tabelle 1 gezeigte Gruppierung der Krebslokalisationen vornehmen.

Die erste Gruppe enthält die Karten, für die alle Testgrößen einen Wert außerhalb des in der Simulation ermittelten Wertebereichs annahmen und damit die Nullhypothese räumlicher Unabhängigkeit mit einer Irrtumswahrscheinlichkeit von p=0.0001 abgelehnt hätten. In der zweiten Gruppe sind die Karten zusammengefaßt, für die alle Testgrößen die Zufälligkeit mit einer Irrtumswahrscheinlichkeit von p=0.01 ablehnen und die nicht zur Gruppe 1 gehören. Die dritte Gruppe enthält die Karten, für die alle Testgrößen die räumliche Unabhängigkeit mit einer Irrtumswahrscheinlichkeit von p=0.05 ablehnen und die nicht zur Gruppe 1 oder 2 gehören. In der vierten Gruppe findet man die Karten, für die nur einige der Testgrößen die räumliche Unabhängigkeit mit einer Irrtumswahrscheinlichkeit von p=0.05 ablehnen, andere dagegen nicht. Die fünfte Gruppe besteht aus den Karten, für die alle Testgrößen die Hypothese räumlicher Unabhängigkeit beibehielten.

Tabelle 1. Krebslokalisationen nach Klumpungsgrad in 5 Gruppen und Geschlecht

	Geschlecht	
	Frauen	Männer
Gruppe 1:	Magen	Magen
	Harnblase	Harnblase
	Krebs gesamt	Krebs gesamt
	Brust	Lunge
	Dickdarm	Kehlkopf
	Gallenblase	
	Leber	
	Schilddrüse	
Gruppe 2:	Speiseröhre	Speiseröhre
	Gehirn	Gehirn
	Lunge	Dickdarm
	Bauchspeicheldrüse	Mastdarm
		Gallenblase
		Leber
		Schilddrüse
Gruppe 3:	Gebärmutterhals	Hoden
	Kehlkopf	
	Melanom	
Gruppe 4:	Niere	Niere
	Morbus Hodgkin	Morbus Hodgkin
	Leukämie	Leukämie
	Gebärmutter	Knochen
	Mastdarm	Bauchspeicheldrüse
	Eierstock	Prostata
		Melanom
		NH-Lymphome
Gruppe 5:	Knochen	
	NH - Lymphome	

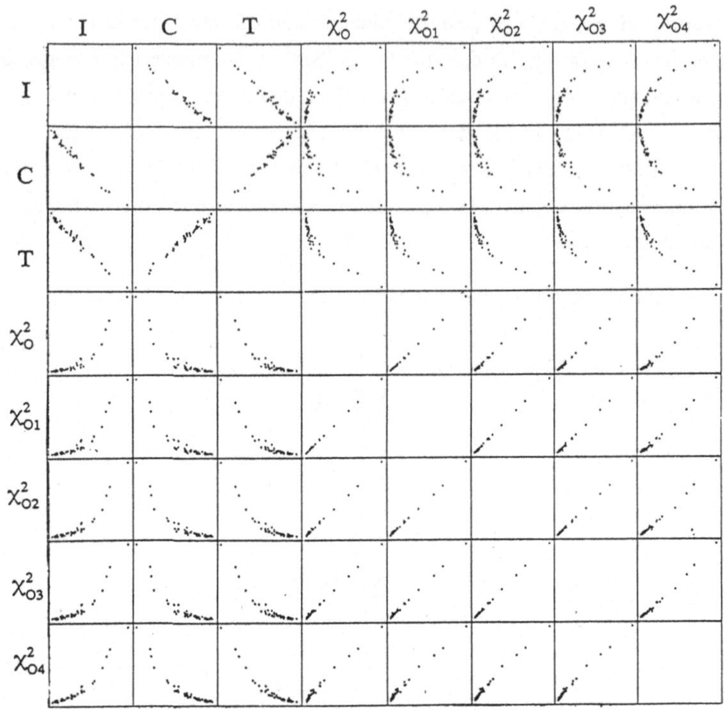

Abb. 2   Scattergramme der acht untersuchten Gößen mit Werten der 44 Krebslokalisationen

Zusammenfassung

Die untersuchten Größen sind geeignet, nichtzufällige von zufälligen Karten zu trennen. Unterschiede in der Sensitivität der Tests lassen sich wie folgt nutzen: Ist man daran interessiert, jegliche Abweichungen von räumlicher Unabhängigkeit zu erkennen, so empfiehlt sich die Anwendung der Tests von Moran, Geary, Abel und Becker und auch der vierte von Reimitz vorgeschlagene. Existieren dagegen bestimmte Vorstellungen über die Art der Clusterung, so bieten sich die übrigen Testgrößen von Ohno, Aoki und Reimitz an.

Literatur

A b e l, U., N. B e c k e r (1987): Geographical Clusters and Common Patterns in Cancer Mortality of the Federal Republic of Germany. Arch. Environm. Health 42 (1), 51-57

B e c k e r, N., R. F r e n t z e l - B e y m e, G. W a g n e r (1984): Krebsatlas der Bundesrepublik Deutschland. Springer Verlag Berlin

M o r a n, P.A.P. (1948) : The Interpretation of Continuous Maps. Royal Statist. Soc. B 10, 243-51

O h n o, Y., K. A o k i (1981) : Cancer Deaths by City and County in Japan (1969-71): A Test of Significance for Geographic Cluster of Disease. Soc. Sci. Med. 15, 251-58

R e i m i t z, P.E. (1989) : Statistische Methoden zur Entdeckung räumlicher Cluster bei klassierten Daten. Dissertation, Universität Dortmund

Untersuchungen zur Entdeckung räumlicher Cluster im Kinderkrebsregister Mainz

Irene Schmidtmann, Peter Kaatsch, Jörg Michaelis
Institut für Medizinische Statistik und Dokumentation
Klinikum der Johannes Gutenberg-Universität Mainz

Fragestellung

Im Rahmen des Mainzer Kinderkrebsregisters beschäftigen wir uns mit der Frage, ob die Inzidenzen kindlicher Krebserkrankungen regional besonders hoch oder besonders niedrig sind. Nicht nur regionale Häufungen sind für das Register von Interesse, sondern, als Hinweis auf systematische Erfassungslücken, auch regional besonders niedrige Inzidenzen. Dies führt auf die Frage, ob die Inzidenzen von Krebserkrankungen bei Kindern räumliche Autokorrelation aufweisen. Ob man auf einer Landkarte Cluster visuell wahrnimmt und ob Tests auf räumliche Autokorrelation Cluster entdecken, hängt auch von der Klasseneinteilung der beobachteten Werte und von den verwendeten Verfahren ab. Wir haben daher mehrere Autokorrelationsmaße und verschiedene Klasseneinteilungen betrachtet.

Daten und Methoden

Unsere Untersuchungen beruhen auf den Inzidenzen aller kindlichen Krebserkrankungen im Zeitraum 1983-1987 in den 328 Landkreisen und kreisfreien Städten der BRD (in den Grenzen vor dem 3.10.1990). Zusätzlich zu den Rohinzidenzen haben wir empirische Bayes-Schätzer für die Inzidenzen in den Landkreisen und Städten nach dem Gamma-Modell (siehe Clayton und Kaldor, 1987) bestimmt. Um die Inzidenzen auf Landkarten darzustellen, müssen sie klassiert werden. Wir haben die in Tabelle 1 dargestellten Klasseneinteilungen verwendet, um den Einfluß der Klasseneinteilung auf die Ergebnisse der Clusterverfahren zu untersuchen. Dabei nehmen die Klassennummern mit wachsender Inzidenz zu.

An Autokorrelationsmaßen haben wir betrachtet:

1. Moran's Autokorrelationskoeffizient (Moran, 1950)

$$I = \frac{n}{S_0} \frac{\sum_{i=1}^{n} \sum_{j=1}^{n} w_{ij}(x_i - \bar{x})(x_j - \bar{x})}{\sum_{i=1}^{n}(x_i - \bar{x})^2}$$

2. Geary's C (Geary, 1954)

$$C = \frac{n-1}{2S_0} \frac{\sum_{i=1}^{n} \sum_{j=1}^{n} w_{ij}(x_i - x_j)^2}{\sum_{i=1}^{n}(x_i - \bar{x})^2}$$

wobei jeweils n = Anzahl der Regionen; x_i = beobachteter Wert in Region i, hier Klassennummer; $\bar{x}$ = arithmetisches Mittel der x_i; w_{ij} = ein Gewicht, das dem Grad der Nachbarschaft zwischen den Regionen i und j entspricht; $S_0 = \sum_{i=1}^{n} \sum_{j=1}^{n} w_{ij}$.

3. „Join Count" - Statistiken (Moran, 1948)
Mit

$$y_{ij}^{(r)} = \begin{cases} 1 & \text{falls } x_i = x_j = r \text{ für } i \neq j \\ 0 & \text{sonst} \end{cases}$$

und

$$y_{ij}^{(rs)} = \begin{cases} 1 & \text{falls } x_i = s, x_j = r \text{ oder} \\ & \quad x_i = r, x_j = s \text{ für } i \neq j \text{ und } r \neq s \\ 0 & \text{sonst} \end{cases}$$

erhält man $A_r = \sum_{i=1}^{n} \sum_{j=1}^{n} w_{ij} y_{ij}^{(r)}$ und $A_{rs} = \sum_{i=1}^{n} \sum_{j=1}^{n} w_{ij} y_{ij}^{(rs)}$, die (ggf. gewichtete) Anzahl der Nachbarschaften zwischen Regionen, die in Klasse r fallen, sowie zwischen Regionen, die in Klasse s fallen, und Regionen, die in Klasse s fallen.

4. Test-Statistik nach Ohno, Aoki, Aoki (1979)

$$\chi_O^2 = \sum_{r=1}^{k} \frac{(A_r - E_r)^2}{E_r}$$

wobei $A_r = \sum_{i=1}^{n} \sum_{j=1}^{n} w_{ij} y_{ij}^{(r)}$; $E_r = E(A_r)$ unter H_0 : „keine räumliche Autokorrelation", k = Anzahl der Klassen.

Für I, C und die A_r und A_{rs} sind unter gewissen Bedingungen Normalverteilungsnäherungen unter der Nullhypothese möglich (siehe Cliff und Ord, 1981). χ_O^2 kann als näherungsweise χ^2-verteilt betrachtet werden, wenn die A_r nicht zu starke Abhängigkeit aufweisen. Jedoch sind die Freiheitsgrade in Abhängigkeit von Klasseneinteilung und Nachbarschaftsstruktur zu korrigieren (Reimitz, 1989). Da anfangs nicht klar war, ob die Näherungen hier geeignet sind, haben wir die Verteilungen der oben angegebenen Größen unter H_0 bei Beachtung der Nachbarschaftsbeziehungen der Landkreise und kreisfreien Städte der BRD (s. o.) simuliert. Für jede der in Tabelle 1 beschriebenen Klasseneinteilungen wurden 10.000 Simulationen durchgeführt. Die simulierten Verteilungen wurden zur Bestimmung der (einseitigen) Überschreitungswahrscheinlichkeiten verwendet. Die unter 1. - 3. beschriebenen Größen haben wir mit zwei Sätzen von Gewichten berechnet, nämlich mit

$$w_{ij} = \begin{cases} 1 & \text{falls Regionen i und j benachbart} \\ 0 & \text{sonst} \end{cases}$$

und

$$w_{ij} = \begin{cases} 1 & \text{falls Regionen i und j benachbart} \\ 0,5 & \text{falls Regionen i und j Nachbarn 2. Ordnung} \\ 0 & \text{sonst} \end{cases}$$

Ergebnisse

Rohinzidenzen: Bei den Klasseneinteilungen 1 - 6, 11, 13, 15, 16 ergaben sich sowohl mit dem Verfahren nach Moran als auch mit dem nach Geary einseitige p-Werte $\leq 0,05$, und zwar sowohl wenn nur Nachbarschaften 1. Ordnung als auch wenn Nachbarschaften 1. und 2. Ordnung berücksichtigt werden. P-Werte $\leq 0,05$ ergaben sich außerdem mit dem Verfahren nach Moran bei Klasseneinteilung 14 bei Berücksichtigung von Nachbarschaften 1. und 2. Ordnung, ferner mit dem Verfahren von Geary bei Klasseneinteilung 7, bei Klasseneinteilung 8, wenn nur Nachbarschaften 1. Ordnung eingehen, sowie bei Klasseneinteilung 9, wenn Nachbarschaften 1. und 2. Ordnung eingehen. Generell kommt man also zu einer Ablehnung von H_0, wenn es mindestens drei Klassen gibt, oder wenn bei zwei Klassen die mit den niedrigeren Inzidenzen die kleinere ist, aber mindestens 15 % der Regionen umfaßt. Bei dem Test nach Ohno/Aoki ergeben sich p-Werte $\leq 0,05$ bei Klasseneinteilungen 3, 11, 15, 16. Um zu erkennen, welche Klassen positive Autokorrelation verursachen, d. h. Klumpung aufweisen, werden die Join Counts betrachtet. Diese deuten auf Klumpung von Regionen aus Klasse 1 und Klasse 2. Die Tendenz ist, daß Regionen mit niedriger Inzidenz clustern.

Tabelle 1: Darstellung der 17 untersuchten Klasseneinteilungen mit Klassenzahlen zwischen 2 und 5

Klassen- einteilung	Anteil der Regionen mit Klassennummern (in % , absolute Zahlen in Klammern)								
	1		2		3		4		5
1	5	(17)	15	(49)	60	(196)	15	(49)	5	(17)
2	10	(33)	10	(33)	60	(196)	10	(33)	10	(33)
3	15	(50)	20	(65)	30	(98)	20	(65)	15	(50)
4	20	(65)	20	(66)	20	(66)	20	(66)	20	(65)
5	25	(82)	25	(82)	25	(82)	25	(82)	-
6	50	(164)	20	(66)	20	(66)	10	(32)	-
7	5	(17)	95	(311)	-		-		-
8	95	(311)	5	(17)	-		-		-
9	10	(33)	90	(295)	-		-		-
10	90	(295)	10	(33)	-		-		-
11	20	(66)	80	(262)	-		-		-
12	80	(262)	20	(66)	-		-		-
13	30	(99)	70	(229)	-		-		-
14	70	(229)	30	(99)	-		-		-
15	15	(50)	70	(228)	15	(50)	-		-
16	15	(50)	85	(278)	-		-		-
17	85	(278)	15	(50)	-		-		-

Empirische Bayes-Schätzer: Werden den Verfahren anstelle der Rohinzidenzen die empirischen Bayes-Schätzer zugrunde gelegt, ist keine so deutliche Tendenz mehr zu erkennen. Es gibt auch insgesamt weniger Hinweise auf räumliche Autokorrelation. Das Verfahren nach Geary lehnt die Nullhypothese zum 5 % -Niveau nur noch bei den Klasseneinteilungen 3, 4, 5 sowie bei Berücksichtigung von Nachbarschaften 1. und 2. Ordnung bei Klasseneinteilung 13 ab. Das Verfahren nach Moran führt bei Klasseneinteilungen 1-6, 11, 15 und 17 zur Ablehnung von H_0 zum 5 % -Niveau, bei Klasseneinteilungen 8, 13 und 16, wenn Nachbarschaften 1. und 2. Ordnung berücksichtigt werden. Für den Test nach Ohno/Aoki erhält man p-Werte $\leq 0,05$ bei Klasseneinteilungen 3, 11, 15 und 17. Die Betrachtung der Join Counts ergibt hier ein weniger einheitliches Bild.

Simulationen: Bei den hier beobachteten Werten der Teststatistiken unterschieden sich die simulierten Überschreitungswahrscheinlichkeiten bei den Verfahren nach Moran und Geary kaum von den approximativen. Bei dem Verfahren nach Geary lagen die Abweichungen in mehr als 85 % der Fälle unter 0,01, nie über 0,05, bei dem Verfahren nach Moran lagen die Abweichungen in über 70 % der Fälle unter 0,01, nie über 0,1. Auch bei den Join-Count-Statistiken waren die Abweichungen relativ gering: in über 50 % der Fälle lagen sie unter 0,01, in etwa 40 % der Fälle zwischen 0,01 und 0,05. Die Abweichungen zwischen den simulierten und approximativen Verteilungen waren für Werte der Verteilungsfunktion nahe 0 oder 1 kleiner als in den mittleren Bereichen der Verteilungen. Meistens waren die simulierten p-Werte größer als die approximativen, d. h. die von Reimitz (1989) beschriebene leichte Antikonservativität der Approximationen bestätigte sich hier. Die Unterschiede zwischen simulierten und approximativen p-Werten waren bei den Rohinzidenzen geringer als bei den Bayes-Schätzern. Das liegt daran, daß bei den Bayes-Schätzern die Teststatistiken häufiger in den mittleren Bereich der Verteilungen fielen, möglicherweise auch an den größeren Abhängigkeiten zwischen den Bayes-Schätzern. Bei dem Verfahren nach Ohno/Aoki waren - wie zu erwarten - die Abweichungen zwischen simulierten und approximativen Überschreitungswahrscheinlichkeiten am größten. Je etwa ein Drittel der Abweichungen lag unter 0,01, zwischen 0,01 und 0,05 sowie über 0,05. Die Differenzen waren etwa gleich oft positiv und negativ.

Diskussion und Schlußfolgerung

Der visuelle Eindruck von Landkarten mit graphisch dargestellten Inzidenzen auf Landkreisebene ist, daß bei Vorliegen von Clustern diese bei Regionen mit niedriger Inzidenz zu verzeichnen sind (vgl. Bernhard et al., 1990). Die Tests sprechen vor allem bei Klasseneinteilungen an, bei denen etwa 15 % bis 30 % der Landkreise mit den niedrigsten Inzidenzen in einer Klasse zusammengefaßt sind, aber fast gar nicht, wenn es nur zwei Klassen gibt, von denen die kleinere die mit den höheren Inzidenzen ist. Damit bestätigen die Ergebnisse der Tests den visuellen Eindruck.

Daß dieser Effekt bei Verwendung von empirischen Bayes-Schätzern für die Inzidenzen kaum noch zu erkennen ist, kann daran liegen, daß dieses Verfahren eine Glättung bedeutet, die sich auf Regionen mit kleiner Bevölkerung und vom Durchschnitt abweichenden Werten stärker auswirkt als auf Regionen mit größerer Bevölkerung. Betrachtet man z. B. die 66 Landkreise (20 %) mit den niedrigsten Inzidenzen, so läßt sich feststellen, daß sie niedrigere Bevölkerungszahlen aufweisen als die restlichen 80 % der Landkreise. So liegt der Median der Bevölkerungsumme in den 66 Landkreisen mit den niedrigsten Inzidenzen bei 87.942, das obere Quartil bei 115.030, während bei den übrigen 262 Landkreisen der Median der Bevölkerungssumme bei 115.593 und das untere Quartil bei 78.104 liegt.

Da hier die Verfahren verglichen werden sollten, wurde auf das Problem des multiplen Testens nicht eingegangen. Die angegebenen Überschreitungswahrscheinlichkeiten bzw. Testentscheidungen sollten entsprechend beurteilt werden.

Bestätigt werden konnte ein Teil der Simulationsergebnisse von Reimitz, wonach die Verfahren nach Geary und Ohno/Aoki weniger ablehnungsfreudig sind als das nach Moran.

Nach dem vorliegenden Datensatz erscheinen die Klasseneinteilungen 3, 11 und 15 besonders gut zur Entdeckung von Clustern geeignet, d.h. Einteilungen, bei denen 15 % bis 20 % der Landkreise auf die extremen Klassen entfallen und ein genügend großer mittlerer bzw. oberer Bereich existiert. Weitere Simulationsuntersuchungen sollen klären, ob sich dieser Eindruck bei anderen Typen von Clustern bestätigt, und welche Verfahren auf welche Typen von Clustern in Landkarten ansprechen.

Literatur

Bernhard, G., Kaatsch., P., Michaelis J. (1990). Statistische Beurteilungskriterien für die Interpretation von regionalen Erkrankungsraten - am Beispiel des Kinderkrebsregisters Mainz, in: Quantitative Methoden in der Epidemiologie, 35. Jahrestagung der GMDS Berlin, September 1990, Proceedings, Reihe Medizinische Informatik und Statistik. Springer-Verlag, Berlin, Heidelberg, New York

Clayton, D., Kaldor, J. (1987). Empirical Bayes Estimates of Age-standardized Relative Risks for Use in Disease Mapping. Biometrics **43**, 671-681

Cliff, A.D., Ord, J. K. (1981). Spatial Processes - Models and Applications, Pion, London

Geary, R. C. (1954). The contiguity ratio and statistical mapping. The Incorporated Statistician 5, 115-145

Moran, P. A. P. (1948). The interpretation of statistical maps. Journal of the Royal Statistical Society, Series **B 10**, 243-251

Moran, P. A. P. (1950). Notes on Continuous stochastic phenomena. Biometrika 37, 17-23

Ohno, Y. Aoki, K., Aoki, N. (1979). A Test of Significance for Geographic Clusters of Disease. International Journal of Epidemiology 8, 273-281

Ohno, Y., Aoki, K. (1981). Cancer Deaths by City and County in Japan (1969-1971): A Test of Significance for Geographic Clusters of Disease. Social Science and Medicine **15D**, 251-258

Reimitz, P.-E. (1989). Statistische Methoden zur Entdeckung räumlicher Cluster bei klassierten Daten. Dortmund, Univ. Diss.

Abschätzung von Interventionseffekten zur Halbzeit der Deutschen Herz-Kreislauf-Präventionsstudie unter besonderer Berücksichtigung schichtspezifischer Einflußfaktoren

Uwe Helmert, Günter Tempel, Eberhard Greiser

Bremer Institut für Präventionsforschung und Sozialmedizin (BIPS)
D-28oo Bremen 1

Die Deutsche Herz-Kreislauf-Präventionsstudie (DHP) ist eine multizentrische epidemiologische gemeindeorientierte Interventionsstudie zur primären Prävention ischämischer Herzkrankheiten (ICD-9: 410-414) und Schlaganfall (ICD-9: 430-438). Ihr Ziel ist die Reduktion der altersspezifischen Mortalität dieser Krankheiten bei deutschen Männern und Frauen im Alter von 25 bis 69 Jahren um mindestens 8% im Zeitraum von 7 Jahren in sechs ausgewählten Interventionsregionen, und zwar gemessen als Nettoreduktion im Vergleich zum säkularen Trend im restlichen Teil des Bundesgebietes (1).

Zur Evaluatiom des Projekts werden zu Beginn der Studie (1984), nach 4 Jahren (1988), und zum Studienende (1991) in den Interventionsregionen und dem Referenzgebiet Gesundheitssurveys durchgeführt (2), die es ermöglichen, auf repräsentativer Basis u.a. die Veränderung der Prävalenz der zentralen kardiovaskulären Risikofaktoren Zigarettenrauchen, Hypertonie, Hypercholesterinämie und Übergewicht zu bestimmen.

Neben der Beschreibung der Veränderung der Risikofaktorenprävalenz zur Studienmitte, im Vergeich zu den vor Studienbeginn festgelegten risikofaktorenbezogen Studienzielen, wird im Folgenden der Fragestellung nachgegangen, ob die Zwischenergebnisse der DHP daraufhindeuten, daß soziostrukturell unterschiedliche Risikofaktorenveränderungen in den Interventionsregionen im Vergleich zur Referenz erzielt wurden. Dies würde der Intention des allgemein akzeptierten Ziels der Weltgesundheitsorganisation "Gesundheit für alle im Jahr 2000" (3), sowie auch der Ottawa-Deklaration zur Gesundheitsförderung (4) widersprechen. Andererseits ist aber auch zu berücksichtigen, daß sich die gängigen Gesundheitsförderungsprogramme in der Bundesrepublik durch eine vorrangige Mittelschichtorientierung ausgezeichnet haben, und bisher nur in geringem Maße Erfolge auch bei unteren sozialen Schichten zu verzeichnen waren.

Methoden

Nach einer vergleichenden Analyse verschiedener Indikatoren zum sozio-ökonomischen Status (5) wurde ein additiver Index "Soziale Schicht" gebildet, der die Variablen Haushaltsnettoeinkommen, beruflicher Status des Hauptverdieners im Haushalt sowie Schulbildung des Befragten umfaßt.
Folgende fünfstufige Kategorisierung wurde vorgenommen:
Oberschicht (OS), obere Mittelschicht (OMS), Mittelschicht (MS), untere Mittelschicht (UMS) und Unterschicht (US). Jede Sozialschicht umfaßt etwa 20% der Befragten. Frauen gehörten öfter niedrigeren sozialen Schichten an als Männer. Von 1984 zu 1988 ergab sich lediglich eine geringfügiger Zuwachs für den Anteil der Personen in der Oberschicht, so daß auf eine Adjustierung für diesen säkularen Trend verzichtet werden konnte.
Da die kardiovaskulären Risikofaktoren sowie der Sozialschicht-Index deutlich alters- und geschlechtsabhängig sind, erfolgten alle Auswertungen getrennt für beide Geschlechter; außerdem wurde eine Alterstandardisierung vorgenommen. Als Standardpopulation wurde die deutsche Wohnbevölkerung des Jahres 1984 herangezogen. Die Alterstandardisierung für die soziale Schicht erfolgte mittels direkter Standardisierung unter Verwendung von 5-Jahres-Altersklassen. Als statistischer Test zur Beurteilung der Frage, ob ein statistisch signifikanter sozialer Gradient für die Risikofaktorenprävalenz vorliegt, wurde der Mantel-Haenszel-Chi^2-Trend-Test (6) herangezogen.

Resultate

In Tabelle 1 werden die Veränderungsraten der kardiovaskulären Risikofaktoren in den Interventionsregionen wiedergegeben. Sie werden berechnet als relative Veränderung der Prävalenzen vom ersten Survey (t-0) zum zweiten Survey (t-1) in Prozent, wobei "RUS" für die Kombination aller regionalen Surveys der Interventionsregionen steht und "NUS" für die nationalen Untersuchungssurveys (Referenz):

$$DIF_{RUS} = ((Präv._{RUS}(t-1) - Präv._{RUS}(t-0))/Präv._{RUS}(t-0)) * 100$$

Außerdem wird die Nettodifferenz, berechnet als die Differenz der relativen Risikofaktorenänderung in den Interventionsregionen (DIF_{RUS}) abzüglich der relativen Änderung in der nationalen Referenz (DIF_{NUS}), wiedergegeben, und es wird dargestellt, ob die vor Studienbeginn gesetzten risikofaktorenspezifischen Ziele bis Studienmitte erreicht wurden.

Nettodifferenz der Risikofaktoren zur Studienmitte
altersstandardisiert Angaben in %

	Männer	Frauen
Zigarettenrauchen (>= 1 Zigarette/Tag)	-13.8 •••	-0.1
Hypertonie (syst>=160 o. diast.>=95)	0	-12.9 •••
Hypercholesterinämie (> 250 mg/dl)	-5.3 ••	10.2 •••
Übergewicht (BMI > 25)	2.7	2.2

•• p < .01
••• p < .001

Dabei zeigen sich geschlechtsspezifisch sehr unterschiedliche Resultate. Bei Männern wird das Studienziel erreicht für die Risikofaktoren Zigarettenrauchen und Hypercholesterinämie, für Frauen lediglich für den Risikofaktor Hypertonie. Für beide Geschlechter ergibt sich jeweils eine geringe Nettozunahme für das Übergewicht. Außerdem ist bei Frauen mit 10.2% eine hohe Nettozunahme für den Risikofaktor Hypercholesterolemie zu verzeichnen.
In Abbildung 1 wird die Prävalenz der vier wichtigsten kardiovaskulären Risikofakoren zu Beginnder Studie in den Regionalen Untersuchungssurveys und dem Nationalen Untersuchungssurvey jeweils als linearer Trend über die fünf Sozialschichten widergegeben. Mit Ausnahme des Risikofaktors Hypercholesterinämie, sowie - allerdings ausschließlich für Männer - der Hypertonie ergab sich jeweils ein statistisch signifikanter Wert für den Mantel-Haenszel-Chi^2-Tend-Test (p<.001). Je niedriger die Sozialschicht desto

höher war die Risikofaktorenausprägung. Der deutlichste Schicht-gradient ergab sich bei Männer für das Zigarettenrauchen und bei Frauen für das Übergewicht. Insgesamt bleibt festzuhalten, daß zu Beginn der Studie die sozialen Gradienten für die Risikofaktoren-prälenz in den Interventionsregionen und der nationalen Referenz nahezu identisch waren.

Für den zweiten Survey ist die Hypothese zu untersuchen, ob die über vier Jahre hin durchgeführten präventiven Aktivitäten und gesundheitsfördernden Maßnahmen in den Interventionsregionen mög-licherweise sozialschichtspezifisch unterschiedliche Effekte zur Folge hatten.

Die linearen sozialen Gradienten der Risikofaktorenausprägung (Ab-bildung 2) verdeutlichen, daß dies keineswegs der Fall war. Bei Männern ergibt sich für das Übergewicht und den Bluthochdruck ein deutlich geringerer sozialer Gradient für die Interventionsre-gionen im Vergleich zur nationalen Referenz, bei Frauen ist dies der Fall für die Hypercholesterinämie und den Bluthochdruck. Für die übrigen Risikofaktoren zeigen sich nur geringfügige Unter-schiede in der Ausprägung des Schichtgradienten. Die Hypothese eines sozialschichtbezogenen Bias hinsichtlich der Risikofakto-renveränderungen zur Studienmitte bestätigt sich somit nicht.

Festzuhalten bleibt aber desweiteren, daß für den Nationalen Un-tersuchungssurvey zur Studienmitte der soziale Gradient der Risi-kofaktorenausprägung jeweils steiler war als zu Studienbeginn, was sich bei einem Vergleich der Werte des Mantel-Haenszel-Chi^2-Trend-Test ergab.

Schlußfolgerungen

Aufgrund des festgestellten Trends zunehmender sozialer Ungleich-heit in der Prävalenz der klassischen kardiovaskulären Risikofak-toren im Nationalen Untersuchungssurvey, der als represantativ für die gesamte Bundesrepublik angesehen werden kann, sowie der gene-rell bestehenden ausgeprägten sozialschichtspezifischen Differen-zen des kardiovaskulären Risikos, erscheint es angezeigt, herz-kreislauf-bezogene präventive Aktivitäten gezielt für Angehörige unterer sozialer Schichten zu entwickeln und anzuwenden. So ließen sich die risikofaktoren-spezifischen Studienziele der DHP - mit Ausnahme für den Risikofaktor Hypercholesterinämie - allein schon dadurch erfüllen, daß die Risikofaktorenbelastung der Allgemeinbe-

völkerung auf das Maß zu reduziert würde, das in der Oberschicht
bzw. der oberen Mittelschicht vorherrscht.

Literatur

1
GCP Study Group. The German Cardiovascular Prevention Study (GCP):
Design and methods. Eur Heart J 1988; 9: 1058-66.
2
Hoffmeister H, Hoeltz J, Schoen D, Schroeder E, Guether B.
Nationaler Untersuchuings-Survy und regionale Untersuchungssurveys
der DHP - Band 1. In: DHP-Forum 1/88. Bonn 1988.
3
WGO-Regionalbüro für Europa. Regionale Strategie zur Erreichung
des Ziels "Gesundheit für Alle im Jahr 2000". EUR/RC 30/ 8 Rev. 1,
Kopenhagen 1981.
4
Ottawa Charta der WHO zur Gesundheitsförderung. In: Labisch, A.
(Hrsg.). Kommunale Gesundheitsförderung, Frankfurt 1989, S. 223-
229.
5
Helmert U, Shea S, Herman B, Greiser E. Relationship of social
class characteristics and risk factors for coronary heart disease
in West Germany. Public Health 1990 (in press).
6
Mantel N. Chi-square tests with one degree of freedom: Extensions
of the Mantel-Haenszel Procedure. J Am Stat Assoc 1963; 58: 690-
700.

A B B I L D U N G   1

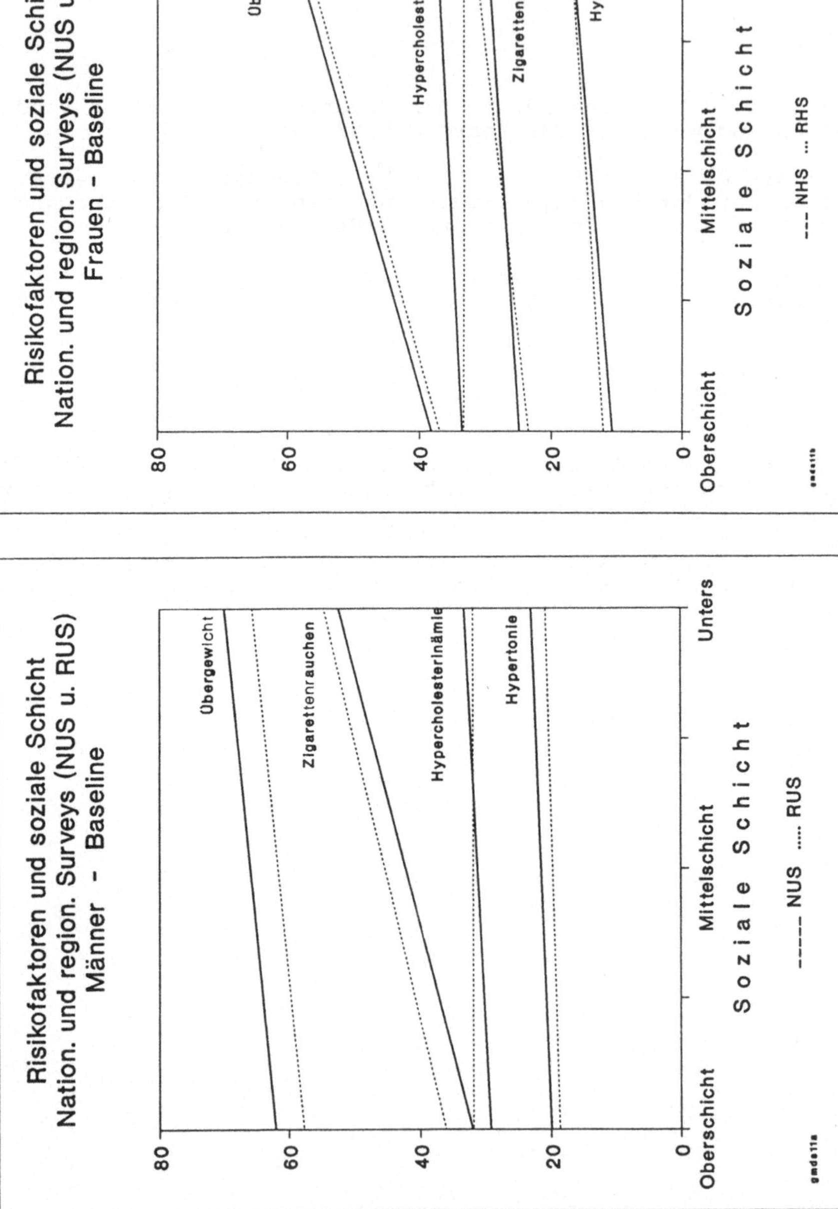

A B B I L D U N G   2

Risiokofaktoren und Soziale Schicht
Nation. und region. Surveys (NUS u. RUS)
Männer - Studienmitte
80
60
40
20
0
Übergewicht
Zigarettenrauchen
Hypercholesterinämie
Hypertonie
Oberschicht
Mittelschicht
Unters
Soziale Schicht
____ NUS .... RUS
Risikofaktoren und Soziale Schicht
Nation. und region. Surveys (NUS u. RUS)
Frauen - Studienmitte
80
60
40
20
0
Übergewicht
Hypercholesterinämie
Zigarettenrauchen
Hypertonie
Oberschicht
Mittelschicht
Unters
Soziale Schicht
____ NHS .... RHS

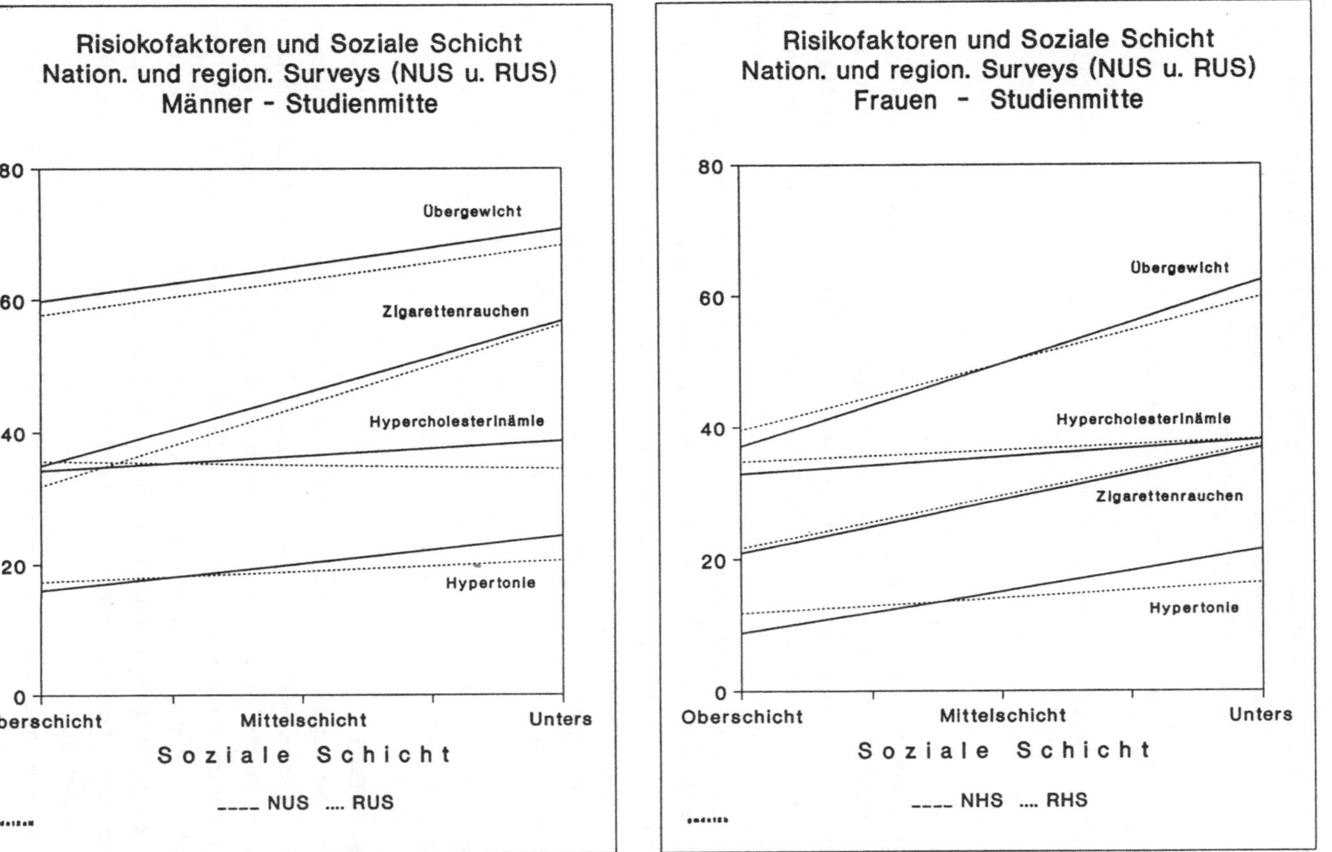

Monica Bremen – Arbeitsweise und Ergebnisse eines
retrospektiven, bevölkerungsbezogenen
Herzinfarktregisters im WHO-Verbund

Bertram Herman, Gabriela Stüdemann, Eberhard Greiser

Bremer Institut für Präventionsforschung und Sozialmedizin (BIPS)
D-2800 Bremen 1

Das Bremer Myokardinfarktregister ist Teil des WHO-Monica-Projekts
(Multinational monitoring of trends and determinants in cardiovascular disease)(1). Es ist eine internationale Studie, die versucht die erstmals in den siebziger Jahren beobachteten Veränderungen von Mortalitätstrends der ischämischen Herzkrankheit in
verschiedenen Ländern zu erklären(2). Die Ziele des Projekts sind
die Analyse von Trends in der kardiovaskulären Mortalität, Morbidität und Letalität, sowie die Erklärung dieser Trends über eine
10-Jahres-Periode in definierten Gemeinden in verschiedenen Ländern. Es gibt 38 Studienzentren in 26 Ländern, die an der Studie
teilnehmen. Alle verfolgen die im Monica-Protokoll(3) festgelegten
Studienmethoden. Die Registrierung von Infarkten für alle Zentren
begann bei den am 1. Oktober 1984 aufgetretenen Fällen und wird
fortgesetzt bis mindestens 30.9. 1994.

HYPOTHESEN
Veränderungen der kardiovaskulären Mortalitätsraten könnten in Bezug stehen zu einer Veränderung der Krankheitsinzidenz und/oder
einer Veränderung der Letalität. Veränderungen der Inzidenz könnten durch Veränderungen der Risikofaktoren-Prävalenz in der untersuchten Population entstehen. Veränderungen der Letalität könnten
in Beziehung stehen zu Veränderungen in der medizinischen Versorgung der betroffenen Population und/oder dem natürlichen Krankheitsverlauf.
Um diese Hypothesen zu testen, sind nicht nur offizielle Morta-
litäts- und Populationsdaten sowie Risiko-Profil-Surveys erforderlich, sondern auch Infarkt-Registerdaten. Letztere erlauben die

Berechnung von jährlichen Inzidenz-, Mortalitäts- und Letalitätsraten. Weiterhin liefert das Register Daten über Trends der akuten
medizinischen Versorgung.

DAS BREMER MYOKARDINFARKT-REGISTER(4)

Das Herzinfarktregister ist *populationsbasiert*. Sein Ziel ist die
Erfassung aller tödlichen und nicht-tödlichen Verdachtsfälle von
akuten Koronarereignissen, die unter Bremer Einwohnern im Alter
von 25-69 Jahren vorkommen. Die Studienpopulation im Jahre 1988
bestand aus ca. 160,000 Männern und ca. 170,000 Frauen. Das Register arbeitet *retrospektiv*. Die Registrierung begann im November
1986 und umfaßte Fälle, die seit Oktober 1984 aufgetreten waren.
Die einzigen Datenquellen sind archivierte medizinische Dokumente.
Krankenhaus-Entlassungsdiagnosen werden zur Identifizierung von
Fällen benutzt ("*cold-pursuit*"-*Methode*).
Um registriert zu werden muß ein Patient 25-69 Jahre alt und ein
Einwohner Bremens sein. Das Ereignis muß ab 1. Oktober 1984 eingetreten sein, und zwar länger als 28 Tage nach einem vorange-
gangenen Koronarereignis bei derselben Person. Die Entlassungs-
oder Todesbescheinigungs-Diagnosen müssen in einer Liste von
Screening-Diagnosen für Verdachtsfälle auf akuten Myokardinfarkt
oder Koronartod enthalten sein.

DATENSCHUTZ

Um den Anforderungen des Datenschutzes zu genügen, wurde in Abstimmung mit dem Bremischen Landesdatenschutzbeauftragten ein Verfahren für die faktische Anonymisierung der Patientendaten entwickelt.
Um Doppelerfassungen zu vermeiden und gleichzeitig ein Linkage von
Beobachtungen eines Patienten aus verschiedenen Datenquellen zu
ermöglichen, wurden folgende identifizierende Variablen beibehalten: erste Initiale des Familiennamens, Geschlecht, Geburtsdatum
(evtl. Sterbedatum).

DATENFLUSS

Abbildung 1 zeigt den gesamten Datenfluß von den Vielfach- Datenquellen zum Register.

B R E M E R   M Y O K A R D I N F A R K T - R E G I S T E R

INFORMATIONSFLUSS

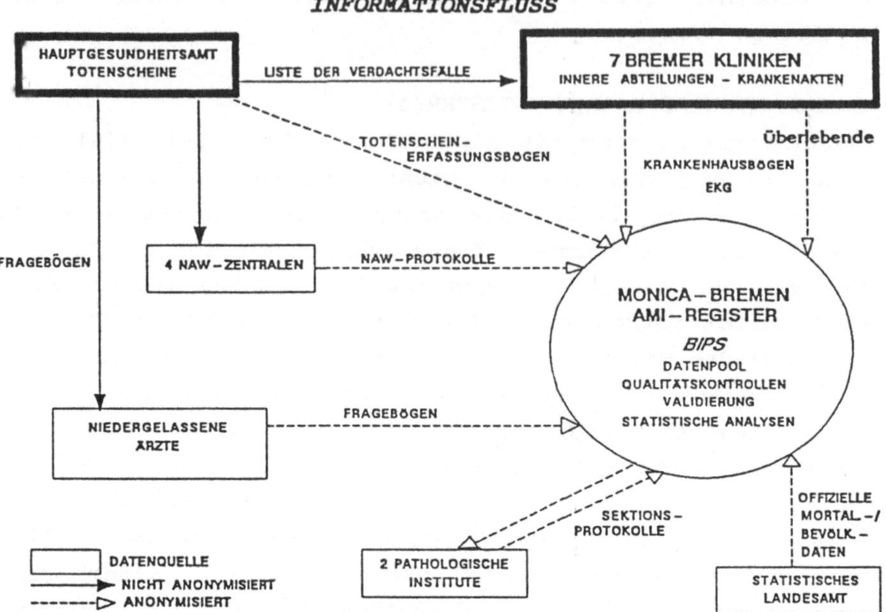

Abb.1

ERGEBNISSE

Nach der Registrierung werden alle Verdachtsfälle in 5 diagnosti-sche Kategorien klassifiziert nach Kriterien, die auf Symptomen, EKG-Befunden, herzspezifischen Serumenzymen, Autopsie-Befunden und der Anamnese einer ischämischen Herzkrankheit beruhen: *1 = definitiver AMI, 2 = möglicher AMI, 3 = ischämischer Herzstillstand* (für Überlebende) , *4 = kein AMI* und *9 = unzureichende Daten* (für tödliche Fälle).

Die Häufigkeitsverteilung der Kategorien war für Männer und Frauen fast identisch und blieb von 1985-1988, den ersten 4 kompletten Registrations Kalenderjahren, ähnlich. Die 3,097 Fälle die in die Kategorien 1,2,3 oder 9 klassifiziert wurden, bilden die Basis für die folgenden vorläufigen altersstandardisierten Trendanalysen. Die Populationsraten sind altersstandardisiert nach der durchschnittlichen Bremer Bevölkerung im Alter von 25-69 Jahre in den einzelnen Kalenderjahren. Die Standardpopulation für Altersstandardisierung der 28-Tage-Letalität sind alle Fälle von 25-69 Jahre mit den diagnostischen Kategorien 1,2,3 und 9, die von 1985-1988 auftraten.

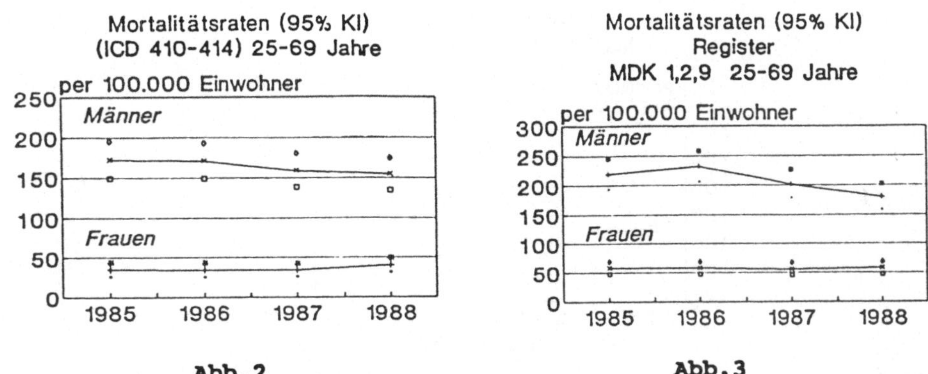

Abb.2   **Abb.3**

Mortalitätsraten für Frauen blieben zwischen 1985 und 1988 unabhängig von der Datenquelle (offizielle Mortalitätsraten (Abb.2) bzw. Register-generierte Mortalitätsdaten (Abb.3)) konstant. Für Männer fand sich in den offiziellen Statistiken ein Abfall um 10% (Abb.2), während die Senkung auf der Basis von Registerdaten 18% betrug (Abb.3).

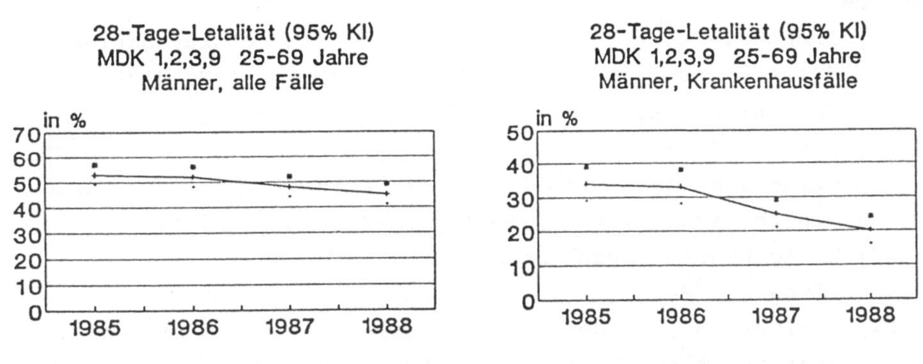

Abb.4   **Abb.5**

Übereinstimmend mit den Mortalitätstrends sind die Trends in der altersadjustierten 28-Tage-Letalität für alle Fälle, wo Männer einen abnehmenden Trend von 13% in den Raten nach 1985 zeigten (Abb.4). Frauen hatten eine gleichbleibende Letalität um ca. 55% von 1985-1988.

Die Ergebnisse der Letalität für sämtliche Fälle stammen von dem signifikanten Absinken von 34% auf 20% in der Krankenhaus- Letalität bei Männern zwischen 1985 und 1988 (Abb.5). Diese Raten für Frauen verblieben bei etwa 30% während der Studienperiode.

Inzidenzraten (95% KI)
MDK 1,2,3,9 25-69 Jahre

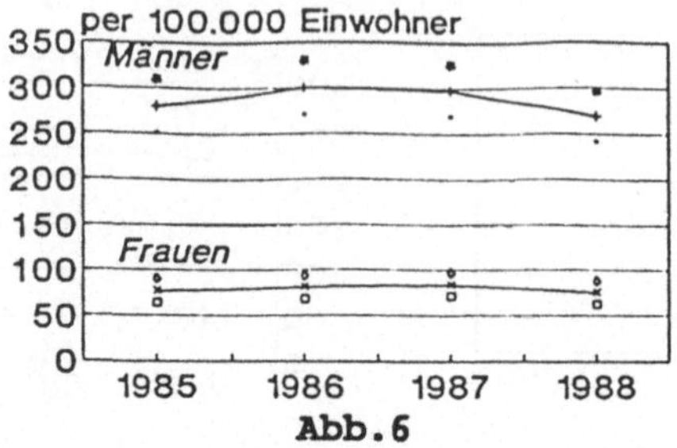

Abb.6

Mortalität ist jedoch nicht nur eine Funktion der Letalität, sondern auch der Inzidenz. Obwohl statistisch nicht signifikant,
wurde zwischen 1986 und 1988 eine   zehnprozentige Abnahme in der
Inzidenz bei Männern bemerkt. Ein deutlicher Trend dieser Variablen wurde für Frauen nicht gefunden (Abb. 6).

LITERATUR

(1) Tunstall-Pedoe H. Monitoring trends in cardiovascular
    disease and risk factors: The WHO "MONICA" Projekt.
    WHO Chronicle, 39 (1):3-5 (1985).

(2) Uemura, K. and Pisa, Z. Recent trends in cardiovascular
    disease mortality in 27 industrialized countries. World
    Health Statistics Quarterly, 38:142-162 (1985).

(3) World Health Organisation. MONICA Manual 1.1.,
    Geneva(1986).

(4) Greiser, E., Stüdemann, G., Herman, B. and Giersiepen, K.
    Häufigkeit von Myokardinfarkten in Bremen.
    Bremer Ärzteblatt 3: 13-19 (1988).

DIE 28-TAGE-LETALITÄT BEI MÄNNERN MIT ERSTINFARKT IN ABHÄNGIGKEIT VON DER KARDIOVASKULÄREN ANAMNESE

- Ergebnisse des MONICA-Augsburg-Herzinfarkt-Registers 1985-87

H. Löwel, M. Lewis, A. Hörmann

GSF-München, Medis-Institut, 8042 Neuherberg, BRD

ZIELSTELLUNG

Ein wesentlicher Schwerpunkt der präventivmedizinischen Bemühungen ist die Verhütung des vorzeitigen Herztodes. Neben der Vermeidung des Erkrankens an Herz-Kreislauf-Krankheiten (HKK) ist der Verbesserung der Überlebenschancen nach dem Auftreten von HKK eine Schwerpunktaufgabe für die kurative Medizin, wobei der akute Herzinfarkt (HI) als lebensbedrohliche Komplikation der koronaren Herzkrankheit (KHK) aus medizinischer Sicht im Vordergrund steht.

Morbiditätsdaten zum Herzinfarkt werden seit 1985 im Rahmen des MONICA Augsburg Projektes erhoben. Im Verlauf von 4 Kalenderjahren sinkt die HI-Erkrankungshäufigkeit bei Männern von 534 (1985) auf 460 (1988) je 100.000 der Bevölkerung bei gleichbleibender 28-Tage-Letalität (55% vs. 56%). Um Risikogruppen mit besonders ungünstigem Infarktverlauf zu identifizieren, wird anhand der Daten des Augsburger bevölkerungsbezogenen Herzinfarktregisters untersucht, welcher Zusammenhang zwischen dem Vorhandensein kardiovaskulärer Risikofaktoren bei Auftreten eines HI und dem Verlauf der HI-Letalität besteht. Während aus Krankenhausstatistiken die Letalität von hospitalisierten und eindeutig diagnostizierten HI-Patienten (Entlassungsdiagnose: Akuter Herzinfarkt) ausgewiesen wird, schließt ein Bevölkerungsregister auch die HI-Erkrankungsfälle mit ein, die vor Erreichen eines Krankenhauses versterben oder die ein Krankenhaus zwar noch erreichen, jedoch in den ersten Stunden nach der Aufnahme versterben, ohne daß die Diagnose "HI" kardiologisch noch eindeutig gesichert werden kann. Aus Fallzahlgründen wird auf die Darstellung der Ergebnisse für Frauen und für Reinfarktpatienten verzichtet.

MATERIAL UND METHODEN

Das Augsburger Herzinfarktregister erfaßt über einen Zeitraum von 10 Jahren alle HI-Erkrankungs- und -sterbefälle bei 25-74jährigen Einwohnern der Stadt Augsburg und der angrenzenden Landkreise Augsburg und Aichach-Friedberg (Studienbevölkerung: 160.000 Männer und 170.000 Frauen). Alle hospitalisierten Patienten mit einem HI (IKK 410) oder einer Schichtischämie (IKK 411) und alle Koronartodesfälle (IKK 410-414) werden registriert und nach den diagnostischen Kriterien des internationalen MONICA-Projektes validiert (1, 2). Angaben zur kardiovaskulären Anamnese werden von hospitalisierten HI-Patienten durch geschulte Krankenschwestern erfragt und nach Durchsicht der Krankenakte vervollständigt. Von verstorbenen nichthospitalisierten Patienten werden diese Angaben durch schriftliche Befragung des zuletzt behandelnden Arztes erhoben (Response 96%). Eine Befragung von Angehörigen Verstorbener ist dem Register aus Datenschutzgründen untersagt.

Analysiert wurden alle nichtletal und letal verlaufenen Erstinfarktereignisse bei 25- bis 74jährigen Männern, die nach der MONICA-Validierung als eindeutige oder wahrscheinliche HI bestätigt wurden. Die anamnestischen Angaben zu Angina pectoris und Hypertonie waren aus inhaltlichen und methodischen Gründen geeignet, 4 Risiko-Gruppen zu bilden:

AP+	HYP+	**Angina pectoris** bekannt, **Hypertonie** bekannt;
AP+	HYP-	**Angina pectoris** bekannt, Hypertonie nicht bekannt;
AP-	HYP+	Angina pectoris nicht bekannt, **Hypertonie** bekannt;
AP-	HYP-	Angina pectoris nicht bekannt, Hypertonie nicht bekannt.

Die Raucher- und die Familienanamnese mußten unberücksichtigt bleiben, weil verläßliche Angaben von verstorbenen HI-Patienten nicht zu erhalten waren.

Die Letalität (in %) wurde für jede Risikogruppe separat als 28-Tage-Letalität und für drei Verlaufstadien gesondert berechnet:

28-Tage =	$\dfrac{\text{Verstorbene insgesamt}}{\text{Erkrankte insgesamt (letal und nichtletal).}}$
Prähospitalphase =	$\dfrac{\text{Außerhalb der Klinik Verstorbene}}{\text{Erkrankte insgesamt (letal und nichtletal).}}$
Frühe Hospitalphase =	$\dfrac{\le 24 \text{ Stunden im Krankenhaus Verstorbene}}{\text{hospit. Erkrankte (letal und nichtletal).}}$
Späte Hospitalphase =	$\dfrac{2.\text{-}28.\text{Tag im Krankenhaus Verstorbene}}{\ge 24 \text{ Std. hospitalisierte Erkrankte (letal und nichtletal).}}$

Innerhalb der drei Altersgruppen ($\le$54, 55-64, 65-74 Jahre) wurden die Letalitätsunterschiede zwischen den vier Risikogruppen für jedes Verlaufstadium gesondert mit dem CHI-Quadrat-Test auf Signifikanz geprüft, indem die Letalität der Gruppe *AP-HYP-* als Bezugsgröße eingesetzt wurde.

ERGEBNISSE

Im Zeitraum 1985 bis 1987 wurden 1172 Erstinfarktereignisse in der männlichen Studienbevölkerung registriert und als eindeutige bzw. wahrscheinliche Herzinfarkte kategorisiert. Der Anzahl der Erstinfarktpatienten je Alters- und Risikogruppe ist in der Tabelle 1 enthalten. Mit dem Alter steigt der Anteil der Gruppe *AP+ HYP+* und nimmt der Anteil der Gruppe *AP- HYP-* ab.

Tab. 1 Anzahl der Männer mit Erstinfarkt **nach Alter und Anamnese**. MONICA Augsburg, Herzinfarkt Register 1985/87

Anamnese-Gruppen	25-54 J.	55-64 J.	65-74 J.	Total
AP - HYP -	127	140	127	394
AP - HYP +	75	85	86	246
AP + HYP -	56	73	119	248
AP + HYP +	41	109	134	284
Gesamt	299	407	466	1172

Der Tabelle 2 ist die 28-Tage-Letalität nach Alter und Risikogruppen zu entnehmen. Es zeigt sich, daß die Letalität innerhalb jeder Risikogruppe mit dem Alter ansteigt. Gleichzeitig ist in jeder Altersgruppe die Letalität für Patienten mit Angina pectoris Patienten am höchsten.

Tab. 2 **28-Tage-Letalität (%) nach Alter und Anamnese** bei Männern mit Erstinfarkt (n = 1172). MONICA Augsburg, Herzinfarkt Register 1985/87

Anamnese-Gruppen	Letalität (%)			
	25-54 J.	55-64 J.	65-74 J.	Total
AP - HYP -	15	19	37	27
AP - HYP +	10	24	46	29
AP + HYP -	27**	33**	53**	45**
AP + HYP +	37**	48**	68**	56**
Gesamt	19	30	52	38

* p < 0.05   ** p < 0.01

In der Tabelle 3 ist für die 4 Risikogruppen die alterstandardisierte Letalität insgesamt und für die drei Verlaufsstadien dargestellt.

Tab. 3 Letalität (altersstandardisiert in %) nach Verlaufsstadien und Anamnese bei 25-74 jährigen Männern mit Erstinfarkt.
MONICA Augsburg Herzinfarktregister 1985/87

Anamnese-Gruppen	Anzahl der Fälle	Letalität (%) außerhalb der Klinik	im Krankenhaus ≤ 24 h	2.-28.Tag	Total
AP - HYP -	394	11,9	9,8	8,0	26,9
AP - HYP +	246	17,1	6,4	8,4	28,9
AP + HYP -	248	27,4**	16,1*	7,9	44,0**
AP + HYP +	284	35,2**	21,7**	12,5*	55,6**
Gesamt	1172	21,9**	12,7*	8,9	37,9

* p < 0.05   ** p < 0.01

Die Letalitätsunterschiede sind in der Prähospitalphase am ausgeprägtesten und sind in der frühen Krankenhausphase noch deutlich. Nach Überleben des 1. Krankenhaustages ist "nur" noch die Letalität der *AP+HYP+*-Patienten mit 13% höher als die der anderen Gruppen mit 8%.

In der Abbildung 1 sind für die drei Altersgruppen die Überlebenskurven je Risikogruppe ausgewiesen. Die ungünstigeren Infarktverläufe vor allem für AP+-Patienten zeigen sich in jeder Altersgruppe verbunden mit einer mit dem Alter abnehmenden Überlebensrate.

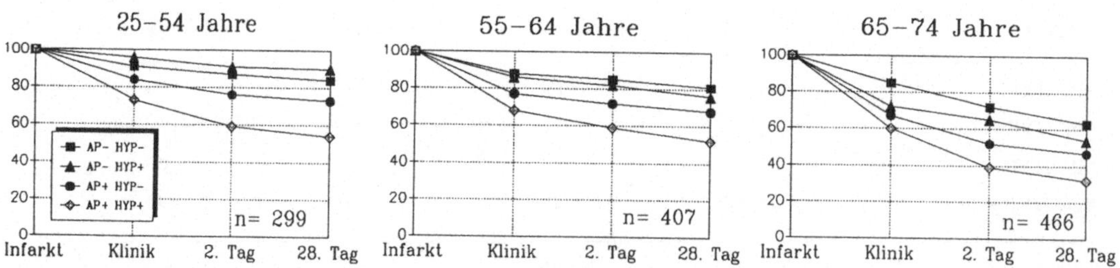

Abb. 1 Überlebenskurven (in %) für Männer mit Erstinfarkt nach Alter und Anamnese
MONICA Augsburg Herzinfarktregister 1985/87

SCHLUSSFOLGERUNGEN

Da sich die Mehrzahl der Sterbefälle in den ersten Stunden nach dem Infarkt und häufig außerhalb des Krankenhauses ohne anwesende Zeugen ereignet (3), ist durch die Notfallmedizin eine durchgreifende Senkung der Prähospitalletalität kaum zu erwarten. Daher sollte untersucht werden, inwieweit bereits vor Auftreten eines Infarktes insbesondere bei Angina-pectoris-Patienten die Möglichkeiten der modernen invasiven Diagnostik und kardiochirurgischen Therapie zur Prävention der lebensbedrohlichen Komplikation der KHK eingesetzt werden können.

An diesem Beispiel zeigt sich, daß über ein populationsbezogenes Herzinfarktregister Risikogruppen identifiziert werden können, die dem Klinikarzt entgehen, weil die Mehrgefährdeten bereits vor der Klinikaufnahme oder kurz danach versterben.

Für die Zukunft ist ein verstärktes Zusammenwirken von klinisch-epidemiologischer Forschung und ambulanter medizinscher Versorgung zur Erabeitung zielgerichteter Programme zur Senkung der Frühsterblichkeit von KHK-Patienten wünschenswert.

Literatur

1. WHO: MONICA Manual, Version 1.1., Dezember 1986.

2. Keil U., Koenig W., Löwel H., Judt I., Lukitsch D., Gall W., Schurer B., Huss W., Nonnenmacher G., Hörmann A., Kaup U.: MONICA Project, Region Augsburg; Manual of Operations, 1985.

3. Löwel H, Lewis M, Keil U, Koenig W, Hörmann A, Bolte HD, Gostomzyk J: Zur Herzinfarktsituation in einer süddeutschen Bevölkerung: Ergebnisse des Augsburger Herzinfarktregisters 1985. Z Kardiol 77: 481–489 (1988).

MULTIVARIATE RISIKOFAKTORIDENTIFIKATION FÜR DEN MYOKARDINFARKT IN EINER PROSPEKTIVEN STUDIE

Muche, R.* , Gefeller, O.* , Cremer, P.**

* Abt. Medizinische Statistik, Georg-August-Universität Göttingen
** Institut f. Klinische Chemie, Universitätsklinik Großhadern - München

Einleitung:

Die verschiedenen atherosklerotischen Erkrankungsformen - koronare Herzkrankheiten, Myokardinfarkt, Schlaganfall, periphere arterielle Verschlußkrankheiten - besitzen einen hohen Stellenwert für das Mortalitäts-, Invaliditäts- und Morbiditätsgeschehen in den westlichen Industrieländern. In Vorbereitung effizienter Präventionsstrategien sollen in der hier vorgestellten Arbeit mittels eines multifaktoriellen Ansatzes die wesentlichen Risikofaktoren für den Myokardinfarkt unter besonderer Berücksichtigung des Einflusses der Lipoproteinfraktionen identifiziert werden. In methodischer Hinsicht wird dazu hier ein mehrstufiges Verfahren zur sinnvollen Variablenselektion im logistischen Regressionsmodell vorgeschlagen, das der starken Kollinearität zwischen einer Gruppe von erklärenden Variablen Rechnung trägt.

Material und Methoden:
Studiendesign und -kollektiv der G.R.I.P.S. - Studie:

Die Göttinger Risiko-, Inzidenz- und Prävalenzstudie (G.R.I.P.S) [1] ist eine prospektive Kohortenstudie an 40 - 60jährigen männlichen Industriearbeitern und -angestellten. Mit der Erhebung der Basisdaten wurde im Frühjahr 1982 begonnen. Neben einer umfassenden klinischen, laborchemischen und anamnestischen Erhebung der potentiellen Risikofaktoren und typischen Folgekrankheiten der Atherosklerose erfolgte die Bestimmung des differenzierten Lipoproteinstatus. Ergänzend dazu wurden Serum- und Plasmaproben von jedem Studienteilnehmer eingefroren. Potentielle Risikofaktoren, die bei Studienbeginn noch nicht bekannt waren, können so nachträglich berücksichtigt werden. Nach 3 bzw. 5 Jahren erfolgten Follow-up-Untersuchungen. Dabei wurden die Zielereignisse (Myokardinfarkt, Koronare Herzkrankheit, Schlaganfall, periphere arterielle Verschlußkrankheiten) gesichert und erfaßt [2]. Die Zusammensetzung des Studienkollektivs sowie die erzielte Beteiligung am 5-Jahres Follow-up sind Tabelle 1 zu entnehmen.

Tabelle 1: Studienkollektiv der G.R.I.P.S.-Studie:

Grundgesamtheit der 40-60jährigen männlichen deutschen Beschäftigten eines Industrieunternehmens:	7430
Beteiligung an Basisuntersuchung:	6029 (81.1 %)
davon koronargesund:	5738
Teilnahme am 5-Jahres-Follow-Up:	5467 (95.3 %)
Myokardinfarkte:	107
davon tödlich:	27
konkurrierende Zielereignisse:	228

Die Ziele der Studie waren die Erfassung der Anzahl Myokardinfarktfälle in dieser klar definierten Population, die Bestimmung des Einflusses verschiedener Lipoproteinfraktionen (LDL, HDL, VLDL) auf die Entstehung eines Myokardinfarkts unter simultaner Berücksichtigung der weiteren kardiovaskulären Risikofaktoren. Unter Myokardinfarkt wurden dabei folgende Zielereignisse zusammengefaßt: gesicherter nicht-tödlicher Herzinfarkt, gesicherter tödlicher Myokardinfarkt sowie akuter Herztod. Die Sicherung dieser Zielereignisse erfolgte in Anlehnung an Richtlinien der Lipid Research Clinics [3].

Potentielle Confounder:

Die Analyse berücksichtigte bekannte Risikofaktoren aus früheren epidemiologischen Studien [4]. Weitere Confounder wurden durch unifaktorielle Auswertungen der G.R.I.P.S - Daten identifiziert [5]. Tabelle 2 gibt eine Übersicht über die bei der Modellierung einbezogenen Variablen und ihre Kategorisierungen.

Tabelle 2: Potentielle Confounder und ihre Kategorisierungen:

Alter	(< 50 Jahre; ≥ 50 Jahre)
Triglyzeride	(< 200 mg/dl; ≥ 200 mg/dl)
Blutzucker	(< 120 mg/dl; 120-150 mg/dl; ≥ 150 mg/dl)
Body Mass Index	(< 25 kg/m^2; 25-30 kg/m^2; ≥ 30 kg/m^2)
Familiäre Disposition	(0 Verwandte MI ; ≥ 1 Verwandter MI)
Zigarettenrauchen	(nie; früher; jetzt)
Blutdruck	(WHO-Def.: normoton, grenzwertig, hyperton)
Alkoholkonsum	(nie; unregelmäßig + regelmäßig)
sportliche Aktivität	(selten; gelegentlich + regelmäßig)

Statistische Methodik:

Zur Modellierung der dichotomen Variablen Myokardinfarkt wurde das logistische Regressionsmodell benutzt [6].

$$\text{logit } P(D{=}1 \mid X_1{=}x_1, \ldots, X_k{=}x_k) = \ln \frac{P(D{=}1 \mid X_1{=}x_1, \ldots, X_k{=}x_k)}{1 - P(D{=}1 \mid X_1{=}x_1, \ldots, X_k{=}x_k)} = \alpha + \sum_{i=1}^{k} \beta_i x_i$$

Voraussetzung für eine sinnvolle Interpretation der Parameterschätzer ist, daß die Risikobeziehung zwischen der Zielvariablen D und den Expositionsvariablen $X_1, \ldots, X_k$ monoton ist. Deshalb erfolgte zunächst mittels Klassierung des Datenmaterials eine Überprüfung dieser Monotonieannahme. Dabei wurden wegen der geringen Fallzahl des Zielereignisses die Klassen nicht zu klein gewählt. Wenn die Beziehung nicht eindeutig monoton war, ging die Expositionsvariable durch Dummy-Variablen codiert in klassierter Form in das Modell ein.

Die Vorteile einer solchen multifaktoriellen Modellbildung mit dem logistischen Regressionsmodell können folgendermaßen zusammengefaßt werden [6]:
1.: Die potentiellen Risikofaktoren werden simultan auf ihren Einfluß geprüft. Dadurch sind die Ergebnisse für einen Risikofaktor adjustiert für die weiteren im Modell befindlichen Confounder.
2.: Möglicherweise nicht-monotonen Wirkungsbeziehungen wird durch die Dummy-Codierung Rechnung getragen, die Risikosteigerung zwischen den Ausprägungen können differenziert untersucht werden.
3.: Die exponentierten geschätzten Modellparameter sind als Schätzer für adjustierte Odds Ratios herleitbar. Dadurch sind die aus dem Modell gewonnenen Schätzer direkt inhaltlich interpretierbar.

In dieser Auswertung kam eine spezielle Auswertungsstrategie zur Anwendung. Wegen der starken Kollinearität zwischen den Lipoproteinfraktionen wurden zunächst für jedes Lipoprotein separat die Confounder ermittelt. Dabei erfolgte gleichzeitig die Überprüfung der Interaktionsterme zwischen den Confoundern und der Lipoproteinfraktion. Wegen der starken Altersabhängigkeit sind alle Auswertungen altersadjustiert durchgeführt worden, d.h. die Variable Alter wurde in jedes Modell mit aufgenommen.

Für eine erste Überprüfung der Einflußvariablen wurde eine Backward-Selection mit Signifikanzniveau $\alpha = 10\%$ für das Verbleiben im Modell unter Berücksichtigung des Hierarchie-Prinzips für die Wechselwirkungsterme angewendet [7]. So erhielt man einen Variablensatz, der alle wesentlichen Confounder und Wechselwirkungen beinhaltete, der bei der Analyse der Beziehung der Lipoproteinfraktion zum Myokardinfarktrisiko berücksichtigt werden mußte.

Diese Variablensätze für die einzelnen Lipoproteine wurden in ein gemeinsames Modell aufgenommen, an das sich eine zweite Backward-Selection mit Signifikanzniveau $\alpha = 5\%$ anschloß. Nach Überprüfung der Interaktionsterme und Haupteffekte erhielt man das Endmodell.

Ergebnisse:

Der obige Modellbildungsprozeß führte für die Beziehung des LDL-Cholesterin zum Myokardinfarkt zu acht Variablen, für die Beziehung des HDL zum Myokardinfarkt zu sechs Variablen, die als Confounder bzw. Interaktionen weitere Berücksichtigung finden mußten. Beim VLDL ergab sich die Situation, daß unter Berücksichtigung der Einflußvariablen die VLDL selber keine signifikante Beziehung zum Myokardinfarkt zeigten. Dennoch wurde diese Lipoproteinfraktion nach weiterer Variablenreduktion zum gemeinsamen Modell hinzugenommen, um die Prädiktionsmöglichkeiten aller Lipoproteinfraktionen gemeinsam zu untersuchen.

Nach der abschließenden Variablenselektion im gemeinsamen Modell ergab sich das in Tabelle 3 abgebildete Endmodell. Neben dem Parameterschätzer ß, dessen geschätztem Standardfehler SE(ß) und dem p-Wert des Likelihood-Ratio-Tests auf ß=0 sind der adjustierte Schätzer für das Odds Ratio OR und dessen 95% - Konfidenzintervall (95% - CI) aufgeführt.

Tabelle 3: Endmodell nach Confounderselektion in der G.R.I.P.S.-Studie

		ß	SE(ß)	p	OR	95% - CI
Intercept		- 7.5584				
LDL-Cholesterin*	(stetig)	0.0221	0.00027	<0.0001		
	≥ 190 mg/dl				5.547	3.53 , 8.73
	≥ 160 mg/dl				4.853	3.05 , 7.72
HDL-Cholesterin	≥ 35 mg/dl	-0.7293	0.25646	0.0045	0.482	0.29 , 0.80
VLDL-Cholesterin	≥ 30 mg/dl	0.2996	0.23048	0.1936	1.349	0.86 , 2.12
Fam. Disposition	≥ 1 Verw. MI	1.3192	0.25249	<0.0001	3.714	2.28 , 6.14
Blutzucker	≥ 150 mg/dl	1.2590	0.39258	0.0013	3.522	1.63 , 7.60
Zigarettenrauchen	jetzt	0.7196	0.22603	0.0015	2.054	1.32 , 3.20
Alter	≥ 50 Jahre	0.7132	0.21995	0.0012	2.041	1.33 , 3.14
Alkoholkonsum	geleg. + regelm.	-0.5936	0.26618	0.0257	0.552	0.33 , 0.93
Blutdruck	hyperton	0.5321	0.24366	0.0290	1.703	1.06 , 2.75

* : Zur Illustration des Risikopotentials sind zwei spezielle Grenzwerte verwendet worden. Ansonsten wird LDL-Cholesterin als stetige Variable in das Modell einbezogen.

Es zeigte sich, daß sowohl unter den Lipoproteinfraktionen, als auch insgesamt, LDL-Cholesterin die stärkste Beziehung zum Myokardinfarktrisiko aufweist. Zur Darstellung des Risikopotentials wurden für diesen stetigen Parameter zwei international diskutierte Grenzwerte ausgewählt [8]. Einer 5- bis 5.5-fachen Risikosteigerung bei erhöhtem LDL-Cholesterinspiegel stand bei normalen gegenüber verminderten Konzentrationen des HDL-Cholesterins eine Halbierung des Myokardinfarktrisikos gegenüber. VLDL-Cholesterin zeigt keinen signifikanten Einfluß im Endmodell, das Odds Ratio von 1.35 deutete eine Tendenz zur Risikosteigerung an.

Die wesentlichen Confounder in der Beziehung der Lipoproteine zum Myokardinfarktrisiko mit Odds Ratios um 3.5 waren familiäre Disposition und stark erhöhter Blutzuckerspiegel. Diese Ausprägungen waren allerdings nur bei 9% bzw. 3% der Studienteilnehmer beobachtet worden. Bei den weiteren Confoundern wurden jeweils die höchsten Ausprägungsstufen in das Endmodell aufgenommen. Speziell beim Blutdruck und Zigarettenrauchen war eine Unterteilung in drei Klassen nicht nötig.

In einem weiteren Schritt wurde der Einfluß der Confounder auf die Beziehung des LDL-Cholesterins zum Myokardinfarktrisiko näher untersucht. Unter Verwendung der geschätzten Koeffizienten des Endmodells ist für verschiedene Risikofaktorprofile die Wahrscheinlichkeit für einen Myokardinfarkt innerhalb von 5 Jahren in Abhängigkeit vom Ausgangswert des LDL-Cholesterins berechnet worden. Dabei zeigte sich, daß die Bedeutung des LDL-Cholesterins als Risikofaktor für den Myokardinfarkt durch die Existenz weiterer Risikofaktoren entscheidend beeinflußt wird. Während bei Hochrisikobelasteten der Anstieg des LDL-Cholesterins selbst im unteren Bereich mit einem deutlichen Wahrscheinlichkeitszuwachs für den Myokardinfarkt einherging (Wahrscheinlichkeitszuwachs von 0.2 bei Erhöhung von 80 mg/dl auf 120 mg/dl), verlief beim Fehlen weiterer Risikofaktoren die Kurve der geschätzten Myokardinfarktwahrscheinlichkeiten bis ca. 190 mg/dl LDL-Cholesterin sehr flach, um erst dann stark anzusteigen.

Diskussion:

Die hier vorgestellten Auswertungen im multifaktoriellen Modell bestätigen die präliminären Ergebnisse zum Stellenwert der verschiedenen Variablen für die Prädiktion des Myokardinfarktrisikos [5]. LDL-Cholesterin konnte als dominierender Risikofaktor identifiziert werden. Der Einfluß auf das Myokardinfarktrisiko ist wesentlich stärker als der des HDL-Cholesterins. Jedoch zeigte HDL-Cholesterin auch in dieser Studie eine signifikante inverse Beziehung zum Myokardinfarktrisiko. VLDL-Cholesterin spielt eine untergeordnete Rolle. Es konnte nicht als Risikofaktor identifiziert werden.

Aus diesen Ergebnissen, speziell den gegenläufigen Wirkmechanismen des LDL- und HDL-Cholesterins, folgt zwingend, diagnostische Empfehlungen zur Bewertung des individuellen Koronarrisikos auf die Lipoproteindiagnostik, speziell der Messung des LDL-Cholesterins auszurichten. Allerdings ist der Einfluß des LDL-Cholesterins auf die Wahrscheinlichkeit des Myokardinfarkts stark abhängig von der Existenz zusätzlicher Risikofaktoren. Weitere identifizierte Risikofaktoren für den Myokardinfarkt sind: familiäre Disposition, erhöhter Blutzuckerspiegel, Zigarettenrauchen, Alter und Bluthochdruck. Als inverse Einflußgröße auf das Myokardinfarktrisiko fand sich neben HDL-Cholesterin auch regel- und unregelmäßiger Alkoholkonsum. Beim Vorliegen weiterer Risikofaktoren sind bereits Anstiege des LDL-Cholesterins im unteren Wertebereich mit einer deutlichen Steigerung des Myokardinfarktrisikos verbunden, während bei unbelasteten Personen erst im höheren LDL-Spiegel eine Zunahme des Myokardinfarktrisikos zu beobachten ist. Schwellenwertangaben bzw. Diagnoseempfehlungen alleine auf Grundlage von Lipoproteinwerten ohne Berücksichtigung der weiteren Risikofaktoren sind daher nicht adäquat.

Insgesamt betrachtet hat sich der in der G.R.I.P.S.-Studie eingeschlagene Weg zur Risikofaktoridentifikation mittels eines multifaktoriellen Ansatzes als vielversprechend erwiesen. Das angewendete Verfahren zur Variablenselektion trug der vorhandenen Kollinearität unter den erklärenden Rechnung und ermöglichte eine vergleichende Beurteilung des Einflusses der Lipoproteinfraktionen. Neue Erkenntnisse werden von einer im nächsten Jahr durchzuführenden Follow-Up-Untersuchung erwartet. Insbesondere das Problem der bislang niedrigen Fallzahlen wird dann an Bedeutung verlieren.

Literatur:

[1]   Cremer P., Nagel D., Labrot B., Muche R., Mann H., Elster H., Seidel D. (1990): Göttinger Risiko-, Inzidenz- und Prävalenzstudie (GRIPS). Springer Verlag, Heidelberg (in Druck)

[2]   Cremer P., Elster H., Labrot B., Kruse B., Muche R., Seidel D. (1988): Incidence rates of fatal and nonfatal myocardial infarction in relation to the lipoprotein profile: first prospective results from the Göttingen Risk, Incidence and Prevalence Study (GRIPS). Klin. Wschr. 66 (Suppl. XI), 42 - 49

[3]   The Lipid Research Clinics Program (1984): The lipid research clinics coronary primary prevention trial results. JAMA 251, 351 - 374

[4]   Chambless L.E., Dobson A.J., Patterson C.C., Raines B. (1990): On the use of a logistic risk score in predicting risk of Coronary Heart Disease. Statistics in Medicine 9, 385 - 396

[5]   Cremer P., Muche R., Kruse-Lösler B., Seidel D., Labrot B. (1989): Myokardinfarktrisiko bei 40- bis 60jährigen Männern in Abhängigkeit von potentiellen Risikofaktoren der Atherosklerose - Zwischenauswertungen der Göttinger Risiko-, Inzidenz- und Prävalenzstudie (GRIPS) nach einem 5-jährigen Beobachtungszeitraum. Versicherungsmedizin 41, 154 - 162

[6]   Kleinbaum D.G., Kupper L.L:, Chambless L.E. (1982): Logistic regression analysis of epidemiologic data: Theory and Praxis. Comm. Statist. - Theor. Meth. 11, 485 - 547

[7]   Draper N.R., Smith H. (1981): Applied Regression Analysis - 2nd Ed. John Wiley & Sons Inc., New York

[8]   Consensus Conference (1985): Lowering blood cholesterol to prevent heart disease. JAMA 253, 2080 - 2086

THE HARVARD EPIDEMIOLOGIC STUDIES OF THE HEALTH RISKS OF AIR POLLUTION IN CHILDREN

Dr. Douglas W. Dockery
Environmental Epidemiology Program
Harvard School of Public Health
Boston, MA 02115 USA

The public and scientific debate over acidic air pollution has focused on the ecological effects of the removal of acid from the atmosphere as acid rain. Far less concern has been shown for the direct human health effects either acute or chronic, due to acid aerosols, that is liquid droplets of acid suspended in the air. Several epidemiologic studies at the Harvard School of Public Health are attempting to quantify the risks of acid aerosol pollution on the respiratory health of school children. These studies have been designed based on the results of a large, longitudinal study of the effects of sulfur oxides and particles on respiratory health of children living in six U.S. communities. This study has shown that respiratory illness and symptom are reported two to three times as frequently in the most polluted communities in the United States, compared to clean communities. An exposure-response association has been observed across the six cities which appears to be strongest with annual mean aerosol acidity concentrations. No permanent change in pulmonary function has been observed associated with these long term exposures, but reversible declines in lung function have been observed following episodes of high particulate and sulfur pollution. These findings have led to a new study of the respiratory health effects of acid aerosols on children in twenty-four small communities in the United States and Canada. Communities are selected based on expected annual mean concentrations of acid aerosols, acid gases, and photochemical oxidants. Sixteen communities have been studied to date in this five year study. Preliminary analyses of the has been consistent with the Six Cities study findings, that is suggesting increased respiratory symptom reporting in communities with high acid aerosol concentrations. A study of the acute changes in lung function following exposure to episodes of high acid aerosol concentrations was undertaken this summer in Uniontown, PA, the community with the highest observed acid aerosol concentrations. A cohort of children with reported chronic respiratory symptoms were asked to perform a peak expiratory flow measurement each day upon rising in the morning and before going to bed. These measurements are being correlated with concurrent measurements of aerosol acidity and ozone concentrations. These studies will provide important new information on the acute and chronic health effects of these currently unregulated pollutants.

Introduction

Although epidemiologic studies suggest that groups of free-living individuals may be affected by air pollution in general, there are no population-based studies that have directly measured acid aerosol exposure and response. Part of the problem has been the lack of an operational monitoring system for measurement of gaseous and aerosol acidity in ambient air. Mass of size fractionated particles (PM_{10} or $PM_{2.5}$), particulate sulfate (SO_4), sulfur dioxide (SO_2), nitrogen dioxide (NO_2), and acidity of precipitation, have been presumed to represent surrogates for acid aerosols, in the absence of a suitable method for direct measurement of airborne acidity. However, new sampling techniques have now made it feasible to measure acid aerosol exposures in epidemiologic investigations.

The primary source of acid aerosols is the oxidation of sulfur oxides from burning of fossil fuels to sulfuric acid droplets. Acid aerosols are formed by two general processes: heterogeneous and homogeneous reactions. In the heterogeneous reactions SO_2 is catalytically oxidized to H_2SO_4 by various metals (e.g. iron, manganese, and zinc) within water droplets. These reactions are fairly fast such that the effects are likely to be localized to the region close to the sulfur and particulate sources. The combination of fog, sulfur and particulate pollution provide the ingredients for acid aerosol formation by these heterogeneous processes. These reactions were probably important in the air pollution disasters in the Meuse Valley in 1932, and in London in 1952. In the homogeneous process, photochemically produced oxidizing agents convert sulfur oxides to sulfuric acid. These reactions are slow such that the pollutants travel hundreds of kilometers before substantial amounts of acid are formed. These photochemical reactions require sunlight and warm temperatures and are therefore limited to summer conditions. These reactions are the source of acid aerosols observed in the northeastern United States.

The effects of these summer acid aerosols have been examined in a series of epidemiologic studies conducted by the Environmental Epidemiology Program at the Harvard School of Public Health.

Six Cities Study

The first of these studies, the Six Cities Study, was a longitudinal study of the effects of fossil fuel produced air pollutants on the development of children. Children were enrolled as first graders, and were followed annually with questionnaires and pulmonary function examinations. Study communities were selected to span the range of exposures to sulfur oxides and particulate air pollution in the mid-1970's. The rates of respiratory symptom reporting among these children have been shown to be two to three times higher in the most polluted communities compared to the clean communities. Figure 1 shows the city-specific adjusted rates of bronchitis reporting for the 1980-81 school year among children aged 7-11 years old, plotted against the annual mean inhalable particulate (PM_{15}) concentration (1). Note that the prevalence of reported bronchitis in Kingston is higher than would be expected given the level of PM_{15} (Figure 1). In many comparisons between cities (1,2), Kingston has higher than expected frequencies of respiratory symptoms. Lippmann (3) has suggested that this excess may be due to higher aerosol acidity levels in Tennessee than the other cities. In fact, mean H^+ concentrations are higher in Kingston than any of the other five cities.

No direct aerosol acidity measurements were made during the 1980/81 school year, when these children were examined, but were initiated in each city between 1985 and 1989. Replotting the city-specific prevalences of bronchitis against mean H^+ concentrations produces relative shift in the ordering of the cities (Figure 2) which suggests a better correlation of bronchitis prevalence with H^+ than with PM_{15}.

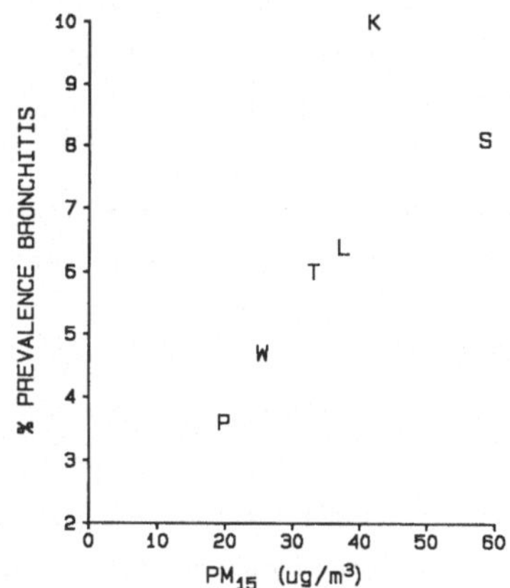

Figure 1. City-specific bronchitis prevalence versus mean PM_{15} concentration.

Twenty-Four Cities Acid Aerosol Study

To directly assess the chronic effects of acid aerosols on the respiratory health of children we initiated a cross-sectional study in twenty four communities in the United States and Canada. Communities were chosen to maximize the differences in exposure to acid aerosols, and to provide a contrast between acid aerosol and ozone exposures. Lacking any direct long-term measurements of acid aerosol concentrations prior to these studies, communities were selected based on their location relative to upwind industrial and urban source regions, and data from surrogate air pollution measurements. Only small communities, less than 50,000 population, with no major local pollution sources are being included.

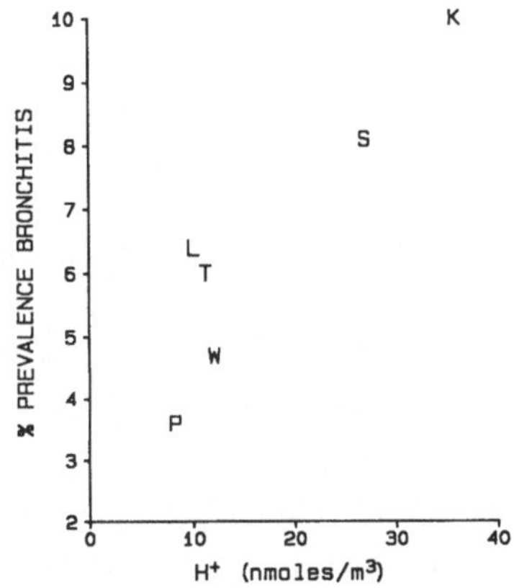

Figure 2 City-specific bronchitis prevalence versus mean H^+ concentration.

Acid aerosol concentrations along with concentrations SO_2, NO_2, O_3, and particulate matter (PM_{10} and $PM_{2.5}$) are measured in each community for one year prior to the health examinations. The aerometric measures are based on 24 hour integrated samples every other day using sampling methods which we have developed (5).

Between mid-September and mid-October children from the chosen communities are visited in their schools. They are asked to take home a standardized questionnaire (6) to be completed by their parents which provides information about the home environment, the child's past medical history, current symptomatology, demography of the household, and smoking habits and disease frequency of the parents. The parent is asked to sign a permission slip allowing us to examine the child in school. In each community a sample of 500 to 700 fourth and fifth grade school children is examined. Return rates of 90% or better have been achieved.

Following the administration of the questionnaire, a trained field team visits each school to administer pulmonary function tests on each child. Height and weight are measured in stocking feet. While seated with a nose—clip, the child performs a maximal forced expiratory maneuver on a dry rolling seal spirometer (Spiroflow, J.K. Morgan Co, Andover MA). The procedure is repeated to obtain 3 acceptable tracings using American Thoracic Society standard criteria (7). All volumes and flows are corrected to body temperature and pressure saturated with water (BTPS).

Based on between city variances estimated from the Six Cities Study, the power of this study design was calculated. Given approximately an 8—15% occurrence of most symptoms in the clean communities, a 40% increase in risk of any given symptom, with sample series of 600 children in each of 24 communities would have a power between 0.74—0.92. For pulmonary function measures similar calculations suggest that we should be able to detect approximately an 0.5—3% difference in lung function level.

Eight communities are being studied each year. Preliminary analyses of data from the first sixteen communities has shown that we have achieved the desired range of exposures. There is at least a factor of eight difference in acid aerosol concentrations between the cleanest and dirtiest community. In addition, these preliminary analyses have also suggested that there is a difference of at least a factor of two in respiratory symptom reporting across these communities, and that some of these respiratory symptoms appear to be associated with acid aerosol concentrations.

Acute Effects of Acid Aerosols

The multi—city studies address the question of chronic respiratory effects of repeated acid aerosol exposures. A study was mounted this summer to address the acute effects of individual acid aerosol episodes. A cohort of children was drawn from participants in the Twenty—Four Cities study living in Uniontown, Pennsylvania. During the summer of 1989, we observed the greatest frequency of acid episodes, and the highest acid aerosol concentrations in this community. The cohort was over—sampled for children with chronic respiratory symptoms, excluding children with a doctor's diagnosis of asthma. Each child was given a Mini—Wright Peak Flow Meter (Armstrong Medical Instruments, Inc), and instructed to record three peak flow measurements upon rising, and before going to bed. Full spirometric examinations were performed before the start of testing, and every three weeks in their homes during regular follow—up visits. Twice daily integrated air pollution samples were collected, 800 to 2000 hrs and 2000 to 800 hrs, for measurement of H_2SO_4, HNO_3, SO_2, NO_2, NH_3, and particulate matter (PM_{10} and $PM_{2.5}$). This study design appears to have great promise for measuring changes in pulmonary function following acid aerosol episodes.

<u>Relevance to European Air Pollution</u>

Monitoring of acid aerosol concentrations in West Germany and the Netherlands has not shown substantial concentrations during the summer or winter. However, the major winter air pollution episodes of January 1985 and January 1987 were likely to have included substantial aerosol acidity. Such events are likely to occur again, and summer episodes may occur as photochemical pollutant concentrations increase.

<u>Acknowledgements</u>

These studies have been conducted over the years by several hundred dedicated researchers. The principal investigators have been Drs. Douglas Dockery, Benjamin G. Ferris, Jr, Frank E. Speizer, John D. Spengler, and James H. Ware. These studies have been supported in part by National Institute of Environmental Health Sciences Grants ES–04595, ES–01108 and ES–0002, Environmental Protection Agency Cooperative Agreement CR–811650, Electric Power Research Institute Contract RP–1001, and the Department of National Health and Welfare, Canada. This report has not been subjected to the Environmental Protection Agency's required peer and policy review and therefore does not necessarily reflect the views of the Agency, and no official endorsement should be inferred.

<u>REFERENCES</u>

1.   Dockery D, Speizer FE, Stram DO, Ware JH, Spengler JD, Ferris Bg, Jr. Effects of inhalable particles on respiratory health of children, <u>Am Rev Resp Dis</u> 139:587–594; 1984.

2.   Ware JH, Ferris BG Jr., Dockery DW, Spengler JD, Stram DO, Speizer FE. Effects of ambient sulfur oxides and suspended particles on respiratory health of preadolescent children. <u>Am Rev Respir Dis</u> 133(5):834–892; 1986.

3.   Lippmann M. Airborne acidity: Estimates of exposure and human health effects. <u>Environ Hlth Perspect</u> 63:63–70; 1985.

4.   Spengler JD, Keeler GJ, Koutrakis P, Raizenne M. Exposures to acidic aerosols. <u>Environ Hlth Perspect</u> 79: 43–51; 1989.

5.   Brauer M, Koutrakis P, Wolfson JM, Spengler JD. Evaluation of the gas collection of an annular denuder system under simulated atmospheric conditions. <u>Atmos Environ</u> 23:1981–1986; 1989.

6.   Ferris, BG. Epidemiology standardization project. <u>Am Rev Respir Dis</u> 118:1–120, 1978.

7.   Standardization of Spirometry – 1987 Update: Statement of the American Thoracic Society. <u>Am Rev Resp Dis</u> 136:1285–1298; 1987.

Luftverschmutzung und Lungenkrebsrisiko –
Methodische Ansätze zur Quantifizierung der Exposition

Beate Molik[1], Gerd Schöneberg[2], H.-Erich Wichmann[3]

[1] Medizinisches Institut für Umwelthygiene, Düsseldorf
[2] Institut für Angewandte Statistik, Bielefeld
[3] Bergische Universität Gesamthochschule Wuppertal

Mortalitätsstudien zeigen für die Bundesrepublik Deutschland wie auch für andere Industriestaaten eine auffällige Häufung des Bronchialkarzinoms in Ballungsräumen und Großstädten. Welchen Einfluß der allgemeinen Luftverunreinigung neben regionalen Unterschieden im Rauchverhalten und in der beruflichen Belastung zukommt, kann nur durch eine sehr umfangreiche Fall-Kontroll-Studie valide abgeschätzt werden (Jöckel et al. 1985). Im Auftrag des Umweltbundesamtes wurde deshalb eine Pilotstudie durchgeführt, um die methodischen Grundlagen für eine solche Studie zu schaffen. Im Vordergrund stand die Entwicklung quantitativer Ansätze zur Abschätzung der lebenslangen Exposition gegenüber den Risikofaktoren Rauchen, Beruf und Luftverunreinigung. Im folgenden werden verschiedene Quantifizierungsansätze für die Belastung durch Luftschadstoffe untersucht. Die hierfür nutzbaren Datenquellen werden aufgezeigt und Risikoabschätzungen mit den auf diese Weise ermittelten Indizes zur Luftbelastung angegeben.

Material und Methoden

Zwischen 1984 und 1988 wurde vom Medizinischen Institut für Umwelthygiene Düsseldorf, vom Bremer Institut für Präventionsforschung und Sozialmedizin und von der Statistischen Einheit der Universität Bremen eine Fall-Kontroll-Studie mit 194 histologisch gesicherten Lungenkrebsfällen, 194 Krankenhaus- und 194 Bevölkerungskontrollen durchgeführt, wobei nach Geschlecht und Alter (+-2(5) Jahre) gematcht wurde. Die Quotierung der Kontrollen auf die Erhebungsorte Köln, Bielefeld, Bremen, Hamburg und Hannover sowie das verwendete Matchingverfahren sind in UBA (1988) und BECHER et al. (1990) beschrieben.

In durchschnittlich einstündigen Interviews mit strukturierten Frage-
bögen wurden alle Wohnorte (Mindestwohndauer ein Jahr), Belastungen
durch den Kraftverkehr und lokale industrielle Emittenten sowie Luftverunreinigungen im Innenraum erfragt. Das Rauchverhalten und die
Berufsbiographie wurden detailliert erfaßt. Für Risikoberufe oder -
branchen wurden Zusatzbögen eingesetzt (BOLM-AUDORFF et al. 1989).

Jede relevante Änderung einer Expositionsvariablen definiert einen
neuen Satz von Parametern und damit eine neue "Phase". Auf diese Weise
wird die lebenslange Exposition über eine Folge von Phasen mit relativ
konstanter Belastung erfaßt. Die lebenslange Gesamtbelastung ergibt
sich als zeitgewichtete Summe der Belastungsstärken in den Einzel-
phasen.

Zur Quantifizierung der Belastung wurden externe Dateien hinzugezogen.
Im Falle des Rauchens ist dies die Teerkondesatdatei nach Marken und
Kalenderjahren. Die Einstufung der beruflichen Belastung ist in UBA
(1988) ausführlich beschrieben. Die für die Bewertung von Luftverunreinigungen möglichen Datenquellen werden im folgenden diskutiert.

Ergebnisse

Die Exposition gegenüber Verunreinigungen der **Außenluft** ergibt sich in
erster Linie aus der Lage des Wohnortes unter Berücksichtigung lokaler
Zusatzbelastungen durch Straßenverkehr oder industrielle Emittenten.
Immissionsdaten sind jedoch weder als ausreichend lange Zeitreihe noch
flächendeckend vorhanden. Benzo(a)pyren (BaP) ist die Indikator-
substanz für die Gruppe der polyzyklischen aromatischen Kohlenwasser-
stoffe (PAH), welche in Hinblick auf die Kanzerogenität von Luftschadstoffen im Vordergrund steht. BaP wurde erst ab den 60er Jahren
an wenigen Meßstellen gemessen, und selbst in den Jahren 1975 bis 1984
können nur 22 der 104 Kreise des Untersuchungsgebietes mit wenigstens
einem Jahresmittelwert bewertet werden. Auch Schwebstaub und Staub-
niederschlag als gröbere Belastungsindikatoren wurden erst ab Mitte
der 60er Jahre systematisch in Nordrhein-Westfalen gemessen (BUCK
1978). Trotz Erweiterung des Meßnetzes wird derzeit kaum ein Drittel
des Studiengebietes abgedeckt. Etwas besser sieht die Meßsituation für
SO_2 aus. SO_2 kann als Indikator der generellen Luftverunreinigung
angesehen werden. Aber auch hier ist in den letzten Jahren kaum in der

Hälfte des Studiengebietes die Belastungssituation bewertbar. Daher sind Immissionskonzentrationen wegen ihrer räumlichen und zeitlichen Lücken nicht als Datenbasis für einen Umweltindex geeignet.

Als eine in Raum (auf Kreisebene) und Zeit (ab 1955) relativ vollständige Datenmatrix können **Emissionsdaten** angesehen werden. Ausgangsinformation ist der jährliche Energieverbrauch der Kreise nach Energieträgern für Industrie, Hausbrand und Kleingewerbe. Unter Berücksichtigung spezifischer Emissionsfaktoren erhält man die SO_2-Emissionsdichte bezogen auf die Kreisfläche. Diese ab Mitte der 50er Jahre vorliegenden Daten wurden zu 5-Jahresintervallen aggregiert und in 6 Belastungsstufen eingeteilt.

Wegen der begrenzten Aussagefähigkeit von Emissionsdaten in Hinblick auf die Bewertung des kanzerogenen Potentials der Außenluft wurde zusätzlich ein **semiquantitativer Ansatz** versucht. Ziel dieser Bewertung war die Einbeziehung möglichst vieler Informationen über die Schadstoffbelastung der Außenluft. Dabei wurde für die Kreise des Untersuchungsgebietes eine Einteilung in fünf Belastungstypen getroffen. Für jeden Regionaltyp wird ab 1895 in Dekaden die zeitliche Entwicklung der Luftschadstoffbelastung abgeschätzt. Abbildung 1 zeigt die auf diese Weise approximierte

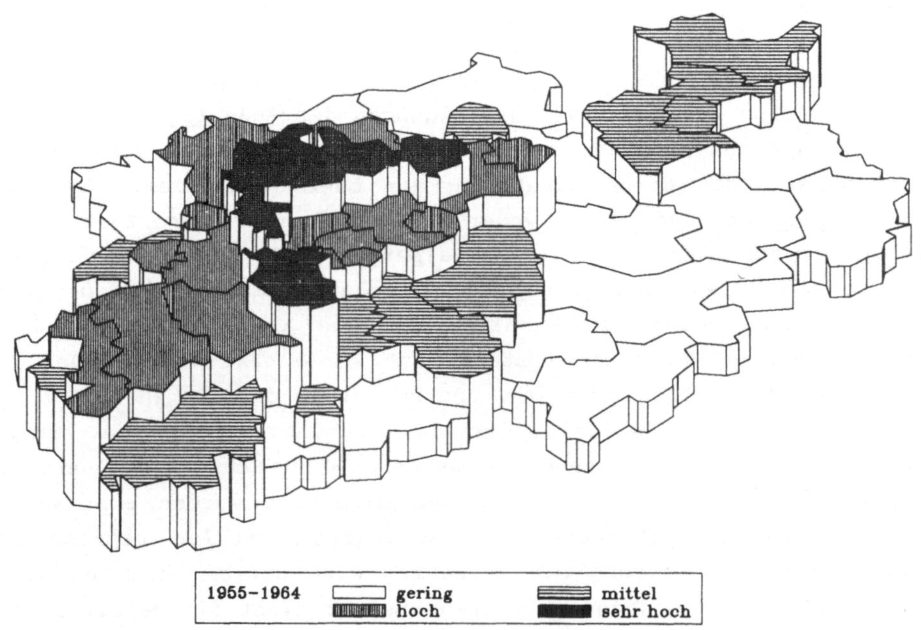

Abbildung 1: Approximative Immissionsbelastung in Nordrhein-Westfalen

Immissionsbelastung in Nordrhein-Westfalen für die Dekade 1955 bis 1964. Vorteil dieser Vorgehensweise ist eine höhere Plausibilität durch den größeren Informationsumfang und die dadurch mögliche Erweiterung des bewerteten Zeitraumes, dagegen kann kein formalisiertes Rechenschema angegeben werden.

Für die Berechnung des **individuellen Belastungsindex** wurde anhand der Wohnbiographie für jedes Lebensjahr der entsprechende Wohnort ermittelt und mit der Belastungsstufe des Kreises zugrunde gelegt, wie sie sich aufgrund der Emissionsdichte oder aus dem semiquantitativen Ansatz ergibt. Die nach Wohndauer zeitgewichtete Summe der Belastungsstufen der Probanden wird für die Risikoabschätzung in zwei Stufen unterteilt.

Ursprünglich war das Ziel der Piltostudie nicht die Risikoabschätzung für das Lungenkrebsrisiko durch Luftschadstoffe, sondern die Vorbereitung einer erheblich größeren Hauptstudie zu dieser Fragestellung. Da die Hauptstudie nicht gefördert wurde, wurde zumindest orientierend eine Risikoberechnung auf der Basis der Pilotstudie durchgeführt, wobei von vornherein klar war, daß wegen des geringen Studienumfangs keine abschließende Aussage möglich sein würde. Da die Ziehung der Bevölkerungskontrollen auf die Studienorte beschränkt war, während die Fälle aus dem Einzugsbereich der Kliniken kamen, wurde für die Untersuchung des Einflusses von Luftverunreinigungen eine **Subgruppe** von 80 männlichen Fällen und 160 Kontrollen vergleichbaren Alters zugrundegelegt, deren letzter Wohnsitz der Erhebungsort war (UBA 1988; Becher et al. 1990). Die für den Emissionsindex bzw. semiquantitativen Index ermittelten Risikoabschätzungen liegen nach Adjustierung für Alter, Rauchen und Beruf bei 1.01 (95% CI 0.53; 1.91) bzw. 1.15 (95% CI 0.63; 2.11) (vgl. Tabelle 1).

Weiterhin ist zu berücksichtigen, daß ein hoher Anteil der Zeit im **Innenraum** verbracht wird. In der Bundesrepublik Deutschland wurde bis Mitte der 60er Jahre überwiegend mit Einzelöfen geheizt, die bei Verwendung nicht leitungsgebundener Brennstoffe eine relevante Emissionsquelle darstellen. Einzelöfen und Etagenöfen waren zwischen 1965 und 1985 noch durchschnittlich 9 Jahre von Fällen und 7 Jahre von Kontrollen genutzt worden. Personen, die nach 1965 noch mit Einzelöfen heizten, haben nach Adjustierung für Alter, Rauchen und Beruf ein relatives Risiko von 1.28 (95% CI 0.79; 2.29) (vgl. Tabelle 1).

Tabelle 1: Relative Risiken von Rauchen, beruflicher Belastung und Luftverunreinigungen auf die Enstehung des Lungenkrebses anhand der Indizes für die Subgruppe von Fällen und Kontrollen mit Erhebungsort als letztem Wohnort

Risikoabschätzung für		Adjustierung nach Alter RR (95% CI)	Alter, Rauchen, Beruf RR (95% CI)
Emissionsindex	niedrig	1	1
	hoch	1.10 (0.60; 2.04)	1.01 (0.53; 1.91)
Semiquantitativer	niedrig	1	1
Index	hoch	1.25 (0.71; 2.19)	1.15 (0.63; 2.11)
Einzelöfen mit	keine	1	1
Holz/Kohle/Gas	vorhanden	1.33 (0.77; 2.30)	1.28 (0.72; 2.29)
nach 1965			
Rauchen nach Packungsjahren			
	< = 1		1
	>1 - <20		2.43 (0.89; 6.34)
	>=20- <40		4.31 (1.57; 11.80)
	>= 40		7.19 (2.56; 20.17)
berufliche Belastung			
	niedrig		1
	mittel		1.14 (0.57; 2.26)
	hoch		1.73 (0.81; 3.66)

Diskussion und Schlußfolgerungen

Ziel dieses Pilotprojektes war die methodische Vorbereitung einer großangelegten epidemiologischen Studie zum Nachweis eines vergleichsweise geringen Risikos durch Luftverunreinigungen. Dazu wurden Konzepte entwickelt, um die lebenslange Exposition gegenüber Luftschadstoffen der Außenluft zu quantifizieren. Es zeigte sich, daß die Immissionsdaten nicht in ausreichendem Umfang zur Verfügung standen. Größere Vollständigkeit erreicht man bei Verwendung von Emissionsdaten, die aber ebenfalls zeitlich begrenzt und nur für den Indikator SO_2 vorliegen. Am besten geignet erscheint die Bildung eines semiquantitativen Index, welcher ale vorhandenen Immissions- und Emisionsdaten sowie die Informationen über die Industrieproduktion berücksichtigt, aber eine subjektive Wertung enthält. Die anhand dieser Indizes durchgeführten Risikoabschätzungen haben aufgrund der geringen Fallzahlen nur orientierenden Charakter. Die relativen Risiken liegen geringfügig über 1 in der Größenordnung anderer epidemiologischer Studien. VENA (1982) fand in Erie County, New York, für Männer, die länger als 50 Jahre in luftbelasteten Regionen wohnten, ein nicht signifikantes relatives Risiko von 1.26 nach Kontrollierung von Rauchen und Beruf. Jedrychowski et al. (1990) erhielt für Krakau, Polen, ein etwas höheres relatives Risiko der Luftverunreinigung von 1.42 (p<0.05). Jedoch kann nur eine Studie mit etwa 4000 Fällen und der doppelten Anzahl Kontrollen ein relatives Risiko von 1.15 mit je 5% Fehler 1. und 2. Art statistisch sichern (UBA 1988)

Für die betrachteten Geburtsjahrgänge sind Innenraumbelastungen von besonderer Bedeutung, mehr als die Hälfte des Lebens waren Einzelöfen mit Kohle, Gas oder Öl in Gebrauch. Klimatische Unterschiede und landesspezifische Heizungssysteme erschweren den internationalen Vergleich. Während in bestimmten Regionen von China sehr hohe Risiken durch Kochen mit Kohle in unventilierten Räumen gefunden wurden (DU & OU 1990), konnten z. B. HODGSON & KULLER (1990) in den USA keine konsistenten Einflüsse des Heizungssystems auf das Lungenkrebsrisiko nachweisen.

Literatur

Becher H. et al.: Design aspects and odds ratio estimation in multi-center case-control studies (submitted for publication 1990)

Bolm-Audorff, U. et al.: Experience with supplementary questionnaires in a lung cancer case reference study. Methodology of assessment of occupation ECSC-EEC-EAEC, Brussels, Luxembourg (1989)

Buck, M.: Die Entwicklung der Schwebstoffbelastung von 1968 bis 1977 im Rhein-Ruhrgebiet. Schriftenreihe der LIS 46 (1978) 7-20

Du Y-X., Ou X-L.: Indoor air pollution and woman lung cancer. INDOOR '90, Toronto 29.7.-3.8.1990

Hodgson M., Kuller L.: A population-based case-control study of lung cancer: smoking, home-heating fuel, and occupation as risk factors. INDOOR '90, Toronto 29.7.-3.8.1990

Jedrychowski W et al.: A case-control study on lung cancer with special reference to the effect of air pollution in Poland. J Epidemiol Community Health (in press)

Jöckel K. H. et al.: Air Pollution as a Risk Factor in Lung Cancer. Some Preliminary Design Considerations. Medizinische Informatik und Statistik Bd. 62 (1985) 177-186

UBA (Hrsg.): Luftverschmutzung und Lungenkrebsrisiko - Untersuchungen zu den Risikofaktoren des Bronchialkarzinoms. UBA - Forschungsbericht 10 606 044/01-03 11606 072/01-02 1988

Vena J.: Air Pollution as a risk factor in lung cancer. Am J Epidemiol 116 (1982) 42-56

DAS NITRATBEDINGTE STRUMARISIKO IN EINEM ENDEMIEGEBIET

Helmut Höring[1], Matthias Nagel[1], Johannes Haerting[2]

[1]Forschungsinstitut für Hygiene und Mikrobiologie, Bad Elster und
[2]Institut für Biostatistik und Medizinische Informatik der Martin-
Luther-Universität, Halle, DDR

Die endemische Struma, die häufig auch als Iodmangelstruma bezeichnet wird, ist weltweit, auch in verschiedenen Regionen Europas, sehr
verbreitet. Ihre eindeutige und deshalb auch namensgebende Beziehung
zur alimentären Iodversorgung ist lange bekannt und unumstritten.
Zahlreiche epidemiologische Studien (Übersichten bei GAITAN und
MATOVINOVIC) zeigten jedoch, daß Iodmangel allein nicht die Ursache
von Strumaendemien sein kann. In zahlreichen lokal begrenzten Fällen
ist die Koinzidenz von Iodmangel und der Einwirkung antithyreoidaler
Noxen demonstriert worden (GAITAN, MATOVINOVIC, DELANGE). Aus expe-
rimentellen Untersuchungen sind viele Stoffe bekannt, die die
Schilddrüsenfunktion stören und Strumawachstum auslösen (HÖRING a).
Nach heutiger Auffassung ist die endemische Struma die Folge des
Zusammenwirkens von Iodmangel und antithyreoidaler Exposition, wobei
meist der eine oder andere Faktor augenscheinlich dominiert. In der
Regel ist das der Iodmangel. Ob außer dem Geschlecht - Mädchen er-
kranken etwa 4 mal so häufig - noch weitere genetisch determinierte
Dispositionen im Spiel sind, läßt sich noch nicht mit Sicherheit
beantworten.

Schilddrüsenwirksamkeit des Nitrates

Nitrat hemmt kompetetiv den Iodidtransport in die Schilddrüsenepi-
thelzellen (WYNGAARDEN, ALEXANDER). Dieses ursprünglich nur im Zusammenhang mit der Hyperthyreosetherapie untersuchte Phänomen fand
später auch Beachtung in Verbindung mit der ansteigenden Nitratbelastung der Umwelt und damit von Mensch und Tier. Bei Versuchstieren
und auch bei Nutztieren wurden nach Verabreichung hoher Dosen
Schilddrüsenwachstum und veränderte funktionelle Parameter gefunden
(BLOOMFIELD, KÖRBER). Schließlich zeigten Untersuchungen an Ratten
unter Zuhilfenahme sensitiver Tests (Morphometie, Radioiodkinetik),
daß schon Dosen, denen Menschen über die Lebensmittel und das Trinkwasser häufig ausgesetz sind, zu Veränderungen führen, die dem Vorfeld der Strumaentstehung zuzuordnen sind. 40 mg im L Trinkwasser
(= 5 mg/kg Körpermasse) führten bei guter Iodversorgung an der
Rattenschilddrüse zur Hypertrophie der Schilddrüsenepihelzellen und
zur Störung der Iodkinetik. Bei iodmangelernährten Tieren waren
schon 20 mg/l Wasser wirksam (HÖRING b, SEFFNER).

Die sich daraus ableitende Hypothese, daß zumindest bei Koinzidenz
von Iodmagel und hoher Nitratexposition Strumahäufigkeit und Nitratbelastung assoziiert sein müßten, ist in einer epidemiologischen
Studie überprüft worden.

Das Studiendesign

Im Süden Sachsens treffen alimentärer Iodmangel und lokal hohe Nitratexposition über das Trinkwasser zusammen.
Die tägliche Ausscheidung von Iod mit dem Urin reflektiert schon bei
Zufallsstichproben zumindest für Gruppen von mehr als 100 Personen
sehr gut die alimentäre Iodversorgung. BAUCH berichtete 1985 über
eine Uriniodausscheidung bei Kindern aus dem Bezirk Chemnitz, die
z.T. unter 25 μg/g Creatinin, bei der Mehrzahl der untersuchten
Gruppen unter 50 μg/g Creatinin lag. Die Iodversorgung gilt als
optimal, wenn die Ausscheidung > 100 μg/g Creatinin bzw. die alimentäre Zufuhr mindestens 150 μg/d*Person beträgt (empfohlenes
Optimum: 300 μg/d).
In derselben Region fanden und finden sich zahlreiche Eigenwasser-
versorgungsanlagen mit Nitratgehalten zwischen 5 und 150 mg/l im
Jahresmittel (Einzelmeßwerte > 350 mg/l). Aber auch einige kleinere
zentrale Wasserversorgungsanlagen weisen Nitratgehalte über 100 mg/l
auf.
In dieser Region ist die Studie angesiedelt worden. Sie beschränkt
sich auf ländliche Regionen in 7 Kreisen (d.h. Kinder mit Wohnsitz
in einer Stadt mit mehr als 10 000 Einwohnern waren ausgeschlossen).
In die Stichprobe wurden alle Kinder eingeschbezogen, die dort eine
Polytechnischen Oberschule (10-Klassen-Schule, = Normalschule in der
DDR) im 7. bis 9. Schuljahr besuchten und 12 bis 15 Jahre alt waren.
Das waren 2703 Kinder, 1379 Jungen und 1324 Mädchen. 32 Jungen und
42 Mädchen nahmen nicht an der ärztlichen Untersuchung teil, über
die Nitratkonzentration im Trinkwasser konnten für weitere 39 Jungen
und 32 Mädchen keine Daten beigebracht werden. 104 Jungen und 21
Mädchen lieferten keine oder unvollständig geführte Tagebücher über
die Aufnahme von Getränken und Flüssigkeiten ab. Bei 14 Kindern traf
mehreres zu, so daß insgesamt 256 Datensätze nicht in die Auswertung
einbezogen werden konnten. Es verblieben so die Daten von 1213 Jungen und 1234 Mädchen.
Für die Kinder bestand ein Iodmangel II.Grades (entsprechend der
Definition der WHO), die Uriniodausscheidung betrug 37 $\pm$ 29 μg/g
Creatinin.
Bezüglich der Nitratbelastung über das Trinkwasser bestanden von
Kind zu Kind große Unterschiede in der Konzentration und auch in der
aufgenommenen Dosis.
Nitratkonzentration im Trinkwasser:
Median 45 mg/l; Minimum < 5 mg/l; Maximum 250 mg/l; arithmetisches

Mittel und Standardabweichung 38/25 mg/l.

Mit Hilfe eines sehr einfach zu führenden Tagebuches sind über drei Tage die aufgenommenen Flüssigkeitsmengen durch die Kinder selbst aufgezeichnet worden. Gleichzeitig waren die Eltern gebeten worden, an diesen drei Tagen den Flüssigkeitskonsum ihrer Kinder zu beobachhten und in ml zu schätzen. Zwischen den Angaben der Kinder und ihrer Eltern besteht eine enge Korrelation (r = 0,63; n = 2447). Aus den Mengenangaben und der Nitratkonzentration sind Schätzwerte für die **trinkwasservermittelte Nitratdosis** errechnet worden. Die Werte für die trinkwasservermittelten Dosen (pro Person) waren:

Median 14,6 mg/d; Minimum 0 und Maximum 250 mg/d; arithmetisches Mittel und Standardabweichung 20/19 mg/d.

Die Nitratausscheidung mit dem Urin reflektiert auf Grund der raschen Ausscheidung nur die Belastung während der zurückliegenden 4 bis 12 Stunden. Sie ist an einer Unterstichprobe gemessen worden, aber zeitversetzt zur Beobachtung des Flüssigkeitskonsums. Die Konzentration in zufälligen Spontanurinproben betrug bei Strumaträgern der Stadien II und III : 83 ± 3 mg/l Urin und

bei Strumafreien : 87 ± 3 mg/l.

ACHTZEHN schätzte 1987 die Gesamtnitrataufnahme pro Kopf der Bevölkerung der DDR auf durchschnittlich 150 mg/d (davon sollen ca. 10% auf das Trinkwasser entfallen). Mit Hilfe der Einschluß- bzw. Ausschlußkriterien (s.o.) ist versucht worden, die mittlere Nitratbelastung für die gesamte Studienpopulation auf einem in etwa gleichem Niveau zu haben.

Individuelle Unterschiede in der Nitratexposition sind deshalb allein den Unterschieden in der Nitratkonzentration im Trinkwasser und in der täglichen Trinkwasseraufnahme zugeschrieben worden.

Für die Strumadiagnostik standen 2 erfahrene und speziell trainierte Ärzte zur Verfügung. Es sind nur die Inspektion und Palpation eingesetzt worden. Um der Gefahr der Fehlklassifikation und der Fehldiagnosen, die naturgemäß bei den leichteren Strumastadien größer ist, aus dem Wege zu gehen, sind nur die sichtbaren Strumen (Stadien II und III) als Fälle betrachtet worden.

Tab. 1:   Strumaprävalenz (%)

Stadium	0	Ia	Ib	II	III	n[*]
Mädchen	35	24	30	9	1,8	1282
Jungen	59	25	13	2	0,4	1347

[*] Es sind die Strumafälle mit berücksichtigt, für die keine Expositionsdaten vorhanden sind.

Tab. 2: Verteilung der Kinder mit und ohne sichtbare Struma auf die Nitratkonzentrationsklassen

Struma	Klasse[*]						
	1	2	3	4	5	Summe	
+	1	22	35	73	37[a]	168	chi^2 = 25,58
−	11	331	597	1119	221	2279	p = 0,0000
Summe	12	353	632	1192	258	2447	

a Der bei Unabhängigkeit erwartete Wert ist 18.
[*] Klassen: 1 0...5, 2 >5...15, 3 >15...30, 4 >30...60, 5 >60 mg/l

Das nitratbedingte Strumarisiko

Das wesentliche Ergebnis der Studie besteht im Nachweis einer Assoziation zwischen täglicher Nitratdosis (geschätzt anhand der Nitratkonzentration im vorwiegend zugeführten Trinkwasser und der durch Tagebuch ermittelten individuellen Trinkwasseraufnahme) und Strumahäufigkeit.
Einige Faktoren, von denen zu Beginn der Studie nicht ausgeschlossen werden konnte, daß sie einen Zusammenhang zwischen der Nitratbelastung und der Strumahäufigkeit verdecken oder vortäuschen könnten, wurden in die biostatistische Analyse (logistische Regression) einbezogen. Körperhöhe, -masse und Geschlecht hatten einen großen Einfluß. Im finalen Modell (vgl. Tab.3) spielte außerdem die tägliche Zufuhr an im eigenen Haushalt hergestellten kalten wäßrigen Getränken eine Rolle. Ohne nachweisbare Wirkung auf die Strumahäufigkeit und im finalen Modell unberücksichtigt waren Iodausscheidung mit dem Urin (bei designbedingt kleiner Varianz), Wohngebiet (südwestliche, westliche, nördliche und östliche Region des Gesamtgebietes), Herkunft des Gemüses aus dem eigenen Garten oder aus dem Handel, der Typ der Wasserversorgungsanlage (zentrale Wasserversorgung über Wasserleitung, eigener Brunnen), Aufnahme verschiedener Arten und Mengen von Flüssigkeiten und Getränken, Einnahme von Fluortabletten zur Kariesprophylaxe, Thiocyanatausscheidung mit dem Urin, medikamentöse Strumabehandlung.
Hält man die anderen Faktoren konstant, stellt sich die Abhängigkeit von der Nitratdosis wie folgt dar.

$$RR = \exp(\ 0{,}0183 * \text{Nitratdosis}\ )$$

wobei die Dosis die täglich mit dem Trinkwasser zugeführte Nitratmenge (in mg) ist. Für das Konfidenzintervall (95%) gilt:

$$CI = \exp(\ 0{,}0183 * \text{Nitratdosis} \pm 0{,}0049 * \text{Nitratdosis}\ )$$

Das mit der Nitratdosis zunehmende Strumarisiko ist in der Abbildung wiedergegeben.

Tab. 3: Details zum finalen Modell (logistische Regression)

Einfluß (Einheit)	Koeffizient	Standardfehler	p
Körpermasse (kg)	0,0298	0,0128	0,022
Körperhöhe (cm)	0,0567	0,0145	0,0001
Trinkwasser (ml)	0,00165	0,000477	0,0007
Nitratdosis (mg)	0,0183	0,00487	0,0002
Geschlecht (1 = männlich 2 = weiblich)	2,1874[*]	0,2144	0,0000
Konstant	-10,994	1,984	0,0000

[*] Der Geschlechtsunterschied nimmt mit der Ausprägung der Struma zu, was auch in Tab.1 erkennbar ist.

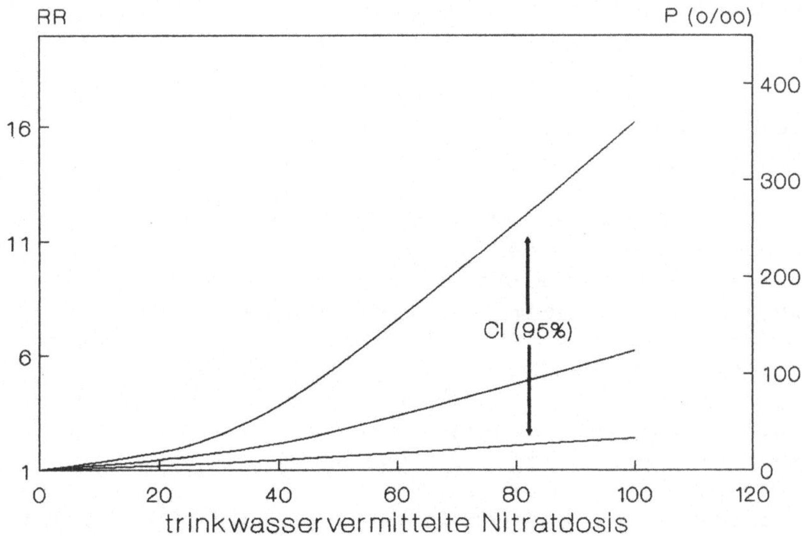

Abb.: Abhängigkeit des RR (links) bzw. der Häufigkeit sichtbarer Strumen von der trinkwasservermittelten Nitratbelastung
Die mittlere Kurve gibt die errechnete Beziehung, die obere und untere die Grenzen des Konfidenzintervalls wieder. Beim abgebildeten relativen Risiko (RR) handelt es sich im strengen Sinne um das auf die Nitratdosis adjustierte odds ratio.

Tatsächlich fand sich bei der Dosis 20 mg/d eine Häufigkeit sichtbarer Strumen von 0,069. Errechnet man die trinkwassernitratbedingte Häufigkeit als ätiologische Fraktion (KLEINBAUM u.a.), findet man

0,012. Es liegt nahe, von der gefundenen Beziehung auf die Gesamtnitratbelastung (nach ACHTZEHN 135 mg/d ohne Trinkwasser) zu spekulieren. Auch dann erreicht die ätiologische Fraktion nicht den Wert 1 sondern 0,992, d.h. auch bei Wegfall der Nitratexposition verbleiben 8 Träger einer sichtbaren Struma unter 1000 Personen. Diese Strumen sind offenbar auf keinen der in der Studie betrachteten Faktoren zu beziehen. Das ist plausibel, da nur Einflüsse betrachtet wurden, die eine unzureichende Iodzufuhr zur Schilddrüse begünstigen oder verursachen können. Die Strumaprävalenz wird jedoch auch durch andere ätiologische Faktoren (z.B. Thyreoiditis, Autoimmunkrankheiten) beeinflußt.
Legt man den kompetetiven Nitrat-Iod-Antagonismus zugrunde und folgt der gleichen Spekulation zur Gesamtnitratbelastung, so führte z.B. die Verdreifachung der Iodzufuhr (für die Studienpopulation von rund 40 µg/d auf 120 µg/d - kalkuliert nach der Uriniodausscheidung) zur Drittelung des Nitrateffektes und gerade zur Unterschreitung der per definitionem bei einer Häufigkeit von 0,1 (bzw 0,02 für die sichtbaren Strumen) liegenden Endemiegrenze.

Schlußfolgerungen

Nitrat ist für die untersuchte Population der wesentliche Manifestatiosfaktor der endemischen Struma (als Manifestationsfaktoren im engeren Sinn werden alle chemischen Noxen bezeichnet, die unter den Bedingungen des Iodmangels die Entstehung einer Strumaendemie bewirken oder intensivieren). Betrachtet man die infrage kommenden Manifestationsfaktoren (HÖRING a), wie z.B. Thiocyanat, Flourid, Glukosinolate , so ist allein vom Expositionsniveau her zu erwarten, daß Nitrat auch in anderen Iodmangelregionen Deutschlands der entscheidende Manifestationsfaktor der endemischen Struma ist.

Eine Erhöhung der alimentären Iodzufuhr in den Optimalbereich von > 300 µg/d läßt anhand der gefundenen Dosis-Wirkungs-Beziehung die Beseitigung der Strumaendemie erwarten.

Einem kleinen Anteil an Strumen kann weder durch die Iodprophylaxe noch durch die Senkung der Nitratexposition vorgebeugt werden.

Ein erhöhtes Strumarisiko besteht sowohl bei erhöhtem Iodbedarf als auch bei überdurchschnittlich hoher Nitratexposition (z.B. infolge hohen Wasserbedarfs bei künstlich ernährten Säuglingen).
Feten, Säuglinge, Schwangere, stillende Mütter und Kinder - besonders Mädchen - sind daher am meisten gefährdet.

Literatur

1. Gaitan,E; Merino,H.; Rodriguez,G.; Medina,P.; Meyer,J.,D.; DeRouen,T.,A.; Mac Lennau,R.: Bull.WHO 56(1978), S. 403-416

2. Matovinovic,J.: Ann.Rev.Nutr. **1983**, S. 341-412

3. Delange,F.; Hershman,J.,M.; Ermans,A.,M.:J.Clin.Endocrinol.Metab. 33(1971),S. 261-268

4. a Höring,H.; Dobberkau,H.-J.; Seffner, W.: Z.ges.Hyg. 34(1988), S.170-173

5. Wyngaarden,J.,B.; Stanbury,J.,B.; Rapp.B.: Endocrinol. 52(1953), S. 568-574

6. Alexander, W., D.; Wolff, J.: Endocrinol. 78(1966), S. 581-590

7. Bloomfield, R.,A.; Welsch, C.,W.; Gerner, G.,B.; Muhrer, M.,E.: Science **134**(1961), S. 1960

8. Körber,R.: Untersuchungen zum Jodmangelsyndrom der landwirtschaftlichen Nutztiere Rind, Schaf und Schwein.-Dissertation B, Humboldt-Universität Berlin 1983

9. b Höring,H.; Seffner,W.; Knopp,D.; Dobberkau, H.-J.: Schr.r.Gesundh.Umw.(Bad Elster) 1(1985), Heft 4, S. 1-15

10. Seffner,W.; Höring,H.: Schr.r.Gesundh.Umw.(Bad Elster) 1(1985), Heft 4, S.16-32

11. Bauch,K.: Untersuchungen zu Vorkommen und Ursachen der endemischen Struma im Bezirk Karl-Marx-Stadt.-Dissertation B, Martin-Luther-Universität Halle-Wittenberg, Halle 1982

12. Achtzehn,M.-H.; Hawat,H.; Paulenz,H.: Schr.r.Gesundh.Umw.(Bad Elster) 1987, Sonderheft 1, S.22-32

13. Kleinbaum, D.,G.; Kupper,L.,L.; Morgenstern, H.: Epidemiologic Research.-London, Singapore, Sydney...1982.-S.160 ff.

Epidemiologische Methoden in der Arbeitsmedizin

Jürgen Berger

Institut für Mathematik und Datenverarbeitung in der Medizin der Universität Hamburg

EINLEITUNG

Das Spektrum der epidemiologischen Methoden in der Arbeitsmedizin erstreckt sich von der Berechnung deskriptiver Maßzahlen bis hin zur Anwendung multivariater Modelle. Das primäre Ziel einer epidemiologischen Studie in der Arbeitsmedizin ist, die Hypothese zu prüfen, ob von dem Umgang mit einem bestimmten Arbeitsstoff oder von den Arbeitsbedingungen (Exposition) ein gesundheitliches Risiko für die Beschäftigten ausgeht. Unter Risiko versteht man die bedingte Wahrscheinlichkeit, daß eine zu einem Zeitpunkt t_0 von einer bestimmten Krankheit nicht befallene Person danach innerhalb einer definierten Zeitspanne an ihr erkrankt, wobei vorausgesetzt wird, daß die Person in diesem Zeitraum nicht in Folge eines anderen Ereignisses verstirbt (Kleinbaum et al., 1982). Dieses Konzept setzt somit eine Referenzperiode voraus (z. B. 5 Jahre oder die gesamte weitere Lebensspanne), und das Risiko beinhaltet eine auf ein Individuum bezogene Aussage. Das Verhältnis des Risikos einer exponierten zu demjenigen einer nichtexponierten Person ist das relative Risiko – $RR = Pr(K/E)/Pr(K/\bar{E})$. Ein Wert > 1 deutet somit auf eine Risikoerhöhung durch die Exposition hin.

Da in der Regel die Zeitspanne zwischen dem Expositionsbeginn und der Erkrankung Jahre bis Jahrzehnte beträgt, läßt sich das Risiko mittels der einfachen kumulativen Methode, als Quotient aus den im Intervall $[t_0 , t)$ Neuerkrankten (I) und den zum Zeitpunkt t_0 noch nicht Erkrankten (N_0') — $\hat{R}_{[t_0,t)} = I/N_0'$, wegen der konkurrierenden Risiken nicht schätzen.

Die zur Risikoberechnung zu verwendende Methode hängt wesentlich vom Studientyp ab; d. h. ob man zur Risikobewertung von einer Fall-Kontroll-Studie ausgeht, oder ob man innerhalb eines bestimmten Zeitintervalles unter Exponierten und Nichtexponierten die Anzahl der in dieser Periode auftretenden Neuerkrankungen und/oder Todesfälle an der interessierenden Krankheit registriert. In diesem Beitrag werden vier Methoden dargestellt, die bei derartigen Follow-up-Studien zur Risikobestimmung angewandt werden. Sie werden am Beispiel der Mortalität an Magen- und Coloncarcinomen von Beschäftigen eines Gaswerkes erläutert (Manz et al., 1983).

METHODEN ZUR RISIKOSCHÄTZUNG BEI FOLLOW-UP-STUDIEN

1 Methoden zur Standardisierung

1.1 Die Methode der Personenjahre zur Berechnung des standardisierten Mortalitätsverhältnisses (SMR).

In der Arbeitsmedizin wird häufig das Mortalitätsrisiko einer bestimmten Personengruppe durch die Berechnung des standardisierten Mortalitätsverhältnisses (engl. standardized mortality ratio, SMR) bestimmt (Hill, 1972). Die SMR ist bekanntlich das Verhältnis der in der Studienpopulation beobachteten Todesfälle einer bestimmten Ursache zu denjenigen Todesfällen, die man unter diesen Personen erwarten würde, wenn auf diese Personen im gleichen Zeitraum vorgegebene geschlechts-, krankheits-, kalenderjahr- und altersspezifische Sterberaten eingewirkt hätten. Zur Berechnung der Erwartungswerte summiert man pro Zelle der durch J Alters- und K Jahresklassen gebildeten zweidimensionalen Matrix den Anteil der von den Personen in dieser Zelle beigetragenen Personenjahre (P_{jk}) und multipliziert diese jeweils mit den Referenzziffern (m_{jk}^s). Bei ihrer Konstruktion ist gewährleistet, daß alters- und dekadenspezifische Einflüsse aus dem Sterblichkeitsvergleich rechnerisch eliminiert werden.

Falls sich die Sterbeintensität in der Studienpopulation nicht von derjenigen in der Referenzpopulation unterscheidet, ist der Erwartungswert für die SMR 1. Die Zusammenfassung des Sterblichkeitsvergleiches zu einer Maßzahl ist allerdings nur dann sinnvoll, wenn in allen Zellen das Verhältnis der geschätzten mittleren Sterberaten und der Referenzraten $(\hat{m}_{jk}/m_{jk}^s)$ in die gleiche Richtung weist (Breslow and Day, 1987). Die Prüfung der Hypothese, daß die in der Studienpopulation beobachtete mittleren Sterberaten nur zufällig von denjenigen in der Referenzpopulation abweichen, erfolgt mit der Poissonverteilung.

1.2 Die Methode Dichteschätzung und die Adjustierung nach Mantel-Haenszel

Die unter Punkt 1 aufgeführte Hypothesentestung setzt voraus, daß die zur Berechnung der Erwartungswerte benutzten Referenzraten feste Größen darstellen. Benutzt man jedoch eine innerbetriebliche Kontrollgruppe von Nichtexponierten als Standard, was u. a. auch wegen des häufig zu beobachtenden Healthy-Worker-Effektes (Miettinen, 1983) beim Vergleich der Inzidenz- bzw. Mortalitätsraten der Beschäftigten mit den Raten der Gesamtbevölkerung sinnvoll ist, so muß man diese zusätzliche Zufallsvariabilität in die statistische Entscheidung mit einbeziehen. Bezeichnet man mit a_1 bzw. a_0 die in der Follow-up-Periode t_0, t beobachteten Ereignisse unter den Exponierten bzw. Nichtexponierten, und sind L_1 bzw. L_0 die pro Kollektiv berechneten Personenjahre, so ergibt sich als Inzidenz-Dichte-Verhältnis $\widehat{IDR} = \frac{a_1}{L_1}/\frac{a_0}{L_0}$. Geht man davon aus, daß die beobachteten Erkrankungs- bzw. Todesfälle $(a_1 + a_0)$ voneinander unabhängig sind und jeweils einem Bernoulli Experiment entstammen, bei dem als "Erfolg" gilt, wenn der Fall aus der Kategorie der Exponierten stammt, so ist unter Gültigkeit der Nullhypothese (H_0) — [E(IDR)=1] — diese Erfolgswahrscheinlichkeit $p_0 = L_1/(L_1 + L_0)$. Ist A die Zufallsvariable, die die Anzahl der exponierten Fälle unter der Gesamtzahl der Fälle beschreibt, so berechnet sich nach der Binomialverteilung die Wahrscheinlichkeit dafür, daß bei Gültigkeit von H_0 unter den $a_1 + a_0$ Erkrankungs- bzw. Todesfällen a_1 oder mehr der Kategorie "exponiert" angehören, zu:

$$Pr(A \geq a_1) = \sum_{i=a_1}^{a_1+a_0} \binom{a_1 + a_o}{i} p_0^i (1 - p_0)^{a_1 + a_0 - i} \quad \text{(Kleinbaum et al., 1982)}.$$

Ist p_0 und die Gesamtzahl der Fälle nicht zu klein, läßt sich die Hypothesenprüfung auch mittels der χ^2-Approximation durchführen, wobei der Erwartungswert für die exponierten Fälle $E(A) = (a_1 + a_0)p_0$ ist.

Um den Einfluß des Alters und der Kalenderzeit als potentielle Confounder beim Vergleich der Raten beider Kohorten auszuschließen, führte man eine stratifizierte Analyse durch und summiert, wie unter Punkt 1 ausgeführt, pro Zelle und Gruppe sowohl die Anzahl der Personenjahre als auch die beobachteten Todesfälle auf und faßt die Ergebnisse pro Stratum ($j = 1, \cdots J$) in Vierfeldertafeln folgenden Musters zusammen:

	E	$\bar{E}$	Zusammen
Fälle	a_{1j}	a_{0j}	a_j
Personenjahre	L_{1j}	L_{0j}	L_j

In Analogie zum Mantel-Haenszel-Schätzer bei stratifizierten Fall-Kontroll-Studien erhält man als Punktschätzer für den Dichtevergleich

$$m\widehat{IDR} = \sum_{j=1}^{J} \frac{a_{1j}L_{0j}}{L_j} / \sum_{j=1}^{J} \frac{a_{0j}L_{1j}}{L_j} \, .$$

Die Überprüfung der Gültigkeit der Nullhypothese erfolgt mit dem χ^2-Test nach Mantel-Haenszel $\chi^2_{MH} = [A - E(A)]^2/Var(A)$. Der Erwartungswert für die Fälle aus der exponierten Kategorie ist unter H_0: $E(A) = \sum_{j=1}^{J} a_j L_{1j}/L_j^2$, und die Varianz beträgt $Var(A) = \sum_{j=1}^{J} a_j L_{1j} L_{0j}/L_j^2$.

2 Risikomodellierung

Muß man beim Vergleich der Morbiditäts- bzw. Mortalitätsraten zwischen Kollektiven den Einfluß mehrerer Confounder gleichzeitig kontrollieren, so ergeben sich bei einer stratifizierten Analyse bedingt durch die zahlreichen Strata in Relation zum Stichprobenumfang sehr schnell zu kleine Zellhäufigkeiten. In diesem Fall ist es notwendig, das Risiko mittels eines mathematischen Modells zu schätzen, in dem stetige Merkmale als solche berücksichtigt werden können und in dem man zur Parameterschätzung auf Randhäufigkeiten zurückgreifen kann. Derartige Modelle sind die Logistische Regression, die Poisson-Regression und das Proportional-Hazard-Modell.

2.1 Das Modell der Poisson-Regression

Bei der Poisson-Regression geht man davon aus, daß die in einem festen Zeitintervall auftretenden Erkrankungs- bzw. Todesfälle als seltene Ereignisse einer Poisson-Verteilung folgen, deren Erwartungswert in der (j,k)ten Gruppe sich als Produkt aus den Personenjahren L_{jk} und der Ereignisrate m_{jk} ergibt: $E(A_{jk}) = \mu_{jk} = m_{jk}L_{jk}$.

In der Modellgleichung muß man die den Erwartungswert bestimmenden Ereignisraten m_{jk} als Funktion der Einflußgrößen modellieren und die Regressionskoeffizienten so schätzen, daß die Wahrscheinlichkeit für die beobachteten Todesfälle A_{jk} pro Gruppe maximiert wird (Kleinbaum et al., 1988; Breslow and Day, 1987).

Will man beispielsweise untersuchen, wie die Mortalität der Arbeiter von der Bedingung am Arbeitsplatz (X), dem Alter (Y) und dem Rauchen (Z) abhängt, so kann man den Logarithmus der Mortalitätsrate als Linearkombination der Einflußgrößen wie folgt schreiben:

$$ln(m_{ijk}) = \alpha_0 + \beta_i + \gamma y_j + \delta z_k \ .$$

Der Koeffizient β_i mißt den Einfluß der i-ten Arbeitsbedingung. Für die Basiskategorie wird er Null gesetzt. Die geschätzte Mortalitätsrate für Beschäftigte in der Basiskategorie ist somit $\hat{m}_{0jk} = e^{\hat{\alpha}_0 + \hat{\gamma} y_j + \hat{\delta} z_k}$ und für Beschäftigte unter der i-ten Arbeitsbedingung $\hat{m}_{ijk} = e^{\hat{\alpha}_0 + \hat{\beta}_i + \hat{\gamma} y_j + \hat{\delta} z_k}$. Das Verhältnis der Sterberaten ist somit $\hat{m}_{ijk}/\hat{m}_{0jk} = e^{\hat{\beta}_i}$ und drückt die Risikoerhöhung für Arbeiter an dem i-ten Arbeitsplatz gegenüber den Beschäftigten in der Basiskategorie aus. Bei Gültigkeit der Nullhypothese ist der Erwartungswert für diesen Quotienten Eins bzw. für β_i Null.

2.2 Risikoschätzung unter Verwendung des Proportional-Hazard-Modells

Im Regressionsmodell für zensierte Daten nach Cox (1972) wird die Überlebenszeit als stetige Variable betrachtet und die Hazard-Rate $\lambda(t)$ als Funktion von festen Einflußgrößen modelliert:

$$\lambda(t; x, z) = \lambda_0(t)e^{\beta x + \sum_{i=1}^{p} \gamma_i z_i}$$

In diesem Modell beinhaltet $\lambda_0(t)$ eine unbekannte Basis-Hazard-Funktion, x eine Indikator-Funktion, die gleich 1 für Exponierte und gleich Null für Nichtexponierte ist. Z repräsentiert einen Vektor von p Kovariablen; β und γ_i ($i = 1, \cdots, p$) sind die entsprechenden Regressionskoeffizienten. Wie bei der Poisson-Regression drückt sich in e^β die Risikoerhöhung der Exponierten gegenüber den Nichtexponierten aus (Breslow and Day, 1987; Ulm et al, 1983; Wargenau, 1984).

3 Beispiel und Diskussion

Anfang der 80er Jahre stellte sich die Frage, ob die Beschäftigten der Hamburger Gaswerke (HGW) überzufällig häufig an bösartigen Neubildungen des Magens und Colons verstarben. Aufgrund einer möglichen Gefährdung am Arbeitsplatz wurden die Beschäftigten in drei Risikogruppen eingeteilt: Arbeiter am Ofenblock, Arbeiter an anderen innerbetrieblichen Arbeitsplätzen und Büroangestellte. Die in den Tabellen 1 und 2 zusammengefaßten Ergebnisse beziehen sich auf alle Personen, die am 1.1.1952 bei der HGW beschäftigt waren oder danach in den Betrieb eintraten und mindestens 10 Jahre dort arbeiteten. Das Follow-up endete am 31.12.1985. Aus der Tabelle 1 sind die Personenzahl pro Gruppe, die von ihnen in dem Zeitraum 1952–85 verbrachten Personenjahre und die registrierten Todesfälle ersichtlich. Die Ergebnisse der Risikoschätzung anhand der vier Ansätze sind in der Tabelle 2 gegenübergestellt. Im Vergleich zur Gesamtbevölkerung liegt für die Beschäftigten der HGW eine deutliche Untersterblichkeit vor (SMR=0.83). Die Mortalität an bösartigen Neubildungen des Magens und Colons ist jedoch gegenüber der Gesamtbevölkerung signifikant erhöht. Betrachtet man die Büroangestellten als die durch den Beruf unbelastete Gruppe, so ergibt sich als Quotient der SMR für die Ofenblockarbeiter ein 2.5-faches und für die innerbetriebliche Gruppe ein rund 1.8-faches Risiko, an bösartigen Neubildungen des Magens und Colons zu sterben. In gleicher Größenordnung liegen auch die Risikoabschätzungen bei Anwendung der Dichtemethode mit der Adjustierung nach Mantel-Haenszel und der Modellierung der Sterblichkeit mittels der Poisson-Regression oder des PH-Modells, wobei auch in diesem Modell das Alter und Kalenderjahr bei Eintritt in den Betrieb als Kovariablen berücksichtigt werden.

Alle vier Verfahren vergleichen die Sterbeintensität zwischen Kollektiven und ergeben Risiko-abschätzungen in gleicher Größenordnung. Die beiden Verfahren der Standardisierung bestechen durch ihre Anschaulichkeit, und die Ergebnisse sind leicht interpretierbar. Die Modellierung des Risikos mittels mathematischer Funktionen ist für den Arbeitsmediziner schwerer nachvollziehbar. Dies mag ein Grund dafür sein, daß diese Ansätze weniger häufig angewandt werden. Sie sind aber den Verfahren der Standardisierung vorzuziehen, wenn es gilt, simultan mehrere Confounder zu berück-sichtigen oder Interaktionen aufzuzeigen.

Tabelle 1.   Anzahl der Personen, Personenjahre und Todesfälle nach dem Arbeitsplatz bei Beschäftigten der Hamburger Gaswerke
Beobachtungszeitraum 1.1.1952 - 31.12.1985

Arbeitsplatz	Anzahl der		Anzahl der Todesfälle		
			Alle Ursachen	Bösartige Neubildungen	
	Personen	Personenjahre		insgesamt	Magen + Colon
			ICD 001–999	ICD 140–208	ICD 151, 153
Ofenblock	702	16 255.3	451	182	42
Betrieb	3 119	76 046.3	1 220	325	108
Büro	647	16 952.6	310	49	17

Tabelle 2. SMR für alle Todesursachen (ICD 001–999) und Vergleich der Risikoschätzung für die Mortalität an bösartigen Neubildungen des Magens und Colons (ICD 151, 153) anhand von vier Methoden

Beschäftigte der Hamburger Gaswerke, Beobachtungszeitraum 1.1.1952–31.12.1985

Arbeitsplatz	Methoden										
	Standardisiertes Mortalitätsverhältnis				Dichteschätzung		Poisson–Regression		PH-Modell	
	alle Todes-ursachen	bösartige Neubildungen Magen + Colon			bösartige Neubildungen Magen + Colon		bösartige Neubildungen Magen + Colon		bösartige Neubildungen Magen + Colon	
	SMR	SMR	95 % CI	RR	m IDR	95 % CI	RR	95 % CI	RR	95 % CI
Ofenblock	1.10	1.86	1.34–2.51	2.48	2.66	1.53–4.64	2.68	1.52–4.70	2.68	1.52–4.73
Betrieb	0.79	1.31	1.07–1.58	1.75	1.85	1.11–3.07	1.84	1.10–3.07	1.88	1.13–3.16
Büro	0.72	0.75	0.43–1.19	1	1		1		1	
Insgesamt	0.83	1.31	1.12–1.52							

Literatur

Breslow NE, Day NE (1987): Statistical methods in cancer research Vol. II. The design and analysis of cohort studies. Lyon: IARC

Cox DR (1972): Regression models and life tables (with discussion). J R Stat Soc B 34:187–220

Hill ID (1972): Computing man years at risk. Brit J Prev Soc Med 26:132–134

Kleinbaum DG, Kupper LL, Morgenstern H (1982): "Epidemiologic research; principles and quantitative methods". Belmont: Lifetime Learning Publication pp 320–359

Kleinbaum DG, Kupper LL, Muller KE (1988): Applied regression analysis and other multivariable methods. Boston, PWS-Kent Pub. Comp.

Manz A, Berger J, Waltsgott H (1983): Zur Frage des Berufkrebses bei Beschäftigten der Gasindustrie. Forschungsbericht Nr. 352 der Bundesanstalt für Arbeitsschutz und Unfallforschung. Wirtschaftsverlag NW Bremerhaven

Miettinen OS (1983): The "healthy worker effect" and the design of occupational mortality studies. Heidelberg: Springer Proceedings 27. Jahrestagung der GMDS

Ulm K, Neiss A, Lange HJ (1983): Modifizierung des Cox-Modells zur Analyse von Mortalitätsstudien. Heidelberg: Proceedings 27. Jahrestagung der GMDS

Wargenau M (1984): Inhaltliche und methodische Aspekte bei der Bestimmung des Berufskrebsrisikos. Dortmund: In aug. Dissertation

Fahndung nach Einflüssen der Arbeit auf chronische Erkrankungen auf der Grundlage
arbeitsmedizinischer Vorsorgeuntersuchungen

G. Heuchert, A. Bräunlich, G. Enderlein, G. Oberdoerster, H. Stark und P. Wulke

Zentralinstitut für Arbeitsmedizin, FB Epidemiologie
Nöldnerstraße 40 - 42, 0 - 1 1 3 4 Berlin

1. Einleitung und Fragestellung

Die Aufklärung arbeitsbezogener Anteile im Spektrum der multifaktoriellen Ätiologie
von verbreiteten chronischen Krankheiten ist heute ein Schwerpunkt arbeitsmedizinischer Forschung. Erforderlich ist eine enge Kooperation mit den verschiedenen Richtungen der Gesundheitsforschung auf Bevölkerungsebene, um einerseits die dort vorhandenen Methoden, Datenbestände und erzielten Ergebnisse für arbeitsmedizinische
Fragestellungen nutzbar zu machen und andererseits arbeitsmedizinisches Wissen
ebenso in die Public-Health-Forschung zu integrieren. Die Untersuchungen konzentrieren sich insbesondere auf Krankheiten des Herz-Kreislauf-Systems, des Bewegungs-
apparates, der Atmungsorgane, des Nervensystems und des Endokriniums, schließen aber
prinzipiell alle chronischen Krankheiten ein, die exogen beeinflußt sein können. Im
Problemfeld multikausaler Krankheiten angesiedelte, arbeitsmedizinisch orientierte
Studien sind aufwendig, da sie in aller Regel eine große Zahl von arbeitsbedingten
und nichtarbeitsbedingten Risikofaktoren - einschließlich deren Interaktionen -
berücksichtigen müssen.
Der vorliegende Beitrag befaßt sich mit der Fragestellung, inwieweit es möglich ist,
die Auswertung von Epikrisen über abgeschlossene arbeitsmedizinische Vorsorgeuntersuchungen für die Aufklärung von Beziehungen zwischen Arbeit und Gesundheit zu nutzen. Freilich setzt ein diesbezüglicher Ansatz die zielgerichtete Gestaltung des
gesamten arbeitsmedizinischen Vorsorgeuntersuchungskonzeptes voraus.

2. Methodik und Datenbasis

Die hier vorgestellte epidemiologische Fahndungsstrategie basiert auf methodischen
Vorarbeiten zur arbeitshygienischen Professiografie, die schon am Beginn der 70er
Jahre einen Forschungsschwerpunkt bildeten. Im Rahmen eines nachfolgenden Forschungs-
verbundprojektes (1976 bis 1980) wurde das professiografische Belastungs-Beanspru-
chungs-Konzept in Verbindung mit einer neuen Strategie für arbeitsmedizinische Vorsorgeuntersuchungen weiterentwickelt und schließlich unter Einschluß der Zielsetzung
erprobt, eine Datenbasis für mehrfaktoriell angelegte epidemiologische Analysen zum
Problemkreis der 'work-related diseases' zu schaffen. Dies wurde 1981 mit der gesetzlichen Einführung der Methodik für arbeitsmedizinische Vorsorgeuntersuchungen in der

gesamten ostdeutschen Region möglich, denn sie beinhaltete die notwendigen Bausteine für die Analyse von

- Belastungen (arbeitshygienische Komplexanalyse) und

- Beanspruchungen (arbeitsmedizinische Untersuchungsmethoden) unter weitgehender Berücksichtigung des Ganzheitsprinzips, das durch eine standardisierte allgemeine Grunduntersuchung gewährleistet werden konnte (1).

Die epikritischen Daten von jeder abgeschlossenen Vorsorgeuntersuchung (mit allen in Tab. 1 genannten Indikatoren) erfaßt der Betriebsarzt auf einem standardisierten Dokumentationsbeleg und stellt die Durchschrift als Datenerhebungsbeleg für zentrale Auswertungen bereit. Aus dieser Gemeinschaftsarbeit von Praxis und Forschung resultiert für den Zeitraum 1984 - 1990 ein Datenbestand von 2,1 Mio Epikrisen, der sowohl für deskriptiv als auch analytisch orientierte epidemiologische Studien genutzt wird.

<u>Tab. 1:</u> Datenerfassungsmerkmale

. Alter /Geschlecht / Betrieb / Kreis
. Tätigkeit (incl. Dauer) / Qualifikation / Branche
. Belastungen (Art, Intensität) / Schichtsystem
. Untersuchungsindikation (max. 5)
. Berufs-/Belastungsvorgeschichte (Art, Dauer)
. Größe / Gewicht / Rauchgewohnheiten
. Befunde (ICD - 9. Rev.) / Hörverlust (%) bei Lärmexponierten
. Ärztliche Interventionen (medizinische, arbeitsbezogene)

Die Erfassung von Berufstätigen aller Altersgruppen(bezogen auf die Region der neuen Bundesländer) und der großen Anzahl von 70 verschiedenen Untersuchungsindikationen (Expositionen / Belastungen / besondere Anforderungen) sowie die Berücksichtigung **sozialer** Schichten (via Qualifizierungsgrad und Tätigkeit) ermöglichen einen vielseitigen Populationsvergleich für die Darstellung von Korrelationen zwischen Belastung und Beanspruchung unter Kontrolle wesentlicher Confounder.

Neben der breitgefächerten Informationspalette hebt sich auch die Qualität - und damit die Aussagefähigkeit - der Daten gegenüber anderen großen Datenbeständen (Krankenstand, Invalidität, Mortalität) aufgrund

- standardisierter Untersuchungs- und Dokumentationsvorschriften (1)
- langjährigen methodischen Trainings der Betriebsärzte
- inhaltlicher und formaler Fehlerkontrollen

positiv ab.
Alle vorliegenden Ergebnisse beziehen sich auf im Arbeitsprozeß stehende Erwerbstätige und basieren überwiegend auf mehrfaktoriell angelegten Prävalenzstudien. Die Be-

wertung von Prävalenzen für chronische Gesundheitsstörungen muß berücksichtigen, daß in hoch exponierten Populationen starke Selektionseffekte zu erwarten sind.

Chronische Gesundheitsstörungen werden nach der Internationalen Klassifikation der Krankheiten (ICD, 9. Rev.) kodiert. Standardisierte Bewertungskriterien (für Hypertonie, ischämische Herzkrankheit und chronische Bronchitis), die Verwendung von Befunden aus Wiederholungsuntersuchungen und die Prämisse, Epikrisen erst nach Abklärung positiver Screeningsbefunde zu dokumentieren, tragen zur Erhöhung der Zuverlässigkeit dieser Daten bei.

Die Erfassung der Adipositasprävalenz erfolgt auf der Grundlage des nach dem Index von OTT (8) berechneten Optimalgewichts, während die Körpergewichtsklassifikation Empfehlungen von MÖHR und JOHNSEN (7) folgt, hier jedoch Körperbautyp und Körpermassezusammensetzung nicht berücksichtigt. In mehrfaktoriellen Analysen (unter Berücksichtigung von Alter, Geschlecht und anderen Merkmalen) ist Adipositas als Relativgewicht (RG) > 119 % definiert. Für die Darstellung des relativen Adipositasrisikos (berechnet auf der Basis altersstandardisierter Prävalenzraten) im Rahmen von Fahndungsstrategien wird nur ausgeprägte bis sehr ausgeprägte Adipositas (RG > 129 %) berücksichtigt.
Zur Erfassung der Rauchgewohnheiten kommt ein standardisierter Anamnesebogen zur Anwendung. In dieser Studie sind die Anteile für 'aktuelle Raucher' bzw. 'Nichtraucher' (ohne Exraucher) angegeben.

Prinzipiell wurden bei jeder Untersuchung alle Indikatoren der Grunduntersuchung einschließlich Anamnese erfaßt. Unterschiede ergeben sich nur in der angewandten zusätzlichen Diagnostik, z.B. Audiometrie bei Lärmexponierten. Aufgrund des hohen Aufwandes konnten nur etwa 350.000 Untersuchungen pro Jahr auf maschinenlesbaren Datenträgern erfaßt werden. Dabei wurden alle chemischen Expositionen und ausgewählte seltene Untersuchungskategorien vollständig, überrepräsentierte Kategorien wie Lärmexponierte und Schwerarbeiter nur als Stichprobe (jeder 3. Beleg) einbezogen. Es entsteht eine geschichtete Stichprobe, die für die erwerbstätige Bevölkerung weitgehend repräsentativ ist.

3. Ergebnisse und Diskussion

Abb. 1 zeigt die Beziehungen zwischen Adipositasprävalenz, Alter und Geschlecht unter Berücksichtigung des Qualifizierungsgrades. Es bestehen große Niveaudifferenzen in der Adipositashäufigkeit zwischen den Qualifizierungsgraden, die aufgrund der signifikanten Korrelationen von Adipositas mit einer Reihe chronischer Gesundheitsstörungen (3) für die work-related diseases-Forschung von erheblicher Bedeutung sind.

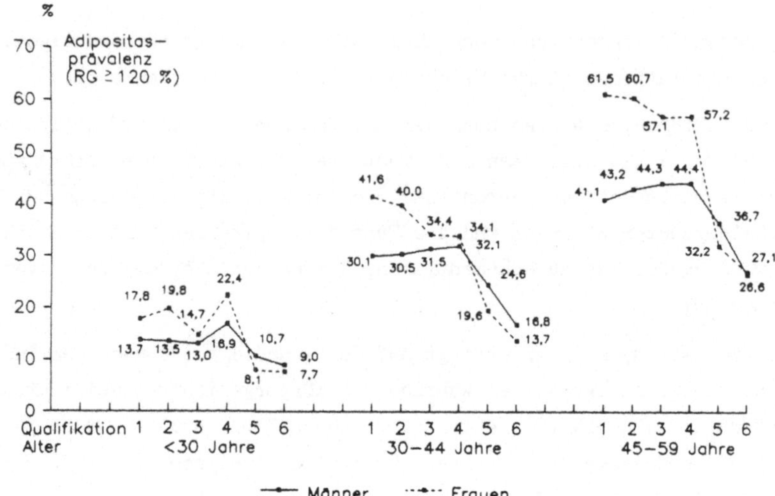

Abb. 1: Adipositasprävalenz (RG nach OTT ≥120 %) in Abhängigkeit von Alter, Geschlecht und Qualifizierungsgrad (1 = un- und angelernt, 2 = Teilfacharbeiter, 3 = Facharbeiter, 4 = Meister/Techniker, 5 = Fachschulbildung, 6 = Hochschulbildung); DDR 1986/87, zufällige Stichprobe N = 473 473

Noch ausgeprägter als bei der Adipositasprävalenz sind die Niveaudifferenzen zwischen den einzelnen Qualifizierungsgraden bezüglich der Häufigkeit des Rauchens (4).

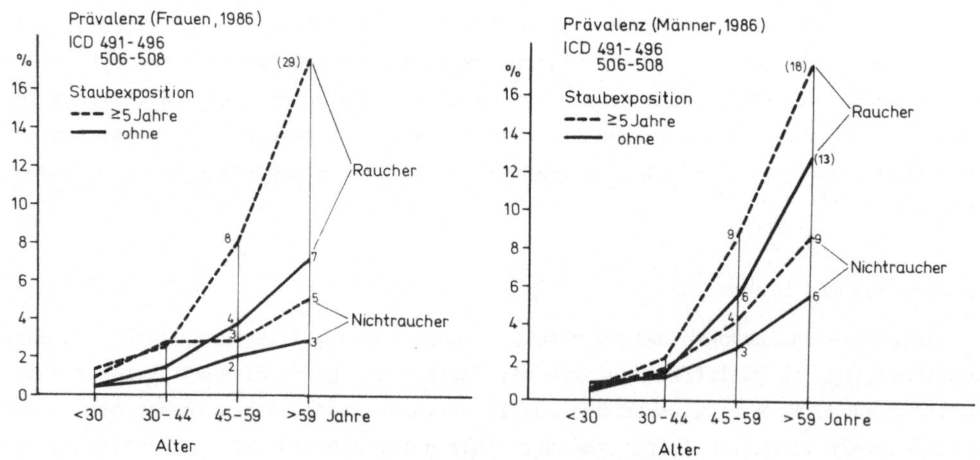

Abb. 2: Prävalenz für chronische obstruktive Lungenkrankheiten in Abhängigkeit von Alter, Rauchen und beruflicher Staubexposition in der Berufsvorgeschichte (DDR, Männer: N = 193 262, Frauen: N = 69 522)

Abb. 2 zeigt die Korrelation zwischen arbeitsbedingter Staubexposition, Rauchen und Häufigkeit der chronischen Bronchitis unter Berücksichtigung des Alters. Hier markiert sich die expositionsbedingte Schere in der altersbezogenen Bronchitisprävalenz zwischen Nichtrauchern und Rauchern mit und ohne Staubexposition in der Berufsvorgeschichte. Sie verdeutlicht das enorme präventive Potential, das durch Reduzierung arbeitsbedingter Staubbelastungen und Zurückdrängung des Rauchens in der berufstätigen Bevölkerung ausgeschöpft werden könnte.

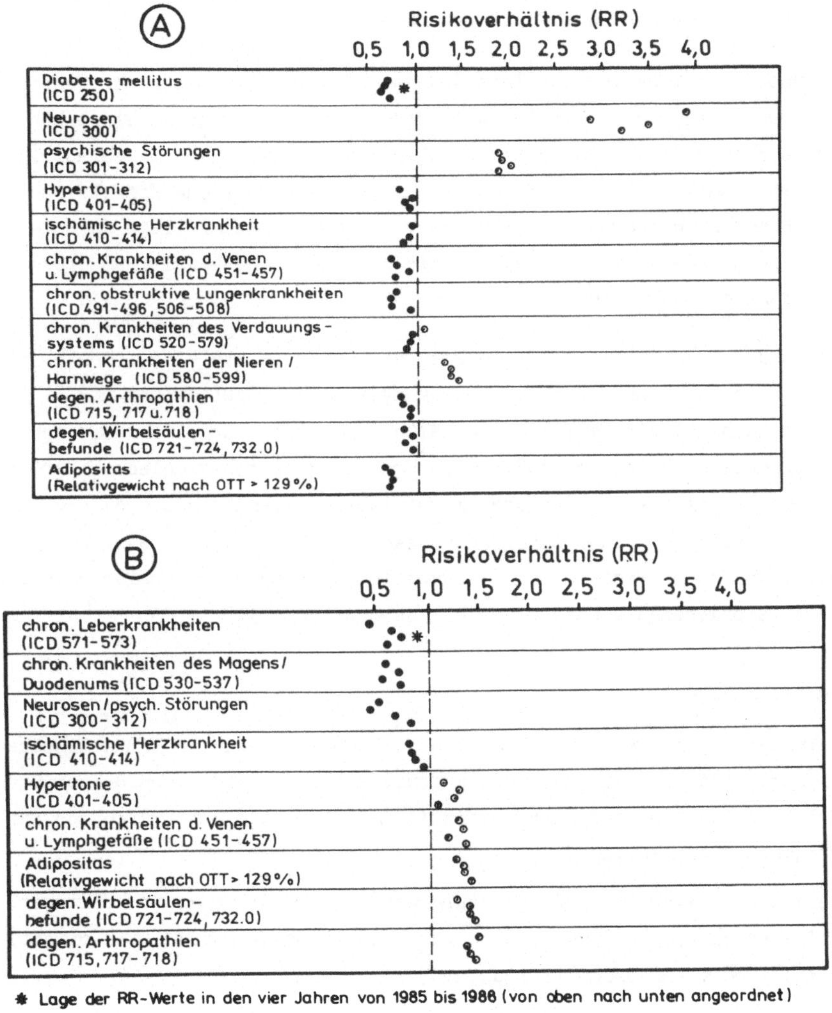

Abb. 3: Relatives Risiko (RR) in bezug auf chronische Gesundheitsstörungen für (A) Lehrerinnen / Erzieherinnen und (B) für in der Landwirtschaft beschäftigte Frauen versus Gesamtheit der arbeitsmedizinisch untersuchten Frauen (RR = 1)

Abb. 3 demonstriert typische Ergebnisse aus der Fahndungsstrategie nach positiven und negativen Korrelationen zwischen Berufstätigkeit und Gesundheit. Sie beziehen sich auf Lehrerinnen / Erzieherinnen sowie auf in der Landwirtschaft beschäftigte Frauen. Zur Darstellung kommen die Risikoverhältnisse (RR) bezüglich wichtiger chronischer Gesundheitsstörungen für die ausgewählten Berufsgruppen, die sich aus der Relation zum Durchschnitt aller untersuchten weiblichen Beschäftigten ergeben. Die Berechnung der RR-Werte erfolgt auf der Basis altersstandardisierter Befundprävalenzraten für jeweils vier aufeinanderfolgende Auswertungsjahre (1985 - 1988). Die Ergebnisse lassen sich wie folgt interpretieren:

° Lehrerinnen / Erzieherinnen: Ihre Gesundheit ist in Relation zur Gesamtheit überwiegend positiv zu bewerten. Allerdings besteht permanent ein erhöhtes Risiko für psychonervale Gesundheitsstörungen und Nephropathien in allen vier Jahres-Querschnittsanalysen (6). Hier könnte es sich um chronische Effekte einer erhöhten psychischen Belastung handeln; bez. der Nephropathien liegt es nahe, an Schädigungen durch Analgetika zu denken, die zur Belastungsbewältigung besonders häufig eingenommen werden (5).

° In der Landwirtschaft beschäftigte Frauen: Schwerpunkte sind erhöhte relative Risiken für chronische Befunde am Bewegungsapparat, Übergewicht und Bluthochdruck. In Kenntnis der Belastungsverhältnisse von in landwirtschaftlichen Produktionsgenossenschaften beschäftigten Frauen (Arbeitshygienischer Bericht, DDR 1989), der Lebensweise und anderer Morbiditätsanalysen handelt es sich um für die ländliche Bevölkerung sehr typische Risikoverhältnisse. Das bedeutet jedoch keinesfalls, daß diese Risiken durch Prävention (verbesserte Arbeitsbedingungen, Gesundheitsförderung) nicht zu beeinflussen wären (2).

4. Schlußfolgerungen

(1) Die eingeschlagene Fahndungsstrategie im Rahmen der work-related diseases-Forschung liefert eine Vielzahl neuer Erkenntnisse für den Abbau von Belastungen und präzisiert Zielsetzungen der betriebsärztlichen Strategie zur Prävention verbreiteter chronischer Krankheiten.

(2) Es werden zahlreiche neue Fragen aufgeworfen, die im Rahmen zukünftiger Forschungsaufgaben zu klären sind, z.B. durch anschließende ätiologisch orientierte Fall-Kontroll- oder Längsschnittstudien.

(3) Die Methodik ist prinzipiell geeignet, vielschichtige Risikoverhältnisse - und damit auch die Wirksamkeit von Interventionen - epidemiologisch zu kontrollieren. Sie könnte zu einem Instrument der auf die erwerbstätige Bevölkerung bezogene Gesundheitsberichterstattung in Deutschland entwickelt werden. Dies setzt zum gegenwärtigen Zeitpunkt jedoch eine Vielzahl von Grundsatzdiskussionen über neue Zielsetzungen,

methodische Fragen und Organisationsformen für arbeitsmedizinische Vorsorgeuntersuchungen voraus, die angesichts des europäischen Integrationsprozesses über bisherige Sichtweisen der alten und neuen Bundesländer hinausgehen sollten.

Literatur:

(1)   Arbeitsmedizinische Tauglichkeits- und Überwachungsuntersuchungen (Teile:
      Rechtsvorschriften, Arbeitshygienische Komplexanalyse, Arbeitsmedizinische
      Untersuchungsmethoden). Hrsg. Ministerium für Gesundheitswesen, Berlin:
      Staatsverlag 1988

(2)   Bräunlich, A. u.a.: Fahndung nach Interventionsschwerpunkten zur Prävention
      chronischer Krankheiten bei in der Landwirtschaft beschäftigten Frauen.
      Z. ärztl. Fortbild. - Jena (im Druck)

(3)   Bräunlich, A. u.a.: Frequency of overweight in dependence on age and sex-
      relation to workers' health. In: Third Joint GDR-Finnish-Symposium on Methods,
      Strategies and Results of Epidemiological Investigations, Berlin 14 - 15 June
      1988. Extended Abstracts. Hrsg.: Zentralinstitut für Arbeitsmedizin, Berlin 1988

(4)   Heuchert, G. u.a.: Arbeitsmedizinische Vorsorgeuntersuchungen. Auswertungs-
      bericht 1989. Hrsg.: Zentralinstitut für Arbeitsmedizin, Berlin 1990

(5)   Heuchert, G. u.a.: Fahndung nach Interventionsschwerpunkten zur Prävention
      chronischer Krankheiten bei im Gesundheitsdienst beschäftigten Frauen.
      Z. gesamte Hyg. - Berlin 35 (1989) 12, 693 - 696

(6)   Metz, A. u.a.: Gesundheitszustand von Lehrern und Erziehern - Ergebnisse
      arbeitsmedizinischer Vorsorgeuntersuchungen. Sozial- u. Präv.med. (in Vor-
      bereitung)

(7)   Möhr, M.; Johnsen, D.: Tabellen zur Beurteilung des Körpergewichts erwachsener
      Männer und Frauen nach ihrem Optimalgewicht. Z. ärztl. Fortbild. - Jena 66
      (1972) - S. 1052 - 1064

(8)   Ott, A.: Normalgewicht und Optimalgewicht. Ernährungsumschau - Frankfurt (M) 10
      (1963) S. 49 - 52

Das arbeitsmedizinische Informationssystem in der DDR 1983 bis 1990

A. Bräunlich, G. Enderlein, G. Heuchert, P. Wulke, R. Berger
Zentralinstitut für Arbeitsmedizin, FB Epidemiologie
Nöldnerstr. 40, O - 1134 Berlin

1. Struktur und Zielstellung des Informationssystems

In den 70er Jahren wurde in der DDR schrittweise ein arbeitsmedizinisches Informationssystem aufgebaut, das 1983 seine volle Funktionsfähigkeit erreichte.
Die Bestandteile sind

- Datenbank der anerkannten Berufskrankheiten (BK): Jährliche Analyse der Neuzugänge computergestützt seit 1973, Entwicklung zur Datenbank für den Zeitraum 1973 bis 1990
- Arbeitshygienischer Bericht (AhB): 1982 bis 1989 jährlich computergestützte
  Erfassung und Auswertung eines Beleges für jeden Betrieb über 50 Beschäftigte, ab 1986 Erweiterung auf über 10 Beschäftigte
- Auswertung der Arbeitsmedizinischen Tauglichkeits- und Überwachungsuntersuchungen (ATÜ): 1976 bis 1978 Modellerprobung, 1983 bis 1990 jährliche umfangreiche Analysen.

Vorrangiges Ziel dieses Informationssystems war die Bereitstellung von Informationen zur Verhütung und Bekämpfung arbeitsbedingter Erkrankungen, insbesondere
zu den Schwerpunkten der notwendigen Sanierung der Arbeitsbedingungen und der
Verbesserung der arbeitsmedizinischen Betreuung der Berufstätigen, für folgende Nutzer:
- Betrieb, Betriebsarzt
- Arbeitshygieneinspektion im Kreis und Bezirk
- Arbeitshygienische Zentren der Wirtschaftszweige
- Hauptsicherheitsinspektionen der Wirtschaftszweigministerien
- Ministerium für Gesundheitswesen
- Forschungsverband Arbeitsmedizin.

Die Ergebnisse wurden jährlich (bis 1988 als Dienstsache) in jeweils drei Berichten einem vom Ministerium für Gesundheitswesen festgelegten Nutzerkreis
zur Kenntnis gegeben und auszugsweise auch publiziert. Als Vorabinformation
und für eigene Analysen erhielten die einzelnen Nutzer Drucklisten für ihren
Bereich.

Entwickler und Koordinator dieses Informationssystems war der FB Epidemiologie
des Zentralinstituts für Arbeitsmedizin (ZAM).

Die Datenerfassung, verbunden mit umfangreichen logischen Fehlerkontrollen, wurde zunächst vollständig auf Magnetbandkassetten in kommerziellen Datenverarbeitungszentren vorgenommen, in denen auch die Standardauswertung realisiert wurde. Seit 1988 werden die Belege des AhB in den Arbeitshygieneinspektionen der Bezirke mit PC auf Disketten erfaßt und selbst analysiert.

Ein territoriales System zur Steuerung der Berufskrankheitenbegutachtung und Analyse der BK (BISAM) auf PC wurde 1987 von der Arbeitshygieneinspektion des Bezirkes Potsdam entwickelt. Der Einsatz von PC bei der Primärerfassung der Daten der ATÜ war vorbereitet (5). Territoriale Analysen wurden in der Arbeitshygieneinspektion Schwerin realisiert.

Die inhaltliche Qualität der Daten zu den Berufskrankheiten ist gut, da sie von spezialisierten Fachkräften in den Arbeitshygieneinspektionen der 15 Bezirke auf den Erfassungsbeleg nach Prüfung übertragen werden. Bei den Daten des Arbeitshygienischen Berichts und der Vorsorgeuntersuchungen muß trotz standardisierter Methodik (1) und umfangreichen Kontrollen in den Arbeitshygieneinspektionen der Kreise und Bezirke mit nichtbereinigten Ungenauigkeiten gerechnet werden. Global betrachtet treten diese in Kleinbetrieben stärker als in Großbetrieben auf. Trotzdem weisen die wesentlichen Aussagen eine hohe Validität auf, sie sind sowohl für Teilpopulationen als auch über die Untersuchungsjahre stabil.

2. Datenbank Berufskrankheiten

Die Datenbank Berufskrankheiten erfaßt alle auf dem Gebiet der ehemaligen DDR anerkannten BK-Fälle (ohne Fälle im Uranbergbau der SDAG Wismut) für den Zeitraum 1973 - 1990. Nach dem Gipfel im Jahre 1976 mit 12 320 Fällen ging die Anzahl kontinuierlich auf 5 063 Fälle im Jahre 1989 zurück. Relativ gering war in der DDR der Anteil der nichtanerkannten Fälle an den beantragten BK-Verfahren mittels BK-Meldung. Er betrug im Jahre 1982 27,2 %, 1985 29,5 % und 1989 29,9 %.

Neben den jährlichen Standardauswertungen liefert die BK-Datenbank folgende Informationen nach Art der BK und Geschlecht (3):

- Trend
- BK-Schwerpunkte entsprechend folgenden Einflußfaktoren:
    - Tätigkeitsgruppen
    - Wirtschaftszweige bzw. Branchen
    - Territorium (Bezirk, Kreis, Exposition im Ausland)
    - Gefahrstoffe (= Schadfaktoren)
- Gruppierung ausgewählter BK nach Diagnosen
- Häufigkeiten innerhalb der vorgenannten Gruppen nach folgenden Merkmalen:
    - Alter bei Anerkennung der BK
    - Körperschaden (%)
    - BK-Folgen (Arbeitsplatzwechsel, Invalidität, Tod)

- Jahr/Alter bei Expositionsbeginn
- Expositionsdauer, Latenzzeit, expositionsfreie Zeit
- Expositionsintensität.

Die Einschätzung berufsbedingter Gesundheitsrisiken erfolgte durch Berechnung von Quoten (2) bezogen auf die Anzahl Berufstätiger und Exponierter durch Registerkopplung (Volkszählung, AhB).

Die Nutzung des BK-Registers für epidemiologische Analysen wird am Beispiel der Arbeitsdermatosen gezeigt, die im Jahre 1989 bei den Frauen 45,9 % und bei den Männern 10,5 % aller anerkannten BK umfassen. In Tabelle 1 sind hautgefährdende Tätigkeiten verglichen. Zur Bewertung des Risikos für das Auftreten einer BK werden neben der BK-Quote und der absoluten jährlichen Inzidenz das Alter bei Meldung der BK, die Dauer der Exposition und der Körperschaden in % herangezogen.

Tabelle 1 : Arbeitsdermatosen nach ausgewählten Tätigkeitsgruppen, 1973 - 1981

Tätigkeit	BK/Jahr/ 10 000 Berufstätige	BK/Jahr	Alter(J.) Quantile		Expositionsjahre Quantile		Körperschaden > 20% Anteil in %
			10%	50%	10%	50%	
gesamt	0,9	1822,9	18,5	33,8	0,5	4,3	40,4
Galvaniseur	58,8	61,9	18,5	28,7	0,2	1,2	33,2
Glasoptiker	30,7	11,0	16,0	21,8	0,2	1,2	12,1
Betonwerker	30,5	18,0	17,3	27,9	0,7	4,8	53,7
Melker	26,1	110,7	15,3	18,4	0,3	1,8	35,4
Betonbauer	24,8	66,6	17,3	26,8	0,7	3,7	11,7
Fotolaborant	19,7	10,3	18,4	35,3	0,5	2,5	24,7
Friseur	18,4	84,9	15,7	21,0	0,3	3,3	41,5
Fliesen-,Fußbodenleger	17,5	13,2	20,0	34,6	1,4	9,7	70,6
Metallackierer	15,5	14,3	23,4	40,5	0,5	4,9	48,3
Krankenpflege	14,4	190,0	17,3	26,0	0,8	4,8	40,7
Plastfacharbeiter	13,9	25,4	19,6	34,5	0,2	1,1	19,3
Former, Kernmacher	11,4	14,0	22,0	37,3	0,3	5,3	45,2

50 % aller Arbeitsdermatosen werden innerhalb der ersten vier Expositionsjahre verursacht. Bei Plastfacharbeitern, Galvaniseuren und Glasoptikern reduziert sich der Medianwert der Expositionsdauer, nach der die Erkrankung manifest wird, auf weniger als 1 1/4 Jahr.

Die häufigsten ursächlichen Gefahrstoffe für Arbeitsdermatosen und das Alter bei BK-Meldung weist Tabelle 2 aus. Frauen erkranken bei den meisten Gefahrstoffen früher als Männer. Die Erkrankungsfrequenz bis zum 25. Lebensjahr ist bei weiblichen Berufstätigen besonders hoch für die Exposition gegenüber Friseurchemikalien (68,5 %), Nickel (55,7 %) und Formaldehyd (55,3 %). Demgegenüber treten Berufsdermatosen bei Männern und Frauen durch Terpentin, Gummiinhaltsstoffe und Lösungsmittel verstärkt erst nach dem 40. Lebensjahr und damit nach längerer Expositionszeit auf.

Tabelle 2 : Häufigste Gefahrstoffe für Arbeitsdermatosen im Zeitraum 1973 -
1988 mit Gliederung nach dem Alter bei BK-Meldung

Gefahrstoff	Frauen			Männer		
	Anzahl	Anteil		Anzahl	Anteil	
		<25J	>40J		<25J	>40J
Formaldehyd	2 567	55,3	15,5	68	23,4	34,5
Desinfektionsm.	1 780	45,2	21,6	34	15,0	49,8
Nickel	1 684	55,7	13,4	212	35,6	23,0
Gummiinhaltstoffe	1 304	21,9	48,2	119	10,6	56,7
Kunststoffe	1 270	30,4	35,7	218	21,1	41,7
Arzneimittel	936	36,5	29,8	25	10,5	54,0
Chrom	855	33,9	36,8	933	27,2	35,5
P.-subst.Aromaten	827	51,4	20,8	52	12,6	55,6
Pflanzl. Stäube	629	40,2	27,7	70	27,6	37,0
Friseurchemikal.	584	68,5	7,9	12	15,4	66,7
Waschm/Detergenz.	575	38,4	33,2	67	23,8	29,7
Lösungsmittel	243	25,9	43,2	231	22,5	44,6
Terpentin	226	24,3	50,9	73	18,4	54,4
Schneid—u.Kühlm.	205	39,0	32,7	181	36,5	23,8
gesamt	16 680	34,9	31,9	11 589	28,9	34,7

**Diese Analysen setzen Prioritäten für prophylaktische Maßnahmen zur Verhütung
arbeitsbedingter Dermatosen.**

3. Arbeitshygienischer Bericht

Im AhB wird die arbeitshygienische Situation in den Betrieben nach Art und Intensität des Gefahrstoffes und Anzahl der Exponierten erfaßt. Grundlage für die
betriebsbezogenen Analysen der Expositionen und Belastungen durch chemische
Schadstoffe, Industriestäube, physikalische Faktoren und Überforderungen des Be-
wegungsapparates ist die Methodik der Arbeitshygienischen Komplexanalyse (1).
Als "exponiert" gelten Berufstätige, an deren Arbeitsplätzen die arbeitshygienischen Normen und Standards nicht sicher eingehalten sind. Die Expositionsintensität wird mittels arbeitshygienischer Kennzahlen in drei Stufen skaliert.

Beispiel: Kennzahlskalierung Lärm

Kennzahl	Äquivalenter A-Dauerschalldruckpegel (TGL 32624)
0,5	86 bis 95 dB(A)
0,2	96 bis 100 dB(A)
0,0	über 100 dB(A)

Die Ergebnislisten beinhalten Anzahl und Quoten exponierter berufstätiger Männer und Frauen (nach den drei Intensitätsstufen und gesamt) für physische Belastung, Lärm, Teilkörpervibration, Ganzkörpervibration, Hitze, Kälte, sonstige physikalische Faktoren, Stäube (7 Arten), chemische Gefahrstoffe (über 50
Stoffe) in Betrieben, Kombinaten, Wirtschaftsbranchen, Bezirken und Kreisen.

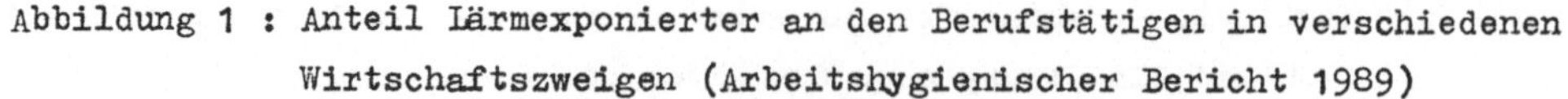

Abbildung 1 : Anteil Lärmexponierter an den Berufstätigen in verschiedenen
Wirtschaftszweigen (Arbeitshygienischer Bericht 1989)

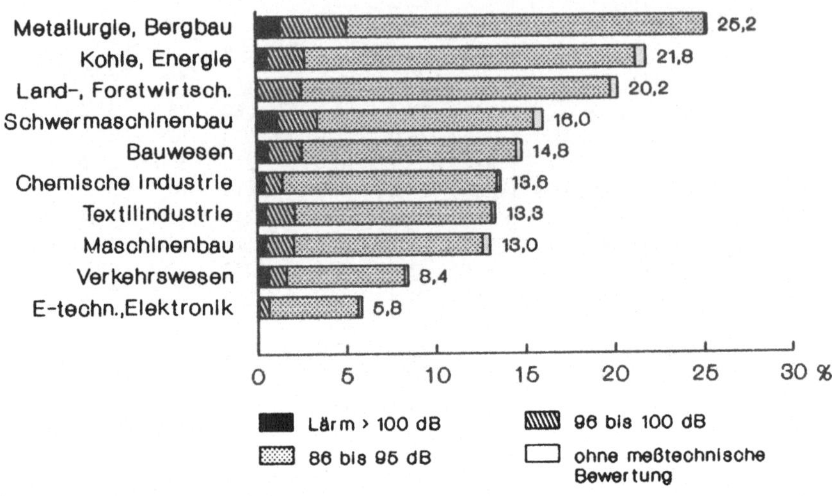

Die sehr unterschiedliche Bedeutung der Lärmexposition in den verschiedenen Wirtschaftszweigen zeigt Abbildung 1. Die Rangfolge der Wirtschaftszweige verschiebt sich wesentlich, wenn man höhere Lärmintensitätsstufen betrachtet. In gleicher Weise können Betriebe oder definierte Betriebsgruppen miteinander verglichen werden.

4. Arbeitsmedizinische Tauglichkeits- und Überwachungsuntersuchungen

Die wesentlichste Aufgabe der arbeitsmedizinischen Vorsorgeuntersuchungen ist die Gewährleistung des gesundheitsadäquaten Einsatzes der Auszubildenden und der Berufstätigen im gesamten Arbeitsleben (sekundäre Prävention). Über 4000 Ge. undheitseinrichtungen führten pro Jahr ca. eine Million Untersuchungen mit standardisierter Methodik (1) nach 70 Indikationen durch und dokumentierten sie. In die Auswertung mit Hochrechnung geht seit 1985 eine nach der Indikationsart geschichtete Stichprobe von ca. 350 000 Untersuchungen pro Jahr ein, die auf Magnetband gespeichert vorliegt. Vollständig wurden dabei alle Berufstätigen mit Exposition gegenüber chemischen Noxen erfaßt.

Ausgewertet wurden die Ergebnisse der ATÜ nach Exposition (einzeln und in Kombination), Tätigkeit, Wirtschaftszweig, Berufsanamnese, außerberuflichen Risikofaktoren (Rauchen, Übergewicht), chronischen Befunden (nach Diagnosen der ICD, rangabgestufte Bewertung), veranlaßten Maßnahmen(gesundheitliche Bedenken und Einschränkungen für die Tätigkeit, Dispensairebetreuung). Neben der Standardauswertung wurden in Kooperation mit dem Rechenzentrum der Universität Greifswald flexible Rechercheprogramme entwickelt (4).

Der überwiegende Teil der Informationen in den Ergebnisübersichten besteht aus absoluten und relativen Häufigkeiten. Beim Vergleich der Befundprävalenzen zwi-

schen verschiedenen Branchen, Kombinaten, Territorien und Tätigkeiten wurde
meist nach Geschlecht und häufig nach Altersgruppen differenziert, sonst die
Standardisierung nach Alter und/oder Geschlecht angewandt.
Wesentliche Aussagen lassen sich gewinnen zu:

- Schwerpunkten der Gefährdung von Berufstätigen mittels Übersichten über das
  Expositionsprofil und durch Morbiditätsvergleiche exponierter Gruppen

- gesundheitsbedingten Tauglichkeitseinschränkungen, insbesondere in Struktur-
  einheiten

- der Qualität der durchgeführten ATÜ (z.B. vollständig vorhandene Arbeits-
  platzcharakteristik, realisierte Zusatzuntersuchungen, Vergleich des AhB mit
  den Ergebnissen der ATÜ).

Die Fahndungsstrategie nach Einflüssen der Arbeit auf chronische Erkrankungen
unter Nutzung des Datenpools der ATÜ wird mit Analysenbeispielen in einem weiteren Beitrag dieses Bandes von Heuchert u.a. dargestellt.

Das arbeitsmedizinische Informationssystem in der DDR war ein wichtiges Element
der Verhütung von arbeitsbedingten Erkrankungen. Auf dem Gebiet der Sanierung
von Arbeitsbedingungen (primäre Prävention) wurden aus den bereitgestellten Informationen im Rahmen der insuffizienten Wirtschaftspolitik in viel zu geringem
Umfang wirksame Maßnahmen abgeleitet.

Die auf Magnetbändern gespeicherten Informationen bilden eine wichtige Grundlage für vielfältige Auswertungen, insbesondere für epidemiologische Studien.

Literatur:

1. Arbeitsmedizinische Tauglichkeits- und Überwachungsuntersuchungen - Rechts-
   vorschriften und Untersuchungsmethoden. Staatsverlag Berlin 1.Auflage 1982,
   2.Auflage 1988.
   Ergänzungsheft 1: Die EDV-Auswertung der ATÜ, Beschreibung für die Nutzer
   (Autoren P. Wulke, G. Enderlein) - Berlin 1986

2. Bräunlich, A. u.a.: Berufs- und tätigkeitsbezogene Analyse von 100 000 Berufskrankheiten 1973 - 1981. Arbeitsmedizinische Praxis - Berlin 1986,80 S.

3. Enderlein, G.: Methodische Beschreibung der EDV-Auswertung der anerkannten
   Berufskrankheiten. Arbeitsmedizininformation - Berlin 12 (1985) 3, 4 - 9

4. Enderlein, G., Wulke, P.u.a.: Rechercheprogramme zur Gewinnung epidemiologischer Informationen aus dem Datenfonds der arbeitsmedizinischen Tauglich-
   keits- und Überwachungsuntersuchungen. Arbeitsmedizininformation - Berlin 16
   (1989)4, 16-21

5. Enderlein, G., Wulke, P.: Einbeziehung von Arbeitsplatzcomputern in das arbeitsmedizinische Informationssystem. In: Beiträge zur Medizinischen Informatik - Berlin 1989, 369 - 373.

**Workshop on Analytic Problems in Nutritional Epidemiology:
Using Diet and Breast Cancer as an Example**

L. Kohlmeier

Institute for Social Medicine and Epidemiology, Berlin

Ever since Doll und Peto estimated that an average of 35% of all cancers (range 10-70%) in the US are due to dietary factors, the search for epidemiologic evidence of causal factors has been underway. One of the cancers which has been attributed much attention is breast cancer. The reasons are simple: The rates of breast cancer have been increasing around the globe for many years. It is the major cause of premative death in women in industrialized countries. Although the etiology is hormonally related, a potential role of diet has been and is currently being studied. The role of energy intake, dietary fat consumption, the antioxidant status and alcohol use of the women at risk and having developed breast cancer have been the subject of numerous case-control and a few cohort studies. The results and the conclusions of these studie are dissonant.

Elevated relative risks have been found with reproductive behavior parameters. It appears that the fewer menstrual cycles a womam experiences, the better. This is one conclusion of the findings that earlier childbirth, more children, later menarche and breast feeding are associated with risk.

As with all diseases, there are genetic factors which enhance or reduce risk. And in addition to the baseline risk, dietary factors are seen by many scientists as playing a potentially important role in whether or not the cancer actually occurs. The hypothesis regarding dietary factors focus around three nutrient groups, alcohol, fat and antioxidants.

Alcohol

No fewer than a dozen Studies have reported a positive association betweeen alcohol consumption and risk of breast cancer. Relative risks ranging from 1.3 to 2.2 for consumption of 35-50 ml of alcohol per week. This translates into 3 glasses of wine per week or a half liter of beer per day, amounts which are quite normal for our society in which a per capita expressed as pure alcohol of 11.5 liters is reportedly consumed, placing it at the second highest worldwide.

FAT

Fat is currently the most controverial topic in diet and breast cancer research. Ecological studies first pointed out a strong association, which was confirmed in case-control studies. But why fat? It is considered a harmless substance which, although non essential, plays a central role in heuman metabolism. A variety of hypotheses have arisen or been constructed to explain a possible association between fat and cancer. These are overviewed elsewhere (1).

The National Cancer Institute of the US supported the design and start of a large intervention trial to test whether change to a lower fat diet in American women reduces the reoccurence of breast cancer. This "women's health trial" was abruptly stopped 2 years ago as the result of a scientific advisory meeting inwhich the opinion that the trial was investing too much and that it was too expensive for a topic area in shich the basic information was so scarce- a decision still being controversially discussed in the scientific journals.

Antioxidant

The other "hot topic" in cancer research is the possible protective effect of naturally occuring antioxidants. To summarize birefly, natural antioxidants, such as vitamin C, β carotene, Vitamin E play important roles in quenching free radicals and preventing destructive chain reactions in cell membranes (lipid peroxidation of polyunsaturated fatty acids). This could explain the consistantly lower relative risks of cancer in cast control and cohort studies among women consuming more vegetables.

On the other hand, women who eat more vegetables consume less fat, and people who eat more fat take in more energy. So there is a tremendous amount of colinearity in the nutrition epidemiologic data. In addition, in case control studies the measurement of prior exposure is attempted. In the case of diet, the question is what the individual normally eats, and in this lies the challenge. Intraindividual variability, measurement error, memory failure and potential recall bias complicate the analyses.

Since the "risk assessment" of individual foods in relation to the etiology of major diseases is an important task of the Bundesgeunsheitsamt, in January 1990 a commisssion of European experts in nutrition and statistics was established to help resolve some of these problems and advise on study analyses. The task of this group is to "Develop recommendations for solving the problems in epidemiologic studies of identifying and quantifying the relative role of foods and food related factors in the causality of disease through statistical means and epidemiologic design considerations. These recommendations should be based on best substantive and statistical expertise and take consideration of the need for efficiency, availability of required tools and information, and the need for timely results and conclusions."

This group has identified a number of issues central to studies aimed at quantifying the risk specific eating behaviors may carry. These issues include the appropriate study design, as well as optimal use of sub-samples and substitution. Characterstic to all chronic diseases is the issues of lag time between exposure and onset of diseases. Specific to nutritional epidemiology are the issues centered around quantifying exposure in diet-related hypotheses and that of multicollinearity since certain foods are often eaten together. Finally, measurement error in the assessment of intakes is of major concern.

The importance of the problems mentioned above and approaches towards solving them are addressed in the following summaries.

Kohlmeier, L., Rehm, J., & Hoffmeister, H. (1990). Lifestyle and trends in worldwide breast cancer rates. In D.L. Davis & D.G. Hoel (Eds.) <u>Trends in cancer mortality in industrial countries. Annals of the New York Academy of Siences.</u> New York.

Diet and Breast Cancer: Design of Epidemiological Studies

D. Clayton

M.R.C. Biostatistics Unit, Cambridge

Introduction

The difficulties of measuring diet in free-living populations are such that experienced researchers have, in the past, abandoned the field. Recent advances in survey methodology and in statistical methodology have led to a more hopeful climate of opinion. Currently several aetiological studies investigating links between diet and cancer are either in progress or in the planning stage. This short presentation discusses possible designs and indicates pilot studies which will be necessary.

A major problem for nutritional epidemiology is the multivariate nature of diet. Many foods and nutrients may be implicated in a particular cancer and they are often intercorrelated. In these circumstances it is particularly important that analytical epidemiological studies be closely focussed on a priori hypotheses with a strong basis in ecological observation and biological plausibility.

The possible association between fat intake and breast cancer is an interesting case study. The strength of the a priori hypothesis is arguable, but at least it exists!

Measurement error in epidemiological studies

Epidemiology is concerned with establishing causal relationships between exposures and disease events. Measurement error distorts such relationships. Measurement errors fall into two main groups:

- Differential misclassification - errors in exposure measurement which differ according to disease status, or errors in disease recording which differ between exposure groups. An example of the former is recall bias and an example of the latter is investigation bias.

- Non-differential misclassification - errors in exposure unrelated to disease status and errors in disease status unrelated to exposure.

The first category of error has been widely recognized and extensively catalogued. It remains the more serious since such errors may create apparent relationships where no underlying relationship truly exists. It is unlikely that statistical corrections for such effects will ever be widely accepted and it is essential that the potention for such errors should be limited by every means available during the design of epidemiological studies. This is particularly difficult to achieve in retrospective case-control studies. For studies of diet and cancer the problems of the case-control approach are particularly daunting since the presence of disease may have marked effects upon diet and recall of the diet many years before disease onset will be poor and (probably) biased. The preferred study design is prospektive cohort studies in which diet is assessed some years before disease incidence (which itself may precede diagnosis by a significant time).

The second category of error has the effect of modifying or distorting an existing relationship - usually by attenuation. Some epidemiologists would say that is not too serious for demonstrating whether or not a relationship exists, since the smaller effect may still be demonstrated if the size of the study is increased appropriately. This argument takes ignores the problem of confounding - if relative risks are attenuated so far as to lie within the range easily accounted for by unobserved (or inaccurately observed) confounding factors, then individual studies will fail to convince even if they achieve statistical significance. In such circumstances, epidemiologists will only establish a causal relationship by demonstrating a relationship consistently across different communities in which confounding is unlikely to operate in similar ways.

If there is indeed a causal relationship between breast cancer and dietary fat intake, the observable relative risks to be expected within communities cannot be expected to be large. This follows from the twin problems which have beset nutritional epidemiology from its beginnings:

- the homogeneity of diet within communities (at least in respect to such aspects as fat intake), and
- the difficulty of reliable measurement of intakes of individuals.

The a priori evidence should suggest a plausible estimate of the dose response relationship which may hold. Pilot work will then be necessary to determine both the range of variation of intakes in the proposed study base and the validity of measurements. Only then will it be possible to estimate the observable relative risk and to design an appropriate study (if such a study is judged possible).

Validity and reliability studies

Recent statistical techniques and research indicate possibilities for alleviating some of the problems caused by measurement error. The extent to which relationships are distorted may, given appropriate data, be predicted and a suitable correction applied. There are many statistical problems yet to be solved in the development of such models, but these are arguably less serious than the problems that face the epidemiologists in collecting the data which these techniques require. What is required is validity data - data concerning the distribution of measured values given the "true" values which they seek to reflect. Often there is considerable difficulty in even defining what the appropriate "true" value shold be taken to be. Ideally it should be that function of the entire dietary history which determines current disease risk. It is important to remember that even a perfect measure of current diet may be a rather poor measurement in this sense.

Usually we use test-retest reliability data as a surrogate for validity data. The most useful studies use several measurement methods on several different occasions. Statistical analysis of such data using techniques such as LISREL (linear structural relationship models) allow us to estimate the accuracy of each method for measuring underlying "truth", but such analyses rely on the strong assumption that measurement errors on different occasions are uncorrelated. When the appropriate underlying dietary determinant operates over many years, reliability data obtained from repeated dietary measurements a few months apart must be expected to overestimate validity. Even so, such studies are an essential prerequisite to large scale prospective studies of diet and cancer. When such studies are finally mounted it is important that they incorporate repeated dietary measurement over the follow-up period. This is required

1. to reduce the measurement error variance by averaging the available measurements for each individual, and

2. to provide internal validity data for use in the final analysis of the study.

The first of these requires repeated measurement on all individuals in the cohort, while the second requires only subsample studies. a compromise will be necessary in which some repititon is built in for the whole cohort, with more intensive repeat data collected from subsamples. The efficient design of such studies is not easy and, again, requires data from pilot studies.

Measurement error and design

G. Arminger,   University of Wuppertal

J. Rehm,   Institute for Social Medicine and Epidemiology, Berlin

One of the problems of nutritional epidemiology is the lack of gold standard or quality control procedures of dietary intake. The best possible alternatives for comparisons are very complicated and cost intensive (e.g. 7-day-protocols or duplicate method). It is suggested that such procedures are only carried out on a sub-sample of the population whereas the total sample (including sub-sample) should receive a less cost-intensive substitute measure (e.g. food frequency or diet history).

The estimation of the true relationship between dietary intake and the disease of interest in the entire sample can then be based on statistical analyses methods which have recently been developed (Arminger & Sobel, 1990). The methods consist of simultaneous maximum likelihood (ML) or pseudo-maximum likelihood (PML) estimation for two groups (one group with the complete data and one group with missing values on the cost intensive measures) and can be carried out with standard programs (ML estimation with LISREL). Further extensions are given concerning the case when no complete data sample exist from which the model could be estimated (PML estimation with LINCS).

The proposed technique helps to overcome the problems of fallible measurement of dietary intake especially from food frequencies and can be used to cut down expenses and interview duration in the total population.

Arminger, G. & Sobel, M.E. (1990) Pseudo-Maximum Likelihood Estimation of Mean and Covariance Structures with Missing Data. Journal of the American Statistical Association, 85, 195-203.

Arbeitsbereiche und Aufgabenstellungen im WHO Collaborating Centre für Ernährungsepidemiologie

H.-P. Lang und L. Kohlmeier

Institut für Sozialmedizin und Epidemiologie
des Bundesgesundheitsamtes

Das WHO Collaborating Centre für Ernährungsepidemiologie in der Bundesrepublik Deutschland besteht seit 1989. Es ist dem Institut für Epidemiologie, Prävention und Sozialmedizin des Bundesgesundheitsamtes in Berlin zugeordnet. Schwerpunktmäßig befaßt sich das WHO Collaborating Centre mit der Entwicklung des methodischen Know-how zur Auswertung von Ernährungsdaten und der Beziehung zwischen Ernährung und gesundheitlichen Zuständen.

Im Einzelnen sind dem Collaborating Centres folgende Aufgaben übertragen:

- Erforschung und Entwicklung von Methoden zur
  Erhebung von Eßgewohnheiten
- Referenzzentrum für ernährungsepidemiologische
  Fragestellungen
- Organisation von Veranstaltungen und Kursen zur
  Ernährungsepidemiolgie
- Vorbereitung von ernährungspolitischen Maßnahmen
  auf dem Gebiet der Ernährungsepidemiologie in den
  deutschsprachigen Ländern.

Seit der Ernennung ist das WHO Collaborating Centre auf diesen Arbeitsgebieten in vielfältiger Weise tätig geworden. Ein erstes computergestütztes Programm zur einfachen und kostengünstigen Datenerhebung wurde mit dem "DIET HISTORY" vorgestellt. Die Grundlage des Programms bildet die Weiterentwicklung des "Bundeslebensmittelschlüssels (BLS)" mit seinen 12.000 Nahrungsmitteln. Die Konferenzreihe "Meeting on Nutritional Epidemiology" ist erfolgreich institutionalisiert und fester Bestandteil weiterer Planungen. "Proceedings" werden regelmäßig publiziert. Die Einrichtung einer Kommission für Ernährungsepidemiologie bildet die Basis für die Lösung methodischer Forschungsfragen. Das Zentrum ist darüberhinaus Mitveranstalter europäischer Sommerkurse zur Ernährungsepidemiologie und führt eigene Kurse in Berlin durch. Durchführung und Teilnahme an internationalen Arbeitstreffen dienen dem Ziel der Formulierung einer "Nutrition Policy" unter dem Gesichtspunkt der Prävention von Krankheit durch Änderung der Ernährungsgewohnheiten.

Metaanalyses in Nutritional Epidemiology

N. Keiding,   University of Copenhagen

L. Kohlmeier, Institute for Social Medicine and Epidemiology, Berlin

The combination of evidence from different scientific investigations is a necessity in nutritional epidemiology as well as in many other parts of science. Any scientist relating her/his results to others, as well as any health policy maker, does this every day, usually informally even if sometimes very carefully.

The recent concept of metaanalysis attempts to provide systematic approaches to the combination of evidence. The critical reader of metaanalyses or combined (pooled) analyses needs to evaluate the usefulness, the information value and the objectivity of the analyses. Important aspects include transparent criteria for inclusion of studies, objective quality evaluations, and suitable statistical tools. A common problem is that the current very concise reporting standard in scientific journals hampers the availability of full details from published results. Therefore the question of post-publication access to more details arises, and the possibility of standardised data banks for later combination of results has been mentioned.

Comparing and pooling of nutritional epidemiologic studies is particularly confounded by the differences in dietary methodology between studies (even when the methods have the same name), by differences in the coding of foods being focused upon, by the depth of probing and correction conducted, by the means of establishing quantities and portion sizes, and, if nutrients are being subjected to analyses, by differences in the food composition tables underlying the conversion of foods to nutrients. The treatment of missing values at all levels, and especially at the nutrient level is another main issue.

Metaanalyses very rarely take into account the entire range of differences between dietary studies, and in our experience, no two dietary studies have been conducted in a similar fashion. Complete automation of the dietary assessment process, from questioning to nutrient conversion, which would add tremendously to the measurable degree of error and repeatability, has not yet been achieved.

In this context we shall focus on some difficulties that these new tools will face in the particular area of nutritional epidemiology.

EXTRAPYRAMIDAL MOTORISCHE STÖRUNGEN UNTER HALOPERIDOL: ERGEBNISSE DER AMÜP-STUDIE

Peter Dirschedl [1],   Renate Grohmann [2],   Lutz Schmidt [3]

[1] Institut f. Mediz. Informationsverarbeitung, Biometrie und Epidemiologie der LMU München
[2] Psychiatrische Klinik der Ludwig-Maximilians-Universität München
[3] Psychiatrische Klinik der Freien Universität Berlin

Zusammenfassung
Die Identifikation von Risikostrukturen ist ein Ziel von epidemiologischen Studien. Am Beispiel einer prospektiven Studie aus der *Arzneimittelüberwachung in der Psychiatrie* wird gezeigt, daß eine geplante *logistische* Analyse wegen starker Heterogenität der Risiken nicht möglich war. Durch den Einsatz einer *look ahead 2*-Strategie beim nichtparametrischen *CART*-Verfahren konnten jedoch die heterogenen (Diagnose-) Gruppen rasch identifiziert werden. Eine logistische Analyse innerhalb der Gruppen belegt sachlich plausibel völlig verschiedene Risikostrukturen, womit eine Neubewertung der Haloperidol-Dosierung und der Biperiden-Prophylaxe nötig scheint.

1. Einleitung

Zur Erfassung unerwünschter Arzneimittelwirkungen (UAW) von Psychopharmaka unter den Bedingungen des klinischen Alltags führte die *Arbeitsgemeinschaft für Neuropsychopharmakologie und Pharmakopsychiatrie* AGNP von 1979-1989 die AMÜP-Studie (*Arzneimittelüberwachung in der Psychiatrie*) mit Unterstützung des BGA durch [1]. Aus dem prospektiven Teil der Studie (*Intensiv Drug Monitoring*) sind vollständige Daten bzgl. der Therapie und aller UAW-Ereignisse für 1107 Patienten verfügbar [2]. *Extrapyramidal motorische Störungen* EPMS stellen die wichtigste und häufigste UAW-Art unter Neuroleptika dar. Ihr Auftreten unter Haloperidol, dem meistgebrauchten Neuroleptikum, wurde daher einer Risikoanalyse unterzogen. Bei den 395 mit Haloperidol behandelten Fällen wurde dieses 182-mal angeschuldigt, eine *extrapyramidal motorische Störung* EPMS verursacht zu haben. Der benutzte Anschuldigungsmechanismus ist sehr reliabel [3]. Unser Interesse galt der Identifikation von Risikofaktoren, z.B. dem Einfluß der Diagnose bzw. verschiedenen Typen der psychotropen Komedikation auf das EPMS-Risiko. Von zentraler Bedeutung ist der vieldiskutierte, jedoch nie an Daten des täglichen Medikamentenverbrauchs gezeigte Dosiseffekt - speziell der Neuroleptika. Auch der präventive Effekt einer Biperiden-Prophylaxe stand zur Diskussion.

2. Material, logistischer Analyseversuch, und CART-Exploration

Die abhängige Variable in der multivariaten Analyse ist *EPMS*, definiert als das erste Auftreten von *Parkinsonoid*, *Frühdyskinesie* oder *Akathisie* innerhalb einer Expositionszeit von 5 Wochen. Als Kovariaten wurden neben *Alter, Geschlecht* und *Klinik* die *Diagnose*, sowie insbesondere die gesamte *Komedikation* berücksichtigt. Die ausgeprägte polypragmatische Therapie verursacht ein großes Problem bei der Definition von Risikofaktoren. Die insgesamt 71 verschiedenen verabreichten

Psychopharmaka wurden in 7 Medikamentengruppen (neben der Basis-Exposition durch Haloperidol) zusammengefaßt, und innerhalb der Gruppen auf Äquivalenzdosen relativ zu einem Leitpräparat umgerechnet. In einem weiteren Aggregierungschritt wurde dann die *mittlere Tagesdosis* pro Gruppe an vorgegebenen Grenzwerten klassifiziert, siehe Tab.1. Immerhin traten 54 verschiedene Kombinationen der Pharmagruppen auf. Recht häufig erfolgte gar keine Therapie mit Psychopharmaka (N=67), mit einer hohen EPMS-Rate von 69%.

Tab. 1: Hauptfaktoren der Risikoanalyse

EPMS (~ 46%)	**ja:** 182	nein: 213
Klinik	Berlin: 104	München: 291
Alter	≤30: 122	>30 J.: 273
Geschlecht	männl.: 149	weibl.: 246
Diagnose:	als Haupt-D.	als Neben-D.
Schizophrenie-Gruppe	225	-
endogene Depression	98	-
hirnorganisch / ZNS	25	30
Manie	23	-
Neurose, sonst.psych.Erkrank.	24	109
organische Erkrankung	-	148
kardiovaskuläre Erkrank.	-	160
(Ko-) Medikation:	N	*(in Prozent)*
HAL Haloperidol	395	100.0%
SNL starke Neuroleptika	41	10.4%
PER Perazin	90	22.8%
MNL mittelst. Neuroleptika	141	35.7%
TAD trizykl. AD, Maprotilin	122	30.9%
BZD Benzodiazepine	110	27.8%
LIT Lithium-Salze	26	6.6%
BIP Biperiden	52	13.2%

Tab. 2: Globale Schätzer, mit Alter*Diagnose-Wechselwirkung

Faktor	Ausprägung	Koeff.	s.e.	rel. Risiko
Konstante	-	-1.335	0.6566	-
BIP	ja	-1.895	0.3808	6.65
TAD	ja	-0.889	0.3405	2.43
Haloperidol	≤5mg	0.0	-	-
-	5...≤15mg	0.6003	0.3222	1.82
-	>15mg	1.236	0.3595	1.89
Alter	>30J.	0.429	0.6814	(s.Text)
Diagnose	restliche	0.0	-	"
-	endog. Depress.	2.658	0.9258	"
-	Schizophrenie	1.592	0.6490	"
Wechsel-	endo.Depr. * >30J.	-2.752	0.9752	"
wirkungsterme	Schizo * >30J.	-0.9162	0.7408	"

Die logistische Analyse erwies sich in der geplanten, globalen Form als nicht durchführbar, da kein gut angepaßtes Modell mit der üblichen epidemiologischen Modellierungsstrategie identifizierbar war. Die *aufbauende* Variablenselektion resultierte in einem sehr "schlechten" Modell, während nach der *schrittweisen Elimination* von Faktoren eine merkwürdige Wechselwirkung der Terme *Alter und Diagnose* verblieb, siehe Tab.2. Nach diesem Modell würde man in der Gruppe der Patienten mit *endogener Depression* für *Alter* ein relatives Risiko von RR = 10.21 erhalten, eine offensichtliche Überschätzung. Außerdem ist problematisch, daß Biperiden so hoch geschätzt wird, obwohl es in dieser Gruppe kaum angewendet wird. Offensichtlich hat das logistische Modell Schwierigkeiten, in dem nach *Alter, Klinik und Diagnosen* sehr unbalancierten Datensatz für alle Patienten gemeinsam das EPMS-Risiko anzupassen. Das Resultat sind Prokrustes-ähnliche Verzerrungen der Schätzer sowie nicht plausible relative Risiken.

Wir setzten somit eine andere Methode ein, die *nichtparametrische Klassifikation*, auch CART [4] genannt, um explorativ einen Einblick in die Risiko-Struktur zu erhalten. Dieses Verfahren zerlegt rekursiv das Material in Untergruppen. Im ersten Schritt wird für jeden potentiellen Faktor ein Maß für den "Gewinn an Reinheit" bzgl. der Abhängigen bestimmt. Bei dichotomer Zielgröße kann man zeigen, daß ein vernünftiges Maß dafür äquivalent dem χ^2-Wert der entstehenden $2*2$-Tafel ist. Also wird nach der Variablen mit maximalem und signifikantem χ^2-Wert zerlegt. In den folgenden Schritten werden alle restlichen Faktoren ebenso, aber rekursiv in den entstandenen Untergruppen untersucht. Die Partitionsprozedur erzeugt daher einen binären *Baum* mit Endblättern, d.h. Patientengruppen, deren EPMS-Rate intern so ähnlich wie möglich, und extern maximal verschieden ist. Es sei dringend darauf hingewiesen, daß bei kontinuierlichen oder vielklassigen Merkmalen damit *maximal selektierte χ^2-Statistiken* auftreten. Korrekturen des Testniveaus zur Lösung des Problems existieren [5].

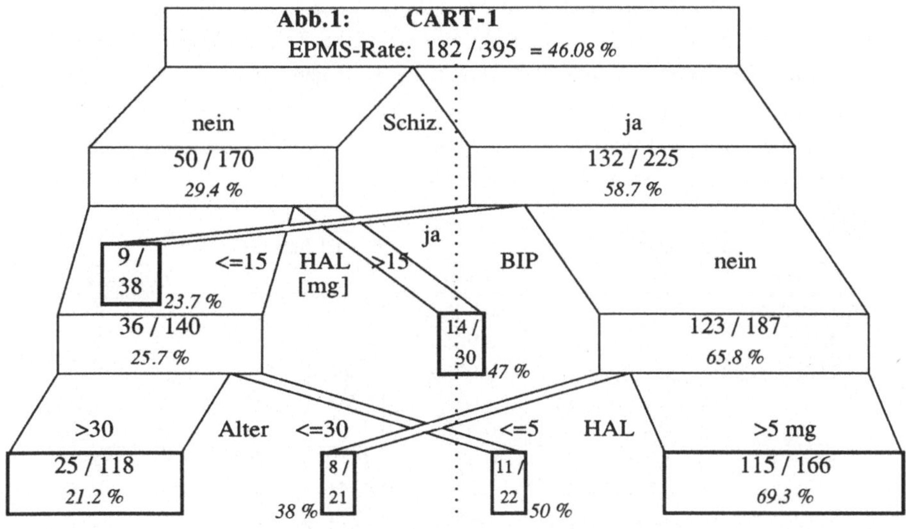

In diesem Fall rangiert der Faktor *Schizophrenie* mit $\chi^2 = 33.4$ knapp vor *trizyklischen Antidepressiva* mit $\chi^2 = 30.4$, *gefolgt von Haloperidol-Dosis* mit $\chi^2 = 20.4$. Also wird nach *Schizophrenie* zerlegt, und man erhält den Baum von Abb.1. Die Kästchen sind auf der entsprechenden EPMS-Rate zentriert, ihre Breite entspricht der Fallzahl, die punktierte Linie deutet die *a priori*-Rate von 46.08% EPMS an. Bei Patienten mit *Schizophrenie* (rechter Ast) zeigt sich die prophylaktische Wirkung von *Biperiden*: Ohne Prophylaxe, aber bei höheren *Haloperidol-Dosen* liegt die EPMS-Rate bereits bei ca. 70%.

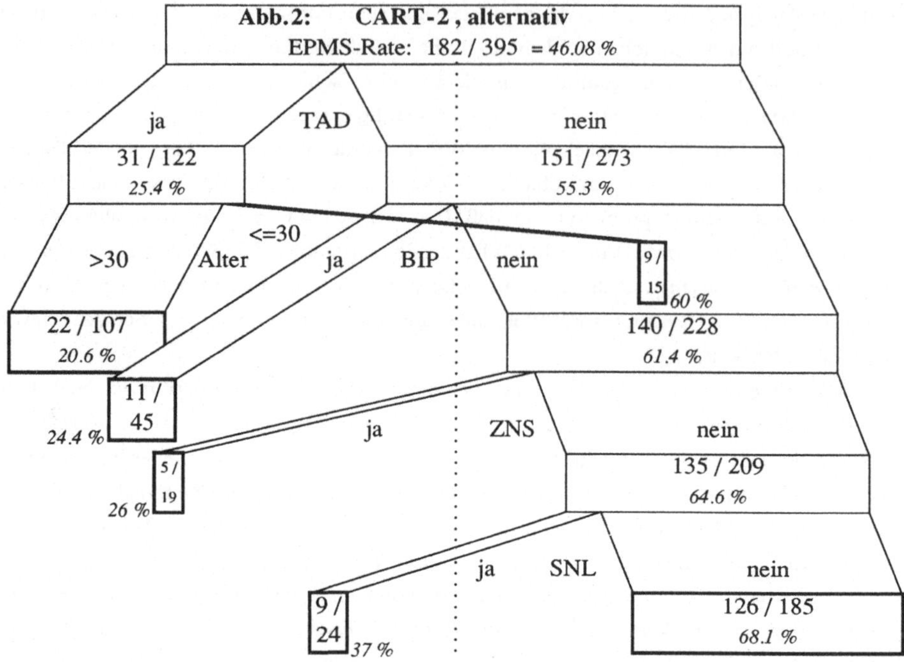

Es existiert noch eine (aufwendige) Variation von CART, bei der nicht nur die "besten" Splits, sondern auch alle *zweitbesten Splits* erzeugt werden. Wendet man diese "look ahead 2"-Strategie auf die EPMS-Daten an, so wird natürlich nach *TAD* im 1.Schritt zerlegt, und man erhält den zu CART-1 alternativen Baum der Abb.2. Auch dieser zeigt eine deutliche Zerlegung der EPMS-Raten und ist inhaltlich plausibel. Da fast alle *endogen depressiven* Patienten auch *trizyklische Antidepressiva* erhalten, besteht der linke Hauptast fast nur aus diesen Patienten, und die starke Wirkung von *Biperiden* bezieht sich vor allem auf die Diagnose *Schizophrenie*. Beide CART-Bäume zusammen legen nahe, daß in den Diagnosegruppen offensichtlich eine extrem starke *Heterogenität* der Risikostruktur vorliegt.

Tab. 3a: Schizophrenie		, 132 EPMS aus N=225				
Faktor	Ausprägung	Koeff.	s.e.	RR	95%-K.I.	
Konstante	-	-0.3458	0.4719	-	-	-
BIP	nein/**ja**	-2.0053	0.4337	7.43	3.18	17.38
Haloperidol	**5...15/**≤5mg	1.0359	0.5060	2.82	1.05	7.60
"	**>15/**≤5mg	1.6887	0.5283	5.41	1.92	15.24
"	**>15/**5...15mg	0.6528	0.3267	1.92	1.01	3.65
Perazin	≤**8mg**/kein	0.1765	0.4510	1.19	0.49	2.89
"	>**8mg**/kein	-1.2401	0.4341	3.46	1.48	8.09
"	>**8**/≤8mg	-1.4166	0.5771	4.12	1.33	12.78
Tab. 3b: Endogene Depression,		27 EPMS aus N=98				
Faktor	Ausprägung	Koeff.	s.e.	RR	95%-K.I.	
Konstante	-	2.1320	0.8174	-	-	-
Alter	≤30/>**30J.**	-2.3296	0.6849	10.27	2.68	39.3
TAD	nein/**ja**	-1.4880	0.5836	4.43	1.41	13.9

Somit wiederholten wir die logistische Analyse *innerhalb* der diagnostischen Strata. In beiden Gruppen wurden die Merkmale schrittweise eliminiert, das bemerkenswerte Ergebnis ("cornered effects" nach GLIM) zeigt Tab.3. Die Heterogenität der EPMS-Risikostruktur in den Diagnosegruppen wird deutlich, da beide Modelle 3a,b kein gemeinsames Merkmal enthalten. Auch die Anpassung ist ausgezeichnet. Alle Faktoren sind im Likelihood-Ratio-Test mindestens auf dem Level p=0.001 auffällig, und alle weiteren Konkurrenten sind - in bemerkenswertem Abstand davon - mit Werten von p>0.2 uninteressant.

3. Diskussion

Unsere Analyse zeigte, daß man auch so hoch strukturierte Probleme wie die Schätzung von EPMS-Risiken erfolgreich behandeln kann. Die Komplexität klinischer Daten bekommt man durch eine adäquate und kommunizierbare Abstrahierung in den Griff, die biometrisch-technischen Probleme einer validen Risikoschätzung durch den explorativen Einsatz des nichtparametrischen, "bildgebenden" CART-Verfahrens. Ein zu CART i.a. alternativer Ansatz der Modellselektion durch ein Bootstrap-Verfahren scheiterte wegen der inhärenten Struktur von Bootstrap-Stichproben [6].
Im Gegensatz zu anderen Arbeiten auf diesem Gebiet, etwa [7], benutzten wir selbstverständlich nur Faktoren, deren Einfluß auf die EPMS-Rate auch statistisch nachweisbar ist. Das Bemerkenswerte an unseren Ergebnissen ist das Faktum, daß die komplizierte Struktur sich sehr gut durch einige wenige Merkmale erklären läßt: Bei *endogener Depression* sind im wesentlichen *Alter* und *trizyklische Antidepressiva* wichtig, bei Patienten mit *Schizophrenie* wohl nur die *Neuroleptika-Dosen* und die Prophylaxe mit *Biperiden*. Eine genaue Inspektion der Daten führt somit zum Vorschlag, statt den hohen Haloperidol-Dosen mit entsprechender Biperiden-Prophylaxe vorzubeugen, eher eine Dosisreduktion der Neuroleptika zu versuchen und auch mit niedrigeren Biperiden-Dosen zu therapieren - und wegen der Absetzreaktion bei Biperiden eine prinzipielle Prophylaxe zu überdenken. Angesichts der polypragmatischen Praxis scheint diese Empfehlung eher puristisch.

4. Literatur

[1] Grohmann, R., Hippius, H., Müller-Oerlinghausen, B., Rüther, E., et al (1984). Assessment of Adverse Drug Reactions in Psychiatric Hospitals. *Eur. J. Clin. Pharmacol.* **26**, 727-734.

[2] Abschlußbericht der AMÜP-Studie (1989).
Arzneimittelüberwachung in der Psychiatrie: Intensiv Drug Monitoring. (auf Anfrage)

[3] Grohmann, R., Dirschedl, P., Scherer, J., et al (1985). Reliability of Adverse Drug Reaction Assessment in Psychiatric Inpatients. *Eur. Archives Psychiatr. & Neurol. Sc.* **235**, 158-163.

[4] Breiman, L., Friedman, J.H., Olshen, R.A., Stone, C.J. (1984).
Classification and Regression Trees. Monterey, Wadsworth.

[5] Sauerbrei, W., Zaiss, A.W., Lausen, B., Schumacher, M. (1990). Evaluierung prognostisch homogener Subpopulationen mit Hilfe der Methode der Klassifikationsbäume. (*in diesem Band*)

[6] Dirschedl, P., Grohmann, R. (1990). Exploring Heterogeneous Risk Structure: Comparison of a Bootstrapped Model Selection and Nonparametric Classification Technique. Eingereicht für: *Proc. Int'l Conf. "Bootstrapping and Related Techniques".*

[7] Moleman, P., Schmitz, P.J.M., Ladee, G.A. (1982). Extrapyramidal Side Effects and Oral Haloperidol: An Analysis of Explanatory Patient and Treatment Characteristics.
J. Clin. Psychiatry **43**, 12: 492-496.

MULTIZENTRISCHE UND INTERDISZIPLINÄRE STUDIE ZUR
EPIDEMIOLOGIE DER GASTRODUODENALEN ULKUSKOMPLIKATION

C. Ohmann [1], M. Imhof [2], K. Thon [2]
und die DÜSUK-Studiengruppe

[1] Funktionsbereich Theoretische Chirurgie
[2] Klinik für Allgemeine und Unfallchirurgie
Heinrich-Heine-Universität, Düsseldorf

Für die Behandlung der gastroduodenalen Ulkuskrankheit stehen heute mehrere wirkungs-
volle Medikamente, z.B. H_2-Blocker, Omeprazol und Sucralfat, zur Verfügung (1). Diese
Verbesserungen haben leider nicht zu einer Verringerung des eigentlichen Problemes der Ulkuskrankheit, den häufig lebensbedrohlichen Komplikationen Blutung und Perforation, geführt (2). Wir haben daher eine epidemiologische Studie durchgeführt, um einerseits die Häufigkeit von Ulkuskomplikationen in einer definierten geographischen Region zu bestimmen
und andererseits Risikofaktoren für eine Komplikation bei bestehender Ulkuskrankheit zu
identifizieren. In dieser Arbeit soll vorrangig die Studienmethodik beschrieben werden und
nur beispielhaft sollen einige Ergebnisse präsentiert werden. Die Publikation der vollständigen Studienergebnisse erfolgt in klinischen Zeitschriften.

Patienten und Methodik:

Es handelt sich um eine prospektive multizentrische und interdisziplinäre Studie mit zwei
Teilprojekten, einer populationsbasierten Inzidenzstudie und einer Fall-Kontrollstudie. An
der Studie nehmen 10 Düsseldorfer Kliniken (Chirurgie und Innere Medizin) und eine (nicht
zufällige) Stichprobe von 11 niedergelassenen Internisten teil. In die Studie aufgenommen
wurden alle Patienten mit endoskopisch bestätigtem gastroduodenalen Ulkus mit oder ohne
Komplikation, die im Zeitraum vom 1.3.1989 bis 28.2.1990 behandelt wurden. Ausgeschlossen
wurden Patienten mit Streßulkus, Stenose oder Voroperation an Magen oder Duodenum. Bei
jedem Patienten wurde nur das erste Ereignis im Studienzeitraum berücksichtigt (z.B. erste
Komplikation).

a) Inzidenzstudie:

Bei der Inzidenzstudie wurden nur Ulkuskomplikationen mit Hauptwohnsitz in Düsseldorf erfaßt. Mittels eines anonymen Meldeverfahrens mit computergerechtem Meldebogen wurden

einschätzen zu können, wurde bei allen stationären Patienten ein klinischer Bogen zum Verlauf ausgefüllt. Bei der Auswertung erfolgte eine Schichtenbildung im Hinblick auf die Art der Ulkuskomplikation (Blutung, Perforation) und die Ulkuslokalisation (Magen, Duodenum). In der Inzidenzstudie wurden folgende Risikofaktoren untersucht: Alter, Geschlecht, Familienstand, Beruf und Nationalität. Die zugehörigen Populationsdaten wurden der Volkszählung 1987 und der offiziellen Statistik der Stadt Düsseldorf 1988 entnommen, die alle Einwohner einschließt. In der Analyse wurden die jährlichen Inzidenzen und das relative Risiko über den Quotienten der Inzidenzen (einschl. 95 %-Konfidenzintervall) geschätzt. Für den Risikofaktor Alter wurde eine lineare gewichtete Regressionsanalyse durchgeführt (3).

b) <u>Fall-Kontrollstudie</u>:

In der Fall-Kontrollstudie wurden **alle** Ulkuskomplikationen (Fälle) unabhängig vom Wohnort erfaßt. Jeder Ulkuskomplikation wurde, wenn möglich, ein Kontrollpatient mit Ulkus aber ohne Komplikation zugeordnet. Dies erfolgte mittels individueller Paarbildung mit den Paarungskriterien: Ulkuslokalisation, Alter (+- 5 Jahre) und Geschlecht. Bei der Zuordnung des Kontrollpatienten wurde eine Randomisierung vorgenommen, bei der zufallsmäßig die Kontrolle aus einer der folgenden Kollektive ermittelt wurde: Stationäre Kontrollen, ambulante Kontrollen und Kontrollen der an der Studie teilnehmenden niedergelassenen Internisten (Wahrscheinlichkeit: 1/3). Patienten, die zunächst als Kontrolle zu einem späteren Zeitpunkt wegen Auftreten einer Komplikation als Fall gemeldet wurden, wurden der Fallgruppe zugeordnet, da in der Studie alle Ulkuskomplikationen eingebracht werden sollten (n = 28). Bei jedem Patienten wurde ein standardisiertes Patienteninterview mit einem in einer Pilotstudie evaluierten Fragebogen durchgeführt. Erfaßt wurden unter anderem folgende potentielle Risikofaktoren: Ulkusvorgeschichte, Familienanamnese, Medikamentenanamnese, Begleiterkrankungen und Rauchen. Regelmäßige Vollständigkeits- und Plausibilitätskontrollen der Daten wurden computerunterstützt im zentralen Studiensekretariat (Theoretische Chirurgie) durchgeführt. Die Schätzung des relativen Risikos erfolgte durch univariate und multivariate konditionale logistische Regression mit Hilfe des Programmes BMDP LR (4).

<u>**Ergebnisse:**</u>

In der Studie wurden 1446 Ulkuspatienten erfaßt, davon 414 mit Ulkuskomplikation und 1032 mit Ulkus ohne Komplikation.

a) <u>Inzidenzstudie</u>:

Bei 300 Ulkuskomplikationen mit Hauptwohnsitz in Düsseldorf resultierte eine jährliche Inzidenz von 45 Ulkusblutungen/100000 Personenjahre (Ulkus ventriculi: 22,5; Ulkus duodeni: 22,3) und 8

Ulkusperforationen/100000 Personenjahre (Ulkus ventriculi: 5,3; Ulkus duodeni: 2,6). Sowohl bei der Blutung als auch bei der Perforation ergab sich ein erhöhtes Risiko für Männer (Tabelle 1).

Komplikation	Geschlecht	Inzidenz[1]	Relatives Risiko[2] (95%-Konfidenzintervall)	
Blutung	weiblich	39,1	1	-
	männlich	51,3	1,3	(1,02 - 1,7)
Perforation	weiblich	4,9	1	-
	männlich	11,3	2,3	(1,2 - 4,3)

[1] Fälle / 100000 Personenjahre [2] Inzidenzquotient

Tabelle 1: **Inzidenz der Ulkuskomplikation in Düsseldorf (Studie A)**
- Geschlechtsabhängigkeit -

Im Hinblick auf die Altersabhängigkeit zeigten sich erhebliche Unterschiede zwischen Blutung und Perforation. Bei der Blutung wurde ein beträchtlicher monotoner Anstieg der Inzidenz von 16/100000 bei Patienten unter 40 Jahren bis zu 225/100000 bei Patienten über 80 Jahre festgestellt. Bei Patienten mit Ulkusperforation wurde kein einheitliches Muster beobachtet, lediglich bei den über 80jährigen konnte ein signifikant erhöhtes Risiko gefunden werden. In Abbildung 1 sind die Ergebnisse der gewichteten linearen Regressionsanalyse zur Altersabhängigkeit dargestellt. Nur bei der Blutung resultierte eine signifikante Steigung mit einem durchschnittlichen Anstieg der Inzidenz um 25 bei Erhöhung des Alters um 10 Jahre. Zum Teil erhebliche Unterschiede wurden bei den Faktoren Familienstand, Beruf und Nationalität beobachtet.

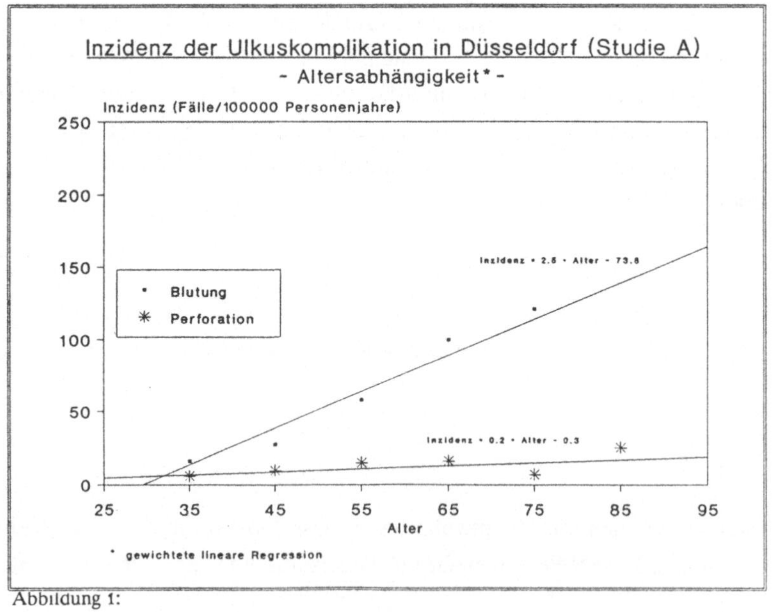

Abbildung 1:

Abbildung 1:
b) <u>Fall-Kontrollstudie:</u>

Da nur 80 % der Komplikationen Blutungen sind, sollen hier nur die Ergebnisse bei der Ulkusblutung besprochen werden. Bei der univariaten Analyse ergab sich ein erhöhtes relatives Risiko für eine Ulkusblutung im Vergleich zu einem Ulkus ohne Komplikation für folgende Faktoren: Keine ambulante Vorbehandlung, keine Familienanamnese, Lungenerkrankung, Diabetes, Herzerkrankung und Antiphlogistika/Analgetika (p < 0,05). Bei der multivariaten Analyse mit schrittweiser konditionaler logistischer Regression für Fall-Kontrollstudien wurden drei Risikofaktoren gefunden: Lungenerkrankung, keine ambulante Vorbehandlung und Diabetes (Tabelle 2).

Schritt	Variable	Koeffizient ß	Standard-fehler SE(ß)	p-Wert[*]	Relatives Risiko exp(ß)
1	Lungenerkrankung	1,00	0,30	0,001	2,7
2	keine ambulante Vorbehandlung	0,66	0,30	0,002	1,9
3	Diabetes	0,76	0,37	0,036	2,1

[o] schrittweise konditionale logistische Regression für Fall-Kontrollstudien
[*] Likelihoodratio-Test

Fall-Kontrollstudie (Studie B)
- Multivariate Analyse von Risikofaktoren[o]

Tabelle 2:

Aus den Ergebnissen der Inzidenz- und Fall-Kontrollstudie läßt sich die Hypothese ableiten, daß die unverändert hohe Inzidenz der Ulkusblutung in der Literatur möglicherweise die Folge der Überlagerung von zwei gegenläufigen Trends ist: Abnahme der Inzidenz durch eine verbesserte medikamentöse Therapie bzw. Überwachung und Zunahme der Inzidenz durch eine älter werdende Population mit höherer Morbidität und durch eine vermehrte Einnahme von Antiphlogistika/Analgetika.

Diskussion:

In der vorliegenden Studie wurde ein populationsbasierter Ansatz (Inzidenzstudie) mit einer Fall-Kontrollstudie kombiniert. Alternativ dazu wäre ein Studiendesign denkbar, bei dem auf die Paarbildung verzichtet wird und stattdessen eine möglicherweise geschichtete Zufallsstichprobe aus der Grundgesamtheit aller potentiellen Kontrollen gezogen wird. Dieses Vorgehen wurde nicht gewählt, da vor allen Dingen das Alter hinsichtlich der anderen untersuchten Risikofaktoren einen erheblichen Störfaktor (Confounder) darstellt. Dies hätte in der Studie in verschiedenen

Altersklassen zu einer erheblichen Ungleichverteilung von Fällen und Kontrollen geführt. Auf eine Restriktion auf wenige Altersklassen wurde verzichtet, um die Verallgemeinerung der Ergebnisse nicht einzuschränken(5). Es wurde daher ein Design ausgewählt, das eine gleiche Anzahl von Fällen und Kontrollen pro Schicht (Alter, Geschlecht, Ulkuslokalisation) erzeugt. Dies führt zu effizienterem Schätzen des odds ratio mit engeren Konfidenzintervallen. Ein weiteres Argument für die Paarbildung in unserer Studie stellen die Kosten dar (3) Während das Screening nach Kontrollpatienten kaum zeit- und arbeitsaufwendig ist, stellt das ausführliche standardisierte Interview einen erheblichen Zeit- und Kostenfaktor dar. Ein Interview aller 1032 potentiellen Kontrollen wäre unter keinen Umständen möglich gewesen. Weiterhin sei bemerkt, daß bei adäquater Analyse der Daten einer gepaarten Fall-Kontrollstudie valide Schätzer resultieren. Die in der Studie geschätzten Inzidenzen stellen eine untere Schranke dar, da Einweisungen in Nachbarkliniken in der Regel nicht berücksichtigt werden konnten (Aufwand). Bei einem großen Krankenhaus (Wülfrath) betrug dieser Anteil 0% bei Komplikationspatienten, so daß der Schätzfehler als nicht sehr hoch angesetzt werden dürfte.

Bei der Analyse des relativen Risikos wurde wegen ihrer Vorteile die konditionale logistische Regression für Fall-Kontrollstudien angewendet (5). Im Falle eines einzigen binären Risikofaktors führt diese Analyse zu dem üblichen Mantel-Haenszel- bzw. bedingten Maximumlikelihoodschätzer des odds ratios (4). Darüberhinaus ist eine multivariate Analyse mehrerer Risikofaktoren möglich und Wechselwirkungen mit Paarungskriterien können getestet werden. Das vorliegende Studiendesign und die gewählte Auswertungsstrategie stellen für das klinische Problem der gastro-duodenalen Ulkuskomplikation ein adäquates Vorgehen dar.

Danksagung: Der Deutschen Forschungsgemeinschaft wird für ihre Unterstützung
(Oh 39/2-2) gedankt.

LITERATUR

1.	Börsch G: Rationale konservative Therapie des Gastroduodenalulkus.
	Internistische Welt 9: 162-169 (1986)

2.	Christensen A, Bonsfield R, Christiansen J: Incidence of perforated and bleeding peptic ulcus before and after introduction of H_2-receptor antagonists.
	Ann.Surg.207: 4-6 (1988)

3.	Rothmann KJ: Modern epidemiology.
	Little, Brown and Company (1986)

4.	Breslow NE et al: Estimation of multiple relative risk functions in matched case-control studies.
	Amer J Epidemiol 108: 299-307 (1978)

5.	Dirschedl P, Selbmann HK: Matchen oder multiple logistische Regression bei Fall-Kontroll-Studien.
	In: Berger J, Höhne KH (Hrsgeb): Methoden der Statistik und Informatik in Epidemiologie und Diagnostik. Springer Verlag, 110-120 (1983)

EMPIRISCHE GRENZEN DER ERKENNBARKEIT VON KAUSALZUSAMMENHÄNGEN DURCH EPIDEMIOLOGISCHE UNTERSUCHUNGEN

K. Überla

Institut für Med. Informationsverarbeitung, Biometrie und Epidemiologie der Ludwig-Maximilians-Universität München

Man erwartet vom Epidemiologen in vielen Bereich Kausalaussagen über sehr kleine Risiken. Überzeugende Paradigmen für den Nachweis von Kausalbeziehungen fehlen aber. Wir nähern uns in weiten Bereichen der Risikoabschätzung - Arzneimittel, Müllverbrennung, Passivrauchen, Umweltschadstoffe - einer zunehmenden Konfusion.

Die Epidemiologie hat sich seit jeher um Kausalaussagen bemüht. Bei großen Risiken ist dies einfach. Bei sehr kleinen Risiken werden die grundsätzlichen Grenzen des Wißbaren erreicht oder überschritten. Wie in allen Wissenschaften gibt es in der Epidemiologie solche Grenzen der Erkennbarkeit und des sicher Wißbaren. Sie aufzufinden und zu formulieren, ist eine wichtige Aufgabe.

Der Begriff der Kausalität ist eine Kürzel für klare und überschaubare Verhältnisse. In der heilen Welt der Wissenschaft reduziert er die Dinge auf ein einfaches Schema: Wenn - Dann. Dort, wo die Verhältnisse einfach sind, wo man den Rest der Welt bis auf eine Ursache vernachlässigen kann, ist der Kausalbegriff enorm nützlich. Kausalität bedeutet im Kern Monokausalität. Alle anderen Ursachen sind zu vernachlässigen, mehr oder weniger, bis auf diese eine. In der realen biologischen Welt ist diese Monokausalität eine Seltenheit. Viele Faktoren sind die Voraussetzungen für Krankheit und Tod. Die Genetik, die Exposition, die Vorgeschichte und die biologische Erfahrung eines Individuums sind jedes für sich notwendige, aber allein nicht hinreichende Bedingungen. Entfernt man einen Stein aus dem Mosaik, bricht die ganze Kausalkette zusammen. Multikausalität löst den Begriff der Kausalität im Kern bereits auf. Welcher Tropfen war es eigentlich, der das Glas der Verursachung zum Überlaufen brachte? Unterscheidet er sich in der Wirkung von anderen, die vorher waren, ist er wichtiger als der Tropfen vorher?

Der Wissenschaftler hat ein starkes Kausalbedürfnis. Die Suche nach <u>der</u> Ursache ist das übergreifende Leitmotiv. Selbst dort, wo keine Ursache mehr vorhanden ist, wo das Rauschen des Zufalls alles erklärt, wird eine Ursache gedacht, ein Kausalmosaik als Erklärung herangezogen, eine Statistik mißbraucht. In der Epidemiologie ist die Abgrenzung vom Rauschen des Zufalls schwerer als in anderen Wissenschaften. Kausalität kann in der Epidemiologie und der Statistik nur über das Experiment oder über den Ausschluß aller anderen Faktoren etabliert werden. Letzteres ist ein Sysiphusweg.

Verfahren zur Abgrenzung sicheren Kausalwissens sind:

1) <u>Randomisierung verbunden mit dem Signifikanztest</u> in kontrollierten klinischen Studien. Sie führt am nächsten an eine Kausalaussage heran. In vielen Situationen ist dies aber unmöglich, aus mancherlei Gründen.

2) <u>Statistische Assoziation und Signifikanz ohne Randomisierung.</u> Dies hat nichts mit einer Kausalaussage zu tun. Es ist ein theoretisches Konzept.

3) <u>Prüfung allgemeiner Kriterien als Voraussetzung für die Annahme von Kausalität.</u> Diese Kriterien stammen ursprünglich von Bradford-Hill (7) und wurden später erweitert. Sie werden neuerdings von einigen Epidemiologen kritisiert (2,3), die vorschlagen, daß Kausalschlüsse kein Gegenstand der Wissenschaft sein sollen.

4) <u>Metaanalysen.</u> Sie sind ein fraglicher Weg aus folgenden Gründen: a) Ein einheitliches Risikomaß ist umso unsinniger, je heterogener das Material ist. Man kann nicht Äpfel und Birnen zusammenzählen. Bei kontrollierten klinischen Studien mit denselben Therapien und Zielkriterien sind sie indiziert, für epidemiologische Risikoschätzungen aus heterogenen Studien fallen sie aber oft aus. b) Wenn ein systematischer Bias in allen Studien vorhanden ist, hat auch das Ergebnis der Metaanalyse diesen Bias. c) Wenn die Studien minimalen Qualitätsstandards nicht genügen, können Metaanalysen nur irreführende technisch signifikante Ergebnisse liefern. Falsch plus falsch ist nicht gleich richtig. d) Metaanalysen liefern kein eindeutiges Ergebnis. Wenn man nach der Qualität der einbezogenen Studien variiert, nach Einschlußkriterien oder anderen Gesichtspunkten, erhält man ein ganzes Spektrum möglicher Ergebnisse. Man kann Sensitivitätsanalysen durchführen, die nicht immer leicht zu interpretieren sind. e) Metaanalysen fügen keine einzige neue Beobachtung hinzu, sie eröffnen aber eine neue Dimension der Manipulation. Die Grenzen ihres Einsatzes sind also durchaus fraglich.

5) <u>Konsensuskonferenzen.</u> Sie lassen sich wohl kaum so formalisieren, daß sie als sicherer Weg zur Abgrenzung von Kausalwissen dienen können. Ihre Ergebnisse hängen z. B. von der Auswahl der Teilnehmer ab.

6) <u>Methodisch orientierte Review-Artikel.</u> Einer sorgfältigen methodischen Autopsie jeder einzelnen Studie folgt die Auswahl der aussagekräftigsten Studie im Sinn eines "best evidence synthesis" -Ansatzes (4). Ein fachliches Urteil des Biometrikers ist dabei nötig, nicht nur sein methodisches Wissen. Ein solches Vorgehen kann durchaus sinnvoll sein.

Insgesamt: Es gibt keine formale Methode, um in der Epidemiologie sicheres Kausalwissen vom Zufall, Bias und Confounding eindeutig abzugrenzen. Die Grenzen der Erkennbarkeit sind unzureichend spezifiziert. Der gesunde Menschenverstand bleibt als bescheidener Ausweg. Wie könnte man die Situation verbessern? Dazu möchte ich 4 Bausteine vorschlagen:

1. Die Konstruktion von Kausalindizes
2. Die standardisierte Angabe von Risiken in einem Risk-Pictogramm.
3. Eine Basisinzidenz von 10^{-5} bis 10^{-6} als empirische Grenze der sicheren Erkennbarkeit.
4. Odds-ratios größer als 2-3 als empirische Grenze der sicheren Erkennbarkeit.

1. Die Konstruktion von Kausalindizes

In der Tabelle 1 sind 10 bekannte Kriterien für Kausalität wiedergegeben. Sie wurden so weit als möglich quantifiziert: jede Frage wird bei positiver Antwort mit 1 bewertet, bei negativer mit 0. Der maximale Kausalindex ist 10, der minimale 0. Bei Aktivrauchen und Lungenkrebs erhält man z.B. 10, bei Passivrauchen und Lungenkrebs 2 oder 3.

Tab. 1: **Konstruktion von Kausalindizes**

Kriterium	Kausalindex	Teilindex A	Teilindex B
Sichere Konsistenz und Wiederholbarkeit	1	1	-
Expositionsmaß reliabel und valide ($r > 0.7$)	1	-	1
Outcome reliabel und valide ($r < 0.7$)	1	-	1
Wichtigste Faktoren für Bias hinreichend ausgeschlossen	1	-	1
Wichtigste Confounding-Faktoren ausgeschlossen	1	-	1
Statistische Signifikanz ($p < 0.05$ doppels.)	1	1	-
Stärke der Assoziation ($RR > 2 - 3$)	1	1	-
Dosis - Wirkungsbeziehung ($p < 0.05$ doppels.)	1	1	-
Erfolg einer Intervention nachgewiesen	1	-	-
Biologische Plausibilität gegeben	1	-	-
Maximaler Index	10	4	4

Bewertung des Kausalindex:

$\leq$ 5: Kein Hinweis auf kausalen Zusammenhang; 6: Schwacher Hinweis auf kausalen Zusammenhang
 7: Begrenzter Hinweis auf kausalen Zusammenhang 8: Wahrscheinlicher Kausalzusammenhang
 9, 10: Kausalzusammenhang so gut wie sicher

In den beiden rechten Spalten wurden die ersten 8 Fragen zu Teilindizes zusammengefaßt. Wenn ein Interventionserfolg nachgewiesen ist, wird man immer einen Kausalzusammenhang annehmen können. Die biologische Plausibilität läßt sich schwer quantifizieren. Beide Fragen wurden in den Teilindizes weggelassen. Der Teilindex A enthält die wichtigen Dinge, gewissermaßen die Basis: die sichere Widerholbarkeit, Signifikanz, Stärke der Assoziation und Dosis-Wirkungsbeziehung. Der Teilindex B spezifiziert die eher technischen Aspekte: Reliabilität und Validität von Expositionsmaßen und Outcome, sowie Ausschluß von Bias und Confounding. Beide Scores lassen sich zu einer einheitlichen Bewertung zusammenfassen, wie die Tabelle 2 zeigt. Die Bewertung wurde so gewählt, daß die gleichen Gesamtaussagen wie in Tab. 1 resultieren.

Tab.2: <u>Mögliche Bewertung von Teilindex A und Teilindex B</u>

			Teilindex A			
		0	1	2	3	4
	0	-	-	-	-	-
	1	-	-	-	-	+
Teilindex B	2	-	-	-	+	++
	3	-	-	+	++	+++
	4	-	+	++	+++	++++

-	Kein Hinweis auf kausalen Zusammenhang
+	Schwacher Hinweis auf kausalen Zusammenhang
++	Begrenzter Hinweis auf kausalen Zusammenhang
+++	Wahrscheinlicher Kausalzusammenhang
++++	Kausalzusammenhang so gut wie sicher

Natürlich ist die Beurteilung der 10 Kriterien nicht immer eindeutig möglich. Man könnte auch andere Fragen, Gewichte oder Kombinationen erproben. Entscheidend ist, daß man einen konsistenten Bewertungsalgorithmus verfolgt, der über verschiedene Fragestellungen hinweg konstant ist. In der Intelligenzmessung und als prognostische Scores haben sich derartige Ansätze bewährt. Es sind verfeinerte Konzepte denkbar, deren Ergebnisse miteinander korrelieren werden. Ich schlage vor, solche Kausal-Scores empirisch zu erproben und weiterzuentwickeln.

2. Die standardisierte Angabe von Risiken in einem Risk-Pictogramm

In der Epidemiologie werden 4 Risikomaße verwendet: die Basisinzidenz I_0 in der Vergleichsgruppe oder Population, die Inzidenz I_1 in der exponierten Gruppe, das relative Risiko als Verhältnis der bei den Inzidenzen und das attributive Risikomaß als Differenz der beiden Inzidenzen. Das entscheidende Risikomaß ist das attributive Risiko, d.h. die Zahl der zusätzlich durch eine bestimmte Exposition betroffenen Personen. Das relative Risiko allein ist irreführend, es enthält nur einen kleinen Teil der Information. Die 4 Risikomaße sind durch ihre Definiton verknüpft. Alle Risiko-Informationen lassen sich in einer Darstellung einheitlich und standardisiert zusammenfassen, die ich Risk-Pictogramm genannt habe (5,6).

Nach rechts ist in der Abb. 1 das relative Risiko oder die odds ratio abgetragen, nach oben das zurechenbare Risiko als Logarithmus der Zahl der zusätzlich betroffenen Personen. Als Bezug ist eine Population von 100 Millionen Personen gewählt, die sich leicht umrechnen läßt. Die Kurven geben die rechnerische Beziehung zwischen Baisinzidenz, relativen Risiko und attributivem Risiko wieder. Bei einem relativen Risiko von 3 und einer Basisinzidenz von 10^{-5} wären ungefähr 10^3, d.h. 1 000 Personen in einer Population von 100 Millionen Exponierten zusätzlich betroffen, bei 1 Million Exponierten wären es noch 10.

Wenn man Basisinzidenz und relatives Risiko kennt, kann man das attributive Risiko unmittelbar ablesen. Punkte für individuelle Risiken kann man einzeichnen. Die Kurven sind rechnerische Konsequenzen der Definitionen. Man kann um sie Kofidenzintervalle bilden. Man erkennt unmittelbar, daß die Änderung des relativen Risikos für das attributive Risiko weniger wichtig ist als die Änderung der Basisinzidenz.

Abb. 1: Risk - Pictogramm

Relatives Risiko RR, Inzidenz I_0 und ihre Beziehung
zum zurechenbaren Risiko A

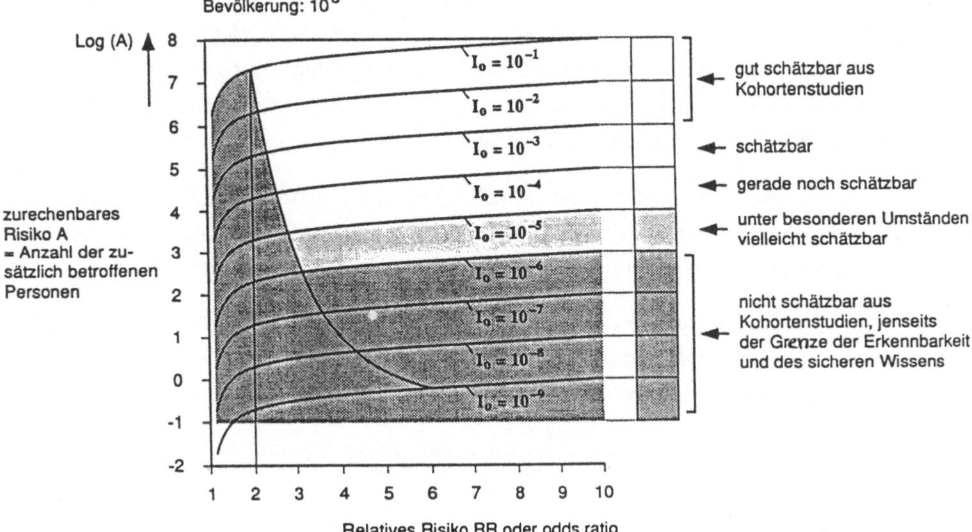

3. Einen Basisinzidenz von 10^{-5} bis 10^{-6} als empirische Grenze der sicheren Erkennbarkeit

Auf der rechten Seite der Abb 1 ist angegeben, in welchen Bereichen man die Basisinzidenzen aus Kohortenstudien abschätzen kann. Bis zu 10^{-3} können wir Inzidenzen gut schätzen, bis 10^{-5} können wir sie gerade noch schätzen, bis 10^{-6} vielleicht unter besonderen Umständen. Niedrigere Inzidenzen aus Kohortenstudien sind beim heutigen Stand der Technik nicht mehr reproduzierbar. Das wird lange so bleiben. Wir können einige Millionen Leute für Jahrzehnte nicht ohne Verluste lückenlos beobachten. Mir ist keine Studie bekannt, bei der Angaben zu so kleinen Inzidenzen nicht zu unlösbaren Kontroversen geführt hätten. Dies ist deswegen so, weil die wesentlichen Störeinflüsse in ihrer Richtung und Größe empirisch unbekannt bleiben, die Modelle können sie also nicht berücksichtigen. Inzidenzen kleiner als 10^{-5} bis 10^{-6} - also der graue Bereich - liegen unterhalb der Grenze der Erkennbarkeit, erst recht Inzidenzunterschiede. Es sind aber gerade solche kleinen Inzidenzunterschiede, die uns alle erregen. Wir können sie schlicht nicht erkennen. Dies ist nicht so, weil unsere Modelle nicht genau genug wären, sondern weil unsere Daten nicht mehr reproduzierbar beobachtet werden können. Wir können 2-5 Fälle in Großstudien als Basiszahlen nicht einfach so hinnehmen. Fehlende Werte, differentielle Mißklassifikationen, Bias und Confounding führen zu erheblichen Unsicherheiten, die durch die Modelle nicht eskompiert werden können, weil ihre Richtung unbekannt ist und sie im Zufallsfehler nicht enthalten sind. Unsere Meßinstrumente sind empirisch ungenau. Andere Statistiken, z.B. Mortalitätsdaten, können wir nicht verwenden, da sie auch die exponierten Gruppen in einem nicht bekannten Umfang enthalten, der sich im zeitlichen Verlauf ändert. Für die Angabe des Konfidenzbereichs des zurechenbaren Risikos reichen relative Risiken und ihr Fehler nicht, der Fehler wird durch den Fehler der Basisinzidenz mit bestimmt.

4. Odds-ratios größer als 2-3 als empirische Grenze der sicheren Erkennbarkeit

Eine weitere Grenze der sicheren Erkennbarkeit für Kausalaussagen sind odds-ratios kleiner als 2-3. Die Erfahrung zeigt, daß kleine odds-ratios stark variieren. Ein Faktor 2-5 ist nicht ungewöhnlich zwischen Studien in Abhängigkeit von Vergleichsgruppen, Design, Bias und Confounding. Je kleiner die odds-ratio, desto unsicherer wird sie. Man erhält bei kleinen odds-ratios auch leicht technisch signifikante Ergebnisse, z. B. bei Metaanalysen durch die künstliche Aufblähung der Fallzahl. Da Bias und Confounding meist schwer zu erkennen sind, sagen kleine odds-ratios nicht viel bezüglich der Kausalität. Odds-ratios von 5-10 sind dagegen durchaus ernst zu nehmen.

Die Grenze der empirischen Erkennbarkeit für odds-ratios von etwa 2 wird mit der Basisinzidenz zusammenhängen. Wenn diese kleiner ist, wird die Grenze höher liegen. Das ist durch die eingezeichnete Kurve in Abb. 1 angedeutet. Sie ist willkürlich und ihr genauer Verlauf ist unbekannt.

Unsere empirischen Erhebungstechniken sind sehr viel ungenauer als unsere Formeln. Die Grenze der Aussagefähigkeit und Erkennbarkeit wird natürlich durch die Qualität unserer Erhebungstechniken bestimmt. Dadurch sind die beiden genannten empirischen Grenzen der Erkennbarkeit festgelegt.

Risiken aufgrund epidemiologischer Untersuchungen sind dann relevant, wenn
1. der Kausalindex hoch ist
2. die Basisinzidenz größer als 10^{-5} ist
3. das relative Risiko größer als 2-3 ist.

Wir sollten uns auf diese relevanten Risiken konzentrieren. Es gibt ihrer genug. Im Nebel des Zufalls unter der Schwelle der Erkennbarkeit herumzustochern kann nur zu fruchtlosen Kontroversen führen.

5. Toxikologie und Epidemiologie als gleichwertige Partner

Bei kleinen Risiken wird heute eine Kausalbeziehung meist aufgrund toxikologischer Überlegungen angenommen. Auch hier gibt es Grenzen der Erkennbarkeit. Die Kritik des toxikologischen Paradigmas muß hier aus Zeitgründen entfallen, sie ist gravierend. Der Mensch ist keine große Ratte. Die Toxokologie kann nur bestimmen, ob es ein Risiko am Menschen geben kann, aber nicht, daß ein solches Risiko tatsächlich existiert und wie hoch es ist. Die Epidemiologie bestimmt, ob ein Risiko am Menschen vorhanden ist und wie hoch es ist.

Epidemiologie und Toxikologie sind gleichwertige Partner in der Einschätzung von Risiken. Die Evidenz aus beiden Bereichen stimmt nicht immer überein, wie aus der Tabelle 3 hervorgeht.

Die toxikologische Evidenz wird für sich allein bewertet und die epidemiologische Evidenz auch. Beide werden nach 4 Stufen klassifiziert, die teilweise an die IARC (9) angelehnt sind. In den mit A bezeichneten Fällenkann ein Kausalzusammenhang angenommen werden, in den mit B bezeichneten ist er möglich, in den mit D bezeichneten ist er nicht gegeben. Die beiden mit C bezeichneten Felder enthalten widersprüchliche Evidenz. Das Feld in der 3. Zeile ist häufig: begrenzte Evidenz aus der Toxikologie und inadäquate oder keine Eviden aus der Epidemiologie. In einem solchen Fall sollte man mit dem Urteil zurückhaltend sein und weitere empirische Evidenz abwarten.

Tab. 3: **Die Verbindung von toxikologischer und epidemiologischer Evidenz in der Einschätzung von Risiken**

Toxikologische Evidenz

Epid. Evidenz	++	+	0	-
++	A	A	A	A
+	A	A	B	B
0	B	C	D	D
	C	D	D	D

++ suficient evidence	A Kausalzusammenhang kann angenommen werden
+ limited evidence	B Kausalzusammenhang ist möglich
0 unzureichende Evidenz oder keine Daten	C Kausalzusammenhang ist widersprüchlich/offen
- Evidenz für protektiven Effekt	D Kausalzusammenhang nicht gegeben

6. Ansätze für eine ganzheitliche Theorie der Risikoabschätzung

Beim risk assessment kommt es auf einen ganzheitlichen Ansatz an, der in sich konsistenz und insgesamt überzeugend ist. Bausteine für eine solche Theorie des risk assessment sind: hohe Kausalindices als Voraussetzung einer Angabe des zurechenbaren Risikos, standardisierte Vergleiche mit anderen Risiken in einem Risk-Pictogramm, Inzidenzen größer als 10^{-6} und relative Risiken größer als 2, verbunden mit dem systematischen Vergleich mit der toxikologischen Evidenz. In ihrer Gesamtheit grenzen diese Instrumente sicheres Wissen über Kausalzusammenhänge von unsicherer Spekulation ab.

Angesichts der empirischen Grenzen der Erkennbarkeit wird sich der Epidemiologe als Wissenschaftler begrenzen auf das, was Sache ist. Er wird vermeiden, unbegründete Hoffnungen oder Befürchtungen zu wecken. In der heutigen Situation könnte es für den gesellschaftlich engagierten Epidemiologen befriedigender sein, bekannte und relevante Kausalzusammenhänge in präventives Handeln umzusetzen, als zu versuchen, neue Risikoaussagen jenseits des empirisch sicher Erkennbaren aufzuspüren.

Literatur:

(1): IARC Working Group: IARC Monographs on the evaluation of carcinogenic risk of chemicals to humans. 1985 Vol 36 Lyon 18-19.
(2): Rothmann KJ: Modern epidemiology 1986 Boston/Toronto
(3): Lanes S: Causal inference is not a matter of science. AM J Epidemiology 1985, 122, 550
(4): Slavin RE: Best evidence synthesis: An alternative to meta-analytic and traditional reviews. Educational Researcher 1986, Nov. 5-11
(5): Überla, K.: Epidemiologie und Minimalrisiken - Möglichkeiten und Grenzen einer handlungsrelevanten Risikobeurteilung. Öff. Gesundheits-Wesen 52 (1990) 23-28
(6): Überla, K.: Boundaries of perception and knowledge for risk assessment in epidemiology. In: Rylander et al (Eds). Assessing low risk agents for lung cancer: methodological aspects. Am J Epid. (in print).
(7): US Department of Health, Education and Welfare. Smoking and Health: Report of the Advisory Comittee to the Surgeon General of the Public Health Service. PHS Publ. No 1103 Washington DC Printing Office 1964

EINE META-ANALYSE ZUR KANZEROGENITÄT VON PCB

Marlis Herbold

MEDIS-Institut der Gesellschaft für Strahlen- und Umweltforschung (GSF)
8042 Neuherberg bei München

EINLEITUNG

Die Diskussion um die (Umwelt-)Schädlichkeit der polychlorierten Biphenyle (PCB's) begann bereits vor über 20 Jahren. Auch die Kanzerogenität von PCB wird schon über 10 Jahre diskutiert (BAHN et al. 1976, BROWN & JONES 1977); doch immer noch wird PCB von der MAK-Kommission als IIIB-Stoff eingestuft, d.h. als Stoff mit vermutetem krebserzeugendem Potential, der der weiteren Abklärung bedarf.

Somit ist die Frage nach der Kanzerogenität von PCB noch immer nicht eindeutig beantwortet, und - speziell in solch einer Situation - bieten sich Meta-Analysen als geeignete Form der Analyse an.

Denn Meta-Analysen sind gerade bei umweltepidemiologischen Fragestellungen ein ideales Mittel zur zusammenfassenden Bewertung und Analyse epidemiologischer Studien, falls aufgrund geringer Prävalenzen bzw. Inzidenzen und langen Latenzzeiten der Zusammenhang zwischen Exposition und Erkrankung durch die Ergebnisse der Einzelstudien nicht abschließend geklärt werden kann.

KLÄRUNG DES BEGRIFFS META-ANALYSE

Der Begriff **Meta-Analyse** sei hier als Kombination von qualitativen und quantitativen Analysen definiert, wobei der Begriff **Qualitative Analysen** als *Methodologische Untersuchungen zur Beurteilung verschiedener Studien anhand vorgegebener Standards* mit dem Ziel der *Bewertung und des Vergleichs von (Einzel-)Studien* und der Begriff **Quantitative Analysen** als *Anwendung statistischer Verfahren zur Kombination der Ergebnisse unterschiedlicher Studien* mit dem Ziel einer *quantitativen Aussage (wie z.B. statistische Signifikanz, Schätzwert)* zu verstehen sei.

AUSWAHLKRITERIEN FÜR DIE EINZELSTUDIEN

Es wurde eine ausführliche Literaturrecherche anhand folgender Kriterien durchgeführt:

- **gleicher Studientyp: SMR-Studien** (retrospektiven Kohorten)
- **vergleichbare Beobachtungszeiträume** (mind. 10 Jahre zwischen 1940 und 1980)
- **vergleichbare Kohorten** (männl. Arbeiter an PCB-exponierten Arbeitsplätzen)

- **ähnliche PCB-Expositionen** (Exposition mit PCB mit 54% oder 42% Chlorgehalt)

Dabei fanden sich 6 vergleichbare Studien, die den Zusammenhang zwischen einer PCB-Exposition am Arbeitsplatz und der Krebsmortalität bei Männern zu beantworten versuchten.

ANALYSE DER EINZELSTUDIEN

In allen ausgewählten Studien wurde die Krebsmortalität von PCB-exponierten Arbeitern (aus zumeist Kondensatorenfabriken) mit der einer Vergleichspopulation (zumeist die nationale Bevölkerung) in Beziehung gesetzt. Diese in den Studien gemachten Angaben (n_{obs} und n_{exp}) wurden mittels exakter Verfahren - **exakter Poisson-Test** (vgl. WELZL 1989), **exakte Konfidenzintervalle** und **exakte Konfidenzkurven** - reanalysiert:

Die Ergebnisse sehen wie folgt aus:

	Studie 1	Studie 2	Studie 3	Studie 4	Studie 5	Studie 6
Jahr der Veröffentl.	1976/77	1981	1982	1984	1986	1987
Zahl der Exponierten	51	1258	290	153	142	544
Vergleichspopulation	US-Bevölk.	US-Bevölk.	Bevölk. der Stadt d. Werkes	Bevölk. d.Provinz d.Werkes	Schwed Bevölk.	Ital. Bevölk.
Zahl der beob. Krebstoten (n_{obs})	5	12	8	12	7	14
Zahl der erw. Krebstoten (n_{exp})	0.7	16.53	3.32	4.35	5.39	5.50
exakte p-Werte eines Poissontests mit $H_0 : SMR =1$	0.003	0.245	0.036	0.004	0.523	0.003
$SMR = \dfrac{n_{obs}}{n_{exp}}$	7.46	0.73	2.41	2.76	1.30	2.55
95%-Konf.int.	(2.37, 16.27)	(0.38, 1.22)	(1.11, 4.66)	(1.46, 4.65)	(0.53, 2.53)	(1.42, 4.14)
Power bei $\alpha =0.05$ für $H_1 : SMR =2$, falls nicht sign.	-*)	0.92	-*)	-*)	0.52	-*)

*) nicht von Interesse, da sign. p-Wert

KONZEPT UND DURCHFÜHRUNG EINER META-ANALYSE

1. Fisher-Aggregation der Einzel-p-Werte p_i (vgl. HEDGES & OLKIN 1985):

Die Aggregation der exakten Poissontest p-Werte nach Fisher dient der Erhärtung der Verdachtshypothese (Kanzerogenität von PCB).

Getestet wird $\quad H_0 : \cap (H_0)_i \qquad$ vs $\qquad H_1 : \cup (H_1)_i$

$$\text{durch} \qquad -2 \cdot \sum_{i=1}^{k} \log(p_i) \ \approx \ \text{Chi}^2(2k).$$

Dabei ergab sich ein p-Wert **p < 0.001**.

2. Schätzen einer gemeinsamen SMR:

Es werden verschieden Verfahren zur Bestimmung einer gemeinsame SMR verwendet:
- **Poolen der Einzelstudien** und
- **Bildung gewichteter Summen** der Form

$$SMR = \exp\left(\sum_{i=1}^{k} w_i \cdot \log(SMR_i) / \sum_{i=1}^{k} w_i \right) \quad \text{mit Gewichten } w_i, \ 1 \le i \le k.$$

Die Gewichte w_i werden auf zwei Arten gewählt:
- **Präzisionswichtung** (vgl. CHECKOWAY et al. 1989):

$$w_i = [\, \text{Var}(\log SMR_i)\,]^{-1}, \quad \text{und} \ \ 1 \le i \le k$$

- **Homogenitätswichtung** (vgl. DERSIMONIAN & LAIRD 1986):

$$w_i^* = [\, \text{Var}(\log SMR_i) + \tau^2\,]^{-1}, \ 1 \le i \le k.$$

$$\text{wobei} \ \ \tau^2 = \max\left\{ 0, [\, (Q-(k-1)) / (\Sigma w_i - (\Sigma w_i^2)/(\Sigma w_i))] \right\}$$

mit der Homogenitätsstatistik

$$Q = \Sigma w_i \cdot \left[\log(SMR_i) - SMR \right]^2 \ \text{und}$$

$$SMR = \exp(\Sigma w_i \cdot \log(SMR_i) / \Sigma w_i).$$

Für die verschiedenen Verfahren ergaben sich folgende Schätzwerte:
- **Poolen der Einzelstudien** : SMR = 1.65.
- **Präzisionswichtung** : SMR = 2.01.
- **Homogenitätswichtung** : SMR = 2.15.

3. Bestimmen von Konfidenzintervallen und Konfidenzkurven:

Für die verschiedenen Schätzer gibt es auch verschiedenen Methoden der Berechnung von Konfidenzintervallen und -kurven. So werden **exakte** Konfidenzintervalle und -kurven für die gepoolten Studien und **approximative** für die gewichteten SMR's durch bestimmt.

$$ \text{SMR} \cdot \exp\left[\pm z_{1-\alpha/2} \cdot \sqrt{\text{Var}(\log \text{SMR})} \right] $$

Die Ergebnisse sind in den folgenden Abbildungen dargestellt:

- Poolen der Einzelstudien: SMR : ①
- Präzisionswichtung: SMR: ②
- Homogenitätswichtung : SMR : ③

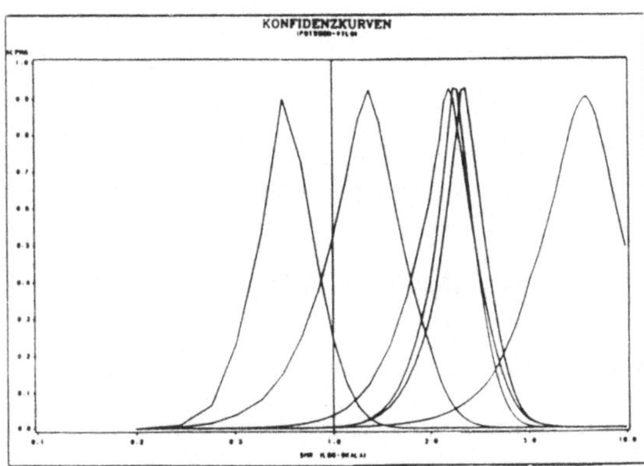

Abb. 1: exakte Konfidenzkurven
der 6 Einzelstudien

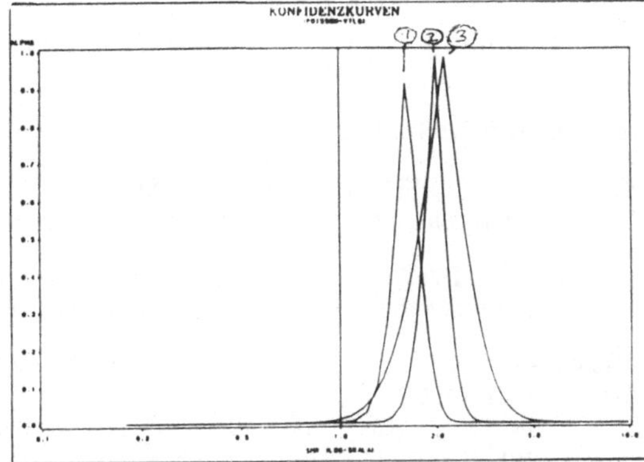

Abb. 2: Konfidenzkurven der 3 versch.
SMR-Schätzverfahren

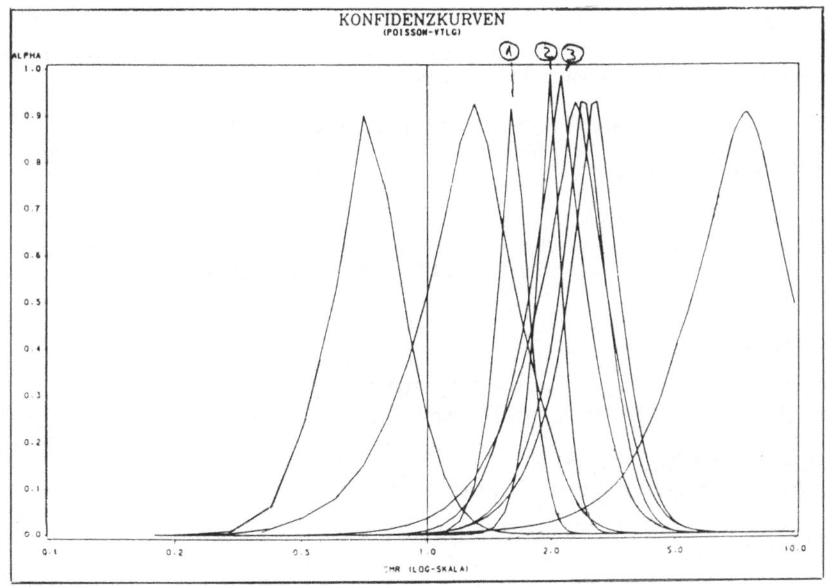

Abb. 3: exakte Konfidenzkurven der 6 Einzelstudien und die Konfidenzkurven der 3 verschiedenen
SMR-Schätzverfahren

Wie man sieht, liegen die Konfidenzkurven der gemeinsamen SMR's deutlich rechts von dem Wert 1
insbesondere enthalten ihre 95%-Konfidenzintervalle ebenfalls nicht den Wert 1.

FAZIT

Als Fazit läßt sich festhalten, daß bei Männern, die am Arbeitsplatz mit PCB exponiert sind, das Risiko, an Krebs zu versterben, ungefähr doppelt so hoch ist wie bei Nicht-Exponierten.
Für mich stellt sich somit die Frage, ob der Stoff PCB nicht doch als IIIA1-Stoff in die MAK-Liste aufgenommen werden sollte.

LITERATUR

1. Ausgewählte Studien

BAHN AK, ROSENWAIKE I, HERMANN N, GROVER P, STELLMAN J, O'LEARY K (1976):
 Melanoma after Exposure to PCB's. N Engl J Med 295, 450.

BAHN AK, GROVER P, ROSENWAIKE I, O'LEARY K, STELLMAN J (1977):
 Letters to the Editor. N Engl J Med 296, 108.

BERTAZZI PA, ZOCCHETTI C, GUERCILENA S, DELLA FOGLIA M, PESATORI A, RIBOLDI L (1982):
 Mortality Study of Male and Female Workers exposed to PCB's. Occupational Safety and Health Series 46, 242-248.

BERTAZZI PA, RIBOLDI L, PESATORI A, RADICE L, ZOCCHETTI C (1987):
 Cancer Mortality of Capacitor Manufacturing Workers. Am J Ind Med 11, 165-176.

BROWN DP, JONES M (1981):
 Mortality and Industrial Hygiene Study of Workers exposed to Polychlorinated Biphenyls. Arch Environ Health 36, 120-129.

CAMMARONA G, CROSIGNANI P, BERRINO F, BERRA G (1984):
 Cancer Mortality among Workers in a thermoelectric Power Plant. Scand J WorkEnviron Health 10, 259-261.

GUSTAVSSON P, HOGSTEDT C, RAPPE C (1986):
 Short-Term Mortality and Cancer Incidence in Capacitor Manufacturing Workers exposed to Polychlorinated Biphenyls (PCB's). Am J Ind Med 10, 341-344.

2. Andere Literatur

CHECKOWAY H, PEARCE NE, CRAWFORD-BROWN DJ (1989):
 Research Methods in Occupational Epidemiology. Oxford University Press, New York.

DERSIMONIAN R; LAIRD N (1986):
 Meta-Analysis in Clinical Trials. Contr Clin Trials 7, 177-188.

GLASS CV (1976):
 Primary, Secondary and Meta-Analysis of Research. Educ Res 5, 3-8.

HEDGES LV, OLKIN I (1985):
 Statisitical Methods for Meta-Analysis. Academic Press, London.

WELZL G (1989):
 Robuste Test- und Konfidenzkurven bei diskreten Verteilungen. Dissertation an der TU München.

Das 'population log' in klinischen Studien - Möglichkeiten und Grenzen

J. Windeler[1], H. J. Trampisch[1], G. Hopkins[2] und H. R. Michels[3]
für die SUTAMI-Studiengruppe

[1] Abt. Med. Informatik und Biomathematik, Ruhr-Universität Bochum, 4630 Bochum
[2] Abt. Klinische Forschung, Grünenthal GmbH, 5190 Stolberg
[3] Catharina Hospital, Abt. Kardiologie, NL-5602 ZA Eindhoven

Um die Wirksamkeit eines neuen Medikaments zu prüfen, werden klinische Studien durchgeführt, die bis zur Beantragung der Zulassung des Arzneistoffs mehrere tausend Patienten umfassen können. Für die einzelnen Studien werden diese Patienten mittels Ein- und Ausschlußkriterien ausgewählt. Die Formulierung solcher Kriterien dient einerseits Patienteninteressen (möglichst sichere Diagnose, Verminderung des Risikos), andererseits dem Ziel einer gut interpretierbaren Aussage (definierte Homogenität des Kollektivs).

Die Auswahl der Patienten anhand solcher Ein- und Ausschlußkriterien führt aber dazu, daß das in einer klinischen Prüfung untersuchte Patientenkollektiv nicht eine auch nur annähernd repräsentative Auswahl der später behandelten Patientengruppe darstellt.

In einer kürzlich abgeschlossenen internationalen Studie (Saruplase and Urokinase in the Treatment of Acute Myocardial Infarction) wurde ein 'population log' geführt. Mit Hilfe dieser Basisdokumentation aller für den Einschluß in die Studie in Frage kommenden Patienten bzw. aller Patienten, die die Indikation für die zu prüfende Therapie aufweisen, soll versucht werden, die folgenden Fragen zu beantworten:

- Welche Selektion entstand durch die Auswahl der Patienten?
- Wie sind Risikopatienten in der klinischen Prüfung vertreten?
- Bildete die Forderung nach Patienteneinwilligung ein Hindernis für die klinischePrüfung?
- Welche Probleme und welcher Aufwand entstehen durch eine solche Dokumentation?

Methodik

Alle 24 teilnehmenden Zentren sollten über den gesamten Studienzeitraum, mindestens aber in der Zeit, in der in dem jeweiligen Zentrum Patienten eingeschlossen wurden, eine Basisdokumentation aller Patienten mit 'wahrscheinlichem Herzinfarkt' vornehmen. Dazu wurden als Basisdaten das Aufnahmedatum, Alter und Geschlecht sowie als Outcome die Mortalität innerhalb der ersten 2 Wochen abgefragt. Das Alter (über 22 und unter 76 Jahren), das Vorhandensein typischer EKG-Veränderungen und eine Zeitspanne von weniger als 6 h zwischen Beginn der Symptomatik und Start der thrombolytischen Therapie wurden als wesentliche Einschlußkriterien der Studie explizit abgefragt. Die Erfüllung von Ausschlußkriterien wurde so geprüft, daß nach dem Grund für den Nichteinschluß eines Patienten in die Studie gefragt wurde. Da die Begründung für den Nichteinschluß nur die Nichterfüllung *eines* Einschlußkriteriums oder die Erfüllung *eines* Ausschlußkriteriums erforderte, führte dieses

Vorgehen dazu, daß die Erfüllung von Einschlußkriterien hierarchisch über den Ausschlußkriterien stand und letztere deshalb u.U. dann nicht zusätzlich angegeben wurden, wenn bereits ein Einschlußkriterium nicht erfüllt war. Klinisch spiegelt dies zwar in den meisten Fällen den tatsächlichen Entscheidungsprozeß wider, führt aber zu einem 'Underreporting' von Ausschlußkriterien (d.h. z.B. von Patienten mit Kontraindikationen).

Da mehrere Gründe für den Nichteinschluß angegeben werden konnten, ist es im nachhinein schwierig, das entscheidende Kriterium zu benennen. Trotzdem wird dies anhand eines wahrscheinlichen klinischen Entscheidungsprozesses im folgenden versucht.

Ergebnisse

Während eines Zeitraums von eineinhalb Jahren wurden in die klinische Studie 543 Patienten eingeschlossen. Im 'population log' wurden insgesamt 2535 Patienten dokumentiert. Diese beiden Rohziffern scheinen darauf hinzuweisen, daß fast 20% der Herzinfarktpatienten innerhalb dieses Zeitraumes in die Studie eingeschlossen worden waren. Die Aussage muß aus folgenden Gründen jedoch korrigiert werden:

- 7 Zentren mit insgesamt 117 Patienten in der Studie nahmen nicht an der Dokumentation des 'population logs' teil. Da für diese Zentren keine Vergleichsmöglichkeiten bezüglich des 'population log' bestehen, werden sie aus der weiteren Betrachtung ausgeschlossen.

- In 9 weiteren Zentren überdeckt der im 'population log' dokumentierte Zeitraum nicht die gesamte Rekrutierungszeit dieses Zentrums. In einem Extremfall wurden von 53 in einem Zentrum eingeschlossenen Patienten nur einer in dem Zeitraum rekrutiert, der zwischen dem ersten und letzten im 'population log' dokumentierten Patienten lag. Um hier eine erhebliche quantitative Verzerrung auszuschließen, wurden als Studienpatienten nur diejenigen zum Vergleich herangezogen, die in dem vom 'population log' überdeckten Zeitraum eingeschlossen worden sind.

Somit stehen 2516 Patienten, die nicht in die Studie eingeschlossen wurden (19 Patienten wegen komplett fehlender Angaben ausgeschlossen), 305 Studienpatienten gegenüber.

Der Auswahlprozeß der insgesamt 2821 Herzinfarktpatienten läßt sich daraus wie folgt nachvollziehen:

534 nicht eingeschlossene Patienten (18.9%) waren älter als 76 Jahre. Dieses Kriterium wurde auch dann als entscheidend für den Nichteinschluß angenommen, wenn andere Ein- oder Ausschlußkriteren zusätzlich angegeben worden waren (n = 403).

Bei weiteren 705 nicht eingeschlossenen Patienten (25%) betrug die Zeitspanne zwischen Beginn der Symptomatik und mutmaßlichem Beginn der Thrombolysetherapie mehr als 6 Stunden (häufig sogar mehrere Tage). Bei 509 dieser Patienten waren zusätzliche Gründe für den Nichteinschluß angegeben worden (insbesondere EKG, s.u.).

Bei 793 Patienten (28.1%) hatten die EKG-Veränderungen nicht das Ausmaß, das für den Einschluß in die Studie gefordert worden war. Dabei ist zu berücksichtigen, daß die Kriterien relativ streng definiert waren, um sicherzustellen, daß tatsächlich nur Infarktpatienten in die Studie eingeschlossen wurden. Auch bei Patienten, bei denen die Zeitspanne von 6 Stunden (s.o.) überschritten worden war, wurde häufig als Grund für den Nichteinschluß zusätzlich die nicht ausreichenden EKG-Veränderungen angegeben. Es kann jedoch davon ausgegangen werden, daß die EKG-Veränderungen gerade wegen der langen Zeitspanne nicht mehr die geforderten Kriterien erfüllten, so daß bei diesen Patienten als primäres Nichteinschlußkriterium die überzogene Zeitspanne gezählt wurde.

Zusammengefaßt läßt sich sagen, daß ca. 70% aller Patienten wegen Nichterfüllung von Einschlußkriterien nicht in die Studie aufgenommen worden sind.

Bezüglich der Ausschlußkriterien ergibt sich, daß 107 Patienten (3.8%) wegen schlechten klinischen Zustands (kardiogener Schock oder länger dauernde Reanimationsmaßnahmen) nicht aufgenommen worden sind. Weitere 294 Patienten (10.4%) erfüllten andere Ausschlußkriterien wie schwerwiegende Begleiterkrankungen oder andere Kontraindikationen für die Thrombolyse.

Bei 79 Patienten (2.8%) wurden technische Gründe für den Nichteinschluß angegeben. Hauptsächlich war dies eine Überbeanspruchung des Pflegepersonals. Einige Patienten wurden jedoch auch deshalb nicht eingeschlossen, weil die nach 24 - 72 Stunden geforderte Kontrollangiographie nicht innerhalb dieses Zeitraums durchzuführen war (z.B. am Wochenende).

Nur bei 4 Patienten wurde explizit angegeben, daß sie bei Eignung für die Studie ihr Einverständnis nicht gegeben hatten. Zählt man 11 Patienten dazu, für die bei Erfüllung der Einschlußkriterien keine Begründung für den Nichteinschluß angegeben war, so erhöht sich die Rate von 0.1% auf 0.5%, bezogen auf die in die Studie eingeschlossenen Patienten beträgt sie 1.3% bzw. 4.6%.

Wie aus dem häufigen Ausschlußgrund Alter anzunehmen, ist die Altersverteilung zwischen Patienten in und außerhalb der Studie deutlich unterschiedlich und zwar 65 (12) gegen 58.5 (9.6) Jahre. Auch wenn diejenigen Patienten oberhalb der Altersgrenze ausgeschlossen werden, bleibt der Altersunterschied bestehen und weist auf mit dem Alter assoziierte Gründe für den Nichteinschluß von Patienten hin.

Gleichzeitig ist die Geschlechtsverteilung deutlich unterschiedlich: Während in der Studiengruppe das Verhältnis Männer zu Frauen etwa 4:1 beträgt, ist es in der Population außerhalb der Studie 2:1. Dieser Unterschied wird zu einem Teil dadurch hervorgerufen, daß Patienten aufgrund ihres Alters ausgeschlossen worden sind und die Altersverteilung zwischen Männern und Frauen deutlich differiert: 69.9 (11.3) Jahre bei Frauen und 62.4 (11.9) Jahre bei Männern. Bei 9% der Frauen war der alleinige Ausschlußgrund ein zu hohes Alter (3% bei den Männern), bei 34.7% der Frauen war das Alter einer der Gründe, die Patientin nicht in die Studie einzubeziehen (14.5% bei Männern).

Schließt man Patienten oberhalb der Altersgrenze aus, so findet sich der deutliche Rekrutierungsunterschied jedoch weiter (15.6% bei Männern und 8.9% bei Frauen) und zwar auch innerhalb jeder einzelnen 10-Jahres-Altersklasse (s. Tab. 1).

Bezüglich der übrigen Ein- und Ausschlußkriterien fanden sich keine gravierenden Unterschiede zwischen Männern und Frauen bis auf die Reinfarktrate: 3.9% der Frauen gegenüber 5.9% der Männer wiesen bereits einen oder mehrere Herzinfarkte in der Vorgeschichte auf.

	Männer	Frauen
≤ 45 Jahre	40/184 (21.7%)	1/27 (3.7%)
46 - 55 Jahre	49/327 (14.9%)	7/63 (11.1%)
55 - 65 Jahre	99/583 (16.9%)	15/164 (9.2%)
65 - 75 Jahre	66/534 (12.4%)	27/305 (8.9%)
total	254/1628 (15.6%)	50/559 (8.9%)

Tab. 1: Geschlechtsspezifische Einschlußraten in 10-Jahres-Altersklassen

Die Mortalität unter den Studienpatienten während der ersten 2 Wochen betrug 4.9% mit einem leichten Unterschied zwischen Männern und Frauen (4.7% gegenüber 6.0%). Die Mortalität unter den Patienten außerhalb der Studie ist dagegen erheblich höher. Sie beträgt 12.8% für die Gesamtgruppe mit einem auffallenden Unterschied zwischen Männern und Frauen (10.8% gegenüber 17.0%). Auch dieser deutliche Geschlechtsunterschied ist über die unterschiedliche Altersverteilung erklärbar. So beträgt die Mortalität in der Gruppe, die das Alterseinschlußkriterium erfüllt, 9% und in der Gruppe über 76 Jahre 26.7%. Die höchste Mortalität überhaupt weisen die 107 Patienten auf, die wegen kardiogenen Schocks oder verlängerter Reanimation nicht in die Studie aufgenommen wurden. Sie beträgt 71%.

Schlußfolgerungen

Die eingangs gestellten Fragen können aus diesen Ergebnissen wie folgt beantwortet werden:

- Die Daten der nicht in die Studie eingeschlossenen Patienten lassen die Quantität der durch die Ein- und Ausschlußkriterien beabsichtigten Selektionseffekte erkennen. Sie geben jedoch auch Hinweise auf nicht offensichtliche Selektionseffekte, z.B. bezüglich des Geschlechts, die z.T. über andere Einschlußkriterien (Alter) erfolgen, z.T. aber auch über unbekannte Begleitvariablen. Mit dem hier durchgeführten 'population log' ist dieser Effekt festzustellen, aufgrund der eingeschränkten Dokumentation z.Zt. aber nicht ausreichend zu erklären.

- Es läßt sich erkennen, daß in der Tendenz prognostisch günstigere Patienten (niedrige Mortalität) eingeschlossen worden sind. Es läßt sich zwar nicht gänzlich ausschließen, daß der beobachtete Unterschied Ausdruck einer effektiven Therapie war. Der Effekt ist in dieser Größenordnung jedoch sehr unwahrscheinlich. Außerdem wurden bei 755 Patienten klinische Ausschlußkriterien angegeben (bei 302 ausschließlich), was - verstärkt durch das genannte 'Underreporting' - deutlich macht, daß das in der Studie untersuchte Kollektiv bezüglich potentieller Nebenwirkungen risikoärmer ist als die zugrundeliegende und damit die zukünftig zu behandelnde Patientengruppe. Dies erschwert Nutzen-Risiko-Überlegungen für die Praxis.

- Bei einer Einschlußquote von ca. 11% hätte der tatsächliche Dokumentationsaufwand in dieser Studie ca. 6000 Patienten betragen. Auch wenn für die Patienten nur wenige relevante Variablen dokumentiert werden sollen, bedeutet dies einen sehr hohen Aufwand (ca. 5 min / Patient für Dokumentation und studienspezifische Befragung). Registerdaten aus den Kliniken bieten hier keinen Ausweg, da in ihnen häufig gerade die für die Studie relevanten Angaben fehlen.
Die Begrenzung der Dokumentation kann eine Lösung dieses Problems sein. Diese muß jedoch repräsentativ für die Gesamtdauer der Studie unter Vermeidung von Zeit- und saisonalen Effekten erfolgen (z.B. durch Randomisierung einzelner Zentren oder einzelner Zeitperioden, eine Woche pro Monat o.ä.).

- Die Verweigerung der Einwilligung durch Patienten war quantitativ ein gänzlich untergeordnetes Problem und bildete demnach auch kein Hindernis für die Durchführung und eine sinnvolle Interpretation der Studie.

Methodische Probleme des Nachweises von Interventionseffekten am Beispiel der Deutschen Herz-Kreislauf-Präventionsstudie

Ulrike Maschewsky-Schneider

Bremer Institut für Präventionsforschung
und Sozialmedizin

Die Deutsche Herz-Kreislauf-Präventionsstudie (DHP) ist eine epidemiologische Gemeindeinterventionsstudie, deren Ziel die Reduktion der Mortalität und Morbidität an cardiovaskulären Erkrankungen (ICD-9: 410-414, 430-438) über die Senkung der Herz-Kreislauf-Risikofaktoren ist. Dem Studiendesign liegt ein Kausalitätsmodell zugrunde, das einen Zusammenhang zwischen dem Programm zur Gesundheitsförderung und Gesundheitserziehung als unabhängiger Variable und der Veränderung von Risikofaktoren und Mortalität bzw. Morbidität, den abhängigen Variablen, postuliert. Der ätiologische Zusammenhang zwischen Risikofaktoren und Mortalität/Morbidität gilt bereits durch eine Vielzahl von prospektiven Studien, wie z.B. der Framingham-Studie als belegt und bewiesen.

Das Meßmodell für den Nachweis von Programmeffekten entspricht einem quasi-experimentellen Felddesign (COOK/CAMPBELL 1979). Treatment- oder Interventionsregionen sind fünf Städte bzw. Regionen in der BRD: nämlich ausgewählte Stadtteile von Berlin, Bremen und Stuttgart, der Landkreis Traunstein, die Städte Karlsruhe, Bruchsal und Moosbach. Kontroll- bzw. Referenzregion ist die gesamte restliche BRD. Treatment- und Control-Gruppe sind nicht randomisierte, natürliche und damit nicht äquivalente Gruppen. Effekte des Programms werden über drei Meßpunkte, nämlich zu Beginn, am Ende und in der Mitte der Studie erfaßt. Neben der Ergebnisevaluation dient ein umfangreiches prozeßevaluatives Instrumentarium der Beschreibung und Bewertung einzelner Programmbestandteile mit dem Ziel, Wissen für eine Verbesserung der Programme und des späteren gesundheitspolitischen Transfers einzelner Maßnahmen zu gewinnen. Sie ist jedoch auch nutzbar zur empirischen Stützung des Kausalitätsnachweises der Studie. Die prozeßevaluative Bewertung schließt die soziostrukturelle Analyse der Veränderung präventiver Gemeindestrukturen und der verfügbaren präventiven Dienstleistungen ein, außerdem ein Maßnahmen-Monitoring und repräsentative Bevölkerungsbefragungen und Teilnehmerbefragungen.

Abb.1: **Netto-Veränderungen bei Risikofaktoren
nach 3.5 Jahren Intervention**

RISIKOFAKTOREN MITTELW./PRÄVALENZ	NETTO-ZIEL GESAMT-STUDIE	NETTO-EFFEKT BREMEN
SYST. BD. (MM/HG)	-0.7%	- 5.2%
DIAST. BD. (MM/HG)	-0.7%	- 3.8%
UNKONTR. HYPERTONIE	-6.0%	-26.1%
CHOLESTERIN (MG/DL)	-1.5%	+ 4.2%
>= 220 MG/DL	-2.0%	+ 5.0%
>= 250 MG/DL	-4.0%	+12.5%
RAUCHEN (PRÄV.)	-3.5%	-10.4%
BODY MASS INDEX	-0.4%	+ 0.8%
> 25.0	-2.0%	+ 3.6%
MLF-RISIKO (NHANES-I) (ICD 410-414,430-438)	-3.4%	-12.9%

1988 wurde zur Halbzeit der Studie eine Zwischenbewertung auf der
Basis der in den Surveys erhobenen Risikofaktorenänderungen vorgenommen (Abb.1). Die vorab formulierten Interventionsziele, die sich
auf die Veränderung von Prävalenzen bzw. Mittelwerten der Risikofaktoren beziehen, wurden den real erreichten Veränderungsraten gegenübergestellt. Die für den Pool, also sämtliche Studienzentren zusammen, formulierten Ziele werden in Abb.1 den Ergebnissen für das Bremer
Studienzentrum gegenübergestellt. Trotz des auf den Pool ausgerichte-
ten Stichprobendesigns, ergeben sich auch für diesen Vergleich signifikante Senkungen bei den Mittelwerten und Prävalenzen der Hypertonie,
beim Rauchen und dem geschätzten Mortalitätsrisiko. Keine signifikanten Änderungen ergaben sich beim Übergewicht, während das Cholesterin
sogar signifikant anstieg.

Es stellt sich die Frage, mit welcher Sicherheit die positiven Ergebnisse als positive Programmeffekte, bzw. die negativen als ein Versa-
gen des Programms zu interpretieren und zu belegen sind. Eine systematische oder auch nur beschreibende Fehlertaxonomie für epidemiologische Interventionsstudien stand dabei nicht zur Verfügung. Orientie-
rungsrahmen gab deshalb zum einen die Diskussion um Fehlerquellen bei
analytischen epidemiologischen Studien (SACKETT 1979; KLEINBAUM u.a.
1982), zum anderen die von CAMPBELL/STANLEY (1966) entwickelte und von
COOK/CAMPBELL (1979) weitergeführte Fehlertaxonomie experimenteller

und quasi-experimenteller Studiendesigns. Wichtigster Stimulus waren eigene Ergebnisse und Interventionserfahrungen mit der Studie.

Im folgenden sollen beispielhaft verschiedene Fehlerarten dargestellt werden. Dabei wird zunächst das methodologische Prinzip erläutert, methodische Lösungswege aufgezeigt und - soweit vorhanden - Ergebnisse der Studie zur Klärung des Problems berichtet.

1. Frage:

Ist die Entwicklung der Risikofaktoren in der Interventionsregion kontinuierlich und an den Meßzeitpunkten meßbar?
Fehlerart: Trend und Meßdesign
Das Meßmodell der Studie erfaßt nur Veränderungen, die in ihrer Wirkung über einen längeren Zeitraum, der mindestens einen der Meßpunkte mit einschließt, erhalten bleiben. Veränderungen, die als Trend oder Programmeffekt kurzfristig zwischen zwei Meßpunkten entstehen, sind nicht meßbar. Da wenig über die zeitliche Wirkung von Gesundheitsförderungsprogrammen auf die Verhaltensänderung bekannt ist, sind für manche Risikofaktoren, wie z.B. die ernährungsabhängigen, längere Latenzzeiten erwartbar. Das gleiche gilt, wenn die signifikante Veränderung erst nach dem letzten Meßpunkt liegt. Wichtigste Lösungsstrategie für dieses Problem wäre die Einführung eines weiteren Meßzeitpunktes nach Ablauf der Studie. Diskontinuierliche Verläufe zwischen den Meßpunkten können zwar nicht erkannt werden, lassen sich jedoch hypothetisch annehmen, wenn z.B. Qualität und Quantität des Programminputs kontinuierlich dokumentiert werden oder externe, also programmfremde Faktoren identifizierbar sind, wie z.B. ökologische Krisen, die den Fettkonsum kurzfristig drastisch senken.

2. Frage:

Ist die Meß-(evaluations-)population repräsentativ für die Treatment-(Interventions-)population, und in welchem Ausmaß wurde die Meßpopulation erreicht?
Fehlerart: Repräsentanz und Erreichung der Meßpopulation.
Aufgrund des Gemeindeinterventionsansatzes der Studie zielen die Programme auf die Gesamtbevölkerung der Studienregion, gemessen werden die Risikofaktorenänderungen jedoch lediglich an der Population der männlichen und weiblichen deutschen Bevölkerung im Alter von 25-69 Jahren. Die Auswertung der Volkszählungsdaten für Bremen zeigte, daß, zieht man von der Gesamtbevölkerung der Interventionsregion, nämlich Bremen Nord und West, den Anteil der Personen, die älter als 69 und

jünger als 25 Jahre alt sind, ab und ebenfalls den Anteil von Auslän-
dern in der Studienregion, dann bleibt eine Evaluationspopulation von
56% der Gesamtbevölkerung. Unter den strengen Kriterien einer Outcome-
Evaluation müßte deshalb alle Intervention, die nicht diese Meßpopulation erreicht, als "vertan" gelten - oder anders herum, Intervention,
die einen zu niedrigen Erreichungsgrad in der Evaluationsbevölkerung
hat, müßte als inadäquat gelten. Ein nicht erreichter Effekt könnte
also z.B. darin liegen, daß die Meßpopulation in einem zu geringen
Außmaß durch die Intervention erreicht wurde.

Nur für wenige ausgewählte Interventionsmaßnahmen konnten umfassend
Erreichungsgrade der Meßpopulation erfaßt werden. Dies ist bei den
personenbezogenen Screening-Maßnahmen der Fall. Das Beispiel der Blut-
druck-Screenings zeigt, daß ca. 50% der Screening-Teilnehmer zur Evaluationspopulation gehörten. Bezogen auf alle Screenings waren das ca.
14.000 Personen aus der Evaluationsbevölkerung, was einem Erreichungsgrad von insgesamt 13% der Evaluationspopulation entspricht.

3. Frage:

Gibt es einen direkten Bezug zwischen dem Ausmaß/Stärke der Intervention, der Qualität und der Wechselwirkung einzelner Programmbestandteile untereinander, auf der einen Seite und dem Ergebnis bei den
Risikofaktoren auf der anderen?
Fehlerart: Level der Behandlung/Intervention.
Für eine experimentelle Feldstudie, besonders aber für eine bevöl-
kerungsorientierte Studie, ist das keine akademische, sondern eine
außerordentlich umsetzungsrelevante Frage. D.h., es muß daß Programm
hinreichend intensiv, mit hohen Erreichungsgraden in der Bevölkerung
und einer qualitativen Vielfältigkeit durchgeführt werden.
Aus den amerikanischen Gemeindeinterventionsstudien wurde deshalb ein
Instrument zur quantitativen Dokumentation des interventiven Inputs,
das sogenannte Education-Tracking System (ETS) übernommen. Ohne zunächst qualitativ unterschiedliche Programmelemente, wie z.B. Medien,
personenbezogene Intervention oder bevölkerungsweite Aktionen zu gewichten, läßt sich die pro Risikofaktor realisierte Zahl von Maßnahmen
und Erreichungsgraden darstellen. Abb.2 zeigt pro Risikofaktor die
Zahl der Programmaktivitäten, gegliedert nach Aktivitäten mit kleiner
Teilnehmerzahl (schwarzer Balken), mittlerer (schraffierter Balken)
und höherer Teilnehmerzahl (gepunkteter Balken). Am Bremer Beispiel
zeigt sich dabei eine gute Übereinstimmung zwischen den positiven Risikofaktorenänderungen beim Blutdruck und dem entsprechend hohen interventiven Input, aber eine Divergenz zwischen den positiven Ergeb-

nissen beim Rauchen und der geringen Intensität des Programms gegen das Rauchen. Besonders bemerkenswert, aber auch enttäuschend ist die Divergenz zwischen dem Input im Ernährungsbereich und den negativen Ergebnissen beim Cholesterin und Übergewicht.

Abb.2: **Zahl, Inhalt und Beteiligungsraten interventiver Maßnahmen, 1985–1988, Bremen**

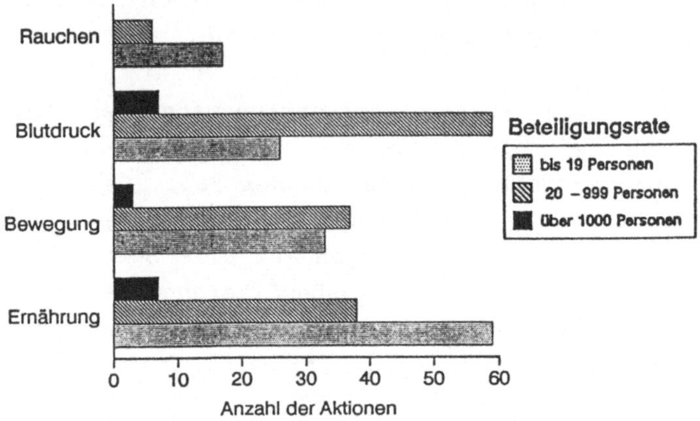

Datenquelle: ETS

Über den quantitativen Aspekt hinaus ist - besonders unter dem Gesichtspunkt der Übertragbarkeit auf andere Bedingungen, also unter einem Public Health Aspekt - die Frage der Qualität der Programme, der Relevanz einzelner Programm-Bestandteile für Risikofaktorenänderungen und der Wechselwirkung zwischen Programmbestandteilen bedeutsam. Das umfangreiche Instrumentarium der maßnahmenbegleitenden Prozeßevaluation bietet dabei eine ausgezeichnete Möglichkeit, gezielt nach einflußreichen Bedingungsfaktoren und Wirkungsprozessen zu suchen.

4. Frage:

Gibt es eine zeitliche Kongruenz der säkularen Trends in der Interventions- und Referenzregion, und gibt es evtl. auch ein Zusammenwirken von unterschiedlichen Trends mit mit den Programmen?

Fehlerart: Trend, Selektion, Programm.

Die Daten des nationalen und der regionalen Surveys lassen vermuten, daß es nicht äquivalente Entwicklungstrends der Risikofaktoren in den Treatment- und Kontrollregionen gibt. Das wurde z.B. schon deutlich an den unterschiedlichen Ausgangswerten der Risikofaktoren in den Interventionsregionen vor Beginn der Studie. Erste deskriptive Analysen der nationalen Daten lassen auf unterschiedliche Trends bei den einzelnen

Risikofaktoren und den Kriterien: Nord - Süd, Stadt - Land und Verän-
derungstrends zwischen erster und zweiter Messung schließen.

Es könnte z.B. angenommen werden, daß die natürlichen Trends in der
Treatment- und Kontrollregion zwar genau gleich, aber zeitlich gegen-
einander verschoben sind. Abb.3 zeigt eine mögliche Wirkung des Programms auf die Entwicklung des Trends in der Interventionsregion. Der
natürliche Trend in der Interventionsregion, dargestellt durch die
oberste Linie, könnte z.B. durch das Programm deutlich gesenkt worden
sein, hier durch die mittlere, gestrichelte Linie dargestellt. Gemessen wird aber genau der gegenteilige Effekt: eine starke Zunahme der
Differenzen beim zweiten Meßpunkt (0-1) und eine Nulldifferenz beim
letzten Meßpunkt (0-2).

Sichtbar werden diese Effekte erst durch die Hinzufügung weiterer
Zwischenmessungen oder zusätzlicher Meßpunkte nach Beendigung der
Studie. Eine weitere Lösung bestünde darin, Trends in sogenannten
Subreferenzen der nationalen Referenz zu betrachten. Solche Subreferenzen sind z.B. nach den Kriterien Stadt-Land, Nord-Süd, zu bilden.
Sinnvoll ist darüber hinaus die Stratifizierung nach Geschlecht, sozialer Schicht und eventuell verschiedenen Alterskohorten. Zum Ausschluß
und zur Kontrolle historisch unterschiedlicher Einflüsse ist ein prozeßevaluatives Monitoring gesundheitspolitischer Trends notwendig.

**Abb.3: Zeitliche Inkongruenz der säkularen Trends
in der Treatment- und Controlregion**

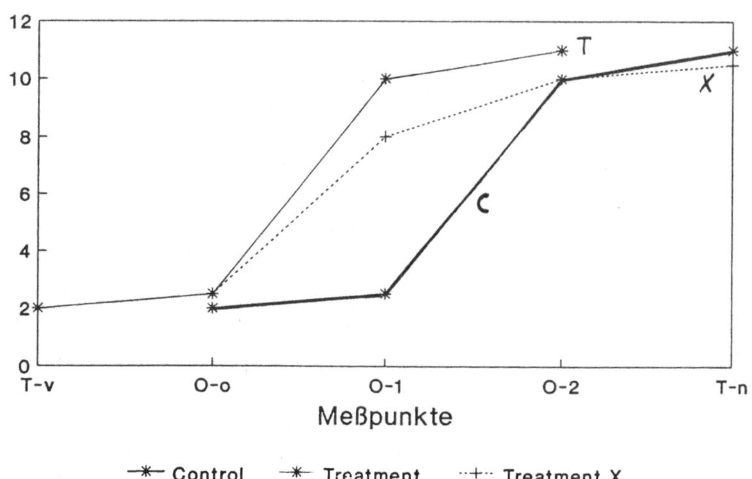

Zusammenfassend ist festzuhalten:
Epidemiologische Interventionsstudien werfen die Frage nach der Validität des Kausalzusammenhangs zwischen einem im natürlichen Feld, nämlich einer Stadt- oder Landgemeinde durchgeführten Präventionsprogramms und den epidemiologisch gemessenen Ergebnisvariablen auf. Mittels prozeßevaluativer Methoden und Detailanalysen der Ergebnisvariablen, insbesondere Trendanalysen, lassen sich verschiedene Erklärungsansätze finden und Fehlerquellen prüfen und ausschließen. Mittelfristig wäre in Anlehnung an bestehende Arbeiten, wie z.B. für anlytische oder quasi-experimentelle Studien, eine eigene Fehlertaxonomie zu entwickeln.

Literatur

Campbell, D.T., Stanley, J.C.: Experimental and Quasi-Experimental Design for Research, Rand Mc.Nally & Company, Chicago, 1966.

Cook, Th.D., Campbell, D.T.: Quasi-Experimentation. Design & Analysis Issues for Field Settings. Houghton Mifflin Company, Boston, 1979.

Kleinbaum, D.G., Kupper, L.L., Morgenstern, H.: Epidemiologic Research. Principles and Quantitative Methods. Lifetime Learning Publications, Belmont, CA., 1982.

Sackett, D.L.: Bias in Analytic Research. J Chron Dis Vol.32 pp.51 to 63, Pergamon Press Ltd 1979. Printed in Great Britain.

Die Auswirkungen von Sensitivität und Spezifität der Fall-Diagnose auf Validität, Studiengröße, Präzision und Power krankenhausbezogener Fall-Kontroll-Studien

H. Brenner, Abt. Med. Soziologie der Universität Ulm
D.A. Savitz, University of North Carolina, Chapel Hill/USA

Einführung:

Die Auswirkungen von Spezifität und Sensitivität der Erkrankungsdiagnose auf die Ergebnisse epidemiologischer Studien sind in der einschlägigen Literatur üblicherweise mittels Mißklassifikationsmodellen untersucht worden, die von einer feststehenden Anzahl von Studienteilnehmern ausgehen (1-3). Diese Annahme trifft für Fall-Kontroll-Studien jedoch im allgemeinen nicht zu, da die Erkrankungsdiagnose hier gleichzeitig Bestandteil des Fall-Rekrutierungsprozesses ist, und die Sensitivität und Spezifität der Fall-Diagnose daher, bei festgelegter Studiendauer und Zielpopulation, auch Einfluß auf die Größe der Studienpopulation nehmen: Falsch negative Fälle werden in aller Regel nicht, wie in traditionellen Modellen angenommen, in die Kontrollgruppe rekrutiert, sondern werden erst gar nicht in die Studie aufgenommen. Ebenso rekrutieren sich falsch positive Fälle in aller Regel nicht aus der Kontrollgruppe, sondern aus dem unmittelbaren Umfeld der Fallerhebung und führen damit zu einer Erhöhung der Studienteilnehmerzahl. Mittels eines mathematischen Modells, das den üblichen Rahmenbedingungen krankenhausbezogener Fall-Kontroll-Studien Rechnung trägt, werden die isolierten und kombinierten Effekte von (expositionsunabhängiger) Sensitivität und Spezifität in der Fall-Diagnose auf Validität, Studiengröße, Präzision und Power untersucht (4).

Modellansatz:

Im Rahmen einer krankenhausbezogenen Fall-Kontroll-Studie soll der Zusammenhang zwischen einer dichotomen Exposition und einem dichotomen Erkrankheitsstatus (Fälle vs. Kontrollen) untersucht werden. Als potentielle Fälle ("Fallkandidaten") sollen alle Patienten, die während des im Studienprotokoll definierten Erhebungszeitraums in einer oder mehreren an der Studie beteiligten Krankenhausabteilungen zur Aufnahme kommen, gelten. Das Studienprotokoll sieht ferner die Rekrutierung geeigneter Kontrollpersonen aus anderen Abteilungen der beteiligten Kliniken vor, wobei das Zahlenverhältnis von Kontrollen zu Fällen ebenfalls im Studienprotokoll festgelegt ist. Es wird angenommen, daß die Rekrutierung der Kontrollpersonen sowie die Expositionsklassifikation der Fälle und Kontrollen korrekt durchgeführt wird, daß jedoch die Auswahl der Fälle unter den Fallkandidaten mit eingeschränkter Sensitivität und Spezifität erfolgt. Es wird ferner angenommen, daß die Expositionsprävalenz der "falsch positiven" Fälle mit der Expositionsprävalenz der Kontrollpersonen übereinstimmt. Zur Quantifizierung des Effekts dieser Fehlklassifikation wird folgende Notation herangezogen:

K = Zahl der Fallkandidaten

P = Prävalenz "echter Fälle" unter den Fallkandidaten

R = festgelegte Relation von Kontrollpersonen zu Fällen

p_1 = Expositionsprävalenz der Fälle

p_0 = Expositionsprävalenz der Kontrollen

Se = (expositionsunabhängige) Sensitivität der Falldiagnose

Sp = (expositionsunabhängige) Spezifität der Falldiagnose.

Tabelle 1 zeigt die Erwartungswerte der Studienteilnehmer in den Zellen der zugehörigen Vierfeldertafel als Funktion der o.g. Größen:

Tabelle 1: Vierfeldertafel für den hier gewählten Modellansatz:

	Exponiert	Nicht exponiert
Fälle	$a = p_1*Se*P*K$ $+ p_0*(1-Sp)*(1-P)*K$	$b = (1-p_1)*Se*P*K$ $+ (1-p_0)*(1-Sp)*(1-P)*K$
Kontrollen	$c = p_0*R*Se*P*K$ $+ p_0*R*(1-Sp)*(1-P)*K$	$d = (1-p_0)*R*Se*P*K$ $+ (1-p_0)*R*(1-Sp)*(1-P)*K$

Die odds ratio berechnet sich als $(a*d)/(b*c)$. Bei ausreichend großen Studienteilnehmerzahlen lassen sich Erwartungswerte für ein approximatives 95 % Konfidenzintervall als

$$((a*d)/(b*c)) * \exp(\pm 1,96 * \sqrt{1/a + 1/b + 1/c + 1/d})$$

sowie eine Teststatistik (die unter der Nullhypothese der Standardnormalverteilung folgt) als

$$z = \sqrt{(a+b+c+d)*(a*d-b*c)^2/((a+b)*(c+d)*(a+c)*(b+d))}$$ berechnen.

Die Power $(1-\beta)$ für zweiseitiges Testen auf dem Signifikanzniveau α ergibt sich aus

$$Pr(z \leq \hat{z}_\beta) \text{ mit } \hat{z}_\beta = \sqrt{(a+b)*(a/(a+b)-c/(c+d))^2/((1+1/R)*\overline{p}*\overline{q})} - z_{\alpha/2},$$

wobei $\overline{p} = (a/(a+b)+R*c/(c+d))/(1+R)$ und $\overline{q} = 1-\overline{p}$ (4).

Ergebnisse:

Tabelle 2 veranschaulicht anhand eines numerischen Beispiels die folgenden, generell abzuleitenden Folgen eingeschränkter Sensitivität und Spezifität der Fall-Rekrutierung (eine detaillierte Herleitung, Darstellung und Diskussion der Ergebnisse findet sich in (4)).

Tabelle 2:
Erwartete odds ratio ($\hat{OR}$), 95 % Konfidenzintervall (KI), Teststatistik (λ), Gesamtzahl der Studienteilnehmer (n) und Power ($1-\beta$, für zweiseitiges Testen mit $\alpha = 0.05$) und verschiedenen Stufen der Sensitivität und Spezifität der Falldiagnose für folgendes Zahlenbeispiel: K=200, P=0.50, R=1, p_0=0.2, p_1=0.4.

Spezifität		Sensitivität		
		1.0	0.9	0.8
1.0	$\hat{OR}$	2.67	2.67	2.67
	KI	1.42–5.02	1.37–5.19	1.31–5.41
	λ	3.09	2.93	2.76
	n	200	180	160
	$1-\beta$	0.87	0.83	0.79
0.9	$\hat{OR}$	2.47	2.45	2.43
	KI	1.35–4.53	1.30–4.63	1.24–4.74
	λ	2.97	2.80	2.63
	n	220	200	180
	$1-\beta$	0.84	0.80	0.75
0.8	$\hat{OR}$	2.32	2.29	2.25
	KI	1.29–4.14	1.25–4.20	1.19–4.26
	λ	2.86	2.70	2.52
	n	240	220	200
	$1-\beta$	0.82	0.77	0.71

Mangelnde Spezifität in der Fall-Rekrutierung führt durch die Aufnahme falsch positiver Fälle in die Fallgruppe (und die analoge Vergrößerung der Kontrollgruppe) zu einer Zunahme der Studiengröße und einer Unterschätzung des Expositionseffekts (in

Richtung auf eine odds ratio von 1.0). Die Erhöhung der Präzision durch die größere Zahl von Studienteilnehmern ist angesichts dieses Verlusts an Validität bedeutungslos oder gar irreführend. Außerdem kann gezeigt werden (4), daß es trotz höherer Studienteilnehmerzahlen generell auch zu einem Verlust an Power kommt. Mangelnde Sensitivität der Falldiagnose reduziert zwar ebenfalls die Power (über eine Verringerung der Fallzahlen), beeinträchtigt jedoch die Punktschätzungen der Expositionseffekte nur dann, wenn gleichzeitig die Spezifität eingeschränkt ist. Der Verlust an Power und Präzision kann darüberhinaus oftmals mittels der Erhöhung der Zahl der Kontrollpersonen voll kompensiert werden. Beim Vorliegen mehrerer diagnostischer Kriterien für die Fall-Rekrutierung sollte daher in aller Regel der Maximierung der Spezifität Vorrang vor Belangen der Sensitivität eingeräumt werden, wobei besonders zu beachten ist, daß sich ätiologisch ausgerichtete Diagnosekriterien erheblich von routinemäßig erhobenen klinischen Diagnosekriterien unterscheiden können.

Literatur:

1. Bross I. Misclassification in 2 x 2 tables.
   Biometrics 10 (1954) 478-86.
2. Fleiss JL. Statistical methods for rates and proportions,
   2nd edition. New York, John Wiley & Sons, 1981, pp. 188-211.
3. Kleinbaum DG, Kupper LL, Morgenstern H. Epidemiologic
   research. Principles and quantitative methods.
   New York, Van Nostrand Reinhold Company, 1982: pp. 220-41.
4. Brenner H, Savitz DA. The effects of sensitivity and
   specificity of case selection on validity, sample size,
   precision and power in hospital-based case-control studies.
   Am J Epidemiol 132 (1990) 181-92.

Auswahl von Populationskontrollen mittels "random digit dialing"

KREIENBROCK, L.; LIEB, G.; GERKEN, M.

Bergische Universität GH Wuppertal, FB 14, FG Arbeitssicherheit und Umweltmedizin

Zusammenfassung

Im Rahmen der epidemiologischen Forschung sollen die Verteilung und die Ursachen von Krankheiten in menschlichen Populationen beschrieben werden. Als effizientes Instrument hierzu haben sich Fall-Kontroll-Studien erwiesen, bei denen in einem retrospektiven Ansatz definierten Krankheitsfällen gesunde Kontrollpersonen zugeordnet werden, um anschließend die Verteilung potentieller Risikofaktoren auf Unterschiede in diesen zwei Gruppen zu analysieren. Sollen die aus einer solchen Vorgehensweise abgeleiteten Aussagen allgemeine Rückschlüsse auf die Bevölkerung zulassen, so ist es wünschenswert die Kontrollpersonen als repräsentative Bevölkerungsstichprobe auszuwählen. Ein solches Auswahlverfahren stellt das in der Markt- und Meinungsforschung entwickelte "random digit dialing" dar, bei dem Kontrollpersonen mittels einer bevölkerungsrepräsentativen Stichprobe per Telefon gewonnen werden. Basierend auf den Erfahrungen einer Pilot-Studie zu den Risikofaktoren des Bronchialkarzinoms werden die Vor- und Nachteile dieser Methode insbesondere in Hinblick auf die Repräsentativität und die technische Realisierbarkeit aufgezeigt.

1 Ausgangssituation und Hintergrund

Im Rahmen der Pilotphase zur Fall-Kontroll-Studie "Umwelt und Gesundheit - Studie zum Lungenkrebsrisiko durch Radon in der Bundesrepublik Deutschland" soll eine Methodik zur Kontrollpersonenermittlung entwickelt werden, die folgenden Ansprüchen gerecht wird:

- technische Realisierbarkeit auch bei einer großen Anzahl von Kontrollpersonen aus gering besiedelten Gebieten,
- Repräsentativität,
- hoher Response.

Unter den gegebenen Voraussetzungen wurde das Verfahren des "random digit dialing" erprobt, da der ausschließliche Zugang über Melderegisterdaten insbesondere bei Regionen mit geringer Besiedelungsdichte einen hohen Aufwand darstellt.

Im ursprünglichen Sinn bedeutet "random digit dialing" zufällig ausgewählte Ziffern mittels Telefon anzuwählen und somit an Kontrollpersonen zu gelangen (vgl. etwa Schach.(1987)). Damit wäre unter der Voraussetzung einer hinreichend erschöpfenden Anzahl von Telefonanschlüssen eine repräsentative einfache Zufallsauswahl aus der Bevölkerung gezogen. Geht man bei diesem Auswahlverfahren in vollem Umfang zufällig vor, so wird allerdings bei dem überwiegenden Teil generierter Nummern kein Anschluß existieren, so daß dieses Verfahren sehr aufwendig werden könnte. Aus solchen Gründen sind Modifizierungen des "random digit dialing" notwendig (vgl. auch Waksberg (1978), Groves und Kahn (1979), Schach (1987)).

Für die Studie "Umwelt und Gesundheit", deren Studienregion weite Teile der Bundesrepublik Deutschland umfaßt, wurden deshalb einige Modifikationen der klassischen "random digit dialing"-Auswahl im Rahmen einer "feasibility Studie" getestet und auf ihre Anwendbarkeit für eine Fall-Kontroll-Studie in diesem Gebiet geprüft.

2 Erfassung von Kontrollpersonen

Das Verfahren der Kontrollgruppenermittlung mittels "random digit dialing" läßt sich in die beiden Teile der Zufallsauswahl von Telefonnummern sowie der Kontaktaufnahme mit potentiellen Zielpersonen untergliedern.

Dreistufige Zufallsauswahl

Bei der vorliegenden Studie wurde das Verfahren der dreistufigen Zufallsauswahl gewählt, um die Repräsentativität der Auswahl zu gewährleisten.

Bei diesem Auswahlprinzip wird, wie in Abb. 1 dargestellt, eine repräsentative Stichprobe dadurch gewonnen, daß in der ersten Stufe Telefonbücher (=Primäreinheiten) ausgewählt werden, aus diesen Büchern Telefonnummern (= Sekundäreinheiten) und nur bei diesen Nummern in der dritten Auswahlstufe Zielpersonen (= Tertiäreinheiten) gewonnen werden (vgl. auch Kreienbrock (1989)).

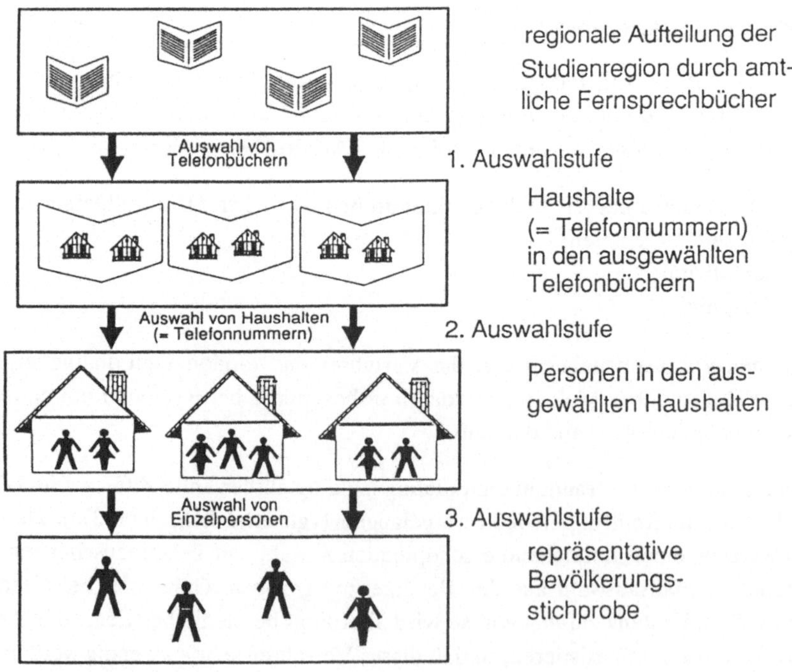

<u>Abb. 1</u>: Dreistufige Zufallsauswahl

Da über die Definition der Studienregion von einer Vollerhebung auf der ersten Stufe ausgegangen werden kann, liegt im wesentlichen sogar nur ein zweistufiges Auswahlverfahren vor.

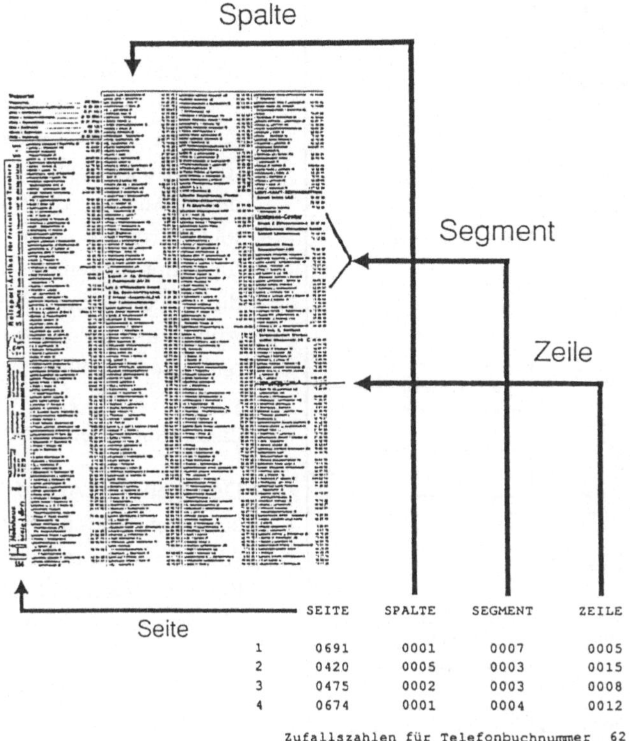

	SEITE	SPALTE	SEGMENT	ZEILE
1	0691	0001	0007	0005
2	0420	0005	0003	0015
3	0475	0002	0003	0008
4	0674	0001	0004	0012

Zufallszahlen für Telefonbuchnummer 62

Um innerhalb eines ausgewählten Telefonbuches zufällig eine Telefonnummer zu bestimmen, wird mit Hilfe eines Quadrupels von Pseudozufallszahlen eine Telefonnummer derart bestimmt, daß die erste Zahl einer Seite, die zweite einer Spalte, die dritte einem Segment (jede Spalte ist in acht Segmente zu unterteilen) und die vierte Zahl einer Zeile des öffentlichen Fernsprechbuches der Bundespost zuzuordnen ist (siehe Abb. 2).

Abb. 2: Telefonnummern bzw. Adressenauswahl mittels Pseudozufallszahlenquadrupeln

Kontaktaufnahme

Um das Verfahren der Kontaktaufnahme zu optimieren wurden mehrere Modifikationen getestet:

1. Telefon-Ansatz
2. Brief-Telefon-Ansatz,

wobei der Telefon-Ansatz nochmals in zwei Teile untergliedert wurde, um Abhängigkeiten der Responserate von lokalen Einflußfaktoren (z.B. Dialekten) und der Anzahl von Telefonatversuchen aufzuzeigen.

Hierzu wurde die Studienregion in die Teile Nordrhein-Westfalen (mit dem Studienzentrum in Wuppertal) und Bayern (mit dem Studienzentrum in Donaustauf bei Regensburg) aufgeteilt, wobei in Nordrhein-Westfalen vier Telefonatversuche, in Bayern zwei Telefonatversuche unternommen wurden.

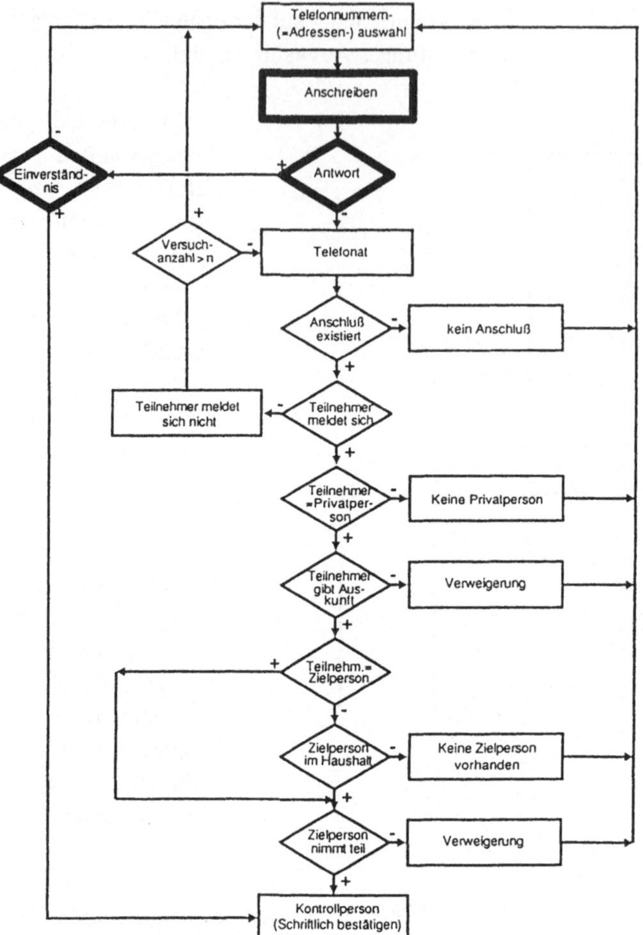

Die beiden Ansätze Telefonat bzw. Brief-Telefonat unterscheiden sich hauptsächlich in dem ersten Ansprechen der ausgewählten Personen. Während dies bei dem Telefonat-Ansatz ausschließlich mittels Telefon erfolgte, wurde bei dem Ansatz Brief-Telefonat zuerst ein Informationsschreiben über die Studie sowie deren Ablauf an den ausgewählten Personenkreis verschickt. Fünf Arbeitstage darauf folgte der Anruf.

Der genaue Ablauf der einzelnen Verfahren ist in Abb. 3 dargestellt, wobei für den Telefonat-Ansatz die fett umrandeten Flächen zu streichen, bei dem Brief-Telefonat-Ansatz alle Verzweigungen zu berücksichtigen sind.

<u>Abb. 3</u>: Flußdiagramm zum Ablauf der Kontaktaufnahme (die fett umrandeten Flächen sind nur für den Brief-Telefonansatz zu berücksichtigen; n = maximale Anzahl von Telefonatversuchen bei Nichterreichbarkeit des Teilnehmers).

3 <u>Bewertung der Kontrollpersonenerfassung</u>

Für die Bewertung der Kontrollpersonenauswahl mithilfe einer Modifikation des "random digit dialing"-Verfahren sollen die drei Kriterien

- Schätzbarkeit von Zielparametern,
- Response und
- technische Realisierbarkeit

verwendet werden. Damit ist es möglich, neben den bislang bekannten prinzipiellen Eigenschaften dieses Auswahlverfahrens Hinweise über die Durchführbarkeit dieser Methodik innerhalb von Fall-Kontroll-Studien in der Bundesrepublik Deutschland zu geben.

Schätzbarkeit

Im Rahmen der dargestellten Verfahrensmodifikationen ist in der Regel eine direkte Kontrolle der gegebenen Antworten nicht möglich. So kann von einem Telefoninterviewer nicht kontrolliert werden, ob beispielsweise eine Antwortperson in einem Haushalt die Wahrheit über das Vorhandensein einer potentiellen Zielperson sagt, oder ob sich etwa bei Verneinung dieser Frage eine Verweigerung hinter einer solchen Antwort verbirgt.

Im Rahmen der Studie "Umwelt und Gesundheit", bei der Kontrollpersonen u.a. nach dem Alter von Patienten mit Bronchialkarzinom gematcht werden sollen, ist deshalb bei der Frage nach dem Alter einer Zielperson der Anteil der 45-75-jährigen Personen in der Bevölkerung der Bundesrepublik Deutschland als Ziel- und gleichzeitige Referenzgröße geeignet, um die "Güte" der richtigen Antworten im Rahmen der Personenerfassung abzuschätzen. Nach Angaben des statistischen Bundesamtes ist dieser Anteil zur Zeit (April 1989) mit 34,9 % anzugeben.

Da das Auswahlverfahren im wesentlichen eine zweistufige Zufallsauswahl aus der Bevölkerung der Bundesrepublik Deutschland darstellt, kann unter der Voraussetzung einer mittleren Haushaltsgröße der Anteil der 45-75-jährigen Personen annähernd erwartungstreu geschätzt werden (vgl. Kreienbrock (1989)).

Für das nordrhein-westfälische Studiengebiet (nur hier ist wegen einer ausreichenden Zahl von Anrufversuchen z.Zt. eine adäquate Schätzung möglich) gilt etwa unter Berücksichtigung von N Einwohnern, K Haushalten, k Anrufen und einer durchschnittlichen Zahl von M Personen pro Haushalt für diese Schätzung aus der Pilotstudie

Anteilschätzer 45-75-jähriger Personen
$$= K / N \cdot m / k \cdot \text{(Anzahl Zielpersonen in der Stichprobe)}$$
$$= 33{,}56 \, \%,$$

so daß in obigem Sinne von einer guten Antwortbereitschaft der insgesamt 666 in die Studie eingegangenen Teilnehmer ausgegangen werden kann.

Response

Bei der Bestimmung der Quote der Ausfälle im Rahmen einer solchen Kontrollpersonenerfassung ist im Gegensatz zu der Stichprobenziehung aus Melderegistern darauf zu achten, daß die Ausfälle 1. Art (ohne Bias) und 2. Art (mit potentiellen Bias) unterschieden werden (vgl. Kreienbrock (1989)). Im Folgenden sei

Bruttoinput (= Anzahl der bearbeiteten Adressen/Telefonnummern)
- Ausfälle 1. Art (z.B. kein Privatanschluß)
- Ausfälle, da keine Zielperson im Haushalt
= Nettoinput

Nettoinput
 - Ausfälle 2. Art (z.B. Verweigerer)
 = Nettostichprobe

Für eine Berechnung des Response muß demnach gelten, daß die Nettostichprobe auf den Nettoinput bezogen wird.

Für die drei verwendeten Auswahlmodifikationen sowie einige vergleichbare Erhebungen können die Ergebnisse dieser Berechnungen der Tab. 1 entnommen werden.

<u>Tab.1</u>: Ausfälle in % bei drei verwendeten Modifikationen des "random digit dialing", bei zwei Erhebungen aus Melderegistern (nach Greiser et al. (1988)) bzw. einer telefonischen Bevölkerungsbefragung (nach Brückner et al. (1982)) (n = Bruttoinput)

	Telefon NRW (n=666)	Telefon Bayern (n=900)	Brief-Telefon (n=151)	Meldeämter Gebiet 1 (n=284)	Meldeämter Gebiet 2 (n=247)	Telefon ZUMA (n=682)
Bruttoinput	100	100	100	100	100	100
- Ausfälle 1. Art	12	3	6	21	1	14
- keine Zielperson	48	43	20	--	--	--
= Nettoinput	40	54	74	79	99	86
Nettoinput	100	100	100	100	100	100
- keine Reaktion	39	46	42	--	30	15
- Verweigerungen	33	20	33	47	29	38
= vorläufige Zusage	28	34	25	53	41	47

Bei diesem Vergleich zeigt sich einer der wesentlichen Nachteile der verwendeten Verfahren, denn neben den expliziten Verweigerungen ist ein großer Teil von ausgewählten Telefonnummern / Haushalten zu beobachten, bei denen keine Reaktion erfolgt (siehe Tab. 1). Wenn auch außerhalb dieser Feasibility-Studie eine Verkleinerung dieses Anteils etwa durch Übersendung weiterer Informationsmaterials und insbesondere durch Erhöhung der Anzahl der Kontaktversuche erreicht werden kann, so bleibt letztendlich unklar, ob keine Reaktion als Ausfall 1. oder 2. Art zu werten ist. Andererseits zeigt obiger Vergleich aber auch, daß dieses Phänomen bei Stichproben aus Meldergistern in ähnlicher Form präsent ist.

Technische Realisierbarkeit

Die durchgeführten Versuche zur Kontrollpersonenerfassung zeigen, daß es möglich ist, diese mit einfach handhabbaren Mitteln einzusetzen, so daß sie nicht durch ein externes Institut bearbeitet werden müssen und die Durchführung damit in Händen der epidemiologischen Arbeitsgruppe verbleiben kann. Mit den amtlichen Fernsprechbüchern, Daten der amtlichen Statistik und einfach zu realisierenden Datenbanken auf dem PC kann damit ein flexibles Auswahlinstrument geschaffen werden.

Als Vorteil ist insbesondere auch die dezentrale Bearbeitung zu sehen, so daß etwa Abhängigkeiten des Response wegen regionalen Besonderheiten (z.B. Dialekte) begegnet werden kann.

Ein weitere technischer Vorteil ergibt sich dann, wenn Stichproben aus wenig besiedelten Gebieten gezogen werden sollen. Da ein Zugang über die Melderegister dann erfahrungsgemäß mit hohem organisatorischem Aufwand behaftet ist, können unkompliziert und kostengünstig Kontrollpersonen ermittelt werden. Damit kann der "Organisationsbias" einer epidemiologischen Studie nicht unerheblich vermindert werden.

4 Fazit

Aufgrund der genannten Voraussetzungen und der aufgezeigten Ergebnisse erscheint die Ermittlung von Kontrollpersonen mit Hilfe von Modifikationen des random-digit-dialing durchaus als möglich. Dies gilt insbesondere unter dem Aspekt der Ermittlung von Personen in wenig besiedelten Gebieten, in denen der Stichprobenzugang über Einwohnermelderegister in der Regel sehr aufwendig ist.

Als Nachteile dieser Auswahltechniken müssen allerdings deren potentiellen Verzerrungsmechanismen berücksichtigt werden. Kritisch anzumerken sind hierbei insbesondere

- Unvollständigkeit der Auswahlgrundlage durch nur wenige Telefonanschlüsse (dies gilt z. Zt. etwa für den Bereich der ehemaligen DDR, wo eine solche Technik deshalb ungeeignet ist),

- Unkenntnis des Ausfalltyps bei Telefonanschlüssen ohne Reaktion,

- mangelnde Möglichkeit zur Verzerrungskorrektur, falls keine zusätzlichen Angaben zur Haushaltsstruktur bekannt sind.

Demgegenüber ist als Vorteil neben der Praktikabilität, die richtig geschätzte Altersstruktur hervorzuheben. Ein Confoundingmechanismus im Zusammenhang mit dem betrachteten Hauptuntersuchungsfaktor Radon ist bei diesem Auswahlverfahren nicht zu erwarten, so daß ein selection bias hier nicht auftreten wird.

Für Studien mit ähnlichen Voraussetzungen wie die hier behandelte kann der Ansatz der Kontrollpersonenermittlung mit Hilfe des Telefons deshalb durchaus als Alternative zur Stichprobe über Einwohnermeldeämter angesehen werden.

Danksagung

Herrn Hans-Jürgen Belzer, Statistisches Bundesamt Wiesbaden, sei für die Übermittlung von in dieser Arbeit verwendeter Daten herzlichst gedankt.

Diese Arbeit wurde aus Mitteln des Bundesministers für Umwelt, Naturschutz und Reaktorsicherheit gefördert.

Literatur

Brückner,E.; Hormuth,S.; Sagawe,H. (1982): Telefoninterviews - ein alternatives Erhebungsverfahren ? Ergebnisse einer Pilotstudie. ZUMA-Nachrichten 11, 9-36

Greiser,E.; Jöckel;K.-H., Timm,J., Wichmann,H.-E. (1988): Luftverschmutzung und Lungenkrebsrisiko - Untersuchungen zu Risikofaktoren des Bronchialkarzinoms. Forschungsbericht 10 606 044 / 01-02 des Umweltbundesamtes

Groves, R.M., Kahn, R.L. (1979): Surveys by Telephone, A National Comparison with Personal Interviews. Academic Press, New York.

Kleinbaum, D.G.; Kupper, L.L.; Morgenstern, H. (1982): Epidemiologic Research. Lifetime Learning Publications, Belmont, California.

Kreienbrock, L.; (1989): Einführung in die Stichprobenverfahren. Oldenbourg Verlag, München.

Schach, S. (1987): Methodische Aspekte der telefonischen Bevölkerungsbefragung - allgemeine Überlegungen und Ergebnisse einer empirischen Untersuchung. Forschungsbericht 87/7, FB Statistik, Universität Dortmund.

Waksberg, J. (1978): Sampling Methods for Random Digit Dialing. JASA 73, 40-46.

Anschrift der Autoren

L. Kreienbrock, G. Lieb, M. Gerken
Bergische Universität Gesamthochschule Wuppertal
FB 14, Arbeitssicherheit und Umweltmedizin
Gauß-Str. 20
5600 Wuppertal 1
Tel   (0202) 439-2088
FAX (0202) 439-2068

EVALUIERUNG PROGNOSTISCH HOMOGENER SUBPOPULATIONEN MIT HILFE DER METHODE DER KLASSIFIKATIONSBÄUME

W. SAUERBREI[1], A.W. ZAISS[1], B. LAUSEN[2] & M. SCHUMACHER[1]

[1]Institut für Med. Biometrie und Med. Informatik,
Stefan-Meier-Str. 26, 7800 Freiburg
[2]Fachbereich Statistik, Universität Dortmund

Bereits in den 60er Jahren waren unter dem Namen 'Automatic Interaction Detection' Verfahren bekannt, die bei einer binären Zielgröße anhand von Chi-Quadrat-Unabhängigkeitstests eine hierarchische Selektion der prognostisch 'relevanten' Variablen vornahmen. Die Ergebnisse lassen sich anschaulich für den Substanzwissenschaftler in einer Baumstruktur darstellen. Die Monographie von Breiman et al. (1984) und verschiedene Computerprogramme haben diesem Ansatz unter dem Namen CART (Classification and Regression Trees) zu einer großen Bedeutung verholfen. Die Methodik ist mittlerweile für stetige Zielgrößen und auch für zensierte Daten erweitert (Segal 1988), die zu betrachtenden Einflußgrößen können jedes beliebige Skalenniveau besitzen.
In der klinischen Forschung bietet die Untersuchung der diagnostischen Relevanz von diskutierten Faktoren eine Einsatzmöglichkeit dieses Ansatzes, eine andere besteht in der Festlegung von Subpopulationen mit unterschiedlicher Prognose. Das Verfahren sollte als Ergänzung zu den üblichen Modellansätzen (Cox-Modell, Logistische Regression) verwendet werden. Da üblicherweise nominale, ordinale und stetige Einflußgrößen vorhanden sind, haben vor allen Dingen stetige Faktoren eine große Wahrscheinlichkeit, fälschlicherweise als relevant bezeichnet zu werden. Wird dies bei der Entwicklung der Klassifikationsbäume nicht berücksichtigt, so besteht die Gefahr, das Ziel, möglichst homogene Subpopulationen mit unterschiedlicher Prognose zu erhalten, ganz oder auch teilweise zu verfehlen. Eine teilweise Lösung dieser Problematik liefert die Anwendung der Resultate von Miller & Siegmund (1982) für binäre Zielgrößen sowie deren Verallgemeinerung auf Zielgrößen mit beliebigem Skalenniveau und für zensierte Daten (Lausen & Schumacher 1989).
Die Auswirkungen dieser Vorschläge werden am Beispiel einer Hirntumorstudie verdeutlicht; weitere Probleme bei der Anwendung der Verfahren werden diskutiert.

Erläuterung der Methode für binäre Ziel- und Einflußgrößen

Die einfachste Situation ergibt sich bei der Untersuchung des Zusammenhangs von binären Einflußfaktoren auf eine binäre Zielgröße. Die geeigneten Tests dazu sind der Chi-Quadrat-Unabhängigkeitstest, bzw. bei kleinen Populationen der exakte Fisher-Test.

Der Aufbau eines Klassifikationsbaumes soll anhand der Diagnoseproblematik für Sarkoidose aus einer Untersuchung an 487 Patienten, davon 126 Patienten mit histologisch gesicherter Sarkoidose, erläutert werden. Bei pulmonaler Sarkoidose findet sich in der branchalveolären Lavage (BAL) eine Lymphozytose, wobei je nach Aktivitätsgrad vor allem die T-Helfer-Lymphozyten (T4) erhöht sind, während die T-Suppresor-Lymphozyten (T8) erniedrigt sind. Weitere Parameter sind die Gesamtzellzahl (TC = Total cells) und der prozentuale Anteil an Natural-Killer-Zellen (LEU 7). Alle Einflußgrößen werden in den beiden Kategorien normal bzw. pathologisch betrachtet, wobei folgende Normalwerte gelten: $TC \leq 13 * 10^6$ Zellen, Lymphozyten < 13%, T4-Helfer-Lymphozyten $\leq$ 70%, T8-Suppresor-Lymphozyten $\geq$ 20%, Natural-Killer-Zellen (LEU 7) $\leq$ 14%, sowie T4/T8-Quotient $\leq$ 3.5.

Im ersten Schritt wird separat für jede potentielle Einflußgröße die Testgröße für einen Zusammenhang mit der Zielgröße bestimmt. Die Werte in Tabelle 1 verdeutlichen, daß bei dieser univariaten Betrachtung bis auf TC alle untersuchten Kriterien diagnostische Bedeutung besitzen.
Den größten Chi-Quadrat-Wert hat der T4/T8 - Quotient; damit wird das Kollektiv im ersten Schritt in die beiden Subpopulationen T4/T8 - Quotient "normal" bzw. "pathologisch" eingeteilt.

Im zweiten Schritt wird auf diese beiden Subpopulationen unabhängig voneinander dasselbe Verfahren angewendet. In beiden Fällen erweisen sich die Lymphozyten als die Einflußgröße, die die größte Bedeutung für die Diagnose "Sarkoidose" besitzt. Nach der Einteilung anhand des von T4 und T8 abgeleiteten Quotienten verlieren T4 und T8 selbst natürlicherweise stark an Bedeutung.
Nach dem 2. Schritt verbleiben die 4 Subpopulationen
- T4/T8 normal, Lymphozyten normal (n = 183)
- T4/T8 normal, Lymphozyten pathologisch (n = 202)
- T4/T8 pathologisch, Lymphozyten normal (n = 9)
- T4/T8 pathologisch, Lymphozyten pathologisch (n = 82),

wobei 11 Patienten wegen fehlender Angaben zu den Lymphozyten keiner Gruppe zugeordnet werden konnten.

Diese Methode wird solange weitergeführt, bis eine weitere Aufteilung, vor allen Dingen wegen zu geringer Fallzahl in den Subpopulationen nicht sinnvoll erscheint. Dies wird häufig anhand des $\sqrt{N}$-Kriteriums entschieden, bei dem die Wurzel aus dem Gesamtstichprobenumfang die minimale Größe angibt. Außerdem wird die Aufteilung in weitere Subpopulationen beendet, wenn keine der verbliebenen Einflußgrößen signifikant ist.

Tab. 1: Sarkoidose-Beispiel
Werte der Testgrößen der Chi-Quadrat-Unabhängigkeitstests

Einflußgröße	1. Schritt	2. Schritt	
		a) T4/T8 normal (n = 396)	b) T4/T8 patholog. (n = 91)
Lymphozyten	64.2	23.3 *	13.6 *
TC	0.3	0.7	0.5
T4	93.3	10.3	0.0
T8	126.9	1.4	5.1
T4/T8 Quotient	133.1 *	-	-
LEU 7	26.5	17.2	4.2

Erweiterung der Methode für beliebige Ziel- und Einflußgrößen

Das dargestellte Vorgehen zur Aufteilung einer Population in homogene Untergruppen läßt sich für stetige, ordinale und auch für zensierte Zielgrößen in natürlicher Weise erweitern. Lediglich die Wahl einer "geeigneten" Teststatistik zum Vergleich zweier Gruppen ist notwendig, um einen Klassifikationsbaum zu erstellen. Bei stetigen und ordinalen Zielgrößen werden beispielsweise t-Tests oder Wilcoxon-Tests für jede potentielle Einflußgröße berechnet und das betrachtete Teilkollektiv wird anhand des Faktors mit dem minimalen p-Wert weiter unterteilt. Bei zensierten Daten dient der p-Wert des Logrank-Test als Kriterium zum Aufbau des Baumes. Bei Verletzung von Modellannahmen können die angegebenen Teststatistiken durch allgemeinere Methoden des Zwei-Gruppen-Vergleichs ersetzt werden.

Von großer Bedeutung ist die Erweiterung der Methode auf beliebiges Skalenniveau für die zu betrachtenden Einflußgrößen. Bei ordinalen und stetigen Größen geschieht dies durch Dichotomisierung der Einflußgröße anhand eines Cutpoints. Für die daraus resultierenden Subpopulationen kann man p-Werte in Abhängigkeit des Cutpoints errechnen. Durch Variation der Cutpoints lassen sich alle möglichen Aufteilungen des betrachteten Subkollektivs für die interessierende Einflußgröße erreichen. Der "optimale" Cutpoint wird durch den minimalen p-Wert festgelegt.
Dieses Vorgehen wird anhand einer multizentrischen, randomisierten Studie zum Vergleich zweier Chemotherapie-Schemata bei Patienten mit Hirntumoren in Abb.1 demonstriert.
Zugrunde liegen als Zielgröße die Überlebenszeit und als Einflußgröße 12 potentielle prognostische Faktoren von 447 Patienten. Die Studie ist ausführlich in Ulm et al. (1989) diskutiert und es werden die in der dortigen Tab. 3.3.1 beschriebenen prognostischen Faktoren betrachtet. Als einzige stetige Einflußgröße liegt das Alter vor, 3 Einflußgrößen haben jeweils 3 geordnete Kategorien und die restlichen 8 Faktoren liegen in binärer Form vor. In dieser Arbeit soll die Studie lediglich zur Illustration der methodischen Aspekte dienen.
In Abb. 1 wird nur die Subpopulation von 179 Patienten die jünger als 55 Jahre sind und den Malignitätsgrad 3-4 bzw. 4 haben, betrachtet. Dabei sind die p-Werte des Logrank-Tests in Abhängigkeit von dem jeweiligen Cutpoint der Einflußgröße 'Alter' dargestellt. Einen minimalen p-Wert erhalten wir bei der Aufteilung des Alters in die zwei Gruppen Patienten $\leq$ 43 Jahre bzw. > 43 Jahre. Dieser optimale Cutpoint für das Alter resultiert aus dem maximal selektierten Logrank-Test mit einem unkorrigierten p-Wert von 0.0010. Der unkorrigierte p-Wert überschätzt die prognostische Bedeutung des Alters aber sehr stark, wie die Anwendung der Resultate von Miller & Siegmund (1982) auf der ersten Schritt der Methode bei binärer Zielgröße zeigt. Um das (asymptotische) multiple 5% Niveau einzuhalten, muß bei dem dargestellten Vorgehen die maximal selektierte Chi-Quadrat-Statistik einen Wert von 9.30 überschreiten, wenn das Maximum über Werte der Einflußgröße berechnet wird, die im Bereich zwischen 10%- und 90%-Quantil ihrer Verteilung liegen. Erreicht eine maximal selektierte Chi-Quadrat-Statistik gerade den kritischen Wert der Chi-Quadrat-Verteilung mit einem Freiheitsgrad von 3.86, so ist die tatsächliche Irrtumswahrscheinlichkeit für den Fehler 1. Art 49% (!), anstatt 5% (Miller & Siegmund 1982).

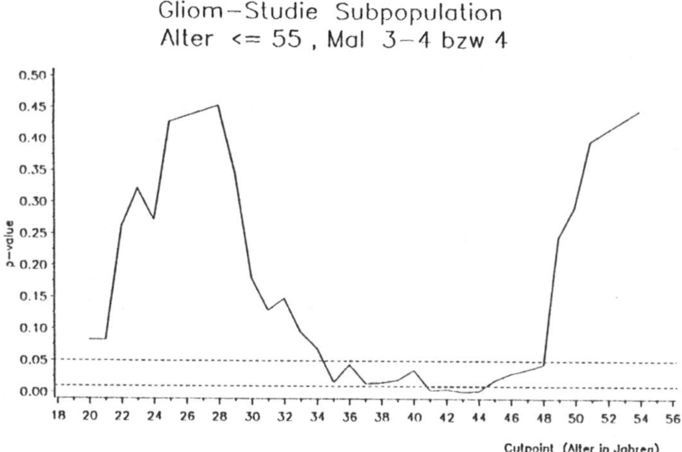

Lausen und Schumacher (1989) verallgemeinern die Ergebnisse von Miller & Siegmund auf Zielgrößen mit beliebigem Skalenniveau und für zensierte Daten. Lausen (1990) diskutiert auch Approximationen für den Fehler 1. Art, wenn nur wenige Cutpoints oder Fälle vorliegen und somit die ansonsten verwendete asymptotische Approximation nicht sinnvoll ist. Anhand der Hirntumorstudie soll im folgenden verdeutlicht werden, wie gravierend sich diese Korrekturen der p-Werte bei der Methode der Klassifikationsbäume auf die Evaluierung homogener Subpopulationen auswirken.

Klassifikationsbaum basierend auf unkorrigierten p-Werten

Die implizit gegebene multiple Testproblematik der Methode wird nicht berücksichtigt, innerhalb jeder Subpopulation wird die Aufteilung anhand der unkorrigierten p-Werte durchgeführt.
Im ersten Schritt wird nach dem Alter (≤ 55, > 55) aufgeteilt (Abb. 2a). Bei den jüngeren Patienten ist das nächstwichtige Kriterium der Malignitätsgrad (3 vs. 3-4 und 4), bei den älteren Patienten die Art der Resektion (Biopsie vs. partielle/totale Resektion).
Die vier Subpopulationen werden weiter unterteilt, jede anhand des Alters, allerdings mit jeweils unterschiedlichen Cutpoints. Bei Zugrundelegung eines 5% Niveaus und des   N-Kriteriums können wir im 4. Schritt in 6 der 8 Subgruppen keine weitere Aufteilung durchführen. In einer der verbleibenden 2 Gruppen wird nochmals anhand des Alters aufgeteilt, so daß letzten Endes 6 Patienten mit 62 Jahren sogar eine eigene Gruppe bilden. Insgesamt erhalten wir 17 Subpopulationen. Die Dominanz der Einflußgröße Alter zeigt sehr deutlich die Problematik, wenn bei stetigen Einflußgrößen keine Korrektur der p-Werte durchgeführt wird.

Klassifikationsbaum basierend auf korrigierten p-Werten

In den ersten beiden Schritten unterscheiden sich die Bäume nicht, beim 3. Schritt soll die bereits oben erwähnte Subpopulation der 179 Patienten mit einem Alter bis 55 Jahren und mit einem Malignitätsgrad 3-4 bzw. 4 ausführlich betrachtet werden.
In Tab. 2 sind unkorrigierte und korrigierte p-Werte für die 12 Einflußgrößen angegeben. Bei Einflußgrößen, die nur auf 2 Stufen vorliegen, sind die Werte identisch. Bei den ordinalen Faktoren mit 3 Ausprägungen können jeweils 2 Aufteilungen durchgeführt werden. Der minimale p-Wert wird in diesem Fall nahezu verdoppelt (Bonferroni-Korrektur), allerdings kann man zeigen, daß durch die Berücksichtigung der Korrelationsstruktur eine bessere Approximation der p-Werte möglich ist (verbesserte Bonferroni-Korrektur: Worsley 1982, vgl. Lausen 1990).
Wie bereits anhand der Angaben von Miller & Siegmund (1982) gezeigt wurde, wirkt sich bei der stetigen Einflußgröße Alter die Korrektur sehr stark aus. Der minimale p-Wert wird bei den epileptischen Anfällen erreicht, folglich wird die Subpopulation anhand dieses Faktors weiter unterteilt (Abb. 2b).
Wir erkennen auch, daß im 3. Schritt die 25 Patienten der Subpopulation (Alter > 55, Resektionsart Biopsie) nicht mehr anhand des Alters unterteilt werden können, da der korrigierte p-Wert das vorgegebene 5% Niveau mit 24% deutlich überschreitet. Insgesamt wird das Alter in diesem Klassifikationsbaum nur in die 3 Kategorien ≤ 55, 55-66, > 66 eingeteilt.

```
Tab. 2:          Hirntumor-Beispiel
                 3. Schritt Subpopulation der Patienten mit
                 Alter ≤ 55 und Malignitätsgrad 3-4 bzw. 4

Einflußgröße                     p-Wert
                    unkorrigiert      korrigiert (*)
```

Einflußgröße	unkorrigiert	korrigiert (*)
Alter	0.0010	0.0252
Resektionsart	0.4643	0.7307
Malignitätsgrad	0.2724	=
Karnofsky-Index	0.0286	0.0550
Organisches Psychosyndrom	0.0652	=
Epileptische Anfälle	0.0162	=
Cortison	0.0641	=
Geschlecht	0.7620	=
Aphasie	0.8089	=
Anamnesedauer	0.9955	=
Anti-Epileptika	0.1983	=
Bewußtseinsstörung	0.5167	=

```
(*) "=" - die Einflußgröße hat nur 2 Ausprägungen, daher
          ist keine Korrektur des p-Wertes erforderlich
```

Weitere Aspekte

A priori festgelegte Cutpoints

Häufig werden in der Medizin für stetige Einflußgrößen feste Grenzwerte verwendet. Beim Alter sind 5 bzw. 10 Jahresklassen gebräuchlich, bei Laborparametern sind häufig "glatte" Werte definiert, die zur Einteilung verschiedener Zustände einer Krankheit dienen. Aus diesem Grund sind die nach statistischen Kriterien festgelegten "optimalen" Cutpoints für den praktischen Einsatz oder den Vergleich mit anderen Arbeiten wenig geeignet. Durch vorherige Festlegung ausgewählter Cutpoints und der dadurch gegebenen Kategorisierung kann dieser Nachteil leicht behoben werden.

Nominale Einflußgröße

Bei nominalen Einflußgrößen mit mehr als 2 Ausprägungen werden üblicherweise alle möglichen Aufteilungen in 2 Gruppen untersucht. Entsprechend dem Vorgehen bei ordinalen Einflußgrößen sollte der p-Wert mit Hilfe der verbesserten Bonferroni-Korrektur berechnet werden. Da dieses Vorgehen aber immer noch konservativ ist, ist darauf zu achten, daß die nominalen Variablen nicht zu viele Ausprägungen besitzen. Bei 3 Ausprägungen lassen sich 3 Zerlegungen bilden, bei 4 Ausprägungen bereits 7. Mit steigender Anzahl von Zerlegungen wird auch die verbesserte Bonferroni-Korrektur stark konservativ, d.h. in diesem Fall wird die Bedeutung der entsprechenden Einflußgröße stark unterschätzt. Eine Vergröberung nominaler Einflußgrößen in 3, maximal 4 Kategorien ist zu empfehlen.

Stopkriterium

Die Festlegung des Stopkriteriums beeinflußt ebenfalls die Aufteilung des Baumes. Ulm et al. (1989) streben bei ihrer Auswertung der Hirntumorstudie eine Zerlegung in wenige, stark unterschiedliche Gruppen an. Ihre minimale Fallzahl ist 25, dem   N-Kriterium würde der Wert 22 entsprechen. Weiterhin legen sie ein Niveau von $\alpha = 1\%$ fest. Andere Autoren (Segal 1988) bauen zuerst einen sehr großen Baum mit vielen kleinen Subpopulationen auf, die anschließend anhand der Werte des Zielkriteriums teilweise wieder zusammengelegt werden.

Fehlende Werte

Wie bei jeder multivariaten Analyse bereitet die Behandlung von fehlenden Werten große Probleme. Ulm et al. (1989) verwenden einen "surrogate split", bei unserer Anwendung werden Patienten mit fehlenden Werten keiner Gruppe zugeordnet. Die Auswirkung zeigt sich im 2. Schritt bei den 210 Patienten, die älter als 55 Jahre sind. Die Resektionsart ist die wichtigste Einflußgröße für diese Subpopulation, allerdings ist sie bei 7 Patienten nicht bekannt. Ab diesem Schritt werden diese Patienten nicht weiter in der Analyse berücksichtigt.
Der üblichste Ansatz bei multivariaten Verfahren ist die rigorose Beschränkung auf "complete cases", d.h. es werden nur Patienten für die Analyse berücksichtigt, bei denen alle betrachteten Einflußgrößen bekannt sind.

Abb. 2: Hirntumor-Beispiel
Klassifikationsbäume; Einflußgröße, Cutpoint bzw. Kategorie und p-Wert.
Die Gruppe, die zu dem angegebenen Cutpoint bzw. der Kategorie gehört, ist im linken Ast
weiterbetrachtet. '*' - teilweise fehlende Werte, die Patienten werden von der weiteren
Einteilung ausgeschlossen; 'N' - Nicht gegeben

a) Klassifikationsbaum basierend auf unkorrigierten p-Werten

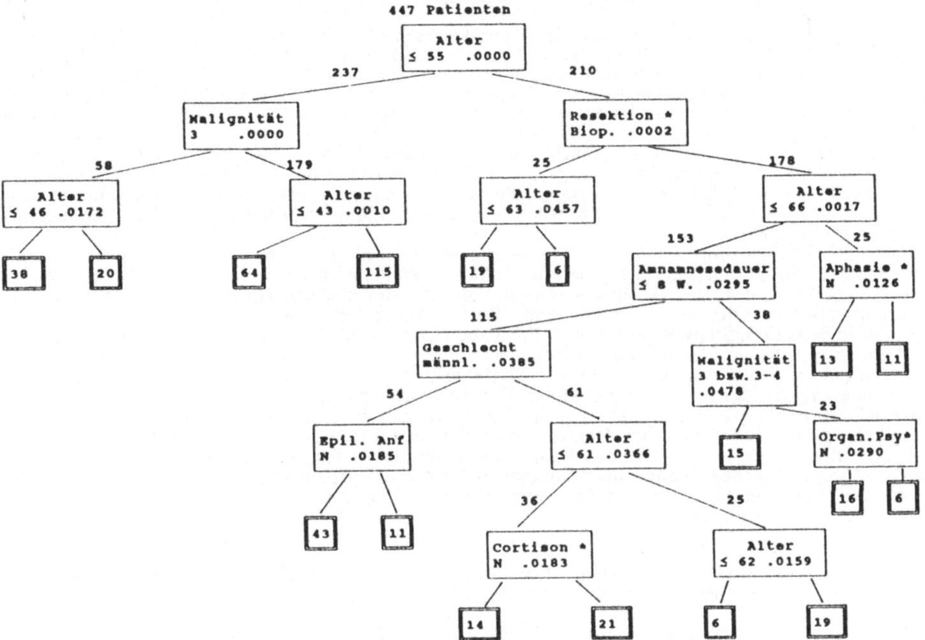

b) Klassifikationsbaum basierend auf korrigierten p-Werten

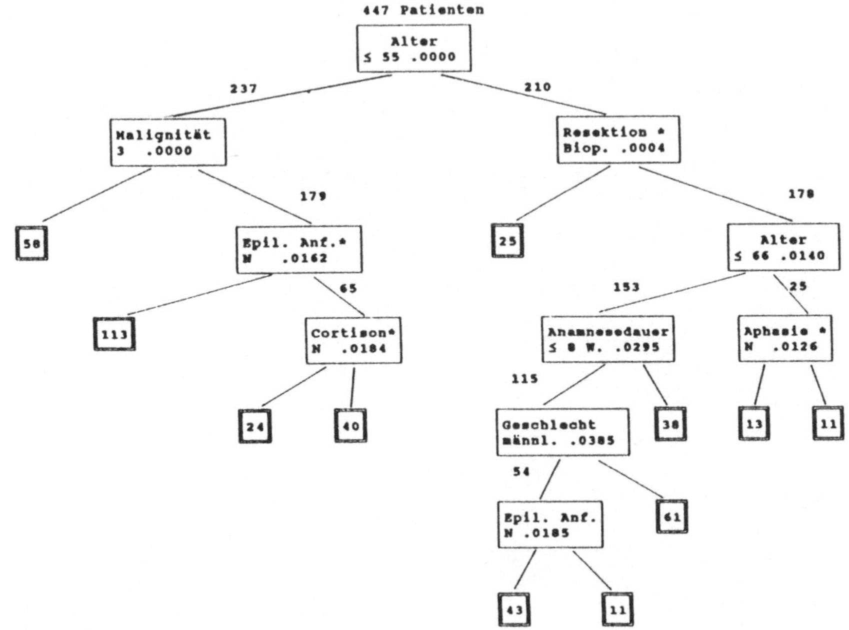

Diskussion

Die Zerlegung von Patientenpopulationen in homogene Subpopulationen mit Hilfe der Methode der Klassifikationsbäume erfreut sich zunehmender Beliebtheit. Dies ist sicherlich auch auf die Flexibilität der Methode zurückzuführen, die eine Anwendung auf Zielgrößen mit beliebigem Skalenniveau ermöglicht, wobei die Bedeutung von Einflußgrößen mit unterschiedlichem Skalenniveau mit Hilfe von p-Werten verglichen werden kann.
Das übliche Vorgehen beim Aufbau der Klassifikationsbäume bevorzugt dabei allerdings stetige Variablen sehr stark, da bei diesen zunächst der "optimale" Cutpoint ermittelt wird. Wird dieser Ansatz der "Maximal Selektierten Statistik" bei der Berechnung der p-Werte nicht berücksichtigt, so werden Subpopulationen sehr häufig anhand von Aufteilungen stetiger Einflußgrößen gebildet. Das eigentliche Ziel, die Bildung homogener Subpopulationen, kann dabei leicht verfehlt werden. Das Beispiel der Hirntumorstudie verdeutlicht diesen Aspekt sehr gut.
Bei der Interpretation eines Klassifikationsbaumes muß beachtet werden, daß bezüglich des Signifikanzniveaus keinerlei Angaben möglich sind. Das gewählte Niveau wird bei jeder Subpopulation verwendet, und es wird, wie auch bei anderen schrittweisen Selektionsprozeduren, eine weitere Aufteilung der Population durchgeführt, wenn der minimale p-Wert der zur Verfügung stehenden Einflußgrößen dieses vorgegebene Niveau unterschreitet.
Die Auswirkungen zeigen sich beim Klassifikationsbaum b). Trotz Berücksichtigung der Korrektur erhalten wir noch 11 Subpopulationen. Ist man aus inhaltlichen Aspekten an nur wenigen Subpopulationen interessiert, so sollte man nur ein kleineres Niveau zulassen. Bei α = 1% würden wir in diesem Baum nur noch 4 Subpopulationen erhalten. Entsprechend der Probleme schrittweise aufbauender Selektionsprozeduren (Forward Selection, Stepwise Selection), kann auch hier durch eine unglückliche Zuordnung im ersten Schritt ein Baum resultieren, der das eigentliche Ziel, die Zerlegung in homogene Subpopulationen, weit verfehlt.
Trotz dieser offenen Probleme kann die Methode der Klassifikationsbäume bei richtiger Anwendung eine sinnvolle Ergänzung, jedoch keine Alternative zu bestehenden Verfahren, sein. Dies gilt vor allem für den Bereich der explorativen Datenanalyse. Im Gegensatz zu der linearen Modellierung des Zusammenhangs von Ziel- und Einflußgrößen in Regressionsmodellen wird bei diesem Ansatz eine dichotomisierende Sprungfunktion angepaßt. Weiterhin kann man bei den Klassifikationsbäumen lediglich im ersten Schritt von einem Haupteffekt sprechen, Unterteilungen ab dem 2. Schritt sind bereits als Wechselwirkungen anzusehen. Dies muß bei einer sachgerechten Interpretation unbedingt beachtet werden.

Breiman, L., Friedman, J.H., Olshen, R.A., Stone C.J. (1984), Classification and Regression Trees, Wadsworth, Belmont

Lausen, B. (1990), Maximal selektierte Rangstatistiken, Dissertation Universität Dortmund

Lausen, B., Schumacher, M. (1989), Maximally Selected Rank Statistics (eingereicht)

Miller, R., Siegmund, D. (1982), Maximally Selected Chi Square Statistics, Biometrics 38, 1011-1016

Segal , M.R. (1988), Regression Trees for Censored Data, Biometrics 44, 35-47

Ulm, K., Schmoor, C., Sauerbrei, W. et al. (1989), Strategien zur Auswertung einer Therapiestudie mit der Überlebenszeit als Zielkriterium, Biometrie und Informatik in Medizin und Biologie 20 (4), 171-205

Worsley, K.J. (1982), An Improved Bonferroni Inequality and Applications, Biometrika, 69, 297-302

<u>DER LOGITSCORE-TEST FÜR DIE PRÜFUNG VON EINFLUßFAKTOREN AUF
RANGKATEGORIALE WIRKUNGEN</u>

E. Dietz

Zentralinstitut für Arbeitsmedizin
Nöldnerstr. 40-42, Berlin O-1134

1. Einleitung

In der Epidemiologie werden sehr oft kategoriale Wirkungsvariablen
betrachtet. Um für solche Variablen die stochastische Abhängigkeit
bezüglich metrischer und/oder kategorialer Einflußfaktoren nachzu-
weisen und zu modellieren,kann man sich heute eines umfangreichen
methodischen Instrumentariums und auch komfortabler Software bedie-
nen(z.B. GLIM, GAUSS-Modul 8, GLAMOUR). Dennoch spielen in der
Praxis die klassischen Analyseverfahren der Epidemiologie, welche
auf der Betrachtung 3-dimensionaler Kontingenztafeln beruhen, eine
wichtige Rolle. Oftmals werden sie auch zur Verifikation von re-
gressionsanalytisch gefundenen Ergebnissen genutzt. Das mag nicht
nur an der hohen Anschaulichkeit, der elementaren Berechenbarkeit
und leichten Nachvollziehbarkeit der damit erzielten Ergebnisse liegen, sondern auch mit Robustheitseigenschaften dieser Verfahren zusammenhängen.
Der MH(Mantel-Haenzel-)-Test, als wichtiges Element dieser klassischen Analyseverfahren, soll hier jedoch nicht als Alternative sondern als Spezialfall der regressionsanalytischen Methodik angesehen
werden. Aus einer solchen Betrachtungsweise wird dann eine sinnvolle und nützliche Verallgemeinerung des MH-Tests für mehrstufige
rangkategoriale Wirkungsvariable dargestellt und diskutiert.

2. Der MH-Test als Logitscore-Test

Ausgangspunkt sei die "einfache Analysesituation", d.h. eine Situation, bei der die stochastische Abhängigkeit eines kategorialen Wir-
kungsmerkmals, y, von genau einem kategorialen Einflußfaktor, x,
bei Ausschaltung des Effektes einer kategorialen Confoundervariab-

len zu prüfen und zu bewerten ist. Dabei können die Kategorien der Confoundervariablen durch die Ausprägungen mehrerer Merkmale definiert sein. Es sollen weiterhin Erhebungsdaten vorliegen, welche, wie in Tabelle 1 dargestellt, nach den Q Kategorien des Confounders geschichtet, in I x J -Kontingenztafeln zusammengefaßt wurden. Für den Fall, daß I=J=2 gilt, hat sich besonders der MH-Test als geeignet erwiesen, und zwar sowohl bei unbedingter als auch bei x-bedingter und bei y-bedingter Erhebung.

x \ y		1	2				j	$\sum$
1	w_1	n_{11q}	n_{12q}	·	·	·	n_{1Jq}	M_{1q}
2	w_2	n_{21q}	n_{22q}	·	·	·	n_{2Jq}	M_{2q}
⋮	·	·	·	·	·	·	·	·
I	w_I	n_{I1q}	n_{I2q}	·	·	·	n_{IJq}	M_{Iq}
$\sum$		N_{1q}	N_{2q}	·	·	·	N_{jq}	T_q

Tabelle 1

Vorteile dieses Tests bestehen darin, - daß er auch im Falle unbesetzter Zellen definiert ist, - daß seine Verteilung im Falle der Gültigkeit der Nullhypothese, daß in allen Schichten keine Abhängigkeit vorliegt, sehr schnell gegen die einer χ^2_{1FG}-verteilten Zufallsvariablen konvergiert und damit schon für relativ kleine Stichprobenumfänge geeignet ist und - daß er sehr einfach zu berechnen ist.

Day & Byar (1979) zeigten nun, daß der MH-Test ein Likelihoodscore-Test bezüglich des einfachen logistischen Modells

$$P(y=1|x,q) = (1 + \exp(-a_q - bx))^{-1} \tag{1}$$

und der Nullhypothese H_o: b=0 ist. Ist der Einflußfaktor x mehrstufig (I>2) und rangkategorial und lassen sich den Stufen von x sinnvoll reelle Zahlen w_i mit $w_1 \leq w_2 \leq \ldots \leq w_I$ zuordnen, so läßt sich die monotone Abhängigkeit einer dichotomen Wirkungsvariablen y auf der Grundlage des gleichen Modells (1) prüfen. Als Likelihoodscore-Test erhält man wiederum eine elementar berechenbare Statistik, welche sich als der bekannte MH-Trend-Test erweist. Deshalb ist es naheliegend, im allgemeineren Falle, daß y mehr als zwei Stufen hat, die Abhängigkeitsprüfung ebenfalls auf der Grundlage eines einfachen Modells für mehrstufige Wirkungsvariablen durchzuführen. Dabei interessiert besonders der Fall, daß auch y rangkategorial ist, da sich hierfür günstige Möglichkeiten bieten , Vorwissen über die Art der Abhängigkeit im Modell zu berücksichtigen.

3. Der kumulative Logitscore-Test

Ist die Rangordnung von **x** von Relevanz für die Rangordnung von y in
dem Sinne, daß man sich als Abweichungen von der Nullhypothese nur
solche sachlogisch vorstellen kann, die die Bedingungen

$$P(y > j \mid x=w_i,q) \quad P(y > j \mid x=w_{i+1},q) \qquad \forall\, i,\ \forall\, j,\ \forall\, q$$
$$\text{oder} \tag{2}$$
$$P(y > j \mid x=w_i,q) \quad P(y > j \mid x=w_{i+1},q) \qquad \forall\, i,\ \forall\, j,\ \forall\, q$$

erfüllen, dann ist es sinnvoll, von einem Modell für rangkategoriale
Wirkungen auszugehen. Ein solches ist das kumulative logistische Modell

$$P(y=j \mid x=w_i,q) = K_{i(j-1)q}-K_{ijq} \qquad \begin{array}{l} i=1(1)I \\ j=1(1)J \\ q=1(1)Q \end{array} \tag{3}$$

mit

$$K_{ijq} = \begin{cases} (1 + \exp(-a_{jq} - bw_i))^{-1} & \text{für } j=1(1)J-1 \\ 1 & \text{für } j=0 \\ 0 & \text{für } j=J \end{cases} .$$

Dietz (1988) leitete hierfür die folgende Berechnungsformel für den
Score-Test zur Prüfung von H_o: b=0 ab :

$$T_{KLS} = \left(\sum_q A_q/T_q\right)^2 / \left(\sum_q (B_q-C_q/T_q-2D_q/T_q)/T_q^2\right) \tag{4}$$

mit
$$A_q = \sum_i w_i \sum_{j=1}^{J-1} (T_q n_{i(j+1)q} - f_{ijq}\,\overline{S}_{jq}), \quad \overline{S}_{jq} = T_q - S_{jq'}$$

$$B_q = \sum_i w_i^2 \sum_{j=1}^{J-1} f_{ijq}S_{jq}\overline{S}_{jq'} \quad f_{ijq} = n_{ijq} + n_{i(j+1)q'}$$

$$C_q = \sum_{j=1}^{J-1} S_{jq}\overline{S}_{jq}Z_{jq}^2\ , \quad Z_{jq} = \sum_i f_{ijq}w_{i'}$$

$$D_q = \sum_{j=2}^{J-1} \overline{S}_{jq}Z_{jq} \sum_{r=1}^{j-1} S_{rq}Z_{rq} \quad \text{und}\ S_{jq} = \sum_{l=1}^{j} N_{lq}$$

Unter der Nullhypothese ist diese Statistik χ^2_{1FG}-verteilt. Sie ist
eine echte Verallgemeinerung des MH-Testes und erwies sich als sehr
nützlich für den Nachweis von Expositionswirkungen bei relativ kleinen Stichprobenumfängen , so daß Kontingenztafelanalyseprogramme damit ergänzt werden sollten.

4. Datenbeispiel

Die in Tabelle 2 dargestellten Häufigkeitsdaten wurden von Williams & Grizzle (1972) und später auch von Fahrmeir & Hamerle (1984) analysiert und diskutiert. Es ging hier um den Nachweis einer Abhängigkeit des Ausmaßes des Alkoholkonsums (A) von der Wohngegend (WG) und der Wohndauer (D) in dieser Wohngegend. Sowohl D als auch A liegen als dreistufige rangkategoriale Merkmale vor.

Diese Daten lassen eine deutliche Abhängigkeit des

		Alkoholkonsum		
WG	D	wenig/nicht	durchschnittl	stark
W1	-1	25	21	26
	2-4	21	18	23
	5-	20	19	21
W2	-1	29	27	38
	2-4	16	13	24
	5-	8	11	30
W3	-1	44	19	9
	2-4	18	9	4
	5-	6	8	3

Tabelle 2

Alkoholkonsums von der Wohndauer erwarten. Dies zeigen die nach WG standardisierten relativen Häufigkeiten der Kategorien von A (Tab.3).

WG-standardisierte relative Häufigkeiten (%)			
D	wenig/nicht	durchschnittl	stark
-1	39.3	28.3	32.3
2-4	37.8	27.4	34.8
5-	26.9	30.4	42.7

Tabelle 3

Mit zunehmender Wohndauer nimmt hiernach der Anteil der "Wenig-Trinker" ab und der Anteil der "Viel-Trinker" monoton zu.

Der in der Kontingenztafelanalyse übliche Test zur Prüfung der bedingten Unabhängigkeit von A und D ergibt für diese Daten jedoch nur den Wert $2I(A \times D \, WG) = 10.5$, welcher weit unterhalb des kritischen 5%-Wertes für diesen Test (21) liegt, so daß die sich in den Daten zeigende Abhängigkeit dem Zufall zugeschrieben werden müßte. Demgegenüber erhält man für den KLS-Test (4) einen Wert von 4.65, der über dem kritischen Wert für diesen Test (3.84) liegt. Unter der Voraussetzung, daß nur eine Abhängigkeit im Sinne von (2) sinnvoll erscheint, kann also deren statistische Signifikanz mit den vorliegenden Daten aus Tab.2 nachgewiesen werden.

Daß bei diesem Test aber auch der Fehler 1. Art recht gut eingehalten wird, also eine signifikante Abhängigkeit nicht zu häufig angezeigt wird, wenn diese nicht vorliegt, zeigten die Ergebnisse von Simulationsexperimenten. Diese sollen im nächsten Abschitt dargestellt werden.

5. Ergebnisse von Simulationsexperimenten

In insgesamt 20 Simulationsexperimenten wurden jeweils 10000 3x3x3 -
Kontingenztafeln durch einen Zufallsgenerator für eine Multinomial-
verteilung erzeugt. Dabei wurden die Parameter dieser Verteilung so
gewählt, daß sie einerseits der Nullhypothese des KLS-Testes und andererseits einer von 4 typischen Situationen der Praxis hinsichtlich
des Confoundingeffektes und der Randverteilung von y entsprachen.
Dann wurde für jedes Experiment die relative Häufigkeit des Über-
schreitens des 95%- bzw. des 99%-Quantiles der χ^2_{1FG}-Ver-
teilung durch die KLS-Teststatistik für die 10000 Tafeln berechnet.
Als Stichprobenumfänge wurden für jede der 4 Parameterkon-
stellationen 18,45,90,135 und 180 gewählt.

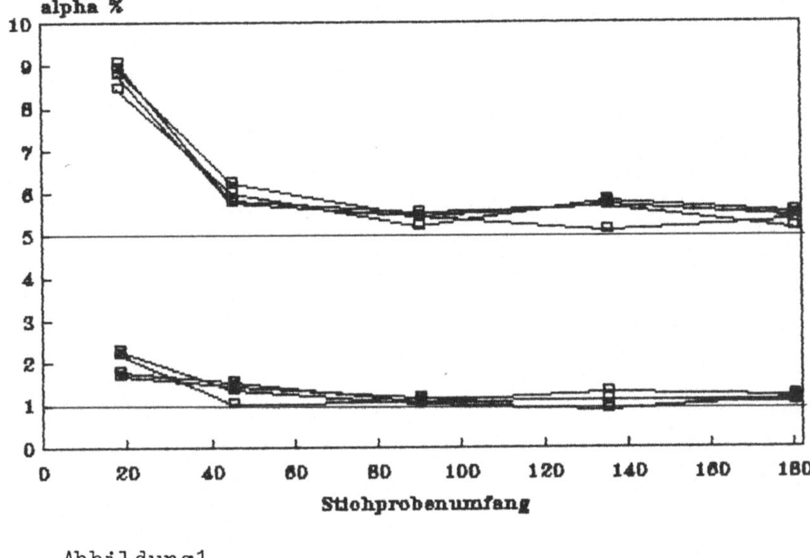

Abbildung 1

Die berechneten Überschreitungswahrscheinlichkeitsschätzungen sind in
Abb. 1 dargestellt, wobei Punkte, die zu einer Parameterkonstellati-
on gehören, mit einer Linie verbunden wurden. Man erkennt, daß sich
die 4 Situationen trotz ihrer großen Unterschiedlichkeit bezüglich Überschreitungswahrscheinlichkeiten nicht deutlich und nicht
systematisch unterscheiden. Zumindest ab einem Stichprobenumfang
von 90 (das entspricht einer mittleren Zellbesetzung von 3.3) findet
man eine gute Übereinstimmung von nominalen und gefundenen α . Doch
auch bei kleineren Stichprobenumfängen ist die Abweichung erstaunlich
gering.

Literatur:

Day, N.E. und D. Byar (1979) Testing hypotheses in case-control
    studies: equivalence of Mantel-Haenzel-statistics and logit
    score tests. Biometrics 35, 313-323

Dietz, E. (1988) Das logistische Modell und seine Verwendung bei der
     statistischen Auswertung arbeitsmedizinisch-epidemiologischer
     Studien. Diss. A, Martin-Luther-Universität Halle-Wittenberg
Fahrmeir, L. und A. Hamerle (1984) Multivariate statistische Verfah-
     ren. Berlin New York 250-251
Williams, O.D. und J.E. Grizzle (1972) Analysis of contingency
     tables having ordered response categories. J.Amer.Statist.Ass.
     67, 55-63

Binäre und kumulativ logistische Regressionsmodelle zur Auswertung epidemiologischer Studien

G. Enderlein
Zentralinstitut für Arbeitsmedizin
Nöldnerstr. 40, O – 1134 Berlin

Regressionsmodelle für kategoriale Zielgrößen, speziell logistische Modelle, und ihre Verallgemeinerungen sind zu einem Standardverfahren der Auswertung epidemiologischer Studien geworden. HOSMER und LEMESHOW publizierten 1989 eine Monographie, in der die Anwendung logistischer Modelle beschrieben wird. Diese Überlegungen sind insbesondere in das Programm BMDPLR integriert worden. Im vorliegenden Beitrag soll vor allem das Problem der Modellierung von Wechselwirkungen diskutiert werden. Ferner werden Hinweise gegeben, die die genannte Monographie ergänzen.

1. Vor- und Nachteile der Regressionsanalyse in der Epidemiologie

Die Regressionsanalyse mit kategorialen, insbesondere binären Zielgrößen hat gegenüber der Kontingenztafelanalyse mit loglinearen Modellen die folgenden **Vorteile**. Sie ermöglicht :
- die simultane Beschreibung der Beziehungen zwischen der Zielgröße (Kategorienhäufigkeit, Inzidenz, Prävalenz) und allen potentiellen Einflußfaktoren (Studienfaktoren, Confoundern, Effektmodifikatoren, nichtverzerrenden Störfaktoren) in einem Modell und damit die simultane Trennung in wesentliche und unwesentliche Faktoren,
- die anschauliche funktionale Beschreibung von Dosis-Wirkungsbeziehungen mit zumeist wenigen Parametern (sparsames Modell),
- die Ausschöpfung der vollen metrischen und Ranginformation aller einbezogenen Variablen,
- die Ausschaltung von Störfaktoreinflüssen mittels partieller Regression und die Modellierung von Wechselwirkungen,
- die Berechnung von Maßen und Teststatistiken für multiple und partielle Abhängigkeiten.

Speziell das logistische Regressionsmodell ist bei allen Studientypen, also auch Fall-Kontroll-Studien, anwendbar. Es gibt viele Möglichkeiten, Regressionsmodelle spezifischen Fragestellungen anzupassen (vgl. z.B. HAUCK 1990).

Das allgemeine Regressionsmodell für eine Zielgröße y und m Einflußfaktoren $x_1, \ldots, x_m$ lautet

$$y = \mu + \varepsilon \quad \text{mit} \quad \mu = E(y \mid x_1, \ldots, x_m) \quad \text{und} \quad g(\mu) = f(x_1, \ldots, x_m; \boldsymbol{\beta}) \ .$$

Dabei ist $\boldsymbol{\beta}$ ein Vektor von Regressionskoeffizienten und ε der Zufallsfehler. Das Modell beinhaltet

(1) die Wahl einer Kopplungsfunktion $g(\mu)$,

(2) das Finden eines Modellansatzes $f(x_1, \ldots, x_m; \boldsymbol{\beta})$, der in Relation zu $g(\mu)$ die wesentlichen Beziehungen adequat widerspiegelt,

(3) die Bestimmung der dem Stichprobenverfahren entsprechenden
Fehlerverteilung zu ε .

Eine wichtige Klasse der allgemeinen Regressionsmodelle sind die ver-
allgemeinerten linearen Modelle, in denen $f(x_1, \ldots, x_m; \boldsymbol{\beta})$ eine lineare
Funktion in den Regressionkoeffizienten darstellt (McCULLAGH and
NELDER 1983).

Nachteile bei der Anwendung von Regressionsmodellen sind:
- eine Überanpassung an Zufälligkeiten,
- die Gefahr der verdeckten Extrapolation in beobachtungsfreie Räume,
- instabile Modellschätzungen bei hochassoziierten Einflußfaktoren,
- die Vortäuschung einer tiefergehenden mehrfaktoriellen Analyse bei
  Anwendung auf unkontrolliert erhobenes Datenmaterial.

Deshalb wird die Einbeziehung von Sachinformationen in die Modellwahl
und die Vermeidung der formalen Reduktion des Modellansatzes empfohlen. Man sollte das Modell an den beobachteten Häufigkeiten in einer
stark zusammengefaßten, nach den wesentlichen Faktoren gruppierten
Kontingenztafel überprüfen.

2. Modellierung der Wechselwirkungen bei binärer Zielgröße

Bei metrischen Zielgrößen y wird die Unabhängigkeit der Wirkung zweier
Faktoren x_1 und x_2 auf y grundsätzlich in den Modellen der Varianz-
und Regressionsanalyse als Additivität definiert. Bei binären Zielgrößen sind dagegen verschiedene Definitionen der Unabhängigkeit sachlich
zu begründen. Das zeigt sich schon daran, daß bei gültigem additiven
Modell für den Einfluß von x_1 und x_2 auf eine metrische Zielgröße y
die Dichotomisierung von y anhand eines Schwellenwertes c ($y \geqq c$
pathologisch, $y < c$ normal) im allgemeinen nicht zu einem additiven
Modell führt.

Die von ROTHMAN (1974) für die Epidemiologie vorgeschlagene Bindung
der Unabhängigkeit an die Additivität sowie die Bezeichnung der Unter-
additivität als Antagonismus und der Überadditivität als Synergismus

widerspricht den allgemein in der biologischen Wirkstoffprüfung verwendeten Begriffen (UNKELBACH und WOLF 1985).

In der kategorialen Regression mit binärer Zielgröße hat man die Wahl zwischen mehreren Modellen, von denen wir folgende vier betrachten wollen:

(1) lineares Modell $\qquad\qquad\qquad\qquad\qquad$ $g(p) = p$

(2) multiplikatives Modell $\qquad\qquad\qquad\quad$ $g(p) = \ln p$

(3) logistisches Modell $\qquad\qquad\qquad\qquad$ $g(p) = \ln\,(p/(1-p))$

(4) komplementär multiplikatives Modell $\quad$ $g(p) = \ln\,(1-p)$

mit der Kopplungsfunktion $g(\mu) = g(p)$ und

$$p = \mathrm{pr}\,(y{=}1 \mid x_1,x_2) = p(x_1,x_2).$$

Die Relationen und Unterschiede zwischen diesen Modellen lassen sich bereits am einfachsten Fall demonstrieren, bei dem $x_1 = A$ und $x_2 = B$ zwei binäre Faktoren mit den Stufen $(A_0,\,A_1)$ bzw. $(B_0,\,B_1)$ sind. Es ergeben sich folgende vier Wahrscheinlichkeiten für $y{=}1$ (z.B. pathologischer Befund) :

$$
\begin{array}{lll}
 & A_0 & A_1 \\
B_0 & p_0 = p(A_0,B_0) & p_A = p(A_1,B_0) \\
B_1 & p_B = p(A_0,B_1) & p_{AB} = p(A_1,B_1)
\end{array}
$$

Das verallgemeinerte lineare Modell mit beliebiger monotoner Kopplungsfunktion

$$g(p) = \beta_0 + \beta_1 x_{1i} + \beta_2 x_{2j} + \beta_3\,x_{1i}x_{2j}$$

ist für binäre Faktoren x_1 und x_2 saturiert, d.h. β_0, β_1, β_2 und β_3 sind durch p_0, p_A, p_B und p_{AB} fixiert.

Es wird nun in jedem Modell $\beta_3 = 0$ als fehlende Wechselwirkung und damit "unabhängige Wirkung von A und B auf y" definiert. Allgemeiner ist die Definition

$$g(p) = f_1(x_1) + f_2(x_2)$$

für beliebige Faktoren x_1 und x_2.

$\beta_3 = 0$ bedeutet, daß das modelladequate Risikomaß für den Einfluß von A auf jeder Stufe von B gleich, also unabhängig von j ist. Das ergibt für die vier betrachteten Modelle:

(1) linear: $\qquad$ Risikodifferenz RD $= p(A_1,B_j) - p(A_0,B_j)$

$\qquad$ RD$(j{=}1)$ = RD$(j{=}0)$ $\quad\leftrightarrow\quad$ $p_{AB} - p_B = p_A - p_0$

(2) multiplikativ: $\quad$ Risikoverhältnis RR $= p(A_1,B_j) : p(A_0,B_j)$

$\qquad$ RR$(j{=}1)$ = RR$(j{=}0)$ $\quad\leftrightarrow\quad$ $p_{AB} : p_B = p_A : p_0$

(3) logistisch: $\qquad$ Oddsverhältnis OR $= \mathrm{Odds}(A_1,B_j) : \mathrm{Odds}(A_0,B_j)$

$$OR(j=1) = OR(j=0) \quad \longleftrightarrow \quad \frac{p_{AB}}{1-p_{AB}} : \frac{p_B}{1-p_B} = \frac{p_A}{1-p_A} : \frac{p_O}{1-p_O}$$

(4) komplementär multiplikativ: Komplementärverhältnis

$$KR = (1 - p(A_O,B_j)) : (1 - p(A_1,B_j)) \ ,$$

das die relative Abnahme der Nichtbefundträger mißt,

$$KR(j=1) = KR(j=0) \quad \longleftrightarrow \quad (1-p_B) : (1-p_{AB}) = (1-p_O) : (1-p_A)$$

Wie man leicht an folgendem Beispiel sieht, stimmen die den vier Modellen zugeordneten Definitionen fehlender Wechselwirkung nur in Spezialfällen überein.

Beispiel : $p_O = 0{,}2$, $p_A = 0{,}5$, $p_B = 0{,}4$

Modell		Effektmaße in Schicht		p_{AB} $(\beta_3=0)$
		B_O	B_1	
(1)	RD	0,3	0,3	0,7
(2)	RR	2,5	1,75	1,0
(3)	OR	4	3,5	0,727
(4)	KR	1,6	1,67	0,635

Liegt kein Effekt von B vor, ist also $p_O = p_B$ und $p_A = p_{AB}$, dann sind allerdings alle vier Definitionen fehlender Wechselwirkung eingehalten.

Für die Modelle gelten folgende Extremwertbeschränkungen :

$$\min(p_O, p_A, p_B, p_{AB}) > 0 \qquad \text{für Modelle (2) und (3) ,}$$

$$\max(p_O, p_A, p_B, p_{AB}) < 1 \qquad \text{für Modelle (3) und (4).}$$

Sie spielen aber bei praktischen Anwendungen keine Rolle, da sie durch Werte sehr nahe an 0 bzw. 1 umgangen werden können.
Dagegen lassen sich fehlende Wechselwirkungen nicht beschreiben, wenn

$$p_O + (p_A - p_O) + (p_B - p_O) > 1 \qquad \text{in Modell (1)}$$

$$RR_A \cdot RR_B \cdot p_O = p_A \cdot p_B / p_O > 1 \qquad \text{in Modell (2)}$$

$$(1 - p_A)(1 - p_B) > (1 - p_O) \qquad \text{in Modell (4) .}$$

Es lassen sich leicht folgende numerischen Relationen zwischen den Modellen ableiten:

- Für kleine Inzidenzen bzw. Prävalenzen, wie sie bei Karzinomen auftreten, muß man zwischen zwei Gruppen von Modellen differenzieren (a) lineares Modell (nahezu äquivalent mit Modell (4))
  (b) logistisches Modell (nahezu äquivalent mit (2)) .
- Für Inzidenzen bzw. Prävalenzen im mittleren Bereich geben das lineare und das komplementär multiplikative sowie das logistische Modell nicht so verschiedene Resultate. Das multiplikative Modell

ist häufig ungeeignet, wenn die Effekte der Faktoren nicht sehr
klein sind.

Beispiele :

Kleiner Effekt von A und B bei $p_0 = 0{,}28$, $p_A = 0{,}4$, $p_B = 0{,}5$ $\longrightarrow$
$p_{AB}(\beta_3 = 0)$ ist 0,62 (1) , 0,714 (2) , 0,632 (3) , 0,583 (4) .

Größerer Effekt von A bei $p_0 = 0{,}28$, $p_A = 0{,}6$, $p_B = 0{,}5$ $\longrightarrow$
$p_{AB}(\beta_3 = 0)$ ist 0,82 (1) , > 1 (2) , 0,79 (3) , 0,72 (4) .

- Für große oder einen breiten Bereich von Inzidenzen und Prävalenzen,
wie sie in der Arbeitsmedizin z.B. bei der Betrachtung der chronischen Bronchitis und von Veränderungen am Bewegungssystem in höherem
Alter auftreten, ist nur noch das logistische und das komplementär
multiplikative Modell geeignet, eine unabhängige Wirkung von Faktoren zu beschreiben.

Zum Beispiel ergab sich in einer Kniegelenkstudie (Modellierung von
ENDERLEIN 1990) ein sehr gut angepaßtes logistisches und kumulativ
logistisches Modell ohne Wechselwirkung bei der Beschreibung der
Häufigkeit von Knieschäden (binär bzw. rangabgestuft) in Abhängigkeit von Alter und Expositionsintensität.

3. Abhängigkeitsmaße im logistischen Modell

Globale und lokale Anpassungsmaße werden bei HOSMER and LEMESHOW
(1989) ausführlich dargestellt. Es muß allerdings auf Grund von Erfahrungen bei der Anwendung dieser Maße gesagt werden, daß bei einer
binären Zielgröße Ausreißer von vornherein beschränkt sind und die auf
auf PREGIBON zurückgehende formale Regressionsdiagnostik nur dann
wirklich effektiv ist, wenn sie mit inhaltlichen Informationen gekoppelt wird.

Abhängigkeitsmaße werden dagegen kaum beschrieben und auch Computerprogramme geben häufig nur das Loglikelihood an. Es sei deshalb darauf
hingewiesen, daß man für logistische und andere verallgemeinerte lineare Modelle auf der Grundlage des Loglikelihood $L(\hat{\beta})$ für ein Modell
$\hat{\beta}$ Analoga der üblichen Maße der multiplen linearen Regressionsanalyse
bilden kann (AMEMIYA 1981, ENDERLEIN 1988).

Aus $L_0 = \text{Min } L(\hat{\beta})$ für das Modell $g(\hat{\beta}) = \beta_0$ berechnet man die multiple
Bestimmtheit für das Modell $\hat{\beta}(A,B)$ nach der Formel

$$B_{y.AB} = 1 - \frac{L(\hat{\beta}(A,B))}{L_0} \quad .$$

Die partielle Bestimmtheit für A bei konstantgehaltenem B ergibt sich
zu

$$B_{yA.B} = 1 - \frac{L(\hat{\beta}(A,B))}{L(\hat{\beta}(B))} \quad .$$

Dabei repräsentiert p(B) das Modell mit den Regressorgliedern des
Faktors B ohne A.
Die Prüfung dieser Maße auf Signifikanz kann mit der Devianz
$$D = 2 \, (L(\hat{p}_1) - L(\hat{p}_2))$$
erfolgen, die approximativ wie χ^2 mit k Freiheitsgraden unter der
Nullhypothese verteilt ist, wobei $\hat{p}_2$ ein gegenüber $\hat{p}_1$ um k Regressor-
glieder reduziertes Modell repräsentiert.

4. Modelle für eine rangkategoriale Zielgröße

Basierend auf dem logistischen Modell sind für unterschiedliche Arten rangabgestufter Zielgrößen verschiedene Modelle entwickelt worden.

(1) Für deutlich getrennte Stufen der Zielgröße y mit Normwert am
Skalenende, z.B. 0 = kein , 1 = schwacher , 2 = mäßiger , 3 =
starker Befund , werden kumulative Wahrscheinlichkeiten

$$\gamma_{hi} = pr \, (y \geq h \mid x_{1i},\ldots,x_{mi})$$

für jede Beobachtungslage $(x_{1i},\ldots,x_{mi})$ gebildet. Das allgemeine
kumulative logistische Modell lautet dann

$$\ln \frac{\gamma_{hi}}{1 - \gamma_{hi}} = \beta_{oh} + \beta_{1h}x_{1i} + \ldots + \beta_{mh}x_{mi} \; .$$

Nach einer bei KOCH and AMARA (1985) angegebenen Prozedur kann
man prüfen, ob man die Regressionskoeffizienten der Kumulations-
stufen gleichsetzen kann : $\beta_{jh} \equiv \beta_j$ für $j = 1,\ldots,m$. Das führt
zum proportionalen Odds-Modell nach McCULLAGH (1980). Eine epidemiologische Anwendung wird bei ENDERLEIN (1990) beschrieben.

(2) Für nicht deutlich getrennte Stufen der Zielgröße, deren Zusammenfassung geprüft werden soll, wie sie z.B. bei Antwortskalen
auftreten, kann man folgende Modelle anwenden :
– Beim Normwert am Ende der Skala das stereotype Modell von
ANDERSON (1984) .
– Beim Normwert im Inneren der Skala , z.B.
1 = viel besseres , 2 = besseres Befinden, 3 = kein Wechsel,
4 = schlechteres , 5 = viel schlechteres Befinden ,
die zweistufig zusammengesetzten Modelle von TUTZ (1989).
Zur Schätzung dieser Modelle kann man die Programmsysteme BMDP3R
(Berkeley/USA), EGRET (Seattle/USA), GLAMOUR (Regensburg) und GLIM
(Oxford/GB) einsetzen. Mit der Sprache GAUSS (Kent/USA) und den da-
für entwickelten Moduln lassen sich leicht flexible Auswertungs-
algorithmen zusammenstellen und programmieren.

Literatur:

Amemiya, T. (1981) : Quantitative response models - a survey. J. economic literature 19, 1483-1536

Anderson, J.A. (1984) : Regression and ordered categorial variables. J. Royal
   Statist. Soc. B, 46, 1 - 30

Enderlein, G. (1988) : Auswertung epidemiologischer Studien mit der Regressionsanalyse, insbesondere bei rangkategorialer Wirkung. In : Wissenschaftl.Bei-
   träge der Martin-Luther-Universität, 1988/47, Halle, 70 - 79

Enderlein, G. (1990) : Epidemiologische Analyse von rangabgestuften Expositionswirkungen mit kumulativen logistischen Modellen. Z. gesamte Hygiene 36,
   390 - 392

Hauck, W. (1990) : Choice of scale and asymetric logistic models. Biometrical
   J. 32, 79 - 86

Hosmer, D.W., Lemeshow, S. (1989) : Applied Logistic Regression. Wiley,New York

Koch, G.G., Singer, J.M., Amara, J.A. (1985) : A two-stage procedure for the
   analysis of ordinal categorical data. In : Biostatistics, Ed.P.K. Sen,
   North Holland, Amsterdam, 357 - 388

McCullagh (1980) : Regression models for ordinal data. J. Royal Statist.Soc.B,
   42, 109 - 142

McCullagh, P., Nelder, J.A. (1983) : Generalized Linear Models.Chapman and Hall,
   London-New York

Rothman, K.J. (1974) : Synergy and antagonism in cause-effect relationships
   Am.J. Epidemiology 99, 385 - 388

Tutz, G. (1989) : Compound regression models for ordered categorical data.
   Biometrical J. 31, 259 - 272

Unkelbach, H.D., Wolf, T. (1985) : Qualitative Dosis-Wirkungs-Analyse. Fischer,
   Stuttgart-New York

Der Gesundheits-Stammbaum –
Standardisierte Dokumentation
in der genetischen Epidemiologie

Günter Pfaff[1], Lothar Heinemann[2], Steven C. Hunt[3], Roger R. Williams[3]

[1]Deutsches Institut für Bluthochdruckforschung, Wielandtstraße 26,
D-6900 Heidelberg, und Department of Epidemiology, Harvard University
School of Public Health, Boston, MA 02115, [2]Zentralinstitut für Herz-
Kreislauf-Forschung der Akademie der Wissenschaften der DDR, Berlin,
und [3]Cardiovascular Genetics Research Clinic, University of Utah
Medical School, Salt Lake City, UT 84108

Einführung

In der Entwicklung von chronischen Erkrankungen, beispielsweise beim
Bluthochdruck, spielen neben beeinflußbaren Risikofaktoren aus unserer
Umwelt (Rauchen, nicht angepaßte Ernährung, und Bewegungsmangel) auch
familiäre Einflüsse eine Rolle. So ereignen sich rund fünfzig Prozent
aller koronaren Todesfälle vor dem 55. Lebensjahr in nur etwa fünf Prozent aller Familien aus der allgemeinen Bevölkerung [1]. Solche und
ähnliche Unterschiede in der Anfälligkeit für chronische Krankheiten
resultieren offenbar aus einem Zusammenspiel von genetischen Faktoren
("nature") und Umwelteinflüssen ("nurture"). Die zugrundeliegenden Ursachen sind uns zum großen Teil noch unbekannt; vieles deutet auf genetisch bedingte Varianten in der Regulation von Körperfunktionen. Jedoch
könnte auch vor Kenntnis der molekularbiologischen Hintergründe eine
exakte, standardisierte Familienanamnese die Gesundheitsvorsorge verbessern. Hierfür haben Arbeitsgruppen am Baylor College of Medicine und
der University of Utah einen Dokumentationsbogen entwickelt [1]. Wir
stellen die deutschsprachige Fassung des "Health Family Tree" vor, den
"Gesundheits-Stammbaum".

Methode

Beim Gesundheits-Stammbaum handelt es sich um einen Fragebogen, der das
Vorkommen von verschiedenen chronischen Krankheiten in Familien be-

schreibt und für die Gesundheitsberatung und Krankheitsursachenforschung nutzbar macht. Das Instrument umfaßt mehrere Formulare,
ferner ein Auswertungsprogramm.

Kernstück ist ein großformatiger,
plakatähnlicher Bogen mit der
schematischen Darstellung eines
Familienstammbaumes. Darauf sind
für alle Mitglieder der Familie
(Geschwister, Eltern, Onkel und
Tanten, Großeltern) inhaltlich
gleiche Felder vorgesehen, die neben demographischen Merkmalen einige Angaben zur Gesundheitsge-
schichte und zu Risikofaktoren
beinhalten (Abbildung 1).

Schriftliche Anleitungen auf der
Rückseite des Bogens erläutern das
Ausfüllen und beantworten häufig
auftretende Fragen. Besondere
Sorgfalt wurde auf allgemeinver-
ständliche Begriffsbestimmungen zu
den verschiedenen Krankheitsbildern verwandt. Dabei wird Spezifität über Sensitivität gestellt. Durch restriktive Definition der Krankheitsbegriffe soll
die Quote falsch positiver Angaben
zu Erkrankungsfällen möglichst

Abbildung 1. Beispiel für das
Anamnesefeld im Gesundheits-Stammbaum, das für jedes Mitglied der
Familie (Teilnehmer, Eltern, Geschwister, Onkel und Tanten, Großeltern) ausgefüllt wird. Abdruck
mit Genehmigung der Verfasser.

niedrig gehalten werden. Der Teilnehmer (=Indexperson an der "Wurzel"
des Stammbaums) stellt seine Familienanamnese zunächst auf diesem Bogen
zusammen, der später bei ihm verbleibt.

In einem nächsten Schritt überträgt der Teilnehmer diese Angaben auf
Markierungsbelege, je ein Blatt für jeden Angehörigen. Zusätzlich erfaßt ein separates Blatt einige Angaben zum Wissen über den Gesund-
heitsstatus der eigenen Familie und zur Art der erteilten Einverständ-
niserklärung.

Das Einverständnis des Teilnehmers zur Auswertung seiner Angaben wird schriftlich festgehalten. Es besteht Wahlmöglichkeit zwischen zwei Varianten. Option 1 umfaßt die volle Teilnahme, einschließlich der Rücksendung eines ausführlichen Ergebnisberichts an den Teilnehmer und der Erlaubnis, mit ihm bzw. ihr späterhin Kontakt aufzunehmen. Option 2 wahrt die Anonymität der Indexperson. Alle Angaben werden auf den Markierungsbelegen dokumentiert, der Teilnehmer hält jedoch seinen Namen und seine Anschrift zurück. Diese Option ermöglicht Auswertungen für wissenschaftliche Zwecke; jede Form der Kontaktaufnahme mit dem Teilnehmer unterbleibt jedoch. Auch ist eine Validierung seiner Angaben nicht möglich.

Die Markierungsbelege werden nach redaktioneller Durchsicht auf Lesbarkeit und Vollständigkeit in einen Rechner eingelesen. Ein Prüfprogramm führt die Angaben zu allen Verwandten über eine Nummer zusammen und stellt sicher, daß sie der richtigen Familie zugeordnet werden. Durch einen Vergleich mit der Erkrankungshäufigkeit unter allen Familien ermittelt das Programm die Anzahl der in einer Familie entsprechend ihrer Alters- und Geschlechtsstruktur zu erwartenden Erkrankungsfälle. Da die väterliche und die mütterliche Linie des Stammbaums nicht genetisch miteinander verwandt sind, erfolgen alle Berechnungen für beide Seiten getrennt. Der nach der Familienanamnese berechnete Gesundheits-Score (Family History Score = FHS [2]) ergibt sich aus dem Erwartungswert (E) und der tatsächlich beobachteten Erkrankungshäufigkeit (O):

$$FHS = \frac{(|\,O - E\,| - \frac{1}{2})}{\sqrt{E}} \frac{|\,O - E\,|}{O - E}$$

$$\text{Wenn } |\,O - E\,| \leq \frac{1}{2}, \text{ dann FHS} = 0.$$

Eine familiär erhöhte Neigung zu einer bestimmten Erkrankung wird dann angenommen, wenn der FHS $\geq$ 1 beträgt und wenn wenigstens zwei Angehörige auf der gleichen Seite des Stammbaums von der Erkrankung betroffen sind. Zur Annahme einer familiären Disposition zur koronaren Herzkrankheit muß sich darüberhinaus wenigstens ein Erkrankungsfall vor dem 55. Lebensjahr ereignet haben. Über die Auswertung erzeugt das Programm einen ausführlichen Bericht. Dieser enthält die Struktur des Familienstammbaumes, Angaben zum Vorkommen von chronischen Krankheiten und zu Risikofaktoren, eine Diskussion der für die Familie mitgeteilten Risikofaktoren und Krankheiten, und eine graphische Darstellung zur Häufigkeit von Risikofaktoren und Krankheiten in der Familiengeschichte. Sofern das Erkrankungsrisiko über dem Durchschnitt der Referenzpopulation liegt, wird der Teilnehmer gleichzeitig zum Besuch des Hausarztes aufgefordert.

Ergebnisse

Das englischsprachige Original des Health Family Tree wird seit 1980 im Gesundheitsunterricht von Schulen in den amerikanischen Bundesstaaten Texas und Utah eingesetzt. Bislang gelangten über 40.000 Gesundheits-Stammbäume zur Auswertung (unveröffentlichte Ergebnisse). In den Jahren 1980-86 lag die Rücklaufquote für vollständig ausgefüllte Stammbäume bei 68%, wobei das aktive Interesse der Lehrkräfte die Teilnahmeraten in den einzelnen Klassen entscheidend beeinflußt (zwischen 40 und 95%)[1]. Im Deutschen Institut für Bluthochdruckforschung und im Zentralinstitut für Herz-Kreislaufforschung der Akademie der Wissenschaften der DDR wurde ein deutschsprachiger Erhebungsbogen erstellt; in Zusammenarbeit zwischen den Instituten in Heidelberg und Salt Lake City entstand eine deutschsprachige Version des Auswertungsprogramms. Im praktischen Einsatz ist ein höherer Bedarf an Unterstützung für die Teilnehmer beim Übertragen der Daten auf Markierungsbelege zu erwarten. Während in den USA solche Belege als Antwortbögen zu Klassenarbeiten weite Verbreitung in Schulen gefunden haben, sind sie in Deutschland weit weniger gebräuchlich.

Diskussion

Die Erkenntnis, daß die Entstehung chronischer Krankheiten nicht nur von externen Risikofaktoren abhängt, sondern auch einer individuellen, genetisch beeinflußten Empfänglichkeit unterliegt, hat der Krankheitsursachenforschung eine neue Richtung gewiesen. Bereits jetzt können wir durch den Vergleich von Inzidenzen und Mortalitäten Familien mit einer erhöhten Neigung zu bestimmten chronischen Krankheiten erkennen. Der Gesundheits-Stammbaum läßt eine quantitative Bewertung der Erkrankungswahrscheinlichkeit zu verschiedenen chronischen Krankheiten zu und ermöglicht so die gezielte Beratung von Familien mit erhöhter Erkrankungsneigung. Gleichzeitig vermittelt er wertvolle Kenntnisse für die Ursachenforschung. Durch die Verbindung molekularbiologischer und epidemiologischer Methoden ist eine Weiterentwicklung diagnostischer und präventiver Ansätze möglich.

Es wäre nicht sinnvoll, Gesundheitsberatung auf fehlerhafte Informationen zu gründen. Die Angaben zum Gesundheits-Stammbaum bedürfen deshalb auch in seiner deutschsprachigen Fassung der Validierung. Die Erfahrungen mit dem Original sind positiv und lassen eine hohe Spezifität der Angaben ebenso erwarten wie eine Sensitivität von befriedigender Güte [1]. Der Gesundheits-Stammbaum ist deshalb ein wertvolles Instrument für die standardisierte Dokumentation in der genetischen Epidemiologie.

Literatur

1. Williams RR, Hunt SC, Barlow GK, Chamberlain RM, Weinberg AD et al.
   Health Family Trees: a tool for finding and helping young family
   members of coronary and cancer prone pedigrees in Texas and Utah.
   Am J Publ Health 1988; 78(10):1283-1286

2. Hunt SC, Williams RR, Barlow GK.
   A comparison of positive family history definitions for defining
   risk of future disease.
   J Chron Dis 1986; 39(10):809-821

Vergleich verschiedener Methoden der Abbildung medizinischer Aussagen auf Texte
einer standardisierten Terminologie

Rudolf-Josef Fischer

Institut für Medizinische Informatik und Biomathematik der Westfälischen Wilhelms-Universität
Münster

1   Problemstellung

Im Zuge der Basisdokumentation erfaßte medizinische Aussagen wie Diagnosen, Operationen und
Therapien, im folgenden **Eingabetexte** genannt, sollen verschlüsselt werden. Dazu wird ein Thesaurus in Form einer Tabelle, deren Einträge unmittelbar einem Schlüssel zugeordnet sind, benutzt
(**Diekmann 1986**). Die Verschlüsselung reduziert sich damit auf die Abbildung eines Eingabetextes auf eine Untermenge der Tabelleneinträge (**Wingert 1989**). Art und Umfang des Thesaurus
bestimmen, wie viele Eingabetexte verschlüsselbar sind; so können synonyme Einträge und zahlreiche Textvarianten vorgesehen sein.

Um personellen Aufwand zu sparen und objektivere Ergebnisse zu erzielen, werden für die
Abbildung eines Eingabetextes auf die Tabelleneinträge Algorithmen eingesetzt. Allgemein verbreitet ist, den Thesaurus durch **elementare Transformationen** (Abkürzungen ausschreiben;
einziger Wortseparator genau ein Leerzeichen; Kleinschreibung; Abbildung von Umlauten auf **ae,
oe** und **ue**, von **ß** auf **ss**, von **ph** auf **f**, von **k** und **z** auf **c**) in eine **Verschlüsselungstabelle** zu
verwandeln, in der entsprechend transformierte Eingabetexte häufiger identisch gefunden werden
(**Wingert 1986, Ingenerf 1988, Balke 1989**).

Aufwendigere Algorithmen arbeiten mit einer **Deskriptorendatei**. Die Eingabetexte werden
auf Deskriptoren durchsucht, zu denen es über die Deskriptorendatei Referenzen auf die Tabelleneinträge gibt. Auf Grund bestimmter Kriterien (Berechnung eines Ähnlichkeitsmaßes) ordnet
der Algorithmus dem Eingabetext genau einen Tabelleneintrag zu (automatische Verschlüsselung),
oder mehrere, die in Form einer Auswahlliste präsentiert werden (halbautomatische Verschlüsselung), oder keinen (Eingabetext nicht verschlüsselbar). Dabei auftretende Probleme sind zwar
grundsätzlich bekannt; die Schwächen eines speziellen Algorithmus werden aber nur selten genauer
genannt.

Als Deskriptoren spielen Wortstämme häufig eine zentrale Rolle (**Diekmann 1986, Ingenerf
1988, Wingert 1989**). Die Güte des Algorithmus hängt dann davon ab, wie gut sich das Regelsystem der Wortsegmentierung und das Lexikon der Wortstämme ergänzen. Dazu ist eine laufende
aufwendige und zentrale Pflege erforderlich.

Bei kleineren Dokumentationen, die nur einen Thesaurus von mehreren tausend Begriffen
benötigen, ist der Aufwand für eine Wortsegmentierung zweifelhaft. Es sollte daher die Leistungsfähigkeit einfacherer Algorithmen im Vergleich untersucht werden.

Als Thesaurus dienten die 5.101 Begriffe der standardisierten Terminologie der Universitätskinderklinik Münster, die aus dem Klinischen Diagnosenschlüssel (**Immich 1966**) mit lokalen
Ergänzungen und synonymen Formulierungen gewonnen wurden.

2   Die untersuchte Stichprobe

Unter neu erfaßten medizinischen Aussagen aus der Kinderklinik wurde eine Stichprobe von 1.864
Eingabetexten zusammengestellt, die nicht identisch im Thesaurus vorkamen, sondern zu denen es
entweder genau einen semantisch ähnlichsten (den **richtigen**) Eintrag oder überhaupt keinen gab

("nicht gefunden"). Die Abbildung auf einen Oberbegriff war dabei zulässig, aber nicht umgekehrt: wenn sich im Thesaurus ausschließlich differenziertere Einträge fanden, galt der Eingabetext als "nicht gefunden". Dann wurde der Thesaurus durch die oben beschriebenen elementaren Transformationen in eine Verschlüsselungstabelle verwandelt. Die Eingabetexte wurden durch Abschneiden von festen Zusätzen wie "Zustand nach", "Verdacht auf", u.ä. vorbehandelt (**Diekmann 1986**) und ebenfalls transformiert. Daraufhin kamen 90 (4,8 %) identisch in der Verschlüsselungstabelle vor. Im folgenden wurde nur die restliche Stichprobe von 1.774 Eingabetexten untersucht. Wie frei die Texte formuliert waren (einschließlich Schreibfehlern und unklaren oder irrelevanten Formulierungen), zeigt der Anteil von 877 (49,4 %) nicht gefundenen Eingabetexten.

3 Die Algorithmen

3.1 Sortieren, Endungen und unbedeutende Wörter unterdrücken

Eine Sortierung der Wörter der Eingabetexte und der Verschlüsselungstabelle (**Wingert 1986, Balke 1989**) ergab keine weiteren identischen Paare! Als nächstes wurden in einem Duplikat der Verschlüsselungstabelle alle Wortstämme, Fugenmorpheme und Endungen von Hand durch verschiedene Separatoren gekennzeichnet. Daraus wurden zwei Dateien erzeugt: eine mit den Endungen (278 Einträge); die zweite mit den restlichen, sortierten Wortstämmen als neue Verschlüsselungstabelle. (Auf letztere wurde auch durch den Algorithmus aus 3.2.2 zurückgegriffen.)

Von den Wörtern der Eingabetexte wurden dann maximal lange Endungen abgeschnitten und die verbliebenen Wortanfänge sortiert. Ein Vergleich mit der aktuell erzeugten Verschlüsselungstabelle ergab danach 36 (2,0 % von 1.774) identische Paare. Zum Schluß wurden noch 78 **semantisch unbedeutende Wörter** (**Wingert 1986**) in den Eingabetexten und den Tabelleneinträgen unterdrückt und danach die Zuordnungsprozedur wiederholt, was aber nur 3 weitere identische Paare lieferte.

3.2 Algorithmen, die mit Deskriptorendateien arbeiten

Die Ergebnisse unter 3.1 sind mengenmäßig unbefriedigend. Deshalb wurden des weiteren Algorithmen, die eine Deskriptorendatei verwenden, eingesetzt und die Wirksamkeit folgender Prinzipien untersucht:

- **Deskriptoreindeutigkeit**: Gleiche Deskriptoren im selben Text wurden durch Anhängen einer Ziffer eindeutig gemacht, damit ein Deskriptor nicht mehrere Referenzen bewirkt (z.B. führt "haemo" sonst zu zwei Referenzen auf "Hämolyse bei Hämodialyse").

- **Oberbegriffsaffinität**: Ein Eingabetext soll auf den semantisch ähnlichsten Oberbegriff (wenn vorhanden) abgebildet werden.

3.2.1 Wortanfänge

Statt mit Wortstämmen, die aus einer Wortsegmentierung gewonnen wurden, kann man auch mit Wortanfängen fester Länge arbeiten (**Espinosa 1988**). Für Version A des Algorithmus wurde aus der Verschlüsselungstabelle eine Deskriptorendatei mit Wortanfängen der Länge 5 erzeugt; unbedeutende Wörter wurden unterdrückt (8.516 Einträge). Jedem der 1.774 Eingabetexte wurden die Tabelleneinträge als ähnlich zugeordnet, auf die maximal viele der aus dem Eingabetext gewonnenen Deskriptoren verwiesen.

Version B arbeitete mit Deskriptoreindeutigkeit und Oberbegriffsaffinität: als zu einem Eingabetext ähnlich kamen nur Tabelleneinträge in Frage, bei denen Deskriptoren auf alle bedeutenden

Wörter verwiesen. Dazu wurde in der Deskriptorendatei zu jedem Tabelleneintrag auch die Anzahl seiner bedeutenden Wörter vermerkt.

3.2.2 Pseudostämme

Da die vorstehenden Algorithmen nur mit Wortanfängen arbeiten und damit die in der Medizin häufigen Komposita nicht als solche berücksichtigt wurden, benutzte ein weiterer Algorithmus als Deskriptorendatei **Pseudostämme**, d.h. Anfänge von Wortstämmen der Länge 4 bei Deskriptoreindeutigkeit (10.609 Einträge).

Die Zuordnung von ähnlichen Tabelleneinträgen zu einem Eingabetext geschah zweistufig: zunächst kamen alle in Frage, auf die maximal viele Deskriptoren verwiesen; endlich unter ihnen nur die, bei denen die Differenz zwischen Anzahl der Pseudostämme ("mögliche Treffer") und Anzahl der mit dem Eingabetext gemeinsamen Deskriptoren ("tatsächliche Treffer") minimal ist (Oberbegriffsaffinität). Die Deskriptoren der Eingabetexte können allerdings ohne Wortsegmentierung nur heuristisch gewonnen werden: Ab der laufenden Position in einem Wort des Eingabetextes wird für die nächsten vier Zeichen überprüft, ob sie in der Deskriptorendatei vorkommen. Falls nein, wird der Vorgang ab der nächsten Position wiederholt; falls ja, ab der Position hinter den vier Zeichen.

3.2.3 Teilzeichenreihen

Ein weiterer Algorithmus benutzt als Deskriptoren sich überlappende Teilzeichenreihen der Länge 4, wobei ein Leerzeichen vor jedem Wort mitberücksichtigt wird. Ein Wort der Länge k Zeichen liefert also k–2 Deskriptoren, was zu einer sehr umfangreichen Deskriptorendatei (80.556 Einträge) führte. Durch diese Redundanz wird eine feinere Abstufung des Ähnlichkeitsgrads zwischen Eingabetext und Tabelleneintrag ermöglicht. Über erste Ergebnisse mit einer weniger scharfen Version der Zuordnungskriterien (weder Deskriptoreindeutigkeit noch Oberbegriffsaffinität) wurde schon in (**Fischer 1990**) berichtet.

Die Ähnlichkeit wird über die Anzahl der Deskriptoren definiert, die der jeweilige Eingabetext mit einem Tabelleneintrag gemeinsam hat. Jedes Wort des Tabelleneintrags liefert in Abhängigkeit von seiner Länge einen additiven Beitrag zur Mindestanzahl N gemeinsamer Deskriptoren (Oberbegriffsaffinität). Die Festlegung von N ergab sich aus den bisherigen Erfahrungen bei Ähnlichkeitsuntersuchungen (**Fischer 1989**). Ist M die bei einem Eingabetext vorgekommene maximale Anzahl gemeinsamer Deskriptoren mit einem Tabelleneintrag, so gelten zunächst alle Tabelleneinträge als ähnlich, die mindestens M–3 Deskriptoren mit dem Eingabetext gemeinsam haben. Unter ihnen werden alle gekennzeichnet, bei denen die durch die Oberbegriffsaffinität bestimmte Mindestanzahl N nicht erreicht ist. Sind davon alle ähnlichen betroffen, waren nur spezifiziertere Formulierungen in der Verschlüsselungstabelle, und der Eingabetext gilt als "nicht gefunden". Sonst werden ihm alle ähnlichen zugeordnet.

4 Ergebnisse und Diskussion

Die Tabellen 1 und 2 zeigen die Ergebnisse der Algorithmen aus Abschnitt 3.2 im Vergleich. Alle finden wesentlich häufiger genau den richtigen Tabelleneintrag als in Abschnitt 3.1 erzielt wurde. Eine Auswahlliste ähnlicher Einträge (mit dem richtigen darunter) zu finden, gelingt ebenfalls in vielen Fällen. Einige Male wurde (für den Auswählenden nicht erkennbar) in der Auswahlliste ein zu weit gefaßter Oberbegriff präsentiert, während ein semantisch ähnlicher nicht gefunden wurde (z.B. "virale Pneumonie" abgebildet auf "Pneumonie" anstatt auf "Viruspneumonie"). Diese Fälle sind in Tabelle 1 mit "mehrere gefunden, nicht offensichtlich ohne den richtigen" aufgeführt.

Legt man Wert darauf, einen möglichst großen Anteil von Verschlüsselungen automatisch durchführen zu können, ist die Anzahl der fehlerhaften Zuordnungen ein entscheidendes Gütekriterium, insbesondere, wie sicher die Fälle "nicht vorhanden" (Tabelle 2) auch als solche erkannt werden.

Algorithmus Ergebnisse	Wortanfänge Version A		Wortanfänge Version B		Pseudostämme		Teilzeichenreihen	
genau 1 richtiger Eintrag gefunden	191	21,3 %	312	34,8 %	448	49,9 %	288	32,1 %
mehrere gefunden darunter den richtigen	591	65,9 %	423	47,2 %	283	31,6 %	504	56,2 %
keiner gefunden	19	2,1 %	53	5,9 %	9	1,0 %	83	9,3 %
mehrere gefunden ohne den richtigen offensichtlich	53	5,9 %	59	6,6 %	54	6,0 %	13	1,4 %
nicht offensichtlich	2	0,2 %	20	2,2 %	10	1,1 %	0	0,0 %
genau 1, aber falscher gefunden	41	4,6 %	30	3,3 %	93	10,4 %	9	1,0 %
Gesamtanzahl	897	100,0 %	897	100,0 %	897	100,0 %	897	100,0 %

Tabelle 1: Ergebnis der Abbildungen von 897 medizinischen Aussagen auf einen Thesaurus, der genau einen sinnvoll zuzuordnenden Text enthält, für vier verschiedene Algorithmen im Vergleich

Algorithmus Ergebnisse	Wortanfänge Version A		Wortanfänge Version B		Pseudostämme		Teilzeichenreihen	
keiner gefunden	116	13,2 %	347	39,6 %	226	25,8 %	699	79,7 %
mehrere gefunden ohne den richtigen	659	75,2 %	433	49,4 %	351	40,0 %	154	17,6 %
genau 1, aber falscher gefunden	102	11,6 %	97	11,0 %	300	34,2 %	24	2,7 %
Gesamtanzahl	877	100,0 %	877	100,0 %	877	100,0 %	877	100,0 %

Tabelle 2: Ergebnis der Abbildungen von 877 medizinischen Aussagen auf einen Thesaurus, der keinen sinnvoll zuzuordnenden Text enthält, für vier verschiedene Algorithmen im Vergleich

Nur der Teilzeichenreihenalgorithmus liegt dabei mit 9 bzw. 24 Fällen (insgesamt 33 = 1,9 % von 1.774) in einem Bereich, den man noch vertreten kann. Der Algorithmus aus Abschnitt 3.2.2 ("Pseudostämme") erweist sich als zu instabil: zwar werden viele eindeutige, richtige Zuordnungen erzielt, aber fast ebenso viele falsche. Der Grund liegt in der Unmöglichkeit, in den Eingabetexten ohne Wortsegmentierung die richtigen Wortstämme zu finden.

Der Algorithmus aus Abschnitt 3.2.1 ("Wortanfänge") bringt durchschnittlich gute Ergebnisse, die durch Version B (Deskriptoreindeutigkeit und Oberbegriffsaffinität) deutlich verbessert werden konnten.

Der Vergleich ergab insgesamt: Mit elementaren Transformationen (siehe Abschnitt 2) kann man nur etwa 5 % der Eingabetexte automatisch verschlüsseln. (Selbst diese können zu Fehlern führen: die Abbildung von ph auf f ist für "Klumphand" phonetisch falsch; ferner fielen nicht nur "zum" und "cum" zusammen, sondern auch "Kur" und "zur" als "cur". "Kur" wurde daraufhin im weiteren als semantisch unbedeutend unterdrückt!) Bereits das Abschneiden der Endungen erforderte eine nichtalgorithmische, manuelle Bearbeitung der Tabelleneinträge (und führt zu Fehlern bei den Eingabetexten, etwa wenn die Scheinendung "ieren" von "Nebennieren" entfernt wird). Der Aufwand rentierte sich zudem nicht (siehe die Ergebnisse aus Abschnitt 3.1 und 3.2.2).

Bei Verzicht auf eine Wortsegmentierung erzielen einfache Algorithmen, die Deskriptorendateien verwenden, durchaus beachtliche Ergebnisse. Der Algorithmus mit Teilzeichenreihen als Deskriptoren erwies sich als einziger auch für eine automatische Verschlüsselung als geeignet. Er toleriert Schreibfehler (in nicht zu kurzen Worten), berücksichtigt Komposita ("sprachliche Entwicklungsverzögerung" und "verzögerte Sprachentwicklung" haben viele gemeinsame Teilzeichenreihen) und präsentiert im Zweifelsfall nach Ähnlichkeit sortierte Auswahllisten, in denen der richtige Eintrag fast immer als erster auftrat. Seine Deskriptorendatei läßt sich bei Änderungen im Thesaurus leicht algorithmisch aktualisieren.

5 Technischer Aufwand

Alle beschriebenen Transformationen und Algorithmen wurden auf einem Mikrorechner mit einem 16–Bit–Prozessor vom Typ 80286 (1 MB Arbeitsspeicher, 20–MB–Festplatte) mit dem Datenbanksystem FoxBASE+ entwickelt und durchgeführt.

6 Literatur

Balke, C. (1989): Entwicklung von halbautomatischen Diagnoseklassifikationsverfahren für die Basisdokumentation des Universitätsklinikums Heidelberg. Universität Heidelberg, Fachhochschule Heilbronn (Diplomarbeit)

Diekmann, F., Müller, U., Ruhl, U. (1986): Unterstützung der Diagnosenstatistik der Krankenhäuser durch ein Diagnose-Codier-System. In: Ehlers, C.T., Beland, H. (Hrsg.): Perspektiven der Informationsverarbeitung in der Medizin. Springer, Berlin etc., 182-85

Espinosa, A., Bernauer, J., Hoffmann, W. (1988): Semi-automatical Encoding of Medical Diagnosis by Non-Professionals. In: Rienhoff, O., Piccolo, U., Schneider, B. (Hrsg.): Expert Systems and Decision Support in Medicine. Springer, Berlin etc., 490-94

Fischer, R.-J. (1989): Ein Datenbanksystem zur Identifizierung und Verwaltung von Patientendaten. Medizin & Gesellschaft 7. Lit-Verlag, Münster

Fischer, R.-J. (1990): Semi–automated classification of medical phrases, using a personal computer. (im Druck)

Immich, H. (1966): Klinischer Diagnosenschlüssel. Schattauer, Stuttgart

Ingenerf, J., Haux, R., Repges, R., Richter, M.M. (1988): Wissensbasiertes Indexieren von medizinischen Phrasen auf der Basis von SNOMED: Methodik und Realisation von EIDOS. In: Rienhoff, O., Piccolo, U., Schneider, B. (Hrsg.): Expert Systems and Decision Support in Medicine. Springer, Berlin etc., 455-61

Wingert, F. (1989): Grundlagen der Indexierung medizinischer Diagnosen und Therapien. In: Wille, R. (Hrsg.): Klassifikation und Ordnung. Indeks, Frankfurt, 165-78

Wingert, F., Fischer, R.-J., Osada, N. (1986): Untersuchungen zur Verminderung des Aufwands bei automatischer Diagnoseverschlüsselung. In: Ehlers, C.T., Beland, H. (Hrsg.): Perspektiven der Informationsverarbeitung in der Medizin. Springer, Berlin etc., 232-35

Automatische Klartextverschlüsselung histologischer Tumordiagnosen mit dem Personalcomputer

Rolf Bartkowski[1] und Bernd Graubner[2]

[1]Klinik für Allgemeinchirurgie (Vorsteher: Prof. Dr. H.-J. Peiper),
[2]Abteilung Medizinische Informatik (Vorsteher: Prof. Dr. C.-Th. Ehlers),
Georg-August-Universität Göttingen, Bundesrepublik Deutschland

Einleitung

Ein zentrales Anliegen eines Krebsregisters stellt die Dokumentation von histologischen Diagnosen dar. Neben einer standardisierten pathohistologischen Diagnostik ist eine verbindliche Nomenklatur erforderlich, die erst eine international einheitliche Codierung ermöglicht. Für den deutschsprachigen Raum existiert mit dem Tumor-Histologie-Schlüssel (ICD-O-DA [2]) seit 1978 eine mit Notationen versehene international akzeptierte tumorhistologische Nomenklatur. Die konsequente Anwendung dieses Schlüssels ist bei der Durchführung von multizentrischen Studien mittlerweile unabdingbare Voraussetzung geworden. Leider hat sich jedoch die Anwendung in der pathohistologischen Routinebefundung und auch in regionalen und klinischen Krebsregistern zumindest in der Bundesrepublik noch nicht überall durchsetzen können. Hauptgrund hierfür ist der erforderliche Mehraufwand durch die Codierung, aber auch der Zwang zur Verwendung der standardisierten Nomenklatur.

Unter Einsatz eines Personalcomputers und des Datenbanksystems dBASE IV Version 1.01 (Ashton-Tate) wurde ein Verfahren entwickelt, mit dem aus der Klartext-Angabe einer histologischen Tumordiagnose der entsprechende Morphologie-Code ermittelt werden kann. Bei der praktischen Anwendung im Bereich der Chirurgischen Onkologie konnte festgestellt werden, daß ein derartiges Programm in der Dokumentationspraxis nicht nur eine erhebliche Arbeitserleichterung darstellt, sondern auch eine beträchtliche Verbesserung des Codierungsstandards bewirkt.

Strukturanalyse der ICD-O-DA

Eine Analyse des Histologieschlüssels ergab, daß für Tumoren sowie für tumorähnliche Veränderungen und Erkrankungen insgesamt 4.235 verschiedene Bezeichnungen im deutschsprachigen Bereich gebräuchlich sind. Zahlreiche Begriffe werden synonym verwendet, wobei es sich meist um lateinische bzw. griechische Bezeichnungen und um deren eingedeutschte Umformungen handelt. Es erfolgt eine Abbildung auf 885 verschiedene Schlüsselnummern, wobei identische Codes leider auch histologisch durchaus abgrenzbaren Sonderformen zugeordnet werden.

Die Codes setzten sich aus zwei Strukturelementen zusammen: eine vierstellige Schlüsselnummer und eine weitere einstellige Nummer, die durch einen Schrägstrich (/) voneinander getrennt sind. Die vierstelligen Schlüsselnummern für Tumoren umfassen den Bereich von 8000 bis 9990. Die Codierung beruht auf der histologischen Klassifikation des Ausgangsgewebes des Tumors, wobei die ersten drei Stellen des Codes eine fortlaufende Numerierung der einzelnen Tumorgruppen darstellen. Die Zugehörigkeit zu histologisch klar umrissenen Untergruppen ist aus der hierarchischen Struktur des Schlüssels nicht unmittelbar abzulesen. Auch ist eine klare vertikale Strukturierung nicht immer gegeben: Im Bereich der Schlüsselnummern 8330 bis 8350 sind die adenomatösen Tumoren der Schilddrüse aufgeführt. Weitere Schilddrüsentumoren finden sich jedoch auch unter der Nummer 8290 (onkozytäres Schilddrüsenadenom) oder unter 8511 (medulläres Schilddrüsenkarzinom).

Die vierte Stelle des Morphologie-Codes läßt erkennen, ob es sich um eine histologische Untergruppe eines Oberbegriffs handelt. Für den Oberbegriff wird konsequent die Ziffer 0 verwendet, die Unterbegriffe werden von 1 bis maximal 9 fortlaufend durchnumeriert.

Das zweite Strukturelement des Morphologie-Codes ist die Angabe des biologischen Verhaltens des Tumors, d. h. seines Malignitätsgrades und Charakters. Es werden gutartige, potentiell maligne, bösartige und metastatische Tumoren, Carcinomata in situ sowie bösartige Tumoren unterschieden, bei denen unbekannt ist, ob es sich um einen Primärsitz oder eine Metastase handelt. Dieses wird durch die mit einem Schrägstrich abgetrennte nachgestellte Ziffer 0, 1, 2, 3, 6 oder 9 angegeben.

Die Zugehörigkeit zu einer dieser Gruppen kann nicht immer direkt aus dem Namen abgeleitet werden. Beispielsweise handelt es sich beim Bronchusadenom, villösen Adenom oder Klarzellentumor um potentiell maligne Neubildungen. Diese zeichnen sich durch ein histologisch nicht vorhersagbares Wachstumsverhalten aus, d. h., sie können sich im weiteren Verlauf wie bösartige Tumoren verhalten und Metastasen bilden, aber auch völlig gutartig bleiben. Die pagetoide Melanose, die Erythroplasie Queyrat oder das nicht-invasive lobuläre Karzinom werden aufgrund ihrer pathohistologischen Besonderheiten als "Carcinoma in situ" aufgefaßt. Die Bezeichnungen Krukenberg-Tumor und Pseudomyxoma peritonei werden aufgrund der Pathogenese als metastatische Tumoren betrachtet.

Eine weitere Variable zur vollständigen Beschreibung eines histologischen Befundes stellt der Differenzierungsgrad dar. Man unterscheidet zwischen gut, mäßig und schlecht differenzierten Tumoren (G1 bis G3) und hat 1987 die Skala noch um einen vierten Grad für undifferenzierte bzw. anaplastische Tumoren erweitert [1]. Für den Pathologen existieren Beurteilungskriterien, die zunehmend international standardisiert wurden. Eine unmittelbare Bedeutung für die Codierung der Morphologie ergibt sich aus der Tatsache, daß einigen histologischen Bezeichnungen bestimmte Differenzierungsgrade zugeordnet sind, die jedoch leider nicht Bestandteil der ICD-O-DA sind. Entsprechende Ergänzungen wurden anhand der pathologischen Fachliteratur zunächst für einige Weichteilsarkome vorgenommen, da bei diesen Tumoren der Differenzierungsgrad von besonderer Bedeutung für die Stadienzuordnung gemäß dem TNM-System [1] ist. Die Notwendigkeit einer international anerkannten Einarbeitung in die ICD-O-DA ergibt sich bei der Durchführung von Plausibilitätstesten. Ein Liposarkom ohne nähere Angaben kann in den Differenzierungsgraden G1 - G3 auftreten. Das myxoide Liposarkom gilt immer als gut differenziert (G1), das pleomorphe Liposarkom immer als schlecht differenziert (G3). Die Diagnose "Rundzelliges Liposarkom" ist nur mit den Differenzierunggraden G2 und G3 vereinbar, die Angabe "gut differenziert" wäre daher widersprüchlich und müßte zurückgewiesen werden.

Linguistische Analyse

Da zur automatisierten Klartextverschlüsselung von Histologie-Diagnosen leider nicht auf einen hierarchisch gegliederten Schlüssel zurückgegriffen werden kann, wurde ein linguistischer Ansatz zugrunde gelegt und eine entsprechende Analyse der ICD-O-DA vorgenommen. Alle pathohistologischen Bezeichnungen bestehen aus einem Tumor-Hauptbegriff (Karzinom, Leiomyosarkom usw.) und aus bis zu 5 weiteren nicht-redundanten Eigenschaftsbezeichnungen (papillär, schleimbildend usw.). Fast ein Drittel aller Tumoren ist allein mit einem Tumor-Hauptbegriff eindeutig beschrieben, für nahezu die Hälfte genügt dazu eine einzige zusätzliche Eigenschaftsbezeichnung. Aber immerhin erfordern noch 19 Tumoren fünf Eigenschaftsbezeichnungen, um die entsprechende Codierung vornehmen zu können (vgl. Tab. 1). Permutationen in der Reihenfolge der Wörter sind ohne Einfluß auf die Codierung, lediglich Negationen müssen mit dem entsprechenden Bezugswort verbunden bleiben.

Tumor-Hauptbegriff plus	Anzahl der Eigenschafts- bezeichnungen	resultierende Anzahl (n = 4.235) eindeutig definierter Tumordiagnosen	
		absolut	relativ
1	0	1.334	31,5 %
1	1	1.913	45,2 %
1	2	710	16,8 %
1	3	193	4,6 %
1	4	66	1,5 %
1	5	19	0,4 %

Tab. 1: Anzahl der in der ICD-O-DA mittels des Tumor-Hauptbegriffs und 0 bis 5 Eigenschaftsbezeichnungen eindeutig beschriebenen Tumordiagnosen. Beispielsweise werden 710 Tumoren (= 16,8 % von allen 4.235 definierten Tumoren) mit dem Tumor-Hauptbegriff und 2 Eigenschaftsbezeichnungen eindeutig bezeichnet.

Die deutsche ICD-O-DA verwendet 1.634 verschiedene Tumor-Hauptbegriffe. Der Begriff "Adenokarzinom" beispielsweise ist Bestandteil von 84 verschiedenen Tumorbezeichnungen. Andere Bezeichnungen wie "Adenomyom" treten singulär auf und erlauben somit eine unmittelbare Codierung.

Aus den 1.634 Tumor-Hauptbegriffen, den 1.097 unterschiedlichen Eigenschaftsbezeichnungen und den 16 redundanten Füllwörtern wurde ein Thesaurus gebildet, der alle gemäß ICD-O-DA gültigen Sprachelemente der tumorhistologischen Diagnosentexte enthält. Füllwörter wie "mit", "und", "in" usw. haben für die Verschlüsselung keinen Informationswert und können ignoriert werden. Jede gültige Tumorbezeichnung kann somit als Kombination von bis zu 6 nicht-redundanten Elementen des Thesaurus dargestellt werden. In der Praxis wird jedoch nur ein Bruchteil der theoretisch möglichen Kombinationen benutzt (vgl. Tab. 1).

Wort-Umwandlungen als Vorstufe zur automatischen Verschlüsselung

Alle Bindestriche werden unter Zusammenziehung der Wörter eliminiert, wobei generell alle Kleinbuchstaben in Großbuchstaben umgesetzt werden:

Lentigo-maligna-Melanom ---> LENTIGOMALIGNAMELANOM.

Um den Bezug von Negierungen richtig weiterzuverarbeiten, werden die entsprechenden Wörter zusammengezogen, d. h., Leerstellen werden entfernt:

nicht verhornend ---> NICHTVERHORNEND.

Der Begriff "Metastase" wird grundsätzlich als separates Wort betrachtet, auch im Falle der Zusammenschreibung oder Verwendung von Bindestrichen erfolgt eine Abspaltung unter Einfügung einer Leerstelle:

Karzinommetastase ---> KARZINOM METASTASE.

Normierung des Gebrauchs des Wortes "Zelle":

Siegelringzellenkarzinom ---> SIEGELRINGZELLKARZINOM.

Phonetische Umwandlungen

Um eine Toleranz gegenüber einer unkorrekten Schreibweise von lateinischen oder griechischen Sprachelementen zu erreichen, werden die einzelnen Wörter phonetisch umgewandelt [4]. Dabei werden häufig auch orthographische Fehler ausgeglichen. Nach Substitution von bestimmten Zweierkombinationen und Einzelbuchstaben werden Buchstabendoppelungen entfernt und die Buchstaben E und H eliminiert, sofern sie nicht am Wortanfang stehen. Trotz des Informationsverlustes durch die Umwandlungen hat eine Überprüfung des gesamten Thesaurus ergeben, daß keine Mehrdeutigkeiten auftreten und auch sehr ähnliche Wörter nach der Umwandlung unterscheidbar bleiben.

Überprüfung des Diagnosentextes anhand des Thesaurus

Die zu verschlüsselnde Tumordiagnose wird als kompletter Text eingegeben, wobei die einzelnen Wörter durch Leerzeichen oder Kommas getrennt sein müssen. Jedes einzelne Wort wird dann, wie oben beschrieben, umgewandelt und im Thesaurus gesucht. Wird es gefunden, so wird die Funktion des Wortes ermittelt. Handelt es sich um einen Hauptbegriff, so wird die unabdingbare Tatsache registriert, daß ein Hauptbegriff existiert. Handelt es sich um eine Eigenschaftsbezeichnung, so wird die Zahl der zu berücksichtigenden Eigenschaftsbezeichnungen aufsummiert. Handelt es sich schließlich um ein Wort, das im Thesaurus als redundant bewertet wird, so wird es ignoriert. Eine grammatikalische Analyse hat gezeigt, daß es nicht erforderlich ist, auch sämtliche Deklinationsformen in den Thesaurus aufzunehmen, denn nach Kürzung des phonetisch umgewandelten Suchwortes um den letzten Buchstaben wird jede im Thesaurus vorhandene Grundform eindeutig gefunden. Wenn auch die Suche ohne den letzten Buchstaben erfolglos bleibt, handelt es sich um ein nicht definiertes Wort, das bei der Codierung ignoriert werden muß.

Codierung des Diagnosentextes

Nachdem alle Einzelwörter im Thesaurus überprüft worden sind und die Zahl der Eigenschaftsbezeichnungen ermittelt ist, wird in einer Datenbank, die letztlich eine Abbildung der ICD-O-DA darstellt, die Schlüsselnummer gesucht, für die eine Übereinstimmung mit dem Tumor-Hauptbegriff, allen Eigenschaftsbezeichnungen und deren Anzahl besteht. Falls die Tumorbezeichnung nicht gefunden wird, kann es sich nur um eine nicht standardisierte und nicht allgemein akzeptierte Bezeichnung handeln, deren Codierung in der Regel allenfalls vom Pathologen selbst vorgenommen werden könnte.

Unter zwei Annahmen kann dennoch der Versuch einer automatischen Codierung erfolgen, wobei jedoch mehrdeutige oder fehlerhafte Verschlüsselungen nicht ausgeschlossen sind. So wird mit den vorhandenen n Eigenschaftsbezeichnungen zunächst in der Kategorie n+1 gesucht. Wird jetzt eine Schlüsselnummer gefunden, so ist der Diagnosentext "unterbestimmt". In vielen Situationen werden mehrere Diagnosen mit unterschiedlichen Codes existieren, die sich in genau einer Eigenschaftsbezeichnung unterscheiden. Nur in dem Sonderfall, daß die Angabe von n+1 Eigenschaftsbezeichnungen redundant ist und nur durch den Sprachgebrauch bedingt ist, ergibt sich dann eine eindeutige Verschlüsselung. Bei der Suche in der niedrigeren Kategorie n-1 handelt es sich um eine "Überbestimmung" des Diagnosentextes. Auch hierbei können in vielen Situationen Schlüsselnummern ermittelt werden, die den histologischen Befund sinnvoll wiedergeben. Dies gilt immer dann, wenn die überzählige Bezeichnung im Sinne einer nicht allgemein akzeptierten Subtypisierung gebraucht wird. Da aber nicht definiert werden kann, welche der Eigenschaftsbezeichnungen die am wenigsten relevante ist, können auch völlig abwegige Zuordnungen angeboten werden. Eine manuelle Kontrolle ist deshalb unvermeidlich.

Informationssystem

Neben der Schlüsselnummer nach der ICD-O-DA liefert die Tumordatenbank weitere wertvolle Informationen, die beispielsweise für automatische Plausibilitätskontrollen in einem Krebsregister genutzt werden können. So kann angegeben werden, ob für den Tumortyp eine Stadieneinteilung nach dem TNM-System definiert ist. Ferner läßt sich eine möglicherweise vorhandene Organspezifität der codierten Bezeichnung ermitteln, so daß ein Plausibilitätstest in Hinblick auf die tatsächliche Tumorlokalisation [3] durchgeführt werden kann.

Literatur

[1] TNM-Klassifikation maligner Tumoren / UICC, International Union Against Cancer. Hrsg. u. übers.: P. Hermanek et al. 4., vollst. überarb. Aufl. Berlin, Heidelberg, New York, London, Paris, Tokyo: Springer. 1987.
[2] Tumor-Histologie-Schlüssel. ICD-O-DA. International Classification of Diseases for Oncology. Deutsche Ausgabe. Hrsg.: W. Jacob et al. Berlin, Heidelberg, New York: Springer. 1978.
[3] Tumor-Lokalisationsschlüssel. International Classification of Diseases for Oncology (ICD-O), Topographischer Teil. Hrsg.: G. Wagner. 3., überarb. Aufl. Berlin, Heidelberg, New York, London, Paris, Tokyo: Springer. 1988.
[4] Wilde, G. u. C. Meyer, C.: Nicht wörtlich genommen. 'Schreibweisentolerante' Suchroutinen in dBASE implementiert. c't - Magazin für Computertechnik (Hannover). H. 10 (Okt. 1988), S. 126-131.

Adresse:
Dr. med. Rolf Bartkowski, Abteilung Allgemeinchirurgie des Zentrums Chirurgie,
Dr. med. Bernd Graubner, Abteilung Medizinische Informatik des Zentrums Interdisziplinäre Einrichtungen. Georg-August-Universität. Robert-Koch-Str. 40. D-3400 Göttingen.

<u>Anforderungen an die medizinische Basisdokumentation und Anwendung
der Diagnosenstatistik im Krankenhaus
- ein Vergleich 1975 - 1990</u>

C. Th. Ehlers

Abteilung Medizinische Informatik, Universität Göttingen
Robert-Koch-Str. 40, 3400 Göttingen

1975 erschien das von KOLLER und WAGNER herausgegebene Handbuch der
Medizinischen Dokumentation und Datenverarbeitung. In ihrem Beitrag
zum Handbuch sagen IMMICH und WAGNER [2]: "Das Krankenblatt sollte
kurzgefaßte Angaben über die beim Patienten festgestellten Befunde,
deren Interpretation und Gewichtung durch den behandelnden Arzt und
dessen therapeutische Maßnahmen enthalten." Im gleichen Artikel führen sie zur Medizinischen Basisdokumentation aus: .... "Man versteht darunter die einheitliche, dokumentationsgerechte Erfassung einer festgelegten Anzahl von Merkmalen, die bestimmte Daten zur Person
eines Patienten, seine Diagnosen und gewisse verwaltungstechnische
Sachverhalte betreffen." Von WAGNER und IMMICH [2] und auch in dem
Forschungsbericht des BMA [1]: "Diagnosenstatistik - Einsatz im Krankenhaus und für Pflegesatzverhandlungen", der demnächst erscheinen
wird, werden als Auswertungsziele einer Medizinischen Basisdokumentation folgende Punkte in den Vordergrund gestellt.

-    Gewinnung eines zuverlässigen Überblicks über das Krankengut
     einer Klinik,
-    Erstellung von Grundlagen für soziologische und epidemiologische
     Untersuchungen,
-    Voraussetzungen für eine verbesserte Krankheits- und Todesursa-
     chenstatistik,
-    Verbesserung der Krankenhaus-Leistungsstatistik,

Vergleicht man die Anforderungen, die 1975 im Handbuch der medizinischen Dokumentation und Datenverarbeitung, z. B. von NACKE [7]
zur Terminologie und von IMMICH [2] zum Allgemeinen Krankenblatt aufgestellt wurden, mit den Zielen des Minimum-Basic-Data-Sets, der von
LAMBERT und ROGER [5] 1982 beschrieben wurde, und den Darstellungen
des Forschungsberichtes des BMA [1] "Diagnosenstatistik - Einsatz im
Krankenhaus und für Pflegesatzverhandlungen", so kann festgestellt
werden, daß Veränderungen in der Zielsetzung nicht erkennbar sind.

Nach wie vor wird festgestellt, daß die Bundesrepublik Deutschland ein Entwicklungsland hinsichtlich der medizinischen Dokumentation ist, und somit weder für klinische noch für epidemiologische Fragestellungen ausreichende Informationen zur Verfügung stehen. Dieses obwohl bereits 1978 ein Förderprogramm der Bundesregierung auf die unzureichende Datenlage im Gesundheitssystem hingewiesen hat. 1989 wird im Jahresgutachten der konzertierten Aktion für das Gesundheitswesen die nach wie vor schlechte Datenlage bemängelt. LUITHLEN et al. [6] kommen 1990 bei der Darstellung der Krankenhausstatistik-Verordnung zu gleichem Ergebnis.

Bei der Analyse, warum die allseits bestätigte Notwendigkeit einer medizinischen Dokumentation nicht in der Krankenhauspraxis ausreichend umgesetzt wurde, muß man feststellen, daß in der frühen Zeit die Benutzung unter dem Gesichtspunkt der Aufzählung von Diagnosen und Fallzahlen erfolgte und daß, wenn überhaupt, die Basisdokumentation als Screening Verfahren zum Heraussuchen besonders interessanter Fälle benutzt wurde.

Besonders in den Universitätsklinika und auch in den Instituten für Medizinische Statistik und Dokumentation standen diese Arbeiten im Vordergrund. Ein breites Durchsetzen einer allgemeinen Basisdokumentation in allen Krankenhäusern stand nicht im Interesse dieser Gruppen.

Eine Analyse kann aber auch unter folgenden weiteren Aspekten behandelt werden:

- Unzureichende technische Voraussetzungen und Instrumente
- Ungelöste methodische Fragen
- Strukturelle Probleme
- Wirtschaftlichkeit der Verfahren und Methoden.

Anfang der 70er Jahre wurden technische Fragen der Datenerfassung und Auswertung bis hin zu Einzelfragen der Programmierung im Themenfeld der Medizinischen Informatik behandelt. Das Krankenhaus selbst als Objekt der Erkenntnisgewinnung wurde nicht gesehen.

Die technologische Entwicklung verlief schneller als erwartet, aber trotz der Leistungsfähigkeit der Technik setzte sich medizinische Dokumentation in einer ausreichenden Qualität nicht durch. Es muß auch festgestellt werden, daß es in vielen einschlägigen medizinischen Instituten als nicht wissenschaftlich galt, sich grundlegend mit der Einführung und dem Ausbau der Basisdokumentation zu beschäftigen.

Im Gegensatz zu den 70er und Anfang der 80er Jahre wird heute das Datenmaterial, welches aus Basisdokumentationen gewonnen wird, für weit mehr Fragestellungen, wie z. B. Kliniksmanagement, Verwaltungsmanagement, soziologische und epidemiologische Fragen gefordert. Die Zusammenführung von administrativen und medizinischen Daten ist heute selbstverständlich.

Insgesamt kann man heute sagen, daß technologische Probleme nicht primär verantwortlich für die nicht umgesetzten Ziele der medizinischen Dokumentation sind.

Ungelöste methodische Fragen - nicht zuletzt die Diskussion über die bundesweite Einführung der Diagnosenstatistik nach ICD-9 im Rahmen der Bundespflegesatzverordnung - haben deutlich gemacht, daß methodische Probleme zweifellos bestehen. Dabei wurden jedoch methodische Probleme eher so thematisiert, daß eine medizinische Dokumentation gar nicht möglich sei, und schon gar nicht mit den Gegebenheiten der ICD-9. Es wird dabei aber verkannt, daß es nicht das Ziel war, die letzten Fragen der medizinischen Dokumentation akademisch zu lösen, sondern überhaupt Grundlagen zu schaffen, um in der Bundesrepublik eine Basis für eine gleichartige Dokumentaion im Bereich Diagnosen zu schaffen.

Dabei standen die methodischen Grundlagen u.a. mit dem Allgemeinen Krankenblattkopf seit 1961 zur Verfügung. In dem Forschungsbericht des BMA [1] zur Diagnosenstatistik werden die erforderlichen Datengrundlagen für ein entscheidungsorientiertes Berichts- und Informationswesen aufgezeigt. Die hier aufgestellten Forderungen unterscheiden sich nur unwesentlich von dem bereits in den 60er und 70er Jahren erfaßten Merkmalen der Basisdokumentation.

In der Realität finden wir zwei Extreme, einmal ein bisher Verweigern jeglicher Dokumentation, auch einer einheitlichen Basisdokumentation, und auf der anderen Seite differenzierteste Dokumentationen für spezielle Auswertungen. Diese können aber von den Kliniken für den Routinebetrieb nicht angenommen werden. Und so ist es auch im universitären Bereich nicht selten, daß mit dem hohen Anspruch und der nicht erfüllbaren derzeitigen Forderung das Grundsätzliche unterbleibt.

Aus dem Gesagten ergibt sich eindeutig, daß auch methodische Probleme nicht wesentlich daran Schuld sind, daß die Datenlage in der Bundesrepublik nach wie vor schlecht ist.

Als strukturelle Probleme, die eine breite Einführung der Medizinischen Dokumentation behindert haben, werden u.a. genannt (KOLODZIG [4]):

- Mangelhaftes Interesse der Mediziner an Auswertungen der medizinischen Dokumentation
- Die Bedeutung der Dokumentation für die Leistungsdarstellung wird von Medizinern und Verwaltung nicht erkannt
- Keine Orientierung im Gesundheitswesen auf der Basis epidemiologischer Informationen
- Kein Interesse an Kosten- und Leistungstransparenz
- Die Dokumentation von medizinischen Daten wird häufig auf nicht sachkundiges Personal delegiert.

Die Bilanz von 15 Jahren medizinischer Basisdokumentation ist negativ, - die Gründe hierfür, die sich primär aus strukturellen Problemen ergeben, sind vielfältig. Die Vorstellung, daß durch das Befassen mit der Basisdokumentation durch die Medizinische Informatik sich strukturelle Probleme abbauen, ist falsch. Ebenso unrichtig ist, daß, wenn nur ausreichend qualifizierte Methoden zur Verfügung stehen, die Probleme überwunden werden können. Weder hochleistungsfähige Rechner noch subtilste methodische Grundlagen verändern das Bewußtsein der Beteiligten im Gesundheitswesen.

Die Medizinische Informatik ist eine Dienstleistung für die klinische Routine, für die Gesundheitsberichterstattung und das Krankenhaus-Management. Wenn Angebote der medizinischen Informatik nicht nachgefragt werden, sind die Gründe zu bewerten. Sind sie nicht fachlich, so ist es erklärbar, daß der Gesetzgeber Normen setzt. Ob allerdings der geschaffene Informationsrahmen - z.B. durch die Bundespflegesatzverordnung - ausreicht, ist abzuwarten.

Mit dem Forschungsbericht des BMA [1] "Diagnosenstatistik" werden wiederum Empfehlungen und Nutzungsmöglichkeiten aufgezeigt, wie Daten aus der medizinischen Dokumentation konkret in Informationen umgesetzt werden können. In einer Fülle von Beispielen werden entsprechende Anwendungen zur Benutzung im Krankenhaus, aber auch für Pflegesatzverhandlungen, aufgezeigt.

Die Aspekte der Wirtschaftlichkeit hinsichtlich der Erfassung und Auswertung im Rahmen der methodischen Dokumentation sind strikt zu beachten. Die qualitativen Anforderungen ergeben sich im wesentlichen aus dem Versorgungsauftrag eines Krankenhauses und der daraus abgeleiteten ärztlichen/pflegerischen Zielsetzung. Dabei ist die Angemessenheit der eingesetzten Einzelleistungen nach Art und Umfang für die Bereiche Diagnostik, Therapie und Pflege jeweils entsprechend der Aufgabenstellung auf der Basis der Dokumentation zu beurteilen (Leistungswirtschaftlichkeit).

Die Angemessenheit des Mitteleinsatzes nach Art und Umfang von Sachgütern sowie Betriebsmitteln zur Erstellung der Einzelleistungen in Diagnostik, Therapie und Pflege wird als Kostenwirtschaftlichkeit bezeichnet.

Beide Ausprägungen der Wirtschaflichkeit sind zwingende Entscheidungsgrundlage für das Krankenhausmanagement. Ohne Dokumentation und DV sind Aussagen qualifiziert nicht möglich. Denn keiner kann etwas über Leistungsfähigkeit und Wirtschaftlichkeit aussagen, wenn er nicht weiß, was er tut.

Für die medizinische Dokumentation selbst gelten analog die gleichen Prinzipien der Leistungs- und Kostenwirtschaftlichkeit.

Für die Kosten der Dokumentation in der geforderten Form sind in dem wiederholt angesprochenen Forschungsbericht des BMA [1] einige Modellrechnungen aufgeführt. Daraus ergibt sich z. B. daß bei einem 400-Betten-Haus mit ca. 15.000 zu bearbeitenden Belegen und bei einer Anzahl von 2,5 Diagnosen pro Fall und 0,7 Operationen ein Betrag von 1,28 DM, was einen prozentualen Anteil am Fallerlös von 0,03 % entspricht.

Daraus ergibt sich, daß auch die Argumentation, die Dokumentation sei zu teuer und für ein Krankenhaus nicht tragbar, nicht schlüssig ist.

Die Notwendigkeit der medizinischen Basisdokumentation ist für Medizin-Informatiker als eine Voraussetzung einer qualifizierten Patientenversorgung unbestritten. Technische und methodische Restriktionen oder Fragen der Kosten bestehen im Grundsatz nicht. Es müssen also die aufgezeigten strukturellen Probleme angegangen werden. Dazu könnte es u. a. auch nützlich sein, wenn durch ein stärkeres Befassen mit der Basisdokumentation und den daraus abgeleiteten weiteren Informationen sich auch, zumindest für einen gewissen längeren Zeitraum, die dafür zuständigen Institutionen für Medizinische Informatik, Biomathematik und Statistik beschäftigen würden.

Mit der Einführung alternativer Abrechnungssysteme für die stationäre Behandlung, wie z. B. Sonderentgelte, DRGs usw., ist damit zu rechnen, daß eine breitere Umsetzung der medizinischen Basisdokumentation erfolgen muß. Dazu muß sie aber auch erst einmal überall angenommen worden sein. Es muß für Mediziner wie auch für Medizin-Informatiker, Biomathematiker und Statistiker als beschämend empfunden werden, daß erst durch den Erlaß der neuen Bundespflegesatzverordnung 1986, die im § 16 die Dokumentation von Diagnosen usw. vorschreibt, eine Renaissance der Arbeiten der 60er und frühen 70er Jahre durch den BMA erfolgt ist.

<u>Literatur</u>

[1] BMA Forschungsbericht: Diagnosenstatistik - Einsatz im Krankenhaus und für Pflegesatzverhandlungen, 1990 (im Druck).

[2] Immich, H., Wagner, G.: Basisdokumentation in der Klinik. In Koller, S., Wagner, G.: Handb. Med. Dok. u. DV, 336-376, Schattauer Verlag Sttgt.-New York, 1975.

[3] Köhler, K.: Datenverabeitungsanlagen. In: Koller, Wagner (s.a.[2]), 93-118, 1975

[4] Kolodzig, C.: Qualität der medizinischen Basisdokumentation - Probleme, Möglichkeiten und Instrumente. In: Schriftenreihe des MDS, 1990, (im Druck)

[5] Lambert, P.M., Roger, F.H.: Role of the Minimum Basic Data Set, 200 ff., Verlag North Holland, 1982.

[6] Luithlen, E., Schaltat-Fischer, B., Tuschen, K.H.: Führen und Wirtschaften im Krankenhaus. (F u. W), 52 ff., 1990.

[7] Nacke, O., Gerdel, W.: Medizinische Terminologien, Kriterien ihrer Bewertung, Regeln ihrer Normung. In Koller, Wagner (s.a.[2]), 213-232, 1975.

Standardisierung medizinischer Klassifikationen
in Europa und Deutschland *)

Bernd Graubner[1] und Rüdiger Klar[2]

[1]Abt. Medizin. Informatik (Vorst.: Prof. Dr. C.-Th. Ehlers), Georg-August-Universität, D-3400 Göttingen
[2]Abt. Medizinische Informatik (Dir.: Prof. Dr. R. Klar), Albert-Ludwigs-Universität, D-7800 Freiburg i. Br.

Summary

Medical documentation is fundamental for national health reports; standards of medical nomenclatures and classifications are a basic requirement for the indispensable correct encoding of items. Owing to European integration this standardization is necessary not only at national but also at international level. Up to now there are in Germany and Europe no institutions working comprehensively on this field of health care system. WHO concentrates mainly on ICD, whereas ISO, INFOTERM and CEN work essentially on technologic-industrial and general scientific fields. This is also true for the German DIN institute, while DIMDI is mainly engaged in medical literature documentation and information. Problems and possible solutions are demonstrated through the example of the AIM SESAME project and especially by classifications of medical procedures. It has been decided to translate into German and to adapt the Dutch WCC Procedure Classification, which is based on ICPM and ICD-9-CM Procedure Classification, and this is making good progress. This development could result in a Middle European standard classification on medical procedures. Beside advantages in special fields a German centre on health care classifications should be established to concentrate classification work according to the actual GMDS memorandum. The SESAME project has proposed an European institution to coordinate all national efforts in this field.

Einleitung

Menschliches Handeln hat Wissen zur Voraussetzung, dessen Weiterentwicklung ganz wesentlich auf seiner Ordnung basiert. Klassifikationen von Krankheiten, Operationen und anderen therapeutischen oder diagnostischen Verfahren, Medikamenten, Organen usw. unterstützen die systematische Ordnung des medizinischen Wissens. Sie dienen u. a. behandelnden und forschenden Ärzten, den Verwaltungsmitarbeitern im Gesundheitswesen und auch dem Staat selbst bei der standardisierten medizinischen Dokumentation und deren Auswertung, d. h. der (statistischen) Zusammenfassung von Einzelerkenntnissen (Aggregation, z. B. Kennziffernaufbereitung in der Gesundheitsberichterstattung) und dem gezielten Wiederfinden von Einzelergebnissen (Retrieval). Die Anwendung von Standards bei der medizinischen Dokumentation (für den Krankenhausbereich z. B. gemäß Bundespflegesatzverordnung von 1985 [medizinische Merkmale: Hauptdiagnose], Krankenhausstatistikverordnung von 1990 [gültig ab 1993; Hauptdiagnose] oder Minimum Basic Data Set der Europäischen Gemeinschaften (EG) von 1982 [Diagnosen sowie diagnostische und therapeutische Prozeduren]) ist eine Voraussetzung für eine hohe Qualität der Datensammlung, während die Benutzung medizinischer Klassifikationen die Vergleichbarkeit dieser Daten und damit ihre Interpretation unterstützt.

---

*) Aktualisierte und erweiterte Fassung vom 7.12.1990. - Die Arbeiten wurden durch die Europäischen Gemeinschaften im AIM-Projekt Nr. A 1031 (SESAME) unterstützt, wofür wir als Mitglieder des SESAME Consortiums (Gr.) bzw. des Preliminary SESAME Committees (Kl.) danken.

In den letzten Jahren gewann in der Bundesrepublik Deutschland neben der jahrelang unterschätzten patientenbezogenen Basisdokumentation [4,6] die Gesundheitsberichterstattung eine zunehmende Bedeutung [3,8,9], und zwar vorwiegend aus volks- und betriebswirtschaftlichen und weniger aus epidemiologisch-wissenschaftlichen Gründen. Sie muß auf allen Ebenen - Einrichtung, Kommune, Land und Bund - eine bessere Qualität bekommen, zu der anstelle der vorwiegend qualitativen und kursorischen Beschreibung ("Erzählung") eine formalisierte, quantitativ begründete und differenziertere Darstellung ("Zählung") gehört, die u. a. auf der standardisierten Anwendung medizinischer Klassifikationen beruht. Die bisherigen unterschiedlichen Erfahrungen in den alten und neuen deutschen Bundesländern werden diese Entwicklung fruchtbar beeinflussen. (In der DDR wurde die generelle stationäre Basisdokumentation für Krankenhausfälle bereits 1968 in Form des Krankenblattsigniersstreifens eingeführt [ICD-8, ab 1979 ICD-9 (in der DDR wurde statt ICD die deutsche Abkürzung IKK benutzt)], die Bundesrepublik folgte erst 1986 mit der weniger Merkmale umfassenden anonymisierten Diagnosenstatistik [ICD-9].)

Über einige bisherige Standardisierungsaktivitäten

In der täglichen Dokumentationspraxis spielen bei der Benutzung von Klassifikationen Probleme der Verschlüsselungsqualität (identische Notationen für identische Diagnosentexte!), oft verbunden mit denen der Dokumentationsqualität (identische Diagnosentexte für dieselbe Krankheit!), sowie der hohe (manuelle) Kodieraufwand eine Rolle. Schulung, Erfahrung und Motivation der Anwender sind dabei von besonderer Bedeutung, und Verfahren der Medizinischen Informatik können hier unterstützend und mit z. T. großer Effektivität eingesetzt werden. Das Hauptproblem ist jedoch die Verfügbarkeit und kontinuierliche Pflege geeigneter medizinischer Klassifikationen, für die allgemein akzeptierte nationale bzw. internationale Lösungen erforderlich sind. Leider gibt es bisher in Deutschland keine ausschließlich dafür tätige Institution. (Im Auftrag des Bundesministers für Jugend, Familie, Frauen und Gesundheit ist das Deutsche Institut für Medizinische Dokumentation und Information [DIMDI] neben seinen sonstigen Aufgaben mit der Bearbeitung der ICD beschäftigt. Die in den letzten Jahren gemachten vier unterschiedlichen Vorschläge verschiedener Institutionen für die Einordnung der HIV-Infektionen sind ein Hinweis auf die fehlende zentrale Koordination.) Im internationalen Rahmen hat die Weltgesundheitsorganisation (WHO) nur die Verantwortung für die Internationale Klassifikation der Krankheiten, Verletzungen und Todesursachen (ICD-9 seit 1979, ICD-10 ab 1993 vorgesehen). Natürlich beschäftigt sich auf nationaler und internationaler Ebene eine Anzahl von Institutionen und Organisationen mit Standardisierungs- und Klassifikationsfragen, doch handelt es sich dabei meist um eher technisch-industrielle oder um allgemeinwissenschaftliche bzw. literaturdokumentarische Probleme. Zu nennen sind hier u. a. (Nachweise z. B. in [1,5]): DIN Deutsches Institut für Normung, Berlin (darin: Normenausschuß Medizin), Comité Européen de Normalisation (CEN), Brüssel (insbesondere das 1990 gegründete Technical Committee 251 on Medical Informatics [TC251], dessen Profil gegenwärtig von einem CEN- und einem EWOS-Projektteam [European Workshop on Open Systems] definiert wird), International Standardization Organization (ISO), Genf (insbesondere Technical Committee 37 [terminologische Standardisierung]), International Information Centre for Terminology (INFOTERM), Wien, und Council for International Organizations of Medical Sciences (CIOMS), Genf. Mit der Überwindung von Sprachbarrieren in den verschiedensten medizinischen Dokumenten, zu denen auch Klassifikationen zählen, beschäftigen sich u. a. zwei international arbeitende Projekte: Unified Medical Language System (UMLS) der US National Library of Medicine, Bethesda/USA (D. Lindberg et al., zweite Phase 1986 ff.), und Universal Medical Information Service (UMIS) der UMIS Foundation, Adelaide/Australien (D. Walker, W. Giere et al., 1988 ff.). Mehr allgemeine Bedeutung hat das für Übersetzungen im Aufbau befindliche Datenbanksystem EURODICAUTOM der Europäischen Gemeinschaften.

Die ICD ist die einzige weltweit verwendete medizinische Klassifikation und betrifft im wesentlichen Diagnosen. Für die diagnostischen und therapeutischen Prozeduren, insbesondere die für die Basisdokumentation in Krankenhäusern so wichtigen Operationen, gibt es mit der

International Classification of Procedures in Medicine (ICPM) von 1978 zwar einen WHO-Vorschlag, jedoch hat die WHO dessen Weiterbearbeitung bisher nicht realisieren können und wollen, weil aufgrund der raschen Entwicklung dieses medizinischen Arbeitsfeldes Revisionen in zu kurzen Zeitabständen erforderlich wären; wahrscheinlich wird die WHO in den nächsten Jahren eine Kurzliste mit den rund 100 wichtigsten Operationen verabschieden (z. B. in der Art der unten genannten Nordic Operation List). In den fünf neuen deutschen Bundesländern wird übrigens seit Jahren eine vervielfältigte Übersetzung und Erweiterung des 5. Kapitels (Operationen) der ICPM in einer Reihe von Krankenhäusern verwendet. Andere international eingeführte medizinische Klassifikationen werden nicht generell benutzt bzw. sind dafür auch gar nicht vorgesehen, sind nicht offiziell, sind für den Allgemeingebrauch zu kompliziert oder stellen eigentlich Nomenklaturen dar. Beispiele sind (bibliographische Nachweise und weitere Klassifikationen z. B. in [1,2,5,7]): International Classification of Impairments, Disabilities and Handicaps (ICIDH, WHO-Vorschlag, Genf 1980), International Classification of Primary Care (ICPC, erarbeitet für The World Organization of National Colleges, Academies and Academic Associations of General Practitioners / Family Physicians [WONCA], Oxford 1987, deutsche Übersetzung in Vorbereitung), International Classification of Diseases for Oncology (ICD-O, deutsch [G. WAGNER]: Berlin 1988), Systematisierte Nomenklatur der Medizin (SNOMED, R. CÔTÉ / College of American Pathologists, Skokie [USA] 1982/86, deutsch [F. WINGERT]: Berlin 1984), International Nomenclature of Diseases (IND, Council for International Organizations of Medical Sciences [CIOMS] und WHO, Genf 1972 ff., deutsch [G. WAGNER]: Heidelberg 1973-1984).

Spezielle Standardisierungsbemühungen innerhalb der Europäischen Gemeinschaften

Die Standardisierungsaktivitäten innerhalb der Europäischen Gemeinschaften und in Europa generell haben sich bisher hauptsächlich auf allgemein-technische Probleme und die sog. syntaktischen Aspekte der Informationstechnologie im Gesundheitswesen konzentriert. Beispiele dafür sind die Entwicklung von Informationssystemen, Kommunikationsprotokollen, Datacard-Formaten und Minimum Basic Data Sets. Vernachlässigt wurden dabei die sog. semantischen Aspekte, d. h. der Inhalt und die Bedeutung der verarbeiteten und ausgetauschten Daten. Das betrifft u. a. Probleme der Terminologie, der Klassifikation und Verschlüsselung, des konzeptionellen Modellierens und der Wissenspräsentation, denn Computer können (bisher) nicht die ganze Vielfalt der natürlichen Sprache verarbeiten, was vor allem für Anwendungen auf dem europäischen Markt gilt, der durch zahlreiche Sprachbarrieren geteilt ist. Zwar hat gegenwärtig die Datenkommunikation bereits einen hohen Stand erreicht, doch werden die übermittelten Informationen noch nicht optimal aufbereitet und nur teilweise verstanden. Das hat u. a. Auswirkungen auf die Qualität der medizinischen Versorgung und die Kosten des Gesundheitswesens. (Beispielsweise ergab eine aktuelle britische Untersuchung über den Nutzen von Datacards, daß die Anzahl der je Konsultation angeordneten Untersuchungen von 0,17 auf 0,07, d. h. auf 41 %, reduziert werden konnte, was hauptsächlich auf die Verfügbarkeit hierarchisch kodierter Daten zurückzuführen war [1].)

Seitens der Kommission der Europäischen Gemeinschaften war zur Weiterentwicklung der Medizinischen Informatik für 1989/90 die erste Phase (Exploratory Action) des Forschungsprogrammes "Advanced Informatics in Medicine (AIM)" beschlossen worden. Eines der Grundlagenprojekte dieses Programmes ist das Projekt A 1031 "Standardization in Europe on Semantical Aspects of Medicine (SESAME)", in dem Wissenschaftler aus Großbritannien, Italien, den Niederlanden und der Bundesrepublik Deutschland (Abt. Medizinische Informatik, Göttingen) unter der Leitung von Pieter F. DE VRIES ROBBÉ, WCC Zoetermeer bzw. Universität Groningen, zusammenarbeiten. Sie werden beratend unterstützt von einem vom SESAME Consortium einberufenen Expertengremium, in dem zusätzlich auch ein Vertreter Frankreichs tätig ist, sowie dem Preliminary SESAME Committee, dem gemäß den Vorschlägen der zuständigen Ministerien bisher Mitglieder der genannten Länder sowie Belgiens, Dänemarks, Griechenlands, Schwedens, der Schweiz und Spaniens angehören.

Hauptziel des Projekts SESAME ist die Schaffung eines europäischen organisatorischen Netzwerks zur semantischen Standardisierung in der Medizin, das in bestehende internationale Strukturen eingegliedert ist (z. B. CEN, WHO, ISO, INFOTERM) oder selbständig arbeitet, vor allem auf der Grundlage bestehender bzw. zu errichtender nationaler medizinischer Klassifikationszentren. Auf der Basis der Freiwilligkeit und des größten Nutzens für alle Beteiligten sollen medizinische Klassifikationen weitgehend verbindlich vereinbart werden, auf die sich Partner in Verträgen, Verordnungen und Gesetzen beziehen können, wodurch die Standards letztlich obligatorisch werden. Diese für alle Anwender leicht zugänglichen und verfügbaren Standards sollen ein umfassendes System medizinischer Begriffe (Konzepte) bilden, das u. a. durch folgende Eigenschaften charakterisiert ist: standardisierte Begriffsdefinition mit multilingualer Übersetzung, standardisiertes Datenformat, Begriffsdarstellung in Form eines Thesaurus (mit semantischen, kausalen und anderen Verbindungen), Klassifizierung gemäß einer Reihe von Klassifikationen zur Befriedigung unterschiedlicher Nutzerbedürfnisse, Verknüpfungsmöglichkeit mit zahlreichen anderen Bezugsgrößen (z. B. Kosten, medizinische Fachrichtungen, Länder).

Um in dem relativ kurzen Projektzeitraum eines Jahres zu praktischen Ergebnissen zu kommen, erfolgte eine Konzentration auf die drei Gebiete Allgemeinmedizin (Primary Health Care), medizinische Prozeduren und Arzneimittel, für die exemplarisch Arbeitsmethoden entwickelt und erprobt worden sind. Für jedes dieser Gebiete wurden in internationaler Kooperation die folgenden Aufgaben bearbeitet: Aufstellung von Bewertungskriterien und Kurzdarstellung wichtiger Klassifikationen, Bewertung ausgewählter, fast ausschließlich englischsprachiger Klassifikationen, Vorschlag für eine (ideale/universelle) Klassifikationsstruktur und schließlich vergleichende Analyse (Mapping) ausgewählter Klassifikationen mit dieser Struktur.

In diesem Beitrag soll beispielhaft eine Begrenzung auf Klassifikationen für medizinische Prozeduren erfolgen, weil eine international akzeptierte Prozedurenklassifikation (vor allem für Operationen) neben der ICD als Diagnosenklassifikation für die medizinische Dokumentation auf allen Ebenen von höchstem Wert ist. Es wurden von ursprünglich 13 Klassifikationen folgende sieben Klassifikationen in die ausführliche Bewertung ([1]: Deliverable 6) einbezogen (in Klammern jeweils Ursprungsland, Herausgeber bzw. verantwortliche Institution, Sprache [falls nicht Englisch] und Jahr der aktuellen Version):

1. Catalogue des Actes Medicaux (CDAM). (Frankreich, Le Ministere des Affaires Sociale et de l'Emploi, französisch, 1987),
2. Classification of Surgical Operations and Procedures. 4th Revision (OPCS-4). (Großbritannien, Office of Population Censuses and Surveys, 1990),
3. International Classification of Diseases. 9th Revision. Clinical Modification. Volume 3: Procedures (ICD-9-CM Procedure Classification). (USA, Department of Health and Human Services, Health Care Financing Administration, 1990),
4. Nordic Operation List. (Skandinavische Länder, Nordic Medico-Statistical Committee [NOMESCO], Kopenhagen, 1989),
5. Read Clinical Classification. (Großbritannien, J. READ / National Health Service Centre for Coding and Classification, 1990),
6. VESKA-Operationsschlüssel 1986. (Schweiz, Vereinigung Schweizerischer Krankenhäuser, deutsch und französisch, 1986),
7. WCC-standaardclassificatie van medisch specialistische verrichtingen. (Niederlande, Nationale Raad voor de Volksgezondheid, Werkgroep Classificatie en Coderingen, holländisch, 1990). Diese Klassifikation basiert auf der ICPM der WHO sowie der ICD-9-CM Procedure Classification und wird deshalb auch als ICPM-DE (Dutch Extension) bezeichnet.

Für die folgenden zwei Klassifikationen wurden aus inhalts- und arbeitsmäßigen Gründen nur Kurzdarstellungen gegeben ([1] Deliverable 3):

8. Manual for Laboratory Workload Recording Method. (USA, College of American Pathologists, 1989),
9. Systematized Nomenclature of Medicine (SNOMED). (USA, R. CÔTÉ / College of American Pathologists, 1986).

Die 1990 in den USA publizierte "International Classification of Clinical Services (ICCS)" der Commission on Professional and Hospital Activities konnte aus äußeren Gründen nicht mehr berücksichtigt werden, obwohl diese Klassifikation für die künftige Entwicklung neben der ICPM bzw. ICPM-DE eine wichtige Rolle spielen wird. Aus Sprachgründen, wegen der fehlenden Verbreitung außerhalb des Ursprungslandes und wegen der überwiegenden Benutzung allein für Abrechnungszwecke wurde eine Reihe nationaler Operationsklassifikationen nicht in die Projektarbeit aufgenommen. Das betrifft aus Deutschland z. B. den "Operativen Therapieschlüssel" (O. SCHEIBE / R. THURMAYR, 1990), die "Gebührenordnung für Ärzte" (GOÄ, 1988), den "Tarif der Deutschen Krankenhausgesellschaft für die Abrechnung erbrachter Leistungen ..." (DKG-NT, 1990), den "Bewertungsmaßstab für kassenärztliche Leistungen" (BMÄ, 1990) und die "Ersatzkassen-Gebührenordnung" (E-GO, 1990). (GOÄ und DKG-NT einerseits und BMÄ und E-GO andererseits sind mehr oder weniger kompatibel, dienen aber unterschiedlichen Aufgaben.)

Um einen Eindruck von den Unterschieden zwischen einigen für die Weiterentwicklung in Deutschland wichtigen Klassifikationen zu geben, seien die jeweiligen Klassifikationsmöglichkeiten für Appendixoperationen aufgeführt, die hier keiner weiteren Erläuterung bedürfen:

ICPM:
    5-47 Operations on appendix
    5-470 Appendectomy (includes: Appendectomy with drainage)
    5-471 Drainage of appendix abscess
    5-479 Other operations on appendix (Appendicostomy. Closure of fistula.)

ICD-9-CM Procedure Classification:
    47 Operations on appendix
    47.0 Appendectomy
    47.1 Incidental appendectomy
    47.2 Drainage on appendiceal abscess (excludes: that with appendectomy [47.0])
    47.9 Other operations on appendix
    47.91 Appendicostomy
    47.92 Closure of appendiceal fistula
    47.99 Other (Anastomosis of appendix. Excl.: diagnostic proced. on appendix [45.21-45.29])

WCC-staandardclassificatie van medisch specialistische Verrichtingen:
    5-47 Operatieve Verrichtingen aan appendix
    5-470 Appendectomie
    5-470.0 appendectomie via wisselsnede [... mit Wechselschnitt]
    5-470.1 appendectomie via mediane laparotomie
    5-470.2 appendectomie incidenteel, tijdens laparotomie om andere redenen [... während einer Laparotomie aus anderen Gründen]
    5-470.9 niet gespecificeerde appendectomie
    5-471 Incisie en drainage van appendiculair abces
    5-479 Overige operaties van appendix

VESKA-Operationsschlüssel:
    380 Appendektomie
    380.0 Abszess-Drainage
    380.1 Gelegenheitsappendektomie
    389 Anderer Eingriff (Appendix, Colon)
    389.0 Biopsie
    389.1 Exzision
    389.2 Abszess-Drainage ohne Appendektomie
    389.3 Naht
    389.5 Kolonoskopie

Operativer Therapieschlüssel (SCHEIBE / THURMAYR):
    Kombination der Topikschlüsselnummer 4868 (= Appendix) mit einer der folgenden Eingriffsarten (Beispiel: 48689 Appendektomie o.n.A.):
    ....0 Darmoperation o.n.A.
    ....1 Enterotomie
    ....3 Enterektomie

....4 Detorquierung, Desinvagination oder Resektion
....6 Beseitigung von Darmfisteln und Kontinuitätsrekonstruktion
....8 Übernähung
....9 Radikaloperation, Exstirpation, Ektomie eines Darmabschnittes

Von den weiteren Ergebnissen des SESAME-Projekts sei hier nur auf einige Schlußfolgerungen verwiesen ([1], insbesondere Deliverable 22). Aufgaben der europäischen Standardisierung semantischer Probleme in der Medizin, insbesondere auf klassifikatorischem und terminologischem Gebiet, müssen von einer entsprechenden Institution gelöst bzw. koordiniert werden, die sinnvollerweise in das TC251 von CEN eingegliedert sein könnte. Ihr Sekretariat sollte einem nationalen Klassifikationszentrum angeschlossen sein, jedes Land müßte ein derartiges Zentrum aufbauen (bisher nur in den Niederlanden und in Großbritannien vorhanden). Andere staatliche und private Institutionen sollten diese Arbeit unterstützen und davon profitieren. Wichtige Aufgaben für die nächsten Jahre sind der Aufbau einer Informations- und Datenbank für Klassifikationen, Verschlüsselungssysteme und Nomenklaturen, die Schaffung eines einheitlichen Regelwerkes für die Bearbeitung semantischer Probleme in der Medizin und die Erarbeitung einer europäischen Prozedurenklassifikation (insbesondere für Operationen).

Ausgewählte Standardisierungsaktivitäten in Deutschland

In dieser Arbeit sei nur auf die Aktivitäten zur Schaffung einer neuen deutschen Operations- bzw. Prozedurenklassifikation und eines medizinischen Klassifikationszentrums eingegangen. Daneben wäre beispielsweise zu berichten über die Arbeiten an ICD-10, ICD-O, SNOMED, ICPC usw. oder in einzelnen Fachgebieten wie Chirurgie, Geburtshilfe, Onkologie, Orthopädie und Psychiatrie.

Die für die holländischen Krankenhäuser seit 1990 obligatorische WCC-Prozedurenklassifikation vereinigt, wie weiter oben angedeutet, Vorzüge der ICPM und der ICD-9-CM Procedure Classification und spiegelt den aktuellen mitteleuropäischen Standard in der Medizin wider. Da sie zudem auch sprachlich den deutschen Anforderungen sehr nahe steht, hat während der 35. GMDS-Jahrestagung 1990 der Arbeitskreis Chirurgie der GMDS beschlossen, eine deutsche Fassung dieser Klassifikation zu erarbeiten, zumal in den neuen Bundesländern bereits Erfahrungen mit einer Übersetzung des Operationskapitels der ICPM vorliegen. Er hofft, daß dadurch die Chancen für die Durchsetzung einer einheitlichen Operationsklassifikation in Deutschland steigen, daß die Ergebnisse der Dokumentation international besser vergleichbar werden und daß ein wichtiger Beitrag zur Schaffung einer europäischen Prozedurenklassifikation geleistet wird. Wie schon die ICD bietet auch diese Klassifikation die Möglichkeit der Anwendung in unterschiedlichem Detailierungsgrad (auf der Ebene der Hauptkapitel: zwei-, drei- oder vierstellige Kodes). Die holländischen Kollegen sind an der Zusammenarbeit, die im SESAME-Projekt begonnen hat, sehr interessiert; auch die Vereinigung der Schweizerischen Krankenhäuser (VESKA) hat ihr Interesse an diesem Projekt bekundet. Es liegt die Zusage vor, diese Klassifikation in das automatisierte Verschlüsselungsprogramm ID-DIACOS zu übernehmen, das gerade um den VESKA-Operationsschlüssel erweitert worden ist. Bereits Anfang Dezember 1990 ist die deutsche Rohübersetzung von R. THURMAYR, Leiter des Arbeitskreises Chirurgie, fertiggestellt worden.

Die langjährigen GMDS-Bestrebungen zur Schaffung eines deutschen medizinischen Klassifikationszentrums sind durch die deutsche Einheit und durch die Zunahme von Aktivitäten innerhalb der Europäischen Gemeinschaften unterstützt worden. Hier ist noch einmal das SESAME-Projekt zu erwähnen, aber auch der Wunsch der WHO nach einem WHO Collaborating Centre für den deutschen Sprachraum. In der DDR war das dem Gesundheitsministerium unterstellte Institut für Medizinische Statistik und Datenverarbeitung (ISD) zentral für die wichtigsten medizinischen Klassifikationen verantwortlich. Inzwischen sind auf Beschluß des zuständigen Bundesministeriums einige seiner Mitarbeiter im DIMDI tätig. Aufgrund dieser Vorarbeiten wurde dort im Herbst 1990 der erste Entwurf der deutschen Fassung der ICD-10 fertiggestellt, die 1992 gemeinsam für Deutschland, Österreich und die Schweiz publiziert werden soll. Das "GMDS-Memorandum zum Aufbau und Betrieb eines medizinischen Klassifikationszentrums" [5] ist inzwischen im Druck und enthält eine Fülle von Anregungen für die Schaffung und die Aufgaben eines solchen Zentrums. Es sollte zentral für alle Fragen der medizinischen Klassifikationen zuständig sein, vorhandene ·Klassifikationen registrieren und verfügbar machen, Klassifikationen und Nomenklaturen sowie Kodierhilfen herausgeben und pflegen, sachliche Verschlüsselungsprobleme als Referenzzentrum klären und Verschlüsselungsprogramme prüfen, die Nutzung medizinischer Klassifikationen auf allen Ebenen fördern und damit auch die Gesundheitsberichterstattung und Epidemiologie unterstützen sowie Ansprechpartner und Koordinierungszentrum für die nationale und internationale Zusammenarbeit sein, insbesondere im deutschen Sprachraum und in Europa. Da das DIMDI als einzige (west-)deutsche Institution bisher Aufgaben dieser Art wahrgenommen hat und inzwischen in dieser Richtung personell etwas erweitert worden ist, dürfte der Aufbau dieses Zentrums in Verbindung mit dem DIMDI die effektivste Lösung sein und in einigen Jahren zur grundsätzlichen Verbesserung der gegenwärtigen Situation auf diesem Gebiet geführt haben.

Literatur

[1] AIM-Projekt Nr. A 1031: Standardization in Europe on Semantical Aspects of Medicine (SESAME). 1989/90. Alle 22 Projektdokumente ("Deliverables") sind abrufbar beim Projektmanager Dr. Pieter de Vries Robbé, Dept. of Medical Information and Decision Science, University Hospital, P.O.Box 30.001, NL-9700 RB Groningen. - Auf folgende Deliverables sei hingewiesen: 13 (Standardization framework in Europe, code of practice for standardization, vocabulary), 17 (Proposal for national standardization organizations on medical terminology and classifications [darin auch eine Übersicht über bestehende Institutionen und Fachleute in den 12 EG-Staaten]), 22 (Outline for an AIM mainphase program on semantical aspects of medicine), die folgenden Deliverables 3, 6, 10 und 15 beziehen sich auf Klassifikationen für medizinische Prozeduren: 3 (evaluation criteria and a list of classifications), 6 (evaluation), 10 (structure) und 15 (mapping).
[2] Basiswissen ICD-9 für Morbiditätsstatistiken: mit Übungen. Hrsg.: DIMDI. Bearb. v. Elisabeth Berg-Schorn. Köln etc.: Kohlhammer. 1989. 69 S. (S. 54-66: Übersicht über ICD-9-Ausgaben und andere Klassifikationen.)
[3] Bergmann, K. E. u. U. Hoffmann: Arbeitsfelder, Aufgaben und Ziele einer Gesundheitsberichterstattung für Deutschland. Enthalten in diesem Tagungsband.
[4] Ehlers, C.-Th.: Anforderungen an die medizinische Basisdokumentation und Anwendung der Diagnosenstatistik im Krankenhaus - ein Vergleich 1975 - 1990. Enthalten in diesem Tagungsband.
[5] GMDS-Memorandum zum Aufbau und Betrieb eines medizinischen Klassifikationszentrums. Hrsg. v. R. Klar. Unter Mitarb. v. B. Graubner, J. Michaelis, R. Repges u. H. E. Wichmann. Stuttgart, New York: Schattauer. 1990. (Schriftenreihe der Deutschen Gesellschaft für Medizinische Dokumentation, Informatik und Statistik e. V.) Im Druck.
[6] Graubner, B.: Quantitative und qualitative Resultate einer routinemäßigen Basisdokumentation. In: Biometrie und Informatik - neue Wege zur Erkenntnisgewinnung in der Medizin. Proceedings der 34. Jahrestagung der GMDS. Aachen, September 1989. Hrsg. v. G. Giani u. R. Repges. Berlin, Heidelberg, New York etc.: Springer. 1990. S. 159-166. (Medizinische Informatik und Statistik. 71.)
[7] Klar, R., B. Graubner u. C.-Th. Ehlers: Leitfaden zur Erstellung der Diagnosenstatistik nach § 16 Bundespflegesatzverordnung (BPflV). Unter Mitarbeit von R. Hartwig, Barbara Schmidt-Rettig, H.-J. Seelos u. S. Eichhorn. Hrsg.: Der Bundesminister für Arbeit und Sozialordnung (BMA). 2., verb. Aufl. Bonn: BMA. 1988. 105 S. (Forschungsbericht Gesundheitsforschung. 135.). - Nachdruck in: Internationale Klassifikation der Krankheiten, Verletzungen und Todesursachen (ICD), 9. Revision. 2., überarb. Aufl. Köln etc.: Kohlhammer. 1988. Bd. I Teil A, S. 651-762. - Aktualisierter Nachdruck in: Medizinische Dokumentation und Information. Handbuch für Klinik und Praxis. Hrsg. v. C. O. Köhler. Landsberg/Lech: ecomed. 1983 ff. 9. Erg.-Lfg.: 1989. Kap. X-3.3.3, S. 1-104.
[8] Klar, R.: Morbiditätsorientierte Studien zur stationären Versorgung in der Bundesrepublik. Enthalten in diesem Tagungsband.
[9] Schach, E.: Gesichtspunkte bei der Beurteilung von Datenquellen des Gesundheitswesens. Enthalten in diesem Tagungsband.

Adressen:

Dr. med. Bernd Graubner, Abteilung Medizinische Informatik des Zentrums Interdisziplinäre Einrichtungen. Georg-August-Universität. Robert-Koch-Str. 40. D-3400 Göttingen.

Prof. Dr. Rüdiger Klar, Abteilung Medizinische Informatik des Klinikums der Albert-Ludwigs-Universität. Stefan-Meier-Str. 26. D-7800 Freiburg i. Br.

Abbildung von Texten in verschiedene Klassifikationen

Ekhard Hultsch[1], Fritz Diekmann[2], Ulrich Ruhl[3]

(1) IMIB, Domagkstraße 9, 4400 Münster, (2) I&D, Otto-Suhr-Allee 18/20, 1000 Berlin,
(3) IGES, Otto-Suhr-Allee 18/20, 1000 Berlin

Zusammenfassung: Die hohe Fehleranfälligkeit der manuellen Kodierung von medizinischen Texten ist hinlänglich bekannt. Daher werden in immer größerem Maße DV-gestützte Systeme verwendet. Man unterscheidet zwischen Programmen, die eingegebenen Texten Kodes auf der Basis einer empirischen bzw. einer morphologischen Analyse zuordnen. Die Verknüpfung beider Systeme ist für eine Reihe von Anwendungen sinnvoll. Neben inhaltlichen Aspekten sind strukturelle und wirtschaftliche Aspekte relevant. Die Analyse der Anforderungen an DV-gestützte Systeme zeigt, daß die Optimierung der Auswertungsmöglichkeiten unter Beachtung der Einbindung in klinische Routineabläufe und die Optimierung des erforderlichen Pflegeaufwands durch die Verknüpfung von empirischem Ansatz (z.B. ID DIACOS) und semantischem Ansatz (z.B. über SNOMED) möglich ist.

1 Anforderungen an DV-gestützte Systeme

Beim Einsatz DV-gestützter Systeme zur Dokumentation medizinischer Texte gibt es eine Reihe von in der Praxis als wichtig erkannten Kriterien, die weitgehend unabhängig von der Art der angewandten Algorithmen sind [1,2]:

(a) Die Ursprungsinformation der eingegebenen Klartexte muß erhalten bleiben. Die Texte dürfen daher nur insoweit geändert werden, daß sie durch (gesicherte) synonyme Texte ersetzt werden.

(b) Jedes Programmsystem muß so konzipiert werden, daß mit möglichst geringem Aufwand die Kodierung für die gewählten Klassifikationen oder Nomenklaturen unterstützt werden kann.

(c) Die Möglichkeit der Überführung von Klartexten in weitere Klassifikationen und/oder Nomenklaturen und damit die Realisierung flexibler Auswertungsstrategien sollte gewährleistet sein. Es muß zudem dem Anwender die Möglichkeit gegeben werden, das System mit tolerierbarem Aufwand um spezielle Klassifikationen zu erweitern und die Dateien selbst zu warten.

(d) Die wirtschaftliche Erfassung und Speicherung der Daten muß für den Anwender gesichert sein. Zudem müssen die geigneten Programme für die beabsichtigten Auswertungen (etwa Möglichkeiten der Recherche) bereitgestellt werden.

(e) Die wirtschaftliche Weiterentwicklung, Wartung und Pflege der Programme und Lexika muß für den Hersteller gesichert sein.

Klassifikationen und Nomenklaturen werden von Version zu Version geändert. Das Ausmaß der Änderungen ist unterschiedlich. Wichtig ist, daß eine Umstellung - auch für Datenbestände vergangener Jahre - operational und schnell erfolgen kann. Daher ist es - unabhängig von dem angewandten Verfahren - empfehlenswert, Texte und zugehörige Kodes in einer speziellen Datei zu ordnen und in der Patienten-Datei für jeden individuellen Text die zugehörige Identifikation des

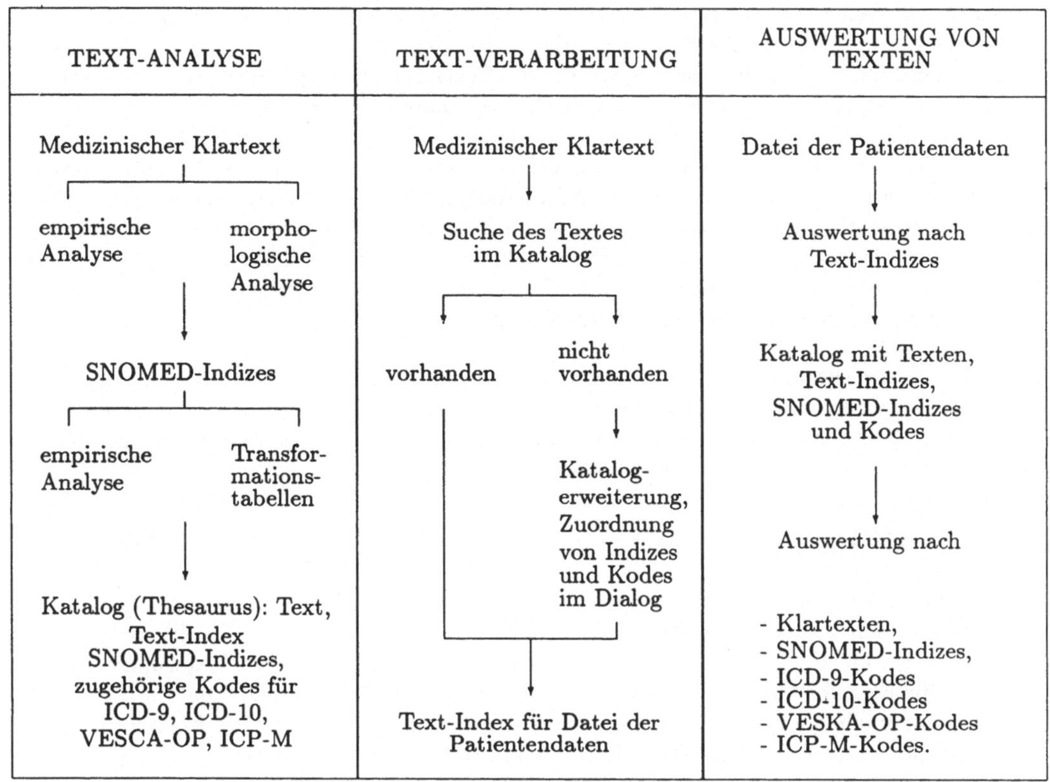

Abbildung 1: Schemata für Textanalyse, -verarbeitung und -auswertung

Es muß bei der Bewertung aber berücksichtigt werden, daß alle Klassifikationen bei einer ausreichenden Pflege und Wartung aus SNOMED ableitbar sind. Zudem ergibt sich der große Vorteil, daß die Vergröberungen für den SNOMED-Aussageraum algorithmisch, also unabhängig von der einzelnen Sprache definiert werden können. Dies ermöglicht den Einsatz von Klassifikationen auch in anderen Sprachbereichen und verringert den Aufwand zur Erfüllung der Anforderungen (b) und (d). Zudem werden Möglichkeiten der Recherche gegeben.

Eine Zwischenlösung mit vertretbarem Aufwand ist ein empirischer Katalog, der ebenfalls die Zuordnung von Texten in mehrere Klassifikationen und/oder Nomenklaturen ermöglicht. Eine solche Katalogstruktur, die dann auch Recherchen nach Kriterien bietet, die nicht in der ICD-Systematik berücksichtigt sind, wurde für die Texte der Orthopädie realisiert [6].

3 Verfahren der Textanalyse

Bei den Verfahren der Textanalyse unterscheidet man zwischen Ansätzen, bei denen die Kodes bzw. Indizes der Texte der Textdatei durch eine empirische [2] oder eine morphologische Analyse [4] generiert wurden.

Unter empirischer Analyse von Texten wird das Zuordnen von Kodes zu Texten durch einen Sachverständigen verstanden. Mit diesem Verfahren lassen sich empirische Kataloge aufbauen, die den

Textes in der Text-Datei abzuspeichern. Die Anforderung (a) erstreckt sich damit nur auf die Textdatei, und es sind entsprechende Algorithmen zu entwickeln. Dieses Konzept unterstützt in einem hohen Maße zudem die Anforderung (b), da Texterfassung mit Plausibilitätskontrolle und Fehleranalyse einerseits und die Kodierung der Texte andererseits getrennt werden.

Die Anforderungen (b) und (c) können nur erfüllt werden, wenn genügend Ressourcen zentral bereitgestellt werden. Zum einen sind die Anforderungen der einzelnen Anwendergruppen (Krankenhaus, Universitätsklinik, Krankenkasse, Berufsgenossenschaft, Pharmazeutische Firma, etc.) äußerst unterschiedlich, zum anderen differieren Einsatzintensität und Fachwissen beträchtlich: Für den Routineeinsatz in den Kliniken einer Universität sollten sehr viel mehr eigene Ressourcen zur Verfügung stehen als in einem Kreiskrankenhaus.

Damit hängt eng zusammen, daß die Anforderungen (d) und (e) in der wissenschaftlichen Diskussion meist vernachlässigt werden. Dies ist insoweit verständlich, als wissenschaftliche Probleme theoretischer Natur sind, nur sind andererseits diese beiden Punkte die Voraussetzungen für die Akzeptanz der Benutzer und die Durchführbarkeit in der Praxis.

2 Klassifikationen und Systematisierte Nomenklatur

Klassifikationen beziehen sich immer nur auf Teile der Gesamtinformation medizinischer Texte: Die ICD-9 ist ein Schlüssel für Krankheiten, VESKA ein Schlüssel für Operationen. Es gibt Klassifikationen für den gleichen Textbereich der Information medizinischer Texte, wie etwa ICD und KDS für Krankheiten. Die Auswahl der geeigneten Klassifikation muß dann nach Effizienz-Gesichtspunkten abhängig von der Anwendung erfolgen. Sogar innerhalb einer Klassifikation gibt es Wahlmöglichkeiten (*- und +-Klassifikation bei ICD-9).

Unabhängig von möglichen unterschiedlichen Interpretationen und Präzisierungen: Die Änderungen von Klassifikationen von Version zu Version führen bei jeder Anwendung zu einem recht hohen Pflegeaufwand. Es ist unter diesem Aspekt nicht erstaunlich, daß einerseits für die unterschiedlichsten Anwendungen Klassifikationen gefordert, in der Realität aber selten angewandt werden.

Die Systematisierte NOmenklatur der MEDizin (SNOMED) versucht einen anderen Ansatz. Bei einer Klassifikation werden - abhängig von der beabsichtigten Anwendung - jeweils Mengen von - auch semantisch unterschiedlichen - Texten zu einer Klasse zusammengefaßt und einem bestimmten Kode zugeordnet.

SNOMED erhebt den Anspruch, daß semantisch unterschiedliche Texte auch verschiedenen Indizes zugeordnet werden. SNOMED ist mehrdimensional und so differenziert, daß Klassifikationen als Vergröberung des Aussageraums aufgefaßt werden können. Primärer Zweck einer Nomenklatur wie SNOMED ist die Standardisierung der medizinischen Sprache. Es ist evident, daß dieses Ziel nur mit einem hohen Aufwand erreicht werden kann und die Nomenklatur ständig gepflegt werden muß. Es ist nicht primäres Ziel einer Nomenklatur wie SNOMED, die medizinische Umgangssprache auf SNOMED zu reduzieren. Primäres Ziel ist das Erreichen einer begrifflichen Klarheit, die etwa bei der Aufstellung von Klassifikationen berücksichtigt werden sollte.

Aus dem Anspruch von SNOMED folgt zwar der im Vergleich zu einer Klassifikation hohe Pflege- und Wartungsaufwand.

aktuellen Sprachgebrauch für einen spezifischen Bereich von medizinischen Texten repräsentieren. Dabei müssen Texte - ohne Änderung ihrer Bedeutung - z.T. standardisiert und korrigiert werden, wenn sie sprachlich unscharf oder mehrdeutig sind.

Die empirische Analyse von Texten für solche Kataloge muß durch Mediziner erfolgen, die sich in Klassifikationsprobleme eingearbeitet haben und die Zuordnung von Kodes für spezielle Texte mit Fachvertretern bzw. in Arbeitsgruppen von Fachgesellschaften abstimmen.

Diese Leistungen sind nicht nur bei Erweiterungen eines Katalogs erforderlich, sondern auch bei Änderungen einer Klassifikation, etwa beim Übergang von ICD-9 zu ICD-10. Die Inkonsistenzen empirischer Dateien (z.B. des alphabetischen Teils einer Klassifikation) sind durch Abgleich mit einer anderen Textdatei zu erkennen.

Bei dem von WINGERT entwickelten automatischen Verfahren der Indexierung nach SNOMED wird eine morphologische Analyse des eingegebenen Textes durchgeführt. Dieser morphologischen Analyse liegt das folgende Wortmodell zugrunde:

$$w = r_1 s_1 \ldots r_{n-1} s_{n-1} r_n t \quad \text{mit} \quad n \geq 1 \quad \text{und}$$

r_i: Wortstämme,
s_i: Suffixe (Derivations-, Fugenmorpheme) und
t: Flexionssuffix (Derivations-, Flexionsmorpheme).

Zusätzlich zur Morphologie kann durch Berücksichtigung von Syntax und Kontext der zu analysierenden Texte der Anteil der korrekt indexierten Texte weiter verbessert werden.

Als Ergebnis einer morphologischen Analyse eines Textes werden im WINGERTschen Programm i.a. mehrere Indexierungsvorschläge gemacht. Im Prinzip muß dann eine empirische Analyse durchgeführt werden: Ein Mediziner muß entscheiden, ob einer der Vorschläge und, wenn ja, welcher richtig ist. Die Indexierung spezieller Texte muß wiederum mit Fachvertretern diskutiert und abgestimmt werden.

Der Vorteil jeder algorithmischen Analyse von Texten ist, daß zufällig auftretende Fehler ausgeschlossen sind und nur systematisch falsche Kodes bzw. Indizes auftreten können. Diese Fehler fallen relativ schnell auf und können dann korrigiert werden.

4 Erfahrungen und Wertung

Aus der Forderung (a) folgt, daß jedes DV-gestützte System mit einem Thesaurus als Textdatei arbeiten sollte. Welche Analyse Basis des Thesaurus ist, ist primär unerheblich. Wichtig ist dessen weitestgehende Fehlerfreiheit. Über solche repräsentative Thesauren lassen sich Überleitungen in die ICD-9, ICD-10 und die VESKA-OP-Klassifikation, aber auch in die SNOMED realisieren.

In der praktischen Anwendung solcher Thesauren treten eine ganze Reihe von Problemen auf, die weitestgehend dadurch bedingt sind, daß die von den Medizinern angegebenen Texte nicht ausreichend klar und eindeutig strukturiert sind. Allein bei Diagnosen mit allen Abkürzungen und Schreibweisen gibt es mehr als 220 000 verschiedene Texte. Selbst wenn die auftretenden technischen Probleme außer acht gelassen werden: Es ist zwar denkbar, daß ein solcher Katalog aufgestellt werden könnte, doch sind Pflege und Wartung, etwa bei der Umstellung auf eine neue Version einer Klassifikation, nicht mehr durchführbar. Dieses Problem kann man nur dadurch einigermaßen zufriedenstellend lösen, daß der Thesaurus, der vom Hersteller gepflegt wird, auf ca. 30 000 Diagnosentexte begrenzt wird und zudem Doppeleinträge von eindeutigen Synonymen (Abkürzungen, verschiedene Schreibweisen etwa von Carzinom, Trennung von Mehrfachbegriffen, etc.) vermieden werden. Unserer Erfahrung nach sind dann - abhängig von der Qualität der Texte - 60% bis 75% aller eingegebenen Diagnosentexte im Thesaurus vorhanden und ca. 95% können eindeutig zugeordnet werden. Die 30 000 Texte des Thesaurus entsprechen ca. 70 000 unterschiedlichen Texten bei Berücksichtigung der eindeutigen Synonyme.

Die Vermeidung von Synonymen bedeutet, daß entweder die Dokumentationsassistentin diese Regeln bei der Eingabe berücksichtigen muß, oder aber, daß Algorithmen bereitgestellt werden müssen, die die eingegebenen Texte richtig identifizieren und zuordnen oder zumindest die Dokumentationsassistentin in der richtigen Zuordnung unterstützten. Dabei sind Verfahren, die auf einer morphologischen Analyse der eingegeben Texte basieren, sehr hilfreich.

Die Begrenzung des Thesaurus hat für jeden Anwender zur Folge, daß laufend die im Thesaurus nicht gefundenen Texte kodiert und in den Thesaurus des Anwenders aufgenommen werden müssen. Die Kodierung nicht gefundener Texte kann einerseits vom Anwender selbst oder andererseits vom Hersteller durchgeführt werden. Die Häufigkeit der notwendigen Neuaufnahme von Texten hat während des jetzt 4 Jahre dauernden Routineeinsatzes zwar kontinuierlich abgenommen, der Aufwand zur weiteren Validierung der Texte nimmt aber zu. Zudem wird bei der Umstellung auf eine neue Version einer Klassifikation diese Arbeit für alle Anwender erneut notwendig.

Werden Kataloge und Nomenklaturen nicht ständig gepflegt, dann verlieren sie sehr schnell ihren Wert. Der Pflege- und Wartungsaufwand nur mit empirischen Methoden ist so erheblich, daß angestrebt werden muß, diese Arbeiten durch automatische Verfahren zu unterstützen. Morphologische Verfahren sind letztlich auf eine systematisierte Nomenklatur wie SNOMED angewiesen. Verfahren auf der Basis empirischer oder morphologischer Analysen konkurrieren nicht, sondern ergänzen sich. Die genannten Zielsetzungen sind durch die Verbindung der empirischen und morphologischen Ansätze am ehesten zu erreichen. Ihre Realisierung kostet zwar einiges, würde aber dann eine freie Analyse von komplexen Datenbeständen ermöglichen. Voraussetzung dafür ist, daß die Qualität der erfaßten Texte gesichert wird und sich interessierte Mediziner finden, die zur Mitarbeit bereit sind und mit den möglichen Anwendungen vertraut sind.

Literatur

[1]   Berger J., Hultsch E., Thurmayr R. (1990): SNOMED-Anwendungen. Biometrie und Informatik 21, 43-65

[2]   Brandt K., Kindt C., Kotulek R., Hanke G. (1988): Automatische Codierung klartextlicher Diagnosen nach dem ICD-Schlüssel durch DIACOS. Software-Kurier 1, 87-88

[3]   Diekmann F., Müller U., Ruhl. U. (1986): Unterstützung der Krankenhäuser durch ein Diagnosen Codier-System. In: Ehlers C.Th., Beland H.: Perspektiven der Informationsverarbeitung in der Medizin, 182-193. Springer, Heidelberg-Berlin-New York

[4]   Wingert F. (1985): Morphologic Analysis of Compound Words. Meth. Inform. Med. 24, 155-162

[5]   Wingert F. (1988): Automated Indexing of SNOMED-Statements into ICD. Meth. Inform. Med. 26, 93-96

[6]   Winter, Th., Kolodzig, Ch., Diekmann, F. (1990): Differenzierte Zuordnung orthopädisch-traumatologischer Diagnosen in die ICD-9 mit ID DIACOS. Orthop. Praxis (in Druck)

Realisierung eines automatischen Codierverfahrens für Operationen

Kolodzig, Christine, Diekmann, Fritz (1); Stutz, Jana (2)

1: I & D Organisationsentwicklung und Beratung im Gesundheitswesen
   GmbH, Otto-Suhr-Allee 18/20, 1000 Berlin 10
2: VESKA Vereinigung Schweizerischer Krankenhäuser, Abt. DV,
   Inselspital Bern

Einleitung
Diagnosen und Operationsbezeichnungen sind Schlüsselinformationen
der medizinischen Basisdokumentation. Sie bilden u.a. die Voraussetzung für:

- die Leistungsdarstellung der Krankenhäuser intern/extern,
- Therapievergleiche und die medizinische Forschung,
- die Qualitätssicherung in Medizin und Pflege,
- die Steuerung des Behandlungsgeschehens im Krankenhaus,
- die Gesundheitsberichterstattung,
- Bedarfsanalyse und Planung von Gesundheitsleistungen.

Diagnosen und Operationen besitzen als Klartext-Angaben die höchste
Aussagekraft. Ihre Nutzung für die o.g. Fragestellungen setzt die
Überführung in ein Klassifikationssystem voraus. Dies ist zwangsläufig mit einem Informationsverlust und dem Risiko von Fehlcodierungen
verbunden.

Der Prozeß der Überführung in ein Klassifikationssystem erfolgt in
drei Stufen:

- Signieren:
  Bestimmung der Information als Klartext, abgeleitet aus den
  sinntragenden Begriffen des dokumentierten Textes
- Klassifizieren:
  Zuordnung des ausgewählten Begriffs zu dem Ordnungssystem
  einer Klassifikation
- Codieren:
  Ersetzen des Begriffs durch die entsprechende Schlüsselnummer
  der Klassifikation.

Für die oben genannten Anwendungsmöglichkeiten von operationsbezoge-
nen Informationen sind valide Datenbestände, d.h. eine hohe Güte und
Zuverlässigkeit der Verschlüsselung (vgl. BMA, 1990, Klar, 1990,
Münstermann, 1989), eine Voraussetzung.

Da die Fehlermöglichkeiten und der personelle Aufwand einer qualifizierten manuellen Codierung bekannt sind, besteht eine deutliche
Tendenz zur Einbeziehung von DV-Verfahren zur Operationscodierung.

Dabei ist zu unterscheiden zwischen Verfahren, die auf der Grundlage
von Operationslisten (Auswahl häufiger Operationen) den Prozeß der
Erfassung unterstützen, sowie Verfahren, die die eigentliche Klassi-
fizierung und Codierung auf der Basis von Textanalysen durchführen.
Als Verfahren der Textanalyse werden empirische oder morphologische
Ansätze genutzt.

Die Zielsetzungen des Klartext-Codierverfahrens sind:

- identische Umsetzung von Operationsbezeichnungen
- Minimale Informationsreduktion durch die Codierung
- Differenzierte Dokumentation auch unterhalb der Ebene von
  Code-Positionen
- Möglichkeit der Überleitung in andere Klassifikationen
- ausreichende Qualität für die medizinische Basisdokumen-
  tation einschließlich der Qualitätssicherung
- Ableitung von Leistungsstatistiken
- Einbindung in Routine-Arbeitsabläufe
- Einsatz auf den relevanten DV-Anlagen/Betriebssystemen
- Wirtschaftlichkeit des Verfahrens

Methodik
Die Entwicklung eines automatischen Codierverfahrens für Operationen, das Operationsklartexte in die VESKA OP-Klassifikation umsetzt,
erfolgt mit den Algorithmen des Programmsystems ID DIACOS auf der
Grundlage häufiger empirischer Operationstexte. Die Operationsbezeichnungen der klinischen Praxis repräsentieren den zeitgemäßen
Sprachgebrauch. Die Operationstexte wurden durch Mediziner der VES-
KA-OP-Klasifikation zugeordnet. In Zweifelsfällen erfolgte die Codierung in Abstimmung mit Fachmedizinern.

Die VESKA OP-Klassifikation bildet die Grundlage für die Erstellung
der VESKA-Gesamtstatistik, sie ist auch in der Bundesrepublik verbreitet.

Die VESKA OP-Klassifikation dient als Rahmen, der bei der Codierung
stets eingehalten wird. Die inhaltliche Differenzierung wird durch
die Katalogtexte sichergestellt.

In der VESKA OP-Klassifikation werden 3- und 4-stellige Codes teilweise gleichwertig nebeneinander genutzt. Für den Aufbau von ID DIA-
COS VESKA op war es somit erforderlich, für die 3/4-stelligen VESKA-
Codes einheitliche, sinntragende Kopfzeilen zu definieren, die sowohl den Überbegriff als auch die Spezifizierung auf der entsprechenden Ebene in einer Katalogzeile enthalten. Diese Zeile bildet
die sogenannte Basiszeile von ID DIACOS VESKA op (Abb.1).

Eine analoge Methodik wurde bei der Erstellung des Diagnosen-Codier-
systems ID DIACOS angewandt.

Da die Operationsbezeichnungen der Mediziner i.d.R. auch Unschärfen
und Redundanzen aufweisen, wurden die Operationstexte der Praxis vor
der Aufnahme in den Katalog auf ihre Aussagefähigkeit und inhaltliche Stringenz geprüft und eine "Standardisierung" sämtlicher Texte
durchgeführt. Danach erfolgte die Zuordnung zu einem 3- oder 4-stel-
ligen Code der VESKA-Systematik.

Mit der Überarbeitung der Basiszeilen des Katalogs und der Integration von Operationstexten aus der Praxis in diesen Rahmen steht die
"Basis-Version" des ID DIACOS VESKA op-Programms zur Verfügung.

Abb.1: VESKA-OP-Klassifikation / Basiszeile ID DIACOS VESKA op

```
725 - 733    HUEFTE, HUEFTGELENK
728          ARTHROTOMIE
   728.0   Zur Exploration
   728.1   Zur blutigen Reposition einer Fraktur oder Luxation
   728.2   Zur Entfernung eines Fremdkörpers
   728.3   Zur Gelenktoilette
   728.4   Zur Exzision einer Zyste
   728.5   Zur Drainage

728.4   Arthrotomie des Hüftgelenkes zur Exzision einer Zyste
```

Weitere Texte konnten bereits über die Codierfunktion in das System
eingegeben und unter Verwendung des Algorithmus codiert werden.

In der ersten Version von ID DIACOS VESKA op sind ca. 7.500 Operationstexte enthalten.

Es kann festgestellt werden, daß Operationsbezeichnungen i.d.R. kla-
rer und präziser formuliert werden als Diagnosetexte. Um den Text in
ID DIACOS VESKA op verarbeiten zu können, ist es erforderlich, die
Operationsbezeichnung sprachlich und inhaltlich eindeutig und mit
einer Zeilenlänge von maximal 80 Zeichen zu definieren. Dies erfor-
dert eine Modifikation der Dokumentationspraxis der Mediziner, die
Operationsbezeichnung häufig in Zusammenhang mit der Diagnose formu-
lieren, z. B.:
   - Verdacht auf Mamma-Carcinom - PE
   - Periproktitischer Abszeß - Abszeßspaltung

Diese Operationsbezeichnungen sind, wenn sie aus ihrem Kontext her-
ausgelöst werden, zu unspezifisch und für eine Bearbeitung in DV-
Codiersystemen nur bedingt geeignet.

Codiervorgang in ID DIACOS VESKA op
Das Programmsystem arbeitet mit einem Wortsegmentierungs-Algorithmus
der Zusätze und nicht sinntragende Worte entfernt. Anschließend wird
der Wortstamm phonetisiert, so daß Begriffe in unterschiedlicher
Schreibweise identifiziert werden können (vgl. Debold, 1986).

Abb.2: Automatische Codierung - Eingabetext sel prox vagotomie

```
                    ID DIACOS TESTRAHMEN

Bitte Klartext-Diagnose eingeben:


Code: O (I)=ICD, (V)=V-Klassifikation, (O)=OP-Veska, (A)=ICD od. V-Klassif.

5. Stelle: N (J/N)   Protokoll: N (J/N)   Protokoll-Text:

Eingabe:      sel prox Vagotomie
Katalogtext: Proximale selektive Vagotomie
Code-Nummer: O322.0
Zusatz:
```

ID DIACOS prüft die Ähnlichkeit zwischen dem eingegebenen und den im
Katalog gespeicherten Begriffen. Für die aufgefundenen Begriffe wird
ein Ähnlichkeitsmaß errechnet. Wird das maximale Ähnlichkeitsmaß 1
erreicht, gelten die Begriffe als identisch, und die Codierung erfolgt automatisch (Abb. 2).

Begriffe, für die kein ausreichendes Ähnlichkeitsmaß erreicht wird,
werden im Dialog bearbeitet (Abb. 3). Der Benutzer wählt den zuzuordnenden Begriff mit Cursorfunktion aus.

Abb.3: Dialog-Codierung - Eingabetext sectio alta

```
  10    Texte                                    ID DIACOS Dialog
 450.2 Sectio alta für Koagulation
 450.6 Sectio alta für Tumor-Resektion
 450.4 Sectio alta für Stein-Extraktion
 450.4 Sectio alta für Stein-Entfernung
 450.3 Sectio alta für Divertikel-Resektion
 450.5 Sectio alta für Fremdkörper-Entfernung
 439.0 Operation am Ureter-Ostium durch Sectio alta
 450.1 Sectio alta für posttraumatische Revision
 450.4 Stein-Extraktion Harnblase durch Sectio alta
 450.7 Sectio alta für Ausräumung einer Blasentamponade



 sectio alta
 (1) Hilfe
 (F7) Synonym  (F8) Text ändern  (F10) Nachbearb.Fachkraft
  (F2) ICD (F4) Katalog  (F6) Code    (Esc) Nachbearbeitung
```

Das alphabetische Verzeichnis der VESKA-OP-Klassifikation kann für
Nachschlagefunktionen genutzt werden.

Ergebnisse und Diskussion
Mit dem Programmsystem ID DIACOS VESKA op steht ein Codierverfahren
für Operationen zur Verfügung, das die Abbildung von Operationsbezeichnungen auf der Basis des erfaßten Sprachgebrauches ermöglicht.

Bei dem Verfahren der Codierung auf der Grundlage von Klartexten
bleibt die Ursprungsinformation weitgehend erhalten. Der eingegebene
Text wird in bestimmtem Umfang standardisiert und durch einen synonymen Text ersetzt.

Die Codierung auf der Basis von Operationsklartexten ermöglicht dem
Nutzer eine differenzierte Dokumentation auch unterhalb der Ebene
von Code-Positionen mit variablen Auswertungsmöglichkeiten.

Eine wesentliche Voraussetzung für die Akzeptanz von Klartext-Co-
diersystemen bildet die kontinuierliche Pflege und Aktualisierung
des Operationskatalogs, die durch die zentrale Pflege des Programmsystems realisiert sind.

ID DIACOS stellt ein Unterprogramm dar, das den Schritt der Überführung von Operationsklartexten in eine Klassifikation löst. Mit der Integration von Diagnosen- und Operationscodiersystemen in entsprechende Hauptprogramme oder in Abteilungsinformationssysteme lassen sich zahlreiche Betriebsabläufe unterstützen und steuern.

Abb.4: Erstellung von Dokumentationsbelegen

```
G-A-UNIVERSITAET                                      DOKUMENTATIONSBELEG
-------------------------------------------------------------------------
PAT-NR: 12345         NAME: MUSTERMANN          VORNAME: ERIKA
AUFN AM: 10.01.87  STATION: B2   ENTL./VERL. AM: 20.01.87   STATION: B2
AERZTLICH BETREUENDE ABTEILUNG:
-------------------------------------------------------------------------
DIAGNOSEN                                             ICD-CODE ZUSATZ

H Ulcus ventriculi chronisch ................................. 531.7
N Hypertonie labile arteriell ................................ 401.9
N koronare Herz-Krankheit .................................... 414.0
N
N
N
N
-------------------------------------------------------------------------
OPERIERENDE ABTEILUNG:              ANZAHL DER OP ZUR HAUPTDIAGNOSE:
OPERATIONEN                                              VESKA-CODE
H Billroth II ............................................. 327.1
W Magen-Anastomosen-Revision nach Magen-Resektion ......... 329.1
W
-------------------------------------------------------------------------
NAECHSTER PATIENT (PF X) ZURUECK (PF 2 ODER ESCAPE)    LOESCHEN (PF 1)
```

Das Programmsystem kann sowohl in Abteilungs-Informationssysteme (z.B. MS-DOS, DATAFLEX) als auch in Krankenhaus-Informationssysteme integriert werden (vgl. BMA, 1990, Brandt et al. 1988, Manske, 1990).

Dv-gestützte Codiersysteme leisten einen wesentlichen Beitrag zur Qualitätssicherung der Dokumentation, indem durch die identische und reproduzierbare Zuordnung von Begriffen valide Datenbestände entstehen. Diese bilden die Voraussetzung für krankenhaus-interne Nutzungsmöglichkeiten wie auch für den zeitlichen und räumlichen Vergleich von Daten.

Auf der Grundlage dv-gestützter Codiersysteme wird es möglich, die eindimensionale Zuordnung von Katalogtexten zu erweitern und dem empirischen Katalog mit Hilfe von Konkordanz-Dateien weitere Klassifikationssysteme zu hinterlegen. Für den Fachbereich der Orthopädie steht eine Lösung zur Verfügung, die die Doppelcodierung von orthopädisch-traumatologischen Diagnosetexten ermöglicht. Damit lassen sich je nach Fragestellung flexible Auswertungsstrategien in Klassifikationen und Nomenklaturen auf der Grundlage von Klartexten realisieren.

Literatur

Brandt, K., Kindt, C., Kotulek, R., Hanke, G. (1988)
    Automatische Codierung klartextlicher Diagnosen nach dem
    ICD-Schlüssel durch DIACOS, Software Kurier 1/1988, 87-88
Bundesminister für Arbeit und Sozialordnung (1990)
    Diagnosenstatistik - Einsatz im Krankenhaus und für Pflegesatz-
    verhandlungen. Forschungsbericht Gesundheitsforschung (in Vor-
    bereitung)
DIMDI-Deutsches Institut für Medizinische Dokumentation und Informa-
tion (1989)
    Basiswissen ICD-9 für Morbiditätsstatistiken: mit Übungen/hrsg.
    von DIMDI. Bearbeitung von Elisabeth Berg-Schorn.-Köln: Kohl-
    hammer, 1989
Graubner, B. (1990)
    Quantitative und qualitative Resultate einer routinemäßigen Ba-
    sisdokumentation, in: Biometrie und Informatik - neue Wege zur
    Erkenntnisgewinnung in der Medizin. Proceedings der 34. Jahres-
    tagung der GMDS, Hrsg. v. R. Repges und G. Giani, Springer,
    Berlin/Heidelberg/New York etc., 1990 (Medizinische Informatik
    und Statistik)
Klar, R. (1990)
    Qualität und Eignung der Stichprobe zur Messung der Fehlbele-
    gung der bundesdeutschen Akutkrankenhäuser, in: Biometrie und
    Informatik - neue Wege zur Erkenntnisgewinnung in der Medizin.
    Proceedings der 34. Jahrestagung der GMDS, Hrsg. v. R. Repges
    und G. Giani, Springer, Berlin/Heidelberg/New York etc., 1990
    (Medizinische Informatik und Statistik)
Debold, P., Diekmann, F., Müller, U. (1986)
    Programmsystem zur Diagnosecodierung im Dialogverfahren, in:
    Medizinische Dokumentation und Information. Handbuch für Klinik
    und Praxis, Hrsg. v. C.O. Köhler, Landsberg/Lech: eco- med.
    1983ff., Kap. III-22, S. 1-7
Manske, A. (1990)
    Einbindung der Diagnosenstatistik in Systeme der Informations-
    verarbeitung, in: Diagnosenstatistik und Qualitätssicherung im
    Krankenhaus. Hrsg. von E. Büchner, H. Meyer und C. Zink,
    Schriftenreihe Gesundheitsökonomie Band II, Blackwell Ueber-
    reuter Wissenschaft, Berlin 1990
Medizinische Statistik VESKA (1989)
    Projektbeschreibung für die Diagnosen- und Operationsstati-
    stik, Hrsg.: Vereinigung Schweizerischer Krankenhäuser (VES-
    KA). Aarau: VESKA (1989)
Münstermann, J.(1989)
    Beiträge des MDK zur Qualitätssicherung in der stationären
    Versorgung, Sozialmedizinische Beratung der Krankenversiche-
    rung - Arbeitspapiere -, Reihe A, Nr. 14
VESKA (1986)
    Operationsschlüssel. Code des Operations. Hrsg.: Vereinigung
    Schweizerischer Krankenhäuser (VESKA). Aarau: VESKA (1986)
Wingert, F., Rothwell, D., Côté, R. (1989)
    Automated Indexing into SNOMED and ICE, in: Computerized Na-
    tural Medical Language Processing for Knowledge Representa-
    tion, Hrsg. v. J.R. Scherrer et al., Amsterdam/New York/Ox-
    ford/Tokio: North-Holland, S. 201-239
Winter, Th. Kolodzig, Ch., Diekmann, F.(1990)
    Differenzierte Zuordnung orthopädisch-traumatologischer Diag-
    nosen in die ICD-9 mit ID DIACOS, Orthopädische Praxis (in
    Druck)

**ABWEICHUNGSANALYSE
FÜR MANUELL UND DV-GESTÜTZTE CODIERUNGEN
IM RAHMEN DES MDS**

Münstermann, Jörg [1]
Scheinert, Hans-Dierk [2]

[1] Medizinischer Dienst der Spitzenverbände der Krankenkassen,
Rellinghauser Straße 93 - 95, 4300 Essen 1

[2] Medizinischer Dienst der Krankenversicherung Hamburg, Bürger-
weide 4, 2000 Hamburg 26

Die Krankenkassen sind von Gesetzes wegen verpflichtet, zur Prüfung
von Voraussetzungen, Art und Umfang von Krankenhausbehandlungen
ihrer Versicherten eine gutachtliche Stellungnahme des Medizinischen Dienstes der Krankenversicherung einzuholen, wenn es nach
Art, Schwere, Dauer oder Häufigkeit der Erkrankung erforderlich
ist. Die Modalitäten des Prüfverfahrens regeln Verträge zwischen
den Landesverbänden der Krankenkassen und Verbänden der Ersatzkas-
sen einerseits und der Landeskrankenhausgesellschaft oder der Vereinigung der Krankenhausträger im Land andererseits. Über die Beratung der Krankenkassen bei der Gewährung von Leistungen in Einzelfällen hinaus berät der Medizinische Dienst die Krankenkassen in
allgemeinen medizinischen Fragen der gesundheitlichen Versorgung,
im Bereich der stationären Versorgung insbesondere bei Fragen der
Qualitätssicherung, der Vereinbarung allgemeiner und besonderer
Pflegesätze oder Sonderentgelte, in Fragen der Krankenhausbedarfs-
planung und Großgeräteplanung, bei der Veranlassung und Auswertung
vergleichender Prüfungen der Qualität und Wirtschaftlichkeit von
Krankenhausbetrieben.

Ziel des von den Hamburger Krankenkassen aufgebauten und vom Medizinischen Dienst in Hamburg betreuten Krankenhausinformationssystems ist es, ein valides Bild der stationären Versorgung der Region sowohl für die pauschale Plausibilitätsprüfung und Fallauswahl
zum Medizinischen Dienst als auch für Vertrags- und Planungszwecke
zu liefern. Zu diesem Zweck werden zur Zeit die Entlassungsanzeigen

aller Hamburger Krankenhäuser für die bei Krankenkassen in Hamburg
Versicherten an eine zentrale Datenerfassungsstelle übermittelt,
dort erfaßt, geprüft und im Auftrag der beteiligten Krankenkassen
in kassenspezifischen Dateien gespeichert. Nach abgeschlossener
Prüfung und Aufbereitung der Daten werden die Fälle anonymisiert in
das Krankenhausinformationssystem übernommen.

Um die Leistungsstrukturen der Hamburger Krankenhäuser unverzerrt
abzubilden und den Beitrag einzelner Krankenhäuser und Abteilungen
vergleichend zu beurteilen, ist vorgesehen, die von den Krankenhäusern übermittelten Behandlungsdiagnosen aus dem Klartext durch
geschulte Fachkräfte nach einheitlichen Verfahren zu schlüsseln.

Nicht alle Krankenhäuser und alle auf Krankenhausseite Verantwortlichen akzeptieren die Annahme, daß die zentrale Erfassung und
Schlüsselung der Diagnosen ein valideres Bild der Krankenhausmorbi-
dität gibt, als die Auswertung der in den Häusern selbst geschlüsselten Diagnosen.

Der Medizinische Dienst bemühte sich um Auskunft der Häuser, wie
die den Krankenkassen übermittelten ICD-Schlüssel zustande kommen.
Die Beantwortung der Anfrage wurde administrativ unterbunden.

Es wurde hilfsweise

- die Übermittlung manuell geschlüsselter vierstelliger Diagnosen
  vom Krankenhaus an die Erfassungsstelle oder

- die Übermittlung des manuell erstellten dreistelligen Schlüssels
  plus die Diagnose im Klartext

zwischen der Hamburger Krankenkasse und der Krankenhausgesellschaft
vereinbart.

Berichtszeitraum 7/88 bis 12/89

		%
bearbeitete Fälle	261.466	100
davon ICD vierstellig ohne Klartext	174.765	66,8
V-Klassifikation	2.483	1,0
ICD dreistellig mit Klartext	84,215	32,2
davon automatisch verschlüsselt	63,754	75,7
im Dialog geschlüsselt	20.464	24,3

Soweit die Krankenhäuser manuell geschlüsselte dreistellige ICD-Codes plus Klartext übermittelten, war der Vergleich der Verschlüsselungsqualität der manuell geschlüsselten mit der maschinell mit Hilfe des Codiersystems DIACOS erfolgten zentralen Verschlüsselung möglich. Die zentrale Verschlüsselung in der Datenerfassungsstelle beim Medizinischen Dienst erfolgte in der Weise, daß nach Erfassung der Klartextdiagnose die automatische Verschlüsselung mit Hilfe des Codiersystems DIACOS versucht wurde. Die automatische Codierung war in 75,7 % der Fälle erfolgreich. Die nicht automatisch geschlüsselten Diagnosen werden innerhalb des Verarbeitungsgangs vom Erfassungsplatz an den Arbeitsplatz einer medizinischen Dokumentationsassistentin übergeben und von dieser mit Hilfe des im Codiersystem DIACOS gebotenen Menues ähnlicher Diagnosen manuell nachgeschlüsselt. Soweit die Dokumentationskraft eine eindeutige Verschlüsselung nicht vornehmen konnte oder Zweifel an der korrekten Verschlüsselung bestanden, wurden die Fälle von in der Handhabung des ICD geschulten Ärzten des Krankenhausdezernates im Medizinischen Dienst Hamburg geschlüsselt.

Dieses Verfahren ergab folgende Abweichungen der manuellen Verschlüsselungen in den Krankenhäusern zur zentralen maschinellen Verschlüsselung mit fachlicher Unterstützung zur Klärung von Zweifelsfragen im Hintergrund:

	Krankenhäuser insgesamt		darunter ohne UKE	
Abweichungen gesamt	9.962	11,8 %	8.777	16,2 %
davon auf Kapitelebene ICD	3.405	4,0 %	3.098	5,7 %
auf Obergruppenebene	5.679	6,7 %	5.052	9,3 %
auf der Ebene ICD 3stellig	9.962	11,8 %	8.777	16,2 %
davon automatisch verschlüsselt	5.399	54,2 %	4.714	53,6 %
im Dialog geschlüsselt	4.563	45,8 %	4.063	46,4 %

Die Häufigkeit der Abweichungen differiert nach dem diagnostischen
Sprachgebrauch in den einzelnen Häusern. In Häusern mit hoher automatischer Verschlüsselungsquote ist der Anteil unterschiedlich geschlüsselter Diagnosen geringer. In den Häusern mit hohem Anteil
falsch geschlüsselter Diagnosen beträgt die automatische Verschlüsselungsquote 69,7 % bei 20,2 % abweichenden Diagnosen auf der Ebene
des dreistelligen ICD-Codes. Im UKE beträgt die automatische Verschlüsselungsquote 78,5 % bei 3,9 % abweichenden Diagnosen.

Auswirkung der differierenden Codierung

Die Auswertung der 10 häufigsten Diagnosen mit Hilfe der manuell
geschlüsselten und der maschinell mit dem Codiersystem DIACOS geschlüsselten Diagnosen ergibt z.T. gravierende Unterschiede.

Gesamtzahl Fälle: 3.224

Kh-Bezeichnung: XYZ   XYZ-Klinik
Fachabteilung: CHI1

		Manuelle Codierung		Codierung mit DIACOS	
ICD	Diagnosetext	Prozent	Anzahl	Prozent	Anzahl
715	Osteoarthrose und entsprechende Affektionen	42,9	1383	48,6	1567
996	Komplikationen, die bestimmten näher bez. Maßnahmen eigentümlich sind	21,1	680	28,8	927
716	Sonstige und n.n.bez. Arthropathien	10,0	323	0.9	30

ICD	Diagnose				
719	Sonstige und n.n.bez. Gelenk- affektionen	6,9	222	1,4	45
722	Intervertebrale Diskopathien	6,4	206	6,3	202
714	Primär-chronische Polyathritis und sonst. entzündl.Polyarthropathien	2,3	74	1,1	37
730	Osteomyelitis, Periostitis und sonst. Infektionen mit Knochen- beteiligung	1,2	39	0,9	29
354	Mononeuropathie der oberen Glied- maßen und Mononeuritis multiplex (nicht WS-abhängig)	0,7	22	0,8	25
711	Arthropathien in Verbindung mit Infektionen	0,7	21	.	.
821	Fraktur sonstiger und n.n. bez. Teile des Femur	0,6	19	.	.
733	Sonstige Affektionen der Knochen und Knorpel	.	.	1,9	60
714	Innere Kniegelenksschädigung	.	.	0,7	22
	zusammen	92,7	2989	91,3	2944

Quelle: MDS
Krankenhausinformationssystem Hamburg 07/88 - 12/89

Bei maschineller Codierung konzentrieren sich die Diagnosen im angeführten Beispiel noch stärker auf die für die Spezialabteilung
charakteristischen Schlüssel als bei manueller. Die Fälle von PCP
(ICD 714) betragen bei maschineller Codierung weniger als die Hälfte der bei manueller Kodierung nachgewiesenen. Bei manueller Codierung wird auf unspezifische Residualgruppen (716 "Sonst. und n.n.
bez. Arthropathien", 719 "Sonst. und n.n. bez. Gelenkaffektionen")
ausgewichen.

Bei derartigen Abweichungen ist die Krankenversicherung schlecht
beraten, ihr Handeln in Planungs- und Vertragsfragen auf die von
den Krankenhäusern manuell geschlüsselten Leistungsdaten der L1 zu
stützen oder ihre eigenen Statistiken mit den von den Krankenhäusern übermittelten Schlüsseln zu erstellen. Der MDS sieht darin
eine Bestätigung der Regelung in den Rahmenempfehlungen zu § 112
Abs. 2 Nr. 1 SGB V, die Übermittlung der Diagnosen Aufnahme und
Entlassung/Verlegung im Klartext und als Schlüssel vorzulegen. Alternativ wäre eine Rahmenvereinbarung zum bundesweiten Einsatz
eines maschinell gestützten und fachlich von sachverständigen Vertretern beider Vertragspartner gepflegten Verschlüsselungsverfah-
rens denkbar.

Validierung der Klassifizierung und Codierung von orthopädisch-

traumatologischen Diagnosetexten in die ICD-9

Th. Winter, Chr. Kolodzig*

Aus der orthopädischen Klinik und Poliklinik der FU-Berlin im
Oskar - Helene - Heim; Ärztlicher Direktor: Prof.Dr.med. U. Weber
und (*) I&D Organisationsentwicklung und Beratung im Gesundheits-
und Sozialwesen GmbH Berlin.

Die Verschlüsselung von Diagnosen aus dem Fachbereich Orthopädie
und Traumatologie in die für die L1 Statistik der BPflV vorge-
schriebene ICD-9 ist selbst für geübte Codierer nach übereinstim-
mender Auffassung sowohl von Fachvertretern als auch von
Theoretikern bei DIMDI, BfA, MDS problembehaftet. Viele ortho-
pädisch- traumatologische Krankheitsbilder sind nur durch die
Kombination mehrerer Codeziffern der ICD-9 hinlänglich genau zu
beschreiben. Dies hat zur Folge, daß ein Codierer oft nicht mehr
in der Lage ist, sich zu erinnern, für welche Ziffer er sich in
früheren Fällen entschieden hatte. Dadurch ist die
Reproduzierbarkeit der Codierung der Diagnosen nicht mehr gewährleistet. Deshalb wird von vielen Kliniken die ICD-9 nur für die
administrativen Auflagen genutzt.
  Bekanntlich sind die orthopädisch- traumatologischen Diagnosen
nicht in eine einheitliche Krankheitsklasse der ICD-9 aufgenommen
worden. Sie sind vielmehr im gesamten Bereich des Schlüssels vertreten. Der Hauptschwerpunkt liegt zwar in den Klassen XIII
(Krankheiten des Skeletts, der Muskeln und des Bindegewebes) sowie XVII (Verletzungen und Vergiftungen); aber tatsächlich wurde
bisher allein für die Codierung der Hauptdiagnosen des OHH jede 4.
der dreistelligen ICD-Ziffern einschließlich der V-Klassifikation
bereits innerhalb eines Jahres - also bereits bei nur ca 5000
Patienten - benötigt.

Die **hauptsächlichen Mängel** bestehen in der:

1.- mangelnden Differenziertheit der ICD-9 im orthopädisch- traumatologischen Bereich.
2.- problematischen Abbildung von Kombinationsdiagnosen, die in
der Orthopädie häufig vorkommen, wie etwa Dysplasiecoxarthrosen.
Die Coxarthrose wird nämlich z.B. in der ICD unter der Nummer
715.3 und die angeborene Hüftdysplasie unter der 754.3 codiert
werden. Soll die Diagnose unter einer Nummer abgespeichert werden,
steht man vor erheblichen Schwierigkeiten. Ähnlich ist es, will
man z.B. Mehrfachverletzungen wie eine Oberschenkelhalsfraktur
beidseits mit Nerven- und Gefäßverletzung in einem ICD-9 Code ab-
bilden.
3.- nicht eindeutigen Zuordnungsmöglichkeit einiger Diagnosetexte
wie z.B. die periarthritis humeroscapularis, die mit ihren
Synonymen und verwandten Begriffen drei verschiedenen vierstelligen ICD-9 Ziffern zugeordnet werden kann (726.0/1/2).
4.- widersprüchlichen Klassifikation gutartiger Neubildungen, wie
z.B. die gutartige Knochencyste unter der Nummer 733.2 statt unter
gutartigen Knochentumor 215.ff. usw.

Dazu kommt, daß sich die klinische Terminologie vom originalen ICD-Vokabular inzwischen entfernt hat, wie die folgenden nicht wörtlich in der ICD-9 vorhandenen Diagnosenbezeichnungen wie Pilonfraktur, Smithfraktur, Patellaspitzensyndrom, Minusvariante der Ulna, Facettensyndrom u.a. belegen. Dadurch ist die eindeutige Rückübersetzung (Tabelle: 1) von verschlüsselten Diagnosetexten nur bedingt gewährleistet, sodaß Morbiditätsstatistiken, die mit Hilfe der ICD-9 erstellt wurden, deutlich in ihrer Aussagekraft reduziert sind.

Tabelle 1:

primäre Diagnose:	ICD - 9:	ICD - 9	Rückübersetzung
Achillessehnenruptur degenerativ	727.6	727.6	Ruptur der Sehne nichttraumatisch
Achillessehnenruptur geschlossen traumatisch	845.0	845.0	Verstauchung und Zerrung des Fußgelenkes
Achillessehnenruptur offen traumatisch	891.2	891.2	u.a. Offene Wunde d. Knöchels mit Sehnenbeteiligung

Um all diese Mängel zu beheben, wurden nach Abschluß einer Pilotstudie alle routinemäßig erfassten Diagnosetexte von ca. 23000 Behandlungsfällen analysiert und auf ihre Zuordnung in die ICD-9 geprüft. zusammen handelt es sich bis jetzt um ca. 27500 Fälle.

Ziel der Untersuchung war es, orthopädisch- traumatologische Diagnosen so in die ICD-9 zu integrieren, daß die Systematik der ICD nicht durchbrochen wurde und trotzdem eine eindeutige und reproduzierbare Zuordnung der Diagnosetexte ermöglicht wird. Da bisher fast alle Versuche, die ICD-9 auf orthopädisch- traumatologischem Gebiet durch Hinzufügen von weiteren Stellen eindeutiger zu gestalten, zu erheblichen Inkonsequenzen führten, haben wir einen anderen Weg gefunden, der hier vorgestellt wird und in Kürze allen Klinikern zur Verfügung steht.

Methodik:

Zur Codierung unserer Diagnosen wurde das Diagnosecodiersystem ID-DIACOS benutzt, das auf der Basis einer empirischen Analyse Klartextdiagnosen DV-gestützt in die ICD-9 überführt. Elemente von ID-DIACOS sind das Programmsystem sowie ein Diagnosekatalog, der gegenwärtig 25 000 Texte umfasst.

Es wurde eine spezielle Version von ID-DIACOS bereitgestellt, die zwar alle Algorithmen enthielt, aber deren Katalog bis auf die Basiszeile leer war. Diese entspricht meist der Kopfzeile der vierstelligen ICD-9. Eine in der vierstelligen Systematik nicht vorhandene Kopfzeile wurde von ID-DIACOS neu definiert. Da die ICD-9 in ihrer Struktur nicht verändert werden sollte, galt für die Eingabe der neuen Diagnosetexte die originale vierstellige Systematik als verbindlich, nicht dagegen das alphabetische Verzeichnis, da es oft fehlerhaft ist. Gleichzeitig mit der Eingabe der neuen Diagnosetexte wurde ihnen eine Zweitcodierung nach dem häufigkeitsorientierten Diagnoseschlüssel des OHH beigeordnet.

Nach Fertigstellung des neuen Kataloges fand eine Überprüfung mit den originalen DIACOS-Diagnosetexten statt. Erklärtes Ziel war es, die noch fehlenden Texte in den normalen DIACOS-Katalog zu integrieren und etwaige Unschärfen in der Codierung zu verbessern. Auch sollte durch Integration der neuen Diagnosetexte die Ergebnisse allen weiteren Anwendern zugutekommen.

Durchführung:

In unserem Hause wurden die Diagnosentexte, die sich nur schwierig in die ICD-9 übertragen lassen, in einer speziellen Dokumentation seit 1986 erfasst. Diese ursprünglich dreistellig verschlüsselten Texte wurden zunächst der vierstelligen Grundsystematik zugeordnet und in den "leeren" Diagnose-Katalog eingegeben. Anschließend integrierten wir den im OHH entwickelten häufigkeitsorientierten Diagnoseschlüssel gemäß einer ebenfalls von uns entwickelten Übersetzungstabelle in die ICD-9. Um Synonyme bzw. verwandte Begriffe besser erkennen und wiederfinden zu können, sowie die Unübersichtlichkeit der ICD auszugleichen, wurde jeder Diagnosetext mit der Zweitcodierung des OHH-Schlüssels versehen. Hier flossen die Erfahrungen aus der eigenhändigen Codierung von ca. 22 500 Arztbriefen mit ein. Nachdem auf diese Weise ca 2900 Diagnosen in den nun entstandenen neuen Katalog bis zum Sommer 89 aufgenommen wurden, folgte die Praktikabilitätsprüfung des Systems an weiteren 5000 Arztbriefen der täglichen Routine (Stand: Juli 1990). Hierdurch konnten noch einmal 600 zusätzliche Diagnosetexte dem System hinzugefügt werden. Der originale ICD-9 Code blieb somit unverändert. Den Texten wurde jedoch eine Codeziffer eines von der ICD unabhängigen zweiten Schlüsselsystems beigeordnet. Somit konnten die Probleme, die zwangsläufig mit der Hinzufügung weiterer Stellen entstehen, vermieden werden. Der zweite Schlüssel ist von seiner Charakteristik her ein orthopädisch- traumatologischer Kurzschlüssel mit weniger als 100 Codebegriffen. Er ist in der Lage, das Patientengut häufigkeitsorientiert übersichtlich zu ordnen und damit einen Mangel der ICD auszugleichen. Seine Entstehung basiert auf einer ähnlichen Logik wie sie von Thurmayr in München in einem gynäkologischen Schlüssel verwendet wird.

Die besonderen Codierungsprobleme der ICD-9 konnten durch die vollständige Zusatzcodierung mittels unseres Schlüssels und teilweise durch Querverweise gelöst werden. So erhielt die Coxarthrose die eindeutige Zuordnung von O21 unabhängig von der Genese und der Ausprägung. Die Genese wird zusätzlich codiert, sodaß das Wiederfinden der verschlüsselten Diagnose unter allen Umständen gewährleistet ist, während das Fehlen des wörtlichen Begriffes der Coxarthrose in der originalen ICD-9 etliche ICD-9 Codes als richtig erscheinen lässt (Tabelle 2). Wir waren nun in der Lage nahezu alle in unserem Hause anfallenden Diagnosetexte mittels des modifizierten ID-DIACOS automatisch oder im Dialog reproduzierbar zu codieren.

Eine stichprobenartige Überprüfung des nun mit orthopädisch- traumatologischen Diagnosetexten aufgefüllten Kataloges mit dem originalen aktuellen DIACOS-Katalog zeigte, daß über 50% der 3500 OHH-Diagnosen ohne weiteres zur Aktualisierung des DIACOS-Kataloges beitragen können; z.B. die habituelle Knieluxation (ICD:718.3). Ca. 20% waren bereits vorhanden - z.B. die Talusfrakur (ICD: 825.2) . Lediglich 10% können wegen der Softwarestruktur des DIACOS-Programmes derzeit noch nicht übernommen werden z.B. Kombinationsbrüche wie Femurfraktur und Tibiafraktur des zweiten Beines unter eine ICD-9 Ziffer (ICD: 828.ff). Die restlichen der

Tabelle 2:
Beispiele der ICD-9 Codierung einer Coxarthrose:

Text: Auswahl:	ICD-9	OHH
Coxarthrose ohne Angabe ob primär oder sekundär	715.3	O21
Coxarthrose beidseits	715.8	O21
Coxarthrose posttraumatisch	715.2	O21+Ursache
oder	716.1	
oder	905ff	
Coxarthrose bei Protrusio;Protrus.vorherrschend	718.7	O21
Coxarthrose d.Hüftkopfnekrose (HKN vorherrsch.)	733.4	O21 + O51
Coxarthrose rheumatisch (Genese vorherrschend)	714.4	O21 + O26
Dysplasiecoxarthrose angeboren; Dysplasie im Vordergrund	754.3	O21 + O82
Coxarthrose nach Morbus Perthes; Perthesfolge im Vordergrund	736.3	O21 + O52

Tabelle 3:

Text: Auswahl:	ICD-9	OHH
Steißbeinfistel o.n.A.	685.0	O72
Steißbeinfistel bei Dekubitus	707.0	O72+O79
Steißbeinfistel nach Injektion septisch	999.3	O72+O09
Steißbeinfistel nach Injektion aseptisch	999.9	O09
Steißbeinfistel nach Implantat aseptisch	996.4	O74+O01 oder O03
Steißbeinfistel nach Implantat septisch	996.6	O72+O01 oder O03
Steißbeinfistel als Haarbalgcyste septisch aber Haarbalgzyste im Vordergrund	685.1	O72+O94
Steißbeinfistel angeboren als Hautmißbildung	757.8	O94+ O72+O19
Steißbeinfistel angeb. keine Hautmißbildung	756.9	O72+O19

ca. 20% der Diagnosen bedürfen noch der Abstimmung mit anderen Gremien z.B. DIMDI. Es ist zu klären, ob diese Texte zu speziell sind, um in den Standard-Katalog übernommen zu werden. Bei konkurrierenden ICD-9-Codes ist die Abstimmung auf eine Codeziffer erforderlich. Noch bieten sich z.B. für eine angeborene Hüftgelenkskontraktur, bei der die Kontraktur im Vordergrund stehen soll, die ICD Codes 718.4 oder 756.9 an.

Verschlüsselungsprobleme können sich außerdem ergeben, wenn gleiche Begriffe für die Beschreibung unterschiedlicher Sachverhalte benutzt werden. Z.B. kann eine Steißbeinfistel eine klar definierte Hauterkrankung sein, aber auch Symptom verschiedenster anderer übergeordneter Erkrankungen (s.Tabelle:3). Wird hier nicht über den Klartext des Arztbriefes oder der kompletten Krankengeschichte zwischen

Symptom und Erkrankung differenziert und die echte Diagnose verschlüsselt, würde die dreiziffrige Rückübersetzung der ICD: 685.ff immer eine Haarbalgzyste ergeben. Auch hat eine offene Fraktur eine andere Codeziffer als die geschlossene. Wird dies nicht beachtet, müssen Suchanfragen zwangsläufig fehlerhaft beantwortet werden. Deshalb ist es notwendig, daß über die Zusatzverschlüsselung mittels des OHH-Kurzschlüssels diese Besonderheiten berücksichtigt werden.

Es gibt keinen problemlosen Schlüssel. Die Probleme können aber gemeistert werden, wenn ein im Fach erfahrener Arzt als Codierer tätig wird, bzw. als Qualitätsprüfer - und das nicht nur für Stichproben, da die initiale Fehlerrate oft zweistellige Prozentwerte erreicht.

Nur eine einwandfreie Codierung der Daten kann zu einer verlässlichen Morbiditätsstatistik führen, und vor allen Dingen einen konkreten Behandlungsfall gegebenenfalls über die Diagnose wiederfindbar machen. Dies ist für Forschungszwecke und auch im Rahmen von Haftpflichtprozessen, in denen Präzedenzfälle gesucht werden, von unerlässlicher Wichtigkeit.

Hier hat sich auch die Effizienz unseres Diagnose-Schlüssels erwiesen, da er uns für Suchanfragen sofort über DIACOS sämtliche ICD-Codes auflistet. So können also im Falle einer solchen Recherche Synonymenprobleme beseitigt werden. Querverweise erleichtern die richtige Verschlüsselung im Dialog.

Zusammenfassung:

Wir sind überzeugt mit unserer Aktualisierung des ID-DIACOS Diagnosekataloges und Beiordnung eines zweiten Schlüsselsystems ein dem heutigen Sprachgebrauch besser angepasstes DV-gestütztes Diagnosecodiersystem zur Verfügung stellen zu können, als es bislang auf der Basis der ICD-9 vorhanden war. Dieses System gewährleistet eine valide und reproduzierbare Diagnosenzuordnung auch der oft hochspezialisierten Diagnosetexte der Orthopädie und Traumatologie und kann damit die Grundlage für qualitativ hochwertige Morbiditätsstatistiken bilden. Subjektive Codierfehler werden bei konsequenter Benutzung der DV-gestützten Codierhilfe weitgehend vermieden.

In absehbarer Zeit werden die orthopädisch- traumatologischen Katalogergänzungen in die serienmäßige Version von ID-DIACOS einfließen und damit allen Klinikern zur Verfügung stehen.

Die Unerlässlichkeit der Integration unseres hauseigenen Schlüssels in das System zeigt sich darin, daß über die hauseigenen häufigkeitsorientierten Codeziffern ID-DIACOS alle ICD-9 Ziffern auflisten kann, die für den Suchbegriff in Frage kommen und somit für klinische sowie wissenschaftliche Fragestellungen vollständige und valide Patientenkollektive abgebildet werden können. Weiterhin können über die Zweitcodierung auch Recherchen nach übergeordneten Begriffen durchgeführt werden. Wir sind jetzt ähnlich wie Thurmayr in der Lage, auf der Grundlage der konsequenten Doppelcodierung, bei Suchanfragen über ID-Diacos mit dem Schlüssel zu arbeiten, der für die Fragestellung am besten geeignet ist. Darüber hinaus sind über den häufigkeitsorientierten Schlüssel übersichtlichere Morbiditätsstatistiken möglich als mit der vierstelligen ICD-9 und aussagekräftigere als mit der dreistelligen. Die von uns gewählte Codierung in die vierstellige Systematik der ICD-9 unter Verwendung von ID-DIACOS sowie die konsequente Zweitcodierung mit dem häufigkeitsorientierten Diagnoseschlüssel des OHH stellt eine sinnvolle Erweiterung und Ergänzung der für die L1 Statistik erforderliche Verschlüsselung dar.

Literatur:

1. Brandt K., Kindt C., Kotulek R., Hanke G. Automatische Codierung klartextlicher Diagnosen nach dem ICD-Schlüssel durch DIACOS; Software Kurier 1 1988 87-88
2. Bundespflegesatzverordnung vom 21.8.1985 Bundesgesetzblatt Jahrgang 85, Teil: 1, S. 1666-1694
3. Graubner, B.: Generelle Diagnosendokumentation, eine Chance für den Arzt Orthop. Praxis 3/87 S. 171-177 23. Jg.
4. Gynäkologischer Diagnosenkurzschlüssel des Klinikums Rechts der Isar, TU-München
5. Internationale Klassifikation der Krankheiten. 9. Revision Version der DDR 1978
6. Internationale Klassifikation der Krankheiten. 9. Revision Band 1. Bundesminister für Jugend, Familie und Gesundheit 1979
7. Internationale Klassifikation der Krankheiten. 9. Revision Band 1, Teil 1, Kohlhammer Verlag 1986
8. wie 7. Band 1, Teil 2 1987
9. Wie 7. Band 2 1986
10. Wie 7. Band 2 2. überarbeitete Auflage 1988
11. Wie 7. Band 1, Teil A 2. überarbeitete Auflage 1988
12. Klar, R., Graubner, B., Ehlers, C.-Th.: Leitfaden zur Erstellung der Diagnosenstatistik nach § 16 Bundespflegesatzverordnung. Bundesministerium für Arbeit und Sozialordnung. Bonn BMA 1986
13. Wie 12 2. verbesserte Auflage
14. Nitzschke, E.: Die ICD-9 in der Orthopädie Orthop. Praxis 3/87 S. 186-201 23. Jg.
15. Schepp, H.J.: Der erweiterte Diagnosenschlüssel der Orthopädischen Klinik Gießen nach der ICD-9 und seine EDV-unterstützte Anwendung Orthop. Praxis 5/88 332-337 24. Jg.
16. Thurmayr, R.: Die Notwendigkeit, die Hauptdiagnose der Bundespflegesatzverordnung durch Schweregrad und Nebendiagnosen zu ergänzen. Orthop. Praxis 3/87 S. 178-185 23. Jg.
17. Thurmayr, R.: Gynäkologischer Diagnosenkurzschlüssel; nach eigener Anschauung im Klinikum rechts der Isar München.
18. Veska Medizinische Statistik, Gesamtstatistik 1982. Vereinigung Schweizerischer Krankenhäuser (VESKA), Aarau 1983
19. Winter, Th.: Diagnosehäufigkeiten stationärer Patienten des Oskar-Helene-Heims. Bericht über eine einjährige Studie Orthop. Praxis 1989 25.JG S 2 - 5.
20. Winter, Th.: Vorstellung eines einfachen orthopädisch- traumatologischen Diagnosekurzschlüssels für das Oskar-Helene-Heim und seine Verknüpfung mit der ICD-9 Orthop. Praxis 3/87 S. 202-211 23. Jg.
21. Th. Winter: Über die Notwendigkeit, (in der Orthopädie) Diagnosen korrekt zu verschlüsseln Orth. Praxis 11/87 23. Jg. S.949
22. Winter Th. Ergebnisse aus den freiwilligen und Pflichtstatistiken 1986/87 - auch im Vergleich zur Vorstudie 1984/85; ZFO 127. JG 1989 455-457
23. Winter Th., Kolodzig C., Diekmann F.; Differenzierte Zuordnung orthopädisch- traumatologischer Diagnosen in der ICD-9 mit I&D Diacos; Orthopädische Praxis im Druck

Zwanzig Jahre Basisdokumentation
an der Universitäts-Kinderklinik Freiburg i. Br.

Klaus Kaufmehl[1], Olaf Norden[2], Friedrich Ernst Struwe[1], Albrecht Zaiß[2], Jekabs Leititis[1]

[1]Kinderklinik, [2]Abteilung Medizinische Informatik der Universität Freiburg i.Br., BRD

Seit 1970 wurden an der Universitäts-Kinderklinik Freiburg alle stationären Behandlungsfälle in Anlehnung an die Richtlinien der GMDS dokumentiert. Bis zu fünf Diagnosen wurden nach dem Klinischen Diagnosenschlüssel (KDS) von Immich(1) codiert. Datenerhebung und Diagnosencodierung erfolgten durch die Ärzte; die Archivkraft übertrug die codierten Daten auf einen Erfassungsstreifen. Im Institut für Med. Dokumentation und Statistik der Universität Freiburg wurden die Daten erfaßt und als indexsequentielle Datei zunächst am Universitäts- und später am Klinikrechenzentrum gespeichert.

Die vorhandenen Daten (ca. 75000 Datensätze) aus den Jahren 1970 - 1989 wurden auf Plausibilität und Korrektheit geprüft. Am häufigsten waren folgende formale Fehler: falsche Kliniknummer (22,9%), falsche Altersangabe (13,0%) und globale Fehler (55%), beispielsweise Karten mit identischen Aufnahmenummern. Datensätze, die fehlerhaft oder unvollständig waren, wurden ausgesondert, so daß ca. 64000 Datensätze übrigblieben. Datensätze von Diabetikern, deren ambulante Kontrollen bis 1975 als eintägige stationäre Aufenthalte geführt worden waren (ca. 3000), wurden ebenfalls entfernt. Die Datenanalyse bezog sich auf die restlichen 61000 Datensätze. Eine stichprobenartige Überprüfung der Datenqualität anhand der Entlaßbriefe ergab, daß ca. 80% der Diagnosen korrekt verschlüsselt waren (2).

Vier **Diagnosengruppen** wurden anhand des nosologischen Teiles des KDS (dritte und vierte Stelle) der ersten Diagnose (Hauptdiagnose) gebildet:

1 bis 19, 61 bis 69	Entzündliche Erkrankungen	29,1%
50 bis 59	Tumoren	8,1%
75	Früh- und Mangelgeborene	9,0%
alle anderen	Sonstige	53,8%

Änderungen im **Diagnosenspektrum** werden durch die relativen Anteile einzelner Diagnosegruppen dargestellt. Auf der Grundlage aller stationären Aufenthalte zeigt sich eine deutliche Zunahme der Neubildungen von ca. 5% auf über 10%, während der Anteil der Früh- und Mangelgeborenen von über 10% auf ca. 5% abfällt. Werden nur Erstmanifestationen (im Feld Stadium der Erkrankung codiert) betrachtet, so erhöht sich der Anteil der Neubildungen nur noch von 2,4% in den ersten fünf Jahren auf 3,5% in den letzten fünf Jahren. Der Anteil der Früh- und Mangelgeborenen sinkt im entsprechenden Zeitraum von 13,0% auf 8,3%.

Zur Erklärung der unterschiedlichen Veränderungen des Diagnosenspektrums in Abhängigkeit von der Bezugsgröße (alle Aufnahmen, nur Erstmanifestationen) wurde der **Anteil der Erstmanifestationen an den stationären Behandlungsfällen** errechnet. Während bei entzündlichen Erkrankungen und Früh- und Mangelgeborenen seit 1970 konstant etwa 90% und bei den sonstigen Erkrankungen ca. 55% der Fälle als Erstmanifestationen dokumentiert waren, sank dieser Anteil bei Tumorerkrankungen von ca. 50% (1970) auf unter 20% im Jahre 1988. Während Tumorpatienten 1970 im Mittel zweimal wegen derselben Erkrankung aufgenommen wurden, werden sie mittlerweile etwa fünfmal stationär aufgenommen.

Genau umgekehrt hat sich bei Tumorpatienten die mittlere **Aufenthaltsdauer** entwickelt (Abb. 1); sie ging im Beobachtungszeitraum von ca. 25 Tagen auf unter zehn Tage zurück. Während sich die Aufenthaltsdauer bei den sonstigen und entzündlichen Erkrankungen um ca. zehn Tage verkürzt hat, ging sie bei Früh- und Mangelgeborenen am wenigsten zurück; in den ersten fünf Jahren (1970 - 1974) war die mittlere Verweildauer drei Tage länger als in den letzten fünf Jahren. Insgesamt zeigt die Universitäts-Kinderklinik damit eine erheblich ausgeprägtere Verkürzung der Verweildauer als das Gesamtklinikum, wo sich die Verweildauer von 1972 bis 1985 lediglich um zwei Tage verringerte.

Die **Altersverteilung** der Patienten ist charakterisiert durch eine Abnahme der Kinder im ersten Lebensjahr und eine Zunahme der Schulkinder sowie eine deutliche Zunahme der Patienten, die älter als 15 Jahre sind. Im Zeitraum von 1970 bis 1974 waren 43,9% der Patienten im ersten Lebensjahr, 36,7% Vorschulkinder, 18,8% Schulkinder und nur 0,6% älter als 15 Jahre. In den letzten fünf Jahren zeigte sich dagegen folgende Alterszusammensetzung: 33,3% im ersten Lebensjahr, 36,2% Vorschulkinder, 22,6% Schulkinder und 5,9% Patienten, die älter als 15 Jahre sind. Die Änderungen der Altersstruktur lassen sich teilweise durch den starken Geburtenrückgang zu Beginn der siebziger Jahre erklären: während in Freiburg 1970 1909 Kinder geboren wurden, waren es 1975 nur noch 1501 Kinder.

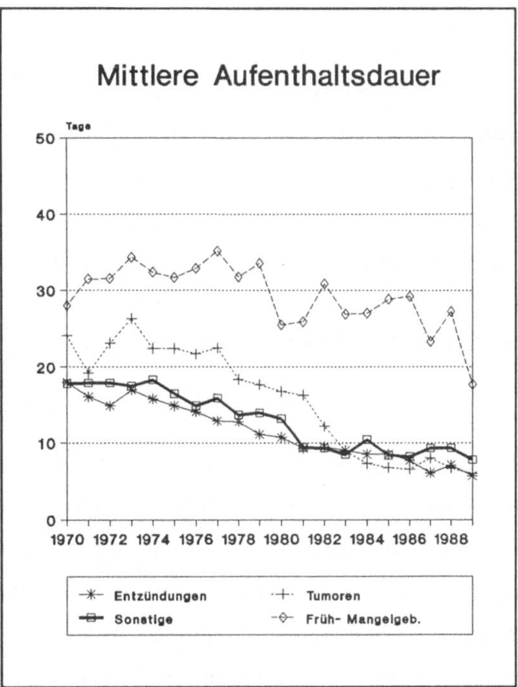

Abb. 1: Entwicklung der Aufenthaltsdauer

Die **Letalitätsraten** einzelner Diagnosengruppen sind sehr unterschiedlich. Hohe Letalitätsraten zeigen Früh- und Mangelgeborene sowie Tumorpatienten (Abb. 2). Beide Letalitätsraten sind im Beobachtungszeitraum deutlich gesunken. Einen geringeren Abfall zeigten die von Anfang an eher niedrigen Letalitätsraten der sonstigen und der entzündlichen Erkrankungen.

Die **Vollständigkeit** der Basisdokumentation wurde anhand der Aufnahmezahlen der Verwaltung geprüft. Sie liegt in weiten Bereichen bei ca. 80%. 1984 sank sie allerdings auf 30%. Dieser Einbruch hängt zeitlich mit dem Tod von Prof. Walter, dem damaligen Leiter des Instituts für Medizinische Dokumentation, zusammen.

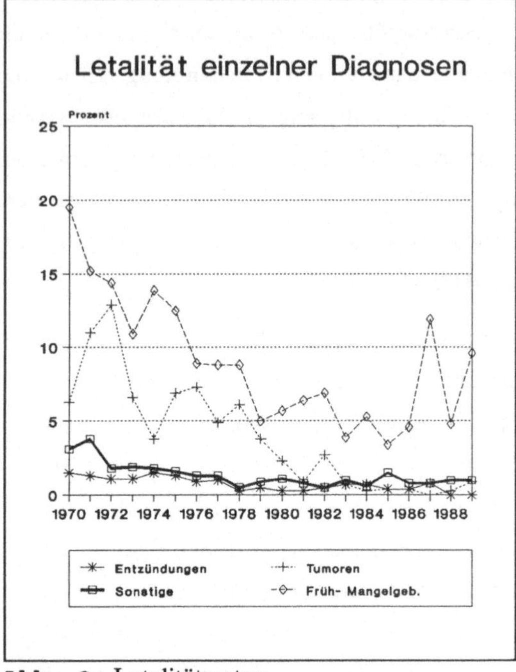

Abb. 2: Letalitätsraten

Schlußbetrachtung: Die EDV-gestützte Basisdokumentation in den vergangenen zwanzig Jahren hat die Grundlage für medizinisch-statistische Auswertungen (Diagnosenhäufigkeit, Letalität, Verweildauer usw.) geschaffen. Im Bereich der klinischen Forschung ermöglicht sie den gezielten und zeitsparenden Zugriff auf Krankenblätter von Patienten mit ausgewählten Diagnosen. Da sich die Basisdokumentation am stationären Aufenthalt orientiert und keine EDV-technische Zusammenführung der Aufenthalte einzelner Patienten vorsieht, sind Angaben zur Letalität, beispielsweise bei Tumorerkrankungen, problematisch. Angaben über Inzidenzen sind aufgrund des Datenmaterials kaum möglich, da keine Daten zum Wohnort der Patienten vorhanden sind. Die Verwendung des Klinischen Diagnosenschlüssels erschwert den Vergleich der eigenen Daten mit anderen Veröffentlichungen, bei denen die Diagnosen nach dem ICD codiert sind. Zukünftig sollen diese Probleme gelöst werden durch: Codierung der Diagnosen nach dem Weidtman-Schlüssel, patienten- statt fallorientierte Dokumentation, mehr Patientenstammdaten (Wohnort, Nationalität) durch Übernahme von Verwaltungsdaten.

Literatur: (1) Immich, H.:   Klinischer Diagnosenschlüssel. Schattauer, Stuttgart 1966
(2) Klar, R.:   Mündliche Mitteilung

COMPUTER-ASSISTED DATA COLLECTION IN EPIDEMIOLOGICAL RESEARCH

David H. Christiansen, DrPH
Genentech, Inc.
South San Francisco, CA

James D. Hosking, PhD
Myra Carpenter, MS
University of North Carolina
Chapel Hill, NC

Introduction

This paper will discuss the evolution of the role of computers in the collection of data from multicenter research projects, including both epidemiological studies and clinical trials. Advances in computer technology, specifically the development and wide spread use of micro-computers, have drastically changed the data entry and data management systems used in multicenter research projects. As this technology has been applied to an increasingly broad spectrum of data management functions, several data management models have surfaced as alternatives to the centralized, paper form-based model.

These newer models will be defined and discussed in the context of the experience of the Collaborative Studies Coordinating Center in the Department of Biostatistics at the University of North Carolina at Chapel Hill. Emphasis will be on the Computer-Assisted Data Collection (CADC) system used on a long-term epidemiological study of atherosclerosis in a cohort of 16,000 persons in four communities. To date this system has been used to collect the equivalent of more than 1.6 million pages of data. Results comparing data collected by CADC to data collected on paper forms will be presented and discussed. Finally, an evaluation of effectiveness of this technology will be made and future applications and directions for additional research will be discussed.

Centralized, Paper Form System

Until the mid 1970s, a typical data management system, the Lipids Research Clinics program [1] was an example, involved the collection of data at various sites or field centers using paper forms. As shown in Figure 1, batches of these forms were mailed to a central coordinating center to be keyed prior to processing on a mainframe computer. The actual data entry and editing were often done weeks to

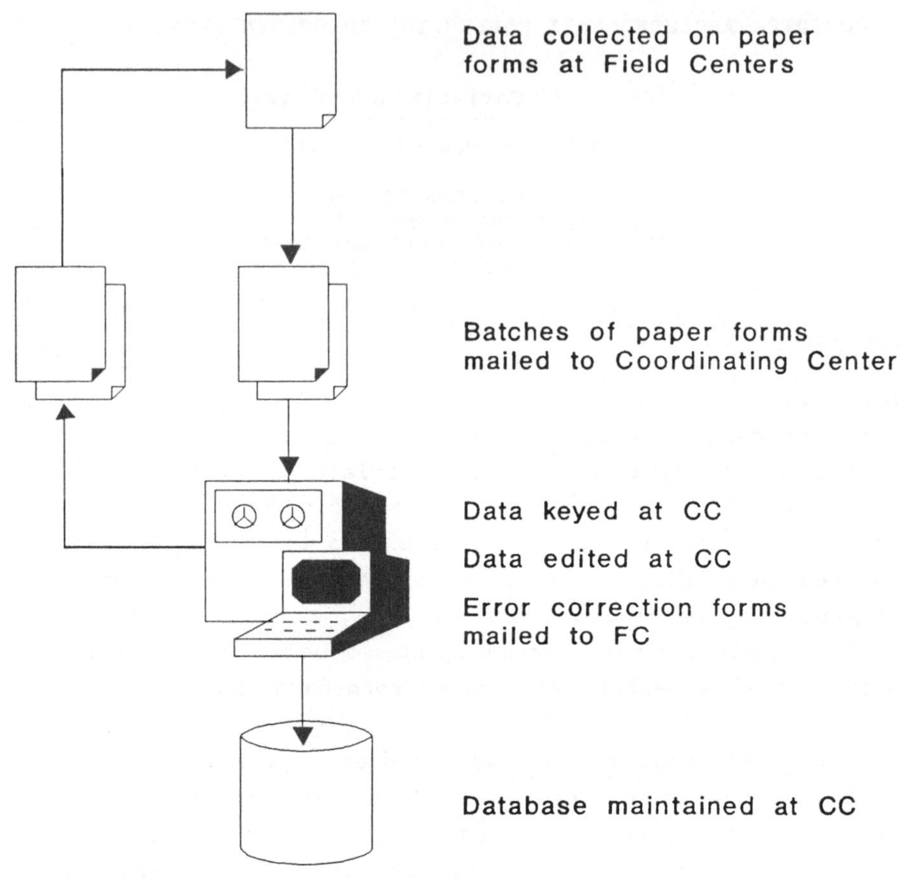

Figure 1   Centralized paper form system

months after data collection. Error correction typically involved time consuming and labor intensive exchanges of paper edit messages by mail. In some cases, error correction was not possible because neither the examiner nor the participant was readily available at the time errors were investigated.

Distributed Data Entry System

In the 1970s, investigators began to use remote terminals connected to a mainframe or mini-computer to enter data at or near the site of collection. As micro-computers became available and cost effective, individual computer systems replaced terminals at the data collection sites. Study data was still collected on paper forms, but data entry was performed at each field center rather than centrally at the coordinating center [2-11]. The software used in these systems performed computerized edit checks on the data at the time of data entry. Since data entry could be performed much sooner after data collection, many of errors detected by distributed data entry systems could be corrected much sooner that those detected by a centralized system. In addition, correction of errors was enhanced by the proximity of the editing process to the source of the data collection. In some cases, medical records could be checked and the correction made immediately.

However, not all editing could be done at the field center sites before records were transferred to the coordinating center. This meant that some error correction must be performed by mailing error correction forms back and forth between the field sites and the coordinating center. This required the coordinating center to design, implement and maintain both a distributed data entry system and a centralized data correction system.

Distributed Data Management

The next evolutionary step involved distributing the data base itself to each of the field centers. This implied that the field center was responsible for the collection, editing and correction of its own data. The coordinating center received a copy of each record as it was created and whenever the record was modified. These transaction records were used to build the collaborative database for analysis and back-up. Error corrections were then made by each field center, based on messages or lists sent from the CC. Obviously the software needed for these systems was more sophisticated and required many more safeguards and security features than the systems previously described [12].

Computer-Assisted Data Collection (CADC) System

A logical extension of this approach is to utilize a distributed data management system, but in addition record the data values directly into computer workstations. This computer-assisted data collection (CADC) method, shown in Figure 2, eliminates the need to handle and store paper forms and removes one transcription step and its associated errors. Further, a CADC system can be used to assist the data collection process by automating skip rules, enforcing the completion of required data fields, and editing responses while the participant is present to confirm or correct suspicious values. This type of system has been used for some time for collection of data during telephone interviews [13-16] but only recently has been used to collect data in face-to-face encounters with participants [17].

The ARIC Study

The Atherosclerosis Risk in Communities (ARIC) Cohort Study is designed to investigate the etiology and natural history of atherosclerosis and its clinical sequelae [18]. The study is a prospective epidemiological study in which a random sample of 4,000 men and women aged 45-64 years are examined and followed in each of four US communities. Data collection includes a baseline examination, a repeat examination three years later, and annual telephone contacts in the intervening years. During the four-hour baseline and subsequent clinic visits, data are collected by interview; physical examination; arterial ultrasonography; electrocardiography; spirometry; and phlebotomy for lipid, hemostasis, hematology, and clinical chemistry measurements. Six participants per day are examined at each field center. The length and complexity of the examination require that participants are examined simultaneously, moving among the workstations in a variety of predetermined sequences.

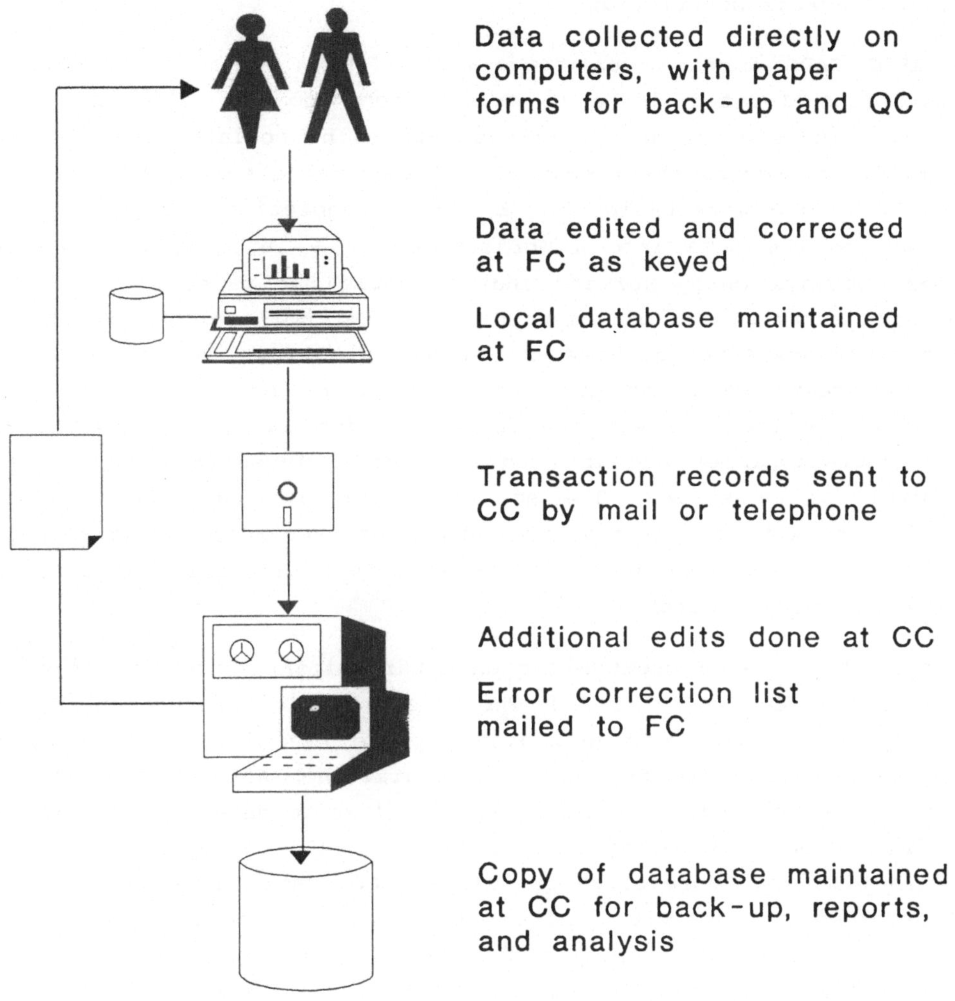

Figure 2 Computer-assisted data collection system

ARIC CADC System Description

The ARIC CADC system uses stand-alone IBM PC/XT microcomputers as workstations located in each examination room in the ARIC Field Centers. The study protocol allows data to be collected by either of two modes: by keying the responses and measurements from a participant directly into a workstation, or by first completing a paper form and then keying the data into a workstation at a later time. The CADC system displays entry screens that resemble the paper forms, so the same data entry system can be used for either collection mode. As data for a field are entered, they are edited by the system. Values failing the edit tests cause an error message to be displayed. The data collector can then correct the value, confirm it as acceptable, flag it as "questionable" and in need of further investigation, or leave the value as an error. The editing status for each data field is stored along with the data value and can be retrieved during analysis. The edit status can also be used to measure data quality as discussed in the following section.

A floppy diskette is created for each participant prior to his or her first Field Center visit. The diskette is stored inside the participant's medical folder. Participants carry their folders and diskettes as they move from station to station. At each CADC station, the computer is used to collect, edit, and write data on the diskette. The final stop is a review of data by the Field Center medical staff. At this time, any unresolved questions about data values are reviewed and resolved if possible. After completion of the examination, the data are transferred to the Field Center database maintained on an IBM PC/AT. Once a week, all new or modified data are copied from the database to a diskette and mailed to the Coordinating Center. Since the CADC system is designed for data collection without the use of paper forms, several design features are incorporated to ensure completeness of data collection and security of the data, as detailed by Christiansen, et al. [12].

Results to Date

As of January, 1990, the ARIC collaborative database contained over 147,000 records from the 15,853 participants seen to that date. Of these records, 56% were collected using CADC, while the remaining records were first collected on paper and then keyed at a later time. Analysis of the patterns of collection mode show that several factors influenced a centers decision when to use CADC and when to use paper forms. In a few instances, a procedure did not lend itself to CADC. Recording and coding of medications, venipuncture, and home interview are all examples, as can be seen in Table 1. In other cases, specific field center personnel did not feel comfortable using CADC for certain procedures or interviews. The most common reason given, however, was simply that the field center did not have enough workstations and the logistics of patient flow determined which procedures were collected on paper. The implication was that the centers prefer to use CADC and were limited by the lack of equipment.

The quality of the data collected by the two modes was compared by tabulating the editing status fields associated with each variable value. Table 2 compares the proportion of status fields defined as acceptable for the two data collection methods. Both methods result in over 99 percent of the values either passing all edits, being confirmed as acceptable, or skipped as a conditional response. These results argue that both distributed data management using paper forms and CADC systems provide high quality, edited data while reducing the time consuming error correction process found in centralized systems.

Evaluation of the ARIC Experience

The ARIC CADC system has been in use since November, 1986, and both participant and staff reactions have remained positive. When given the option of using paper or CADC, the four field centers have chosen CADC for the majority of their data collection activities. Data quality, currency and completeness are as good or better than typically found in paper form systems.

The major problem has been that the programming time required to make changes and additions to the data entry screens has caused delays in implementation of new or modified forms added during the course of the study. Maintenance and user service activities at the coordinating center have also been greater than originally anticipated.

Future Applications

The increased time for design, programming and implementation of a CADC system limit the type of studies that are currently appropriate for a CADC system. Studies using the same data collection forms for

Table 1 Percent of ARIC forms using computer-assisted data collection (CADC)*

			Field Center		
Form Type	A	B	C	D	Total
Anthropometry	99	99	1	92	73
Dietary History	91	91	90	31	75
Home Interview	0	0	0	0	0
Identification	12	11	1	20	11
Medical History	97	99	99	98	98
Medications	0	0	0	0	0
Physical Exam	1	99	99	88	71
Reprod. History	97	99	99	98	98
Physical Activity	97	99	99	98	98
Stroke History	55	59	49	50	53
Tracking	99	99	99	98	99
Venipuncture	0	0	0	0	0

* Selected form types on 15,782 participants, 1987-198

Table 2 Acceptable data values by collection mode

Form Type	Number of Items	Percent Acceptable CADC	Paper
Anthropometry	230,451	99.89%	99.97%
Blood Pressure	441,439	99.97%	99.96%
Medical History	913,824	99.80%	99.74%
Physical Exam	1,048,649	99.97%	99.86%
Physical Activity	1,196,586	99.64%	99.18%
Total	3,830,949	99.81%	99.84%

large numbers of participants are more likely to be able to absorb the development and programming cost associated with a CADC system. The type of staff using the system and the frequency with which they use it also are important factors, since they affect the training and user service burden. For example, if the system is used every day by staff members who work for a project full time, then centralized training sessions may be feasible. On the other hand, if the study is being conducted in many sites by persons who only collect data sporadically, then the hardware and training costs of a CADC system may be too high for the volume of data being collected.

Several changes over the next five to ten years may increase the use of CADC systems in epidemiological studies. Microcomputer hardware costs will continue to decline, making CADC more feasible for projects collecting a small amount of data at multiple sites. Networking of workstations within a site will also become more feasible as Local Area Network (LAN) software and hardware become more cost effective. Better commercial software would allow more efficient programming ("painting") of data entry screens. Alternative data entry devices (e.g. voice recognition and touch screens) may supplement keyboard data entry. As more powerful portable microcomputers are introduced, the CADC approach will become increasingly applicable at remote field sites including those in developing countries [19,20]. Finally, researchers, staff, and participants may be expected to become increasingly comfortable with microcomputers as an integral feature of research studies.

References

1. The Lipid Research Clinics Program: The Coronary Primary
    Prevention Trial: Design and Implementation. J Chron Dis 1979;
    32:609-631.

2. Bagniewska A, Black D, Molvig K, Fox C, Ireland C, Smith J,
    Hulley S, SHEP Research Group: Data quality in a distributed data
    processing system: The SHEP pilot study. Controlled Clin Trials
    1986; 7:27-37.

3. Black D, Molvig K, Bagniewska A, Edlavitch S, Fox C, Hulley S,
    McFate-Smith W: Distributed Data Processing System for a
    Multicenter Clinical Trial. Drug Information Journal 1986;
    20:83-92.

4. Karrison T, Meier P: Watching the watchers: Data quality in the
    PARIS study. Proceedings of the Fourth Annual Symposium on
    Coordinating Clinical Trials, Chapel Hill, May 1977, NTIS
    Accession No. PB-289-461.

5. Kronmal RA, Davis K, Fisher LD, Jones RA, Gillespie MJ: Data
    management for a large collaborative clinical trial (CASS:
    Coronary Artery Surgery Study). Comput Biomed Res 1978; 11:553-
    556.

6. Bill J, Anderson R, O'Fallon J, Silvers A: Development of a
    computerized cancer data management system at the Mayo Clinic.
    Int J Bio-Med Comput 1978; 9:477-481.

7. Rasmussen W, Neaton JD: Design, implementation and field
    experience with the use of intelligent terminals in clinical
    centers in the Multiple Risk Factor Intervention Trial.
    Proceedings of the Fifth Annual Symposium on Coordinating
    Clinical Trials, Arlington, May 1978, NTIS Accession No.PB-289-
    461.

8. Jefferys J, for the HPT Investigative Group: Performance
    characteristics of the Hypertension Prevention Trial distributed
    data system. Controlled Clin Trials 1983; 4:148.

9. Burau KD, Wood SM, Buffler PA: Micrócomputer-assisted data
    management in a case-comparison study. Comput Biomed Res 1985;
    18:369-375.

10. Hawkins BS, Singer SW: Design, development and implementation of
    a data processing system for multiple controlled trials and
    epidemiologic studies. Controlled Clin Trials 1986; 7:89-117.

11. Irving JM, Crombie IK: The use of microcomputers for data
    management in a large epidemiological survey. Comput Biomed Res
    1986; 19:487-495.

12. Christiansen DH, Hosking JD, Dannenburg AL, Williams OD:
    Computer-Assisted Data Collection in Multicenter Epidemiologic
    Research. Controlled Clin Trials 1990; 11:101-115.

13. Nicholls WL: Experiences with CATI in a large-scale survey. Proc
    ASA, Sec on Surv Res Meth 1978; 9-17.

14. Palit, CD, Sharp, H: Microcomputer-assisted telephone
    interviewing. Sociolog Meth Research 1983; 12:169-189.

15. Shanks JM: The current status of computer-assisted telephone
    interviewing. Sociolog Meth Research 1983; 12:119-142.

16. Harlow BL, Rosenthal JF, Ziegler RG: A comparison of computer-
    assisted and hard copy telephone interviewing. Amer J Epidemiol
    1985; 122:335-340.

17. Birkett NJ: Epidemiologic Programs for Computers and Calculators.
    Amer J Epidemiol 1988; 127:684-690.

18. ARIC Investigators: The Artherosclerosis Risk in Communities
    Study: Design and objectives. Amer J Epidemiol 1989; 129:687-702.

19. Gould JB, Frerichs RR. Training faculty in Bangladesh to use a
    microcomputer for public health: Followup report. Public Health
    Reports. 1986; 101:616-623.

20. Bouckaert A, Lechat MF, de Bruycker M, de Kettenis YP, Speeckaert C: Microcomputers for field studies in epidemiology: an experience in southern Italy. Methods Inform Med 1983; 22:210-213.

Acknowledgements

The ARIC Coordinating Center is supported by NIH Contract N01 HC 55015

Participating Institutions

Field Centers:
Forsyth Co., NC - University of North Carolina, Chapel Hill
Jackson, MS - University of Mississippi
Minneapolis, MN - University of Minnesota
Washington Co., MD - Johns Hopkins University

Coordinating Center - University of North Carolina, Chapel Hill
Ultrasound Reading Center - Bowman Gray School of Medicine
Central Hemostasis Laboratory - University of Texas, Houston
Central Lipid Laboratory - Baylor College of Medicine
Central Chemistry Laboratory - University of Minnesota
ECG Centers - University of Minnesota and Dalhousie University
Pulmonary Function Center - Johns Hopkins University

Qualitätsunterschiede zwischen der Diagnosedokumentation nach der BPflv und der

Klinischen Tumordokumentation TUNIS Freiburg

U. Aisslinger[1], A. Zaiss[2], R. Klar[2]

Tumorzentrum Freiburg[1] und Abteilung Medizinische Informatik der Universität Freiburg[2]

Zusammenfassung: Die Basisdokumentation der Patientendatenverwaltung ist vollständig, zeitnah, besitzt im Mittel 1,3 Diagnosen/Fall und hat einen Recall der Hauptdiagnose bzgl. der hochrichtigen, arztbriefbasierten Diagnose des Medizinischen Archivs von 75%, bei Abweichung der ICD-9-Notation von bis zu 2 Stellen wird eine Richtigkeit von 83 % erreicht. Das Medizinische Archiv dokumentiert allerdings nur 60 % der Fälle der Basisdokumentation mit 1,9 Diagnosen/Fall und 6 - 9 Monaten Verzögerung. Das Tumordokumentationssystem kann nur 31% der Patienten, die in der Basisdokumentation registriert sind, auf Grund seiner Organisation vorweisen.

1.Einführung: Seit der Einführung der Bundespflegesatzverordnung wird in der Universitätsklinik Freiburg die Entlaßdiagnose (Diagnose 1) mit bis zu 4 weiteren Nebendiagnosen sowohl im Klartext als auch kodiert nach dem ICD-9 3stellig auf der Entlaßmeldung notiert und in der Basisdokumentation der Patientendatenverwaltung (PDV) abgespeichert (1). Die Medizinische Klinik der Freiburger Universitätsklinik erfaßt in ihrem Archiv seit dem Zweiten Halbjahr 1988 mit dem gleichen Schlüssel eine Haupt - und bis zu 6 Nebendiagnosen des nach der Entlassung formulierten Arztbriefes mit Hilfe eines eigenen Dokumentationsprogrammes. Dabei kann es auf die Stammdaten der PDV zurückgreifen. Im weiteren werden nur die Hauptdiagnose (Diagnose 1) und die ersten 4 Nebendiagnosen berücksichtigt.

Die Tumordokumentation TUNIS 1 als weiteres System registriert seit dem 1.1.1983 nach den Richtlinien der ADT als Klinische Tumordatenbank alle Patienten, die in der Universitätsklinik Freiburg mit einem Malignom behandelt werden. Die Diagnosen werden mit der Lokalisation, kodiert nach dem ICD-O, und der Histologie kodiert nach dem ICD-O-DA, sowie nach TNM dokumentiert. Nebenerkrankungen oder weiter Diagnosen werden dabei nicht erfaßt. Die Angaben für TUNIS 1 werden den Akten des Medizinischen Archivs entnommen. Ein Vergleich so verschiedener Systeme erfordert die Beschränkung in der Auswahl der zu berücksichtigenden Datensätze auf Tumorfälle bzw. Tumorpatienten und des zeitlichen Rahmens (1989).

Ein Tumorfall bzw. Tumorpatient wird dabei durch das Auftreten eines ICD-9-Kodes zwischen 140 und 208 in einer der 5 Diagnosen definiert. Die Entlaßmeldungen zu einem Patienten im Medizinischen Archiv oder in der Basisdokumentation werden durch die Identifikationszahl zusammengeführt. Um mit der Dokumentation des Medizinischem Archivs und der Basisdokumentation vergleichbar zu werden, werden vor der Auswertung der ICD-O- und der ICD-O-DA-Kode von TUNIS in einen ICD-9-Kode umgesetzt.

KENNGRÖSSEN DER DOKUMENTATIONSSYSTEME

	BASISDOKUMENTATION	MED.ARCHIV	TUNIS 1
Patienten	1424	968	499
männlich	836 58,7%	555 57,3%	309 61,9%
weiblich	588 41,3%	412 42,7%	190 38,1%
mittl.Alter	56,6 Jahre	58,5 Jahre	57,7 Jahre
Median	59,0 Jahre	60,6 Jahre	60,0 Jahre
Anzahl d. Diag./Fall	1 + 0,38(0,30-0,50)	1 + 0,87(0,81-0,94)	-----
keine Nebendiagnose	70%	61,7%	-----

DIAGNOSENHÄUFIGKEIT

ICD-9	N	%	ICD-9	N	%	ICD-9	N	%
162	217	15	162	164	17	162	89	18
202	149	11	193	88	9	202	45	9
193	104	7	202	84	9	193	34	7
205	67	5	174	55	6	205	32	6
201	66	5	203	43	4	199	27	5
174	57	4	205	43	4	201	22	4
203	53	4	201	38	4	157	18	4
204	51	4	204	29	3	151	17	3
154	40	3	155	26	3	155	17	3
155	37	3	154	25	3	189	17	3

2.Daten: Die Tabelle gibt einen summarischen Überblick über einige Kenngrößen der verschiedenen Systeme wieder. Sehr deutlich sind die großen Unterschiede bei der Anzahl der erfaßten Patienten, während die Verteilung der Geschlechter und das Durchschnittsalter ähnlich erscheinen. Beim Anteil der Patienten mit mehreren Diagnosen und bei der durchschnittlichen Anzahl der Nebendiagnosen zeichnet sich der Unterschied zwischen der Basisdokumentation und der Dokumentation des Medizinischen Archiv ab: Die Koppelung der Arztbriefschreibung mit der Dokumentation verbessert die Vollständigkeit der Diagnosen. Die Anzahl der registrierten Patienten liegt im Medizinischen Archiv jedoch deutlich niedriger als in der Basisdokumentation. Noch niedriger ist die Anzahl der für die Medizinische Klinik registrierten Patienten in TUNIS 1. Das durchschnittliche und mediane Alter ist in allen 3 Systeme ähnlich. Bei der Reihenfolge der 10 am meisten dokumentierten Diagnosen werden einige Unterschiede bei den verschiedenen Dokumentationssystemen deutlich: Während bis zum Platz 4 die Reihenfolge bei der Basisdokumentation und TUNIS 1 gleich ist, differiert sie ab Platz 2 beim Medizinischen Archiv.

In Abb. 1a bis 1c werden die Altersverteilungen in den Kollektiven der verschiedenen Dokumentationssystemen dargestellt. Die Altersverteilung von TUNIS 1 ähnelt mehr der der Basisdokumentation als der des Medizinischen Archivs. Deutlich wird dies an den 3 Gipfeln um 35-37, 60-65 und 75-77 Jahren, die sowohl in der Basisdokumentation als auch in TUNIS 1, aber nicht in der Dokumentation des Medizinischen Archiv zu erkennen ist.

ALTERSVERTEILUNG

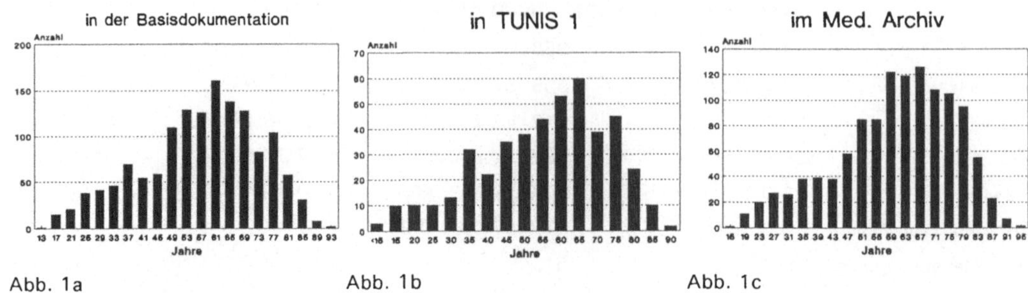

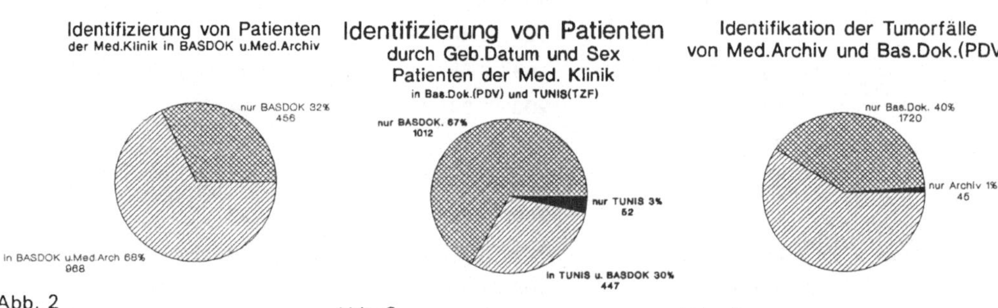

Abb. 2 und 3 zeigen die Vollständigkeit des Medizinischen Archives sowohl auf der Ebene der Fälle als auch der dahinterstehenden Patienten gegenüber der Basisdokumentation. Bei der Gegenüberstellung von TUNIS 1 und Basisdokumentation in Abb. 4 konnte nur die Patientenebene berücksichtigt werden. Die Gleichsetzung erfolgte anhand des Geburtsdatums und des Geschlechts.

3.Übereinstimmung der Diagnosen: Abb. 5 stellt die Übereinstimmung der Diagnosen von Basisdokumentation und Medizinischem Archiv auf der Ebene der Fälle dar. A (schwarzer Balken) stellt die Übereinstimmung in der Hauptdiagnose des Medizinischen Archivs und der Basisdokumentation,

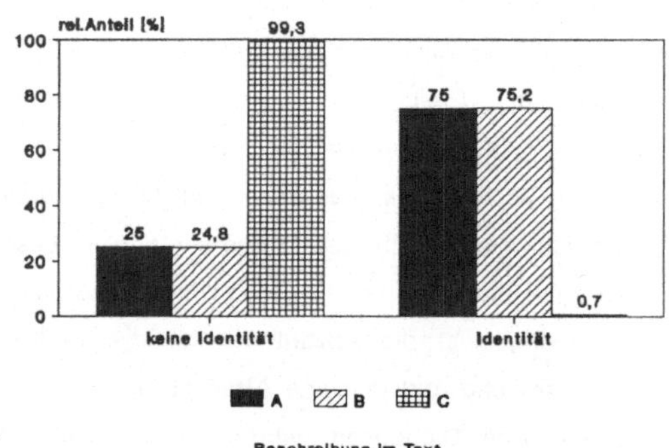

Medizinischen Archivs und der Basisdokumentation, B (schraffierter Balken) die Übereinstimmung der Hauptdiagnose des Medizinischen Archivs und einer der 5 Diagnosen der Basisdokumentation und C (karierter Balken) die Übereinstimmung in allen 5 Diagnosen dar. In 75% aller Fälle trifft eine der 5 Diagnosen der Basisdokumentation die Hauptdiagnose des Medizinischen Archives. Um den Grad der Übereinstimmung der Diagnosen noch besser zu charakterisieren, wurde als formales Ähnlichkeitsmaß die absolute Differenz der Diagnosekodierung des jeweiligen Falles paarweise berechnet. In der Abb. 6 sind die Ergebnisse dargestellt. Die Prozentangaben beziehen sich auf die Gesamtzahl der gemeinsam dokumentierten Fälle. Wenn nun eine gewisse

Fehlertoleranz bei der Identitätsetzung der jeweiligen Diagnose zugelassen wird, z.b. bis zu 2 Punkten Unterschied, so werden etwa 83% aller Fälle bei der Hauptdiagnose ähnlich dokumentiert.

4.Aktualität der Dokumentation: Ein wichtiger Faktor bei der Nutzung von Daten im Medizinischem Bereich ist die Behandlungsaktualität. Zur Untersuchung dieser Frage wurde die Anzahl der in der

(quantitative) Abweichung in der 1. Diag. bei Bas.Dok. und med.Archiv

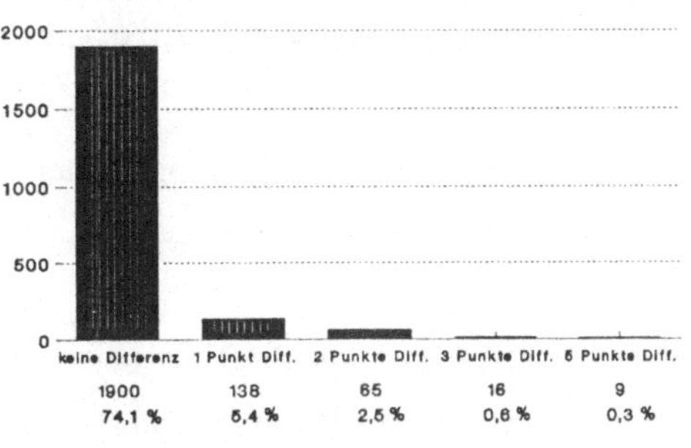

Abb. 6

Anteil der im Med.Archiv dokumentierten Patienten

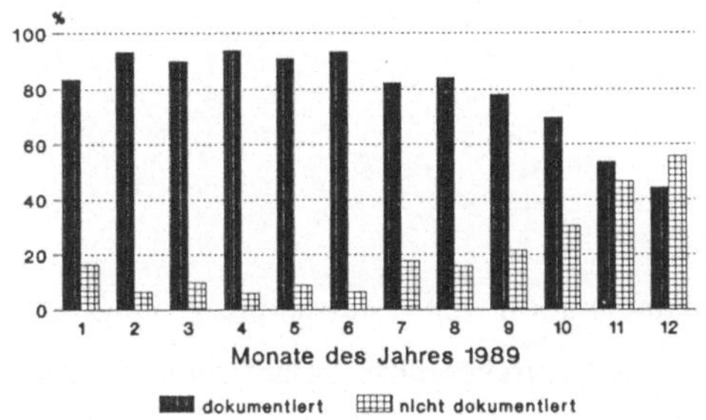

Abb. 7

Basisdokumentation und der im Medizinischem Archiv erstmalig gemeldeten Entlassung verglichen. Abb. 7 zeigt einen deutlichen Anstieg der im Medizinischen Archiv nicht dokumentierten Entlaßmeldung ab dem 7.Monat. Bei Berücksichtigung des Auslesetermins (1.3.1990) kann von einem 6 bis 9 monatigem Zeitverzug bei der Registrierung im Medizinischem Archiv gegenüber der Basisdokumentation ausgegangen werden.

5.Diskussion: Die arztbriefbasierte Dokumentation des Medizinischen Archivs enthält erwartungsgemäß besonders valide Diagnosen. Sie werden aber oft mit so großer Verzögerung im Dokumentationsprozeß verfügbar gemacht, daß sie für eine zeitnahe Sicherung der Datenqualität, zur Unterstützung des Betriebsablaufes oder zur Nachsorgeorganisation kaum genutzt werden können. Diese Verspätung hat auch Auswirkung auf die elementare Fallzählung und macht sie unvollständig. Als Konsequenz folgt daraus für ein umfassendes Informationssystem, die Dokumentation des Medizinischen Archiv und bei der Tumordokumentation TUNIS die Dokumentation online mit der Entlaßdokumentation zu verbinden, da diese hoch aktuell, besonders zuverlässig Patienten identifiziert (4), präzise zählend und auf der Ebene der 3stelligen Notation der ICD-9 erfreulich genau arbeitet.

Literatur:

1) R.Klar, K.Kaufmehl: Die Qualität der Diagnosenstatistik nach der neuen Bundespflegesatzverordnung. In: H.-K- Selbmann, K. Dietz (eds): Medizinische Informationsverarbeitung und Epidemiologie im Dienste der Gesundheit, 32. Jahrestagung der GMDS in Tübingen.

2) Linda K. Demlo and Paul M. Cambell: Improving Hospital Discharge Data: Lessons from the National Discharge Survey. Medical Care, 1 (1981)

3) H. D. Doremus, E. M. Michenzi: Data Quality, Medical Care, 21 (1983)

4) A.Zaiss, R. Klar: Fehlertolerante Patientenidentifikation mit ADABAS. Performanz durch Verletzung der Normalform.(siehe dieser Tagungsband)

KLINISCHE BEDEUTUNG EINES INTEGRIERTEN ARBEITSPLATZES MIT MULTIMODALER OBERFLÄCHE, MULTIMEDIALEN DOKUMENTEN UND WISSENSBASIERTER BENUTZERFÜHRUNG IN DER INNEREN MEDIZIN

Klaus Kuhn[1], Wolfgang Doster[2], Dietmar Rösner[3], Peter Kottmann[4], Christian Heinlein[1], Thomas Zemmler[1], Werner Swobodnik[1], Hans Ditschuneit[1]

[1]Universitätsklinikum Ulm, BRD   [3]FAW Ulm

[2]Daimler-Benz Forschungsinstitut, Ulm   [4]GEI Ulm

AUFGABENSTELLUNG

Seit 1985 wird auf Abteilungsebene die Befunddokumentation von Endoskopie, Sonographie, Stoffwechsel- und gastroenterologischem Labor elektronisch durchgeführt. Erfaßt sind inzwischen über 20000 Sonographie- und über 16000 Gastroskopiebefunde. Das Konzept sah von Anfang an Multiuserfähigkeit vor, die technische Realisierung bestand in vernetzten Unix-Rechnern mit dem relationalen Datenbankmanagementsystem INGRES. An die Rechner sind heute ca. 30 Terminals angeschlossen. Das System ist klinisch orientiert, d.h. neben den vorgegebenen Aufgaben der Dokumentation mit gewissen administrativen Funktionen ist die sofortige Verfügbarkeit von Vorbefunden eines Patienten ein wesentliches Ziel. Aus der Klinik heraus wurden auch die Vorgaben für eine Weiterentwicklung gestellt: Verbesserung der Benutzeroberfläche zur Minimierung des Aufwands bei der Eingabe (vor allem des zeitlichen Aufwands) und zur Optimierung der Befundqualität, außerdem Einführung einer Bildspeicherung mit schnellem Zugriff (verglichen mit dem konventionellen Papierbild oder Videoaufzeichnungen). Hierzu wurde ein Frontend-Backend-Konzept eingeführt. Im Backendbereich sind die Hauptkomponenten ein Datenbankserver und ein "optischer" Server mit auf Lasertechnologie beruhendem Massenspeicher, der entweder die für Dokumente sehr gut geeignete digitale Write-Once-Read-Multiple oder aber die magnetooptische Aufzeichnungstechnik verwendet. Im Frontendbereich werden Rechner mit Mikroprozessor unter dem Betriebssystem Unix als "intelligente" Arbeitsplätze mit stark verbesserter Benutzeroberfläche eingesetzt. Das Konzept wurde 1990 vorgestellt [3], für die Realisierung an einem Sonographiearbeitsplatz liegen jetzt erste klinische Resultate vor.

SYSTEMKOMPONENTEN

Der integrierte Arbeitsplatz verwendet die folgenden Funktionen und Systemkomponenten:
- Multimodale Oberfläche mit Spracherkenner, Maus, Tastatur und Graphiktablett; Fenstersystem X11 mit der Oberfläche OSF/Motif.
- Multimediale Dokumente mit gleichzeitiger Darstellung von Text, Bildschirmformularen, Graphik und digitalisierten Bildern auf einem Bildschirm unter dem Fenstersystem X11. Dabei sind sowohl in Echtzeit digitalisierte Bewegtbilder der aktuellen Untersuchung als auch soeben festgehaltene sowie vom Speichermedium abgerufene Standbilder nebeneinander in Bildschirmfenstern darstellbar.
- Strukturierte Befundung mit Verbesserung der Benutzerführung durch die Einbeziehung wissensbasierter Komponenten.
Die folgenden Hard- und Softwarekomponenten werden eingesetzt:
- Die Frontendrechner basieren auf den Intel 80386/486 Prozessoren, die Systemsoftware ist Interactive Unix mit INGRES und X11/Motif oder SCO Open Desktop.
- Spracherkenner und Handschrifterkennung über ein Graphiktablett wurden am Daimler-Benz-Forschungsinstitut Ulm entwickelt. Die Steuersoftware des Spracherkenners erlaubt die Aktivierung einer Untermenge des aktiven Wortschatzes unter Unix.
- Graphikkarte und Video-Digitalwandler sind von Parallax Graphics (1280x1024x8 Bits).
- Als Datenbankserver und "optischer Server" dienen Mini- bzw. Mikrorechner unter dem Betriebssystem Unix, die Vernetzung erfolgt auf Ethernet Thin Wire Basis mit TCP/IP bzw. UDP/IP und NFS (Sun) unter dem verteilten Datenbankmanagementsystem INGRES.
- Die wissensbasierte Komponente wurde in Form eines "Rapid Prototyping" auf einer Symbolics 3630 unter dem KI-Werkzeug Joshua implementiert. Parallel dazu wurde auf einer Workstation eine Version auf der Basis neuronaler Netze erstellt. Realisiert ist die Befundung der Leber.
- Die Anwendungssoftware auf den Frontendrechnern verwendet C, embedded SQL und Motif/UIL. Strukturierte Bildschirmformulare werden hardwareunabhängig über eine LALR(1)-Grammatik beschrieben und mit Hilfe der Unix-Werkzeuge "lex" und "yacc" in C-Strukturen gewandelt. Diese C-Strukturen werden von einer hardwareunabhängigen Bibliotheksfunktion traversiert, die wiederum hardwareabhängige Ein-/Ausgabefunktionen (Treiber) ruft.
Die Funktionalität des wissensbasierten Systems wird von der Symbolics auf die Frontendmaschine übertragen, hierzu wurde (mit "lex" und "yacc") ein Regelgenerator in C erstellt. Das neuronale Netz ist in C implementiert.

FUNKTIONALITÄT

Die verwendete Funktionalität wurde in enger Kooperation zwischen den beteiligten Entwicklergruppen aus dem Bereich der Informatik und den klinischen Anwendern unter Einbeziehung aktueller Prototypen konzipiert und schrittweise weiterentwickelt. Eines der Ziele ist es, zu klären, ob Technologien wie Sprach- und Schrifterkennung oder auch eine Wissensbasis in der Klinik eingesetzt werden können, um bei der Befundung Zeit zu sparen.

Dokumentenverwaltung

Die Eingabe von Befunden, die im herkömmlichen System noch niedriggradig strukturiert war, (Indikation, Diagnose, Therapie, Untersucher, Gerät nach Codeliste, Befundtext selbst frei diktiert), wurde auf eine vollkommen strukturierte Form gebracht. Die Bildschirmformulare können auf vier Arten ausgefüllt werden: mittels Funktionstasten, einer Maus, des Spracherkenners oder des Graphiktabletts. Durch die Strukturierung wurde die Basis für eine Verbesserung der Befundqualität geschaffen, zudem läßt sich sowohl die Wissensbasis einfach ankoppeln als auch die Spracherkennung verbessern. Die digitalisierten Bilder können nicht nur der Untersuchung zugeordnet werden, sondern auch durch Verweise auf die Eingabemasken mit inhaltlicher Beschreibung versehen werden. Hierdurch wird zusätzlich im Routineeinsatz der Grundstock für eine Bilddatenbank gelegt, die sowohl im wissensbasierten System wie auch in einem angeschlossenen Lern/Lehrmodul Verwendung finden soll (vgl. [2],[1]). Im Entwicklungsstadium befinden sich die Verwaltung von Annotationen (auch für Bilder), die Bewegtbildspeicherung zumindest für kurze Sequenzen sowie die Verwaltung von RGB-Farbbildern.

Sprach- und Handschrifterkennung

In einer Serie ermutigender Versuche mit Spracherkennung im Bereich der Sonographie war die Kopplung an die Bildschirmformulare von den Ärzten gewünscht worden [4]. Sie ist aber auch zur weiteren Verbesserung der Erkennungsleistung sinnvoll, da nur noch Teilmengen des Wortschatzes zur Erkennung aktiviert sein müssen (Erwartungssteuerung). Die Tatsache, daß die Erkennung diskret ist und eine Pause von 200-500 msec zwischen den Wörtern erfordert, kann bei der Verwendung von Formularen vernachlässigt werden. Derzeit noch in Entwicklung sind die Realisierung des Spracherkenners auf einer Einschubkarte für den AT-Bus sowie eine spracheradaptive Erkennung. Durch die Einschubkarte sollen kurze Nachladezeiten für den Gesamtwortschatz (bei einem Wechsel des Untersuchers) oder auch für Teilmengen des Wortschatzes während der Untersuchung gewährleistet werden. Die spracheradaptive Erkennung soll in einer deutlichen Verkürzung der derzeit erforderlichen Trainingsphase resultieren [3].

Das Graphiktablett wurde bisher nur in relativ einfacher Funktion angeschlossen; über einen Stift kann der Cursor bewegt werden, außerdem ist die Eingabe von Zahlen mittels Handschrifterkennung möglich.

Wissensbasierte Benutzerunterstützung

Das System enthält Wissen sowohl über den Befundungsablauf als auch über Befunde und Diagnosen. Grundidee ist die Optimierung der Befundung sowie die Unterstützung des Untersuchers (abhängig von seinem Ausbildungsstand) durch ein unauffällig im Hintergrund arbeitendes wissensbasiertes System. Die Idee, ein Expertensystem parallel zur Befundung einzusetzen, um so eine komplette Integration in die Routine zu erreichen, findet sich in ähnlicher Form bei Swett et al. [6], allerdings mit etwas geringerer Betonung des Befundungsablaufes selbst. Hauptfunktionen in unserem System sind die Ableitung von Diagnosen und Verdachtsdiagnosen, das Hervorheben von Befunden, die für eine weitere Abklärung relevant sind, der Hinweis auf Inkonsistenzen, die einfach (nicht plausible Werte, Widerspruch zwischen Einzelbefunden auf einer Maske) oder komplex (Diskrepanz zwischen Befund und Diagnose) sein können. Auf der Basis bereits erhobener Befunde werden gezielte Nachfragen gestellt.

ERSTE RESULTATE DER KLINISCHEN ERPROBUNG

Die Eingabemodalitäten Tastatur, Maus und Spracherkenner wurden klinischen Tests unterworfen. Dabei zeigte sich eine einfache Bedienbarkeit der strukturierten Eingabeformulare, bei reiner Tastatureingabe konnte sogar gegenüber dem bisher üblichen handschriftlichen Kurzbefund Zeit eingespart werden (abhängig vom Untersucher sowie der Zahl pathologischer Einzelheiten im Befund zwischen 20 und 50%). Die Verwendung der Maus ist zur Bedienung des Windowsystems sinnvoll, besonders für Benutzer mit geringen Computerkenntnissen; der Zeitaufwand für die Befundeingabe liegt allerdings im Vergleich zur Verwendung der Tastatur höher (ca. 10 - 20%). Der Spracherkenner hatte bereits bei unstrukturierter Eingabe eine Erkennungsrate von ca. 95% bei mehreren Untersuchern über mehrere Monate ergeben [4]. Die Fehlerquote von 5% wird im Routineablauf allerdings als hoch empfunden, so daß die Einführung der Erwartungssteuerung auf der Basis der Formulare für einen sinnvollen weiteren Einsatz unumgänglich war. Die Erkennungsrate läßt sich hierbei auf über 99% anheben. Diese Verbesserung wird von den Testpersonen als entscheidender Durchbruch gewertet. Durch die Verwendung einer rein deskriptiven Nomenklatur ist die Befundung während der Untersuchung, d.h. auch in Gegenwart des Patienten, prinzipiell möglich; die bisherige Resonanz bei Ärzten in- und außerhalb unserer Klinik läßt erwarten, daß etwa die Hälfte diese Option auch einzusetzen wünscht. Von nahezu allen wird die

Spracherkennung grundsätzlich positiv bewertet.

Das Graphiktablett wird auf dem augenblicklichen Stand der Entwicklung noch nicht als entscheidende Hilfe angesehen, zumal ein wesentlicher Vorteil der Spracherkennung - Einsatz bereits während der Untersuchung - entfällt.

Die strukturierte Eingabe von Befunden resultiert in einer deutlichen Verbesserung der Befundqualität, wie eigene Untersuchungen gezeigt haben: So konnten z.B. für die Diagnose Pankreaszyste bei freiem Diktat unzureichende Befundtexte in bis zu 19% der Fälle nachgewiesen werden (vgl. hierzu auch [5]).

Die digital in Bildschirmfenstern dargestellten Sonographiebilder werden von den Untersuchern als qualitativ den Originalbildern vergleichbar eingestuft. Erkennungstests auf der Basis gespeicherter Einzelbilder im Vergleich zu Videosequenzen resultierten in einer sehr guten Erkennung durch die beteiligten Ärzte. Die Übersicht im Fenstersystem wird als gut bezeichnet.

Der Einsatz des beschriebenen wissensbasierten Systems kann nach den bisherigen Tests als die gelungene Integration eines Expertensystems in die klinische Routine gewertet werden, wobei allerdings die unauffällige und unaufdringliche Verwendung im Hintergrund essentiell ist. Die Laufzeiten des Systems auf der Frontendmaschine sind dabei akzeptabel, insbesondere bei Verwendung eines neuronalen Netzwerks. Von großer Bedeutung ist eine gelungene Anpassung an den Kenntnis- und Ausbildungsstand des Untersuchers. Hierzu wird derzeit im Gebiet der Benutzermodellierung gearbeitet.

Das System kann einerseits als Prototyp für eine neue Generation "intelligenter" medizinischer Arbeitsplätze gesehen werden, andererseits ist eine Integration der entwickelten Methoden in die medizintechnischen Geräte zu einem späteren Zeitpunkt denkbar.

LITERATUR

[1] Jaffe CC, Lynch PJ, Smeulders AW: Hypermedia Techniques for Diagnostic Imaging Instruction: Videodisk Echocardiography Encyplopedia. Radiology 171 (1989), 475-480.
[2] Kowarski D: A Low-Cost Personal Computer-Based Radiology Diagnostic Expert System and Image and Text Database. In: Proc. Third IEEE Symp. on Computer Based Medical Systems, IEEE Computer Society Press, 1990, 298-305.
[3] Kuhn K, Doster W, Rösner D, Kottmann P, Swobodnik W, Ditschuneit H: An Integrated Medical Workstation with a Multimodal User Interface, Knowledge Based User Support and Multimedia Documents. In: Proc. Third IEEE Symp. on Computer Based Medical Systems, IEEE Computer Society Press, 1990, 469-476.
[4] Kuhn K, Swobodnik W, Kottmann P, Doster W, Katterfeldt H, Janowitz P, Mangold M, Ditschuneit H: Ein Spracherkennungssystem in der elektronischen Befunddokumentation. In: Gebhardt et al (Hrsg), Ultraschalldiagnostik '89, Springer 1990.
[5] Sutton GC: Computer-Aided Diagnosis: A Review. Br.J.Surg, 76 (1989), 82-85.
[6] Swett HA, Fisher P, Mutalik P, Miller PL, Wright L: The IMAGE/ICON System: Voice Activated Intelligent Image Display for Radiologic Diagnosis. In: Proc. 13th Symp. on Computer Applic. in Medical Care, IEEE Computer Society Press, 1989, 977-978.

Fehlertolerante Patientenidentifikation mit ADABAS,
Performanz durch Verletzung der Normalform

Albrecht Zaiss, Rüdiger Klar

Abteilung Medizinische Informatik, Universität Freiburg
Stefan-Meierstraße 26, D-7800 Freiburg

Zusammenfassung

Für Patientendatenbanken ist eine fehlertolerante, valide Patientenidentifikation eine unverzichtbare Voraussetzung, um die für Krankenversorgung, klinische Forschung und patientenorientierte Administration so wichtige Patientenhistorie korrekt zu verarbeiten. Diese alte Forderung der Medizininformatik wird von den bekannten kommerziellen Patientenverwaltungssystemen nur unzureichend erfüllt. Die Abteilung Medizinische Informatik und das Klinikrechenzentrum haben daher ein neues Patientenverwaltungssystems am Universitätsklinikum Freiburg auf der Basis des relational orientierten Datenbank-Systems ADABAS/NATURAL entwickelt und die Patientenidentifikation neu gestaltet. Wahlweise kann über eine eindeutige, semantikfreie I-Zahl oder über eine beliebige Kombination aus Nachname, Vorname, Geburtsname und Geburtsdatum identifiziert oder verifiziert werden. Der Algorithmus standardisiert zunächst fehlertolerant den Suchnamen bzgl. der Schreibweise (Groß/Klein, Umlaute, ß). Für Nachname, Vorname und Geburtsname wird zusätzlich der ADABAS interne phonetische Code verwendet. Weiter ist eine teilqualifizierte Suche für alle Namen möglich, und aus mehreren Wörtern bestehende Namen (z.B. von Meyer, Meyer von) werden fehlertolerant gegenüber der Wortstellung verarbeitet. Bei der Realisierung wurde großer Wert auf die Performanz gelegt, da im Routinebetrieb mit bis zu 30.000 Transaktionen am Tag zu rechnen ist. Unter besonderer Berücksichtigung der Eigenschaften von ADABAS werden die Suchbegriffe z. T. in multiplen Feldern abgespeichert. Diese verletzen jedoch die Normalisierungsregeln des relationalen DB-Modells. Der Suchalgorithmus ist selbstoptimierend und durch iterative Abarbeitung der Treffermenge ist selbst bei großen Datenmengen eine optimale Antwortzeit innerhalb weniger Sekunden gewährleistet. Der Aufwand des DB-Systems ist im Wesentlichen direkt proportional zur angegebenen Anzahl der Suchmerkmale, und die Antwortzeit hängt nur unwesentlich von der Treffermenge ab. Für typische Suchbeispiele konnte durch diese kontrollierte Abweichung von der Normalform die Anzahl der Plattenzugriffe um das vierfache gegenüber einer Implementierung in reiner dritter Normalform reduziert werden.

Einleitung und Istzustand

Am Freiburger Universitätsklinikum wird seit 1985 die stationäre und ambulante Patientendatenverwaltung mit Hilfe eines modifizierten Programmsystems (GROHA) aus dem Münchener Klinikum Großhadern [3] auf einem Siemens-Großrechner 7.580-F1 unter BS2000 durchgeführt. In unserem 2.000 Betten-Klinikum werden pro Jahr ca. 50.000 stationäre Fälle und ca. 530.000 ambulante Besuche mit diesem System erfaßt und verwaltet. Pro Tag werden bis zu 30.000 Transaktionen im Patientenverwaltungssystem abgearbeitet. Die Daten werden in einer hierarchischen CIS-Datenbank (Fa. Siemens) abgespeichert. An dieses System sind weitere Departmentsysteme (Zentrallabor, Radiologie, etc.) und PC-Netze angeschlossen (Medizin, Chirurgie, etc.). Dieses fallorientierte System ist nun in die Jahre gekommen, schlecht wartbar und bereitet bei neuen BS2000-Versionen regelmäßig Probleme. Zudem wird das Produkt CIS durch die Fa. Siemens seit 1989 nicht mehr gewartet. Aus diesen Gründen wird GROHA durch ein modernes Patientenverwaltungssystem auf der Basis relationaler Datenbanken und Sprachen der vierten Generation abgelöst. Durch einen landesweiten Beschluß werden in Baden-Württemberg das relational orientierte Datenbanksystem ADABAS, NATURAL II und PREDICT eingesetzt. Nach Analyse vergleichbarer kommerzieller Systeme zur Patientendatenverwaltung und Bewertung im Soll-Ist-Vergleich fiel 1988 der Entschluß zu Eigenprogrammierung. Dieses neue System, das das wichtigste und umfangreichste Anwendungssystem darstellt, arbeitet mit patientenorientierter Speicherung der Daten [2,3]. Deshalb mußte eine eindeutige und fehlertolerante Patientenidentifikation als unverzichtbare Voraussetzung zur korrekten Erfassung der Patientenhistorie neu konzipiert werden, wobei als weitere wichtige Voraussetzung hohe Performanz, also eine schnelle Verarbeitung großer Datenmengen bei begrenzten Mitteln gefordert wurde.

Konzeptionelles Design der Patientenidentifikation

Datenmodell: Die Patientenstammdaten sollen über eine eindeutige, lebenslang gültige und semantikfreie Patientenidentifikationszahl (I-Zahl) direkt abrufbar sein. Die Patientenidentifikation soll im Dialog neben der I-Zahl durch beliebige Kombinationen aus folgenden Erkenndaten möglich sein: Nachname incl. früherer Namen, Vorname, Geburtsdatum, Geburtsname und Geschlecht. Die Eingabedaten sollen orthographisch standardisiert werden, indem alle Kleinbuchstaben in Großbuchstaben umgewandelt, Umlaute durch AE, OE, UE sowie ß durch SS ersetzt, Sonderzeichen und führende Blanks entfernt und mehrfache Blanks auf ein Blank reduziert werden. Für den Nachnamen soll bei Doppel- und Mehrfach- namen die Reihenfolge der Namensteile keine Rolle spielen. Um die letztere Funktion zu realisieren, müssen zu einen Nachnamen mehrere Suchnamen abgespeichert werden. Zum Beispiel wird der Name "Meyer-Hülte" in standardisierter Form als "MEYER-HUELTE", "MEYER" und "HUELTE" abgelegt. Dieser Ansatz führt zu dem in Abb. 1 dargestellten relationalem Datenbankmodell in 3. Normalform. Da es zu einem Nachnamen mehrere Suchnamen (Namensteile) und umgekehrt zu einem Suchnamen in standardisierter Form (-Std) mehrere Patienten geben kann, handelt es sich hierbei um eine n:m- Beziehung. Dies gilt auch für frühere Nachnamen, da ein Patient im Laufe seines Lebens mehrere Namen gehabt haben kann, und mehrere Patienten den gleichen Namen besitzen können. Vornamen und Geburtsnamen können prinzipiell in analoger Weise behandelt werden, jedoch scheint uns das in praxi nicht erforderlich zu sein. Bei Bedarf können die entsprechenden Relationen generiert und dem Datenbankmodell zugefügt werden.

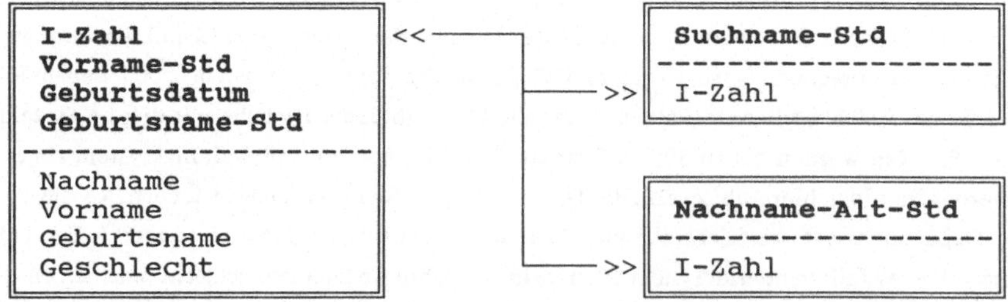

Abbildung 1: Konzeptionelles Datenmodell in 3. Normalform mit n:m-Beziehungen

Logisches Modell: Als Funktionen sollen für die verschiedenen Erkenndaten die Suche auf Identität, teilqualifizierende Suche und phonetische Suche nach dem Kölner Modell [5] implementiert werden (Tab. 1). Die Kombination der Erkenndaten und Funktionen soll beliebig sein. Werden bei einer ersten Suchanfrage mehr als 100 Patienten gefunden, soll im Dialog nachqualifiziert werden können. Die erzielte

Fehlertoleranz bezieht sich auf Orthographie und Wortstellung bei Nachnamen aus mehreren Wörtern. Mit zum logischen Modell gehört auch eine Analyse der Zugriffshäufigkeit und der Zugriffswege. An normalen Arbeitstagen ist in unserem Klinikum mit ca. 5.000 Zugriffen auf die Patientenstammdaten über die o.g. Erkenndaten zu rechnen, wobei bis zu 300 Terminals aktiv sein können.

| **Erkenndaten** | **Suchmöglichkeit** | | | **Fehlertoleranz** | |
	Ident.	Teil- qual.	Phon.	Ortho graph	Wort- stell.
Nachname	+	+	+	+	+
Früh. Namen	+	+		+	+
Vorname	+	+	+	+	
Geburtsdatum	+	+			
Geburtsname	+	+		+	
Geschlecht	+				

Tabelle 1: Erkenndaten, Suchfunktionen und Fehlertoleranz

Physische Implementierung

Datenmodell: Für eine performante physische Implementierung ist eine genaue Kenntnis des verwendeten Datenbanksystems unabdingbar. ADABAS erlaubt es, das konzeptionelle Modell sowohl streng relational abzubilden, als auch durch Verwendung von multiplen Feldern und Periodengruppen eher ein "hierarchisches" Modell aufzubauen. Bei streng relationaler Abbildung sind drei Datenfiles im Datenbereich und sechs invertierte Listen im Assoziator (Speicherbereich für invertierte Listen und Adreßkonverter) nötig. Bei einer Suchanfrage über den Nachnamen, z.B. "JONES", wird zuerst die invertierte Liste für den Standardsuchnamen im Assoziator ausgewertet und eine interne Satznummerliste bereitgestellt. Nach Berechnung der relativen ADABAS-Block Nummer über den Adreßkonverter können im Datenbereich die zugehörigen Datensätze gelesen werden. Bei streng relationaler Abbildung müssen bei einer Suchanfrage über den Nachnamen (Abb. 2 oben) zuerst über die invertierte Liste der Suchnamen eine I-Zahl-Liste und dann im einem zweiten Schritt über die invertierte I-Zahl-Liste die interne Satznummer-Liste zum Lesen der Patientendaten bereitgestellt werden. Die Anzahl der logischen Lese-Zugriffe beträgt für das Beispiel "JONES": 1x invertierte Liste Suchname-Std, 1x Adreßkonverter, 3x Relation (Suchname, I-Zahl) und im zweiten Schritt 3x invertierte Liste I-Zahl, 3x Adreßkonverter und 3x auf die Relation (I-Zahl, Nachname, Vorname, ...). Die Zugriffszahl des zweiten Schrittes ist proportional der Treffermenge des ersten Schrittes. Implementiert man das konzeptionelle DB-Modell unter Ausnutzung der ADABAS spezifischen multiplen Feldern (Abb. 2 unten) für Suchnamen-Std und Nachname-Alt-Std (frühere Namen), so kommt man für das o.g. Beispiel zu folgenden Zugriffszahlen: 1x invertierte Liste Suchname-Std, 1x Adreßkonverter und bei drei Treffern 3x auf die Relation (I-Zahl, Nachname, (Suchname-Std), Vorname, ...) im Datenspeicher. Insgesamt müssen bei streng relationaler Abbildung 14 Zugriffe gemacht werden, während bei Verwendung von multiplen Feldern die Zugriffszahl 5 beträgt. Sei N die Anzahl der Treffer, so ergibt sich im ersten Fall 2+4*N Zugriffe, während im zweiten Fall nur 2+N Zugriffe nötig sind. Diese Zugriffszahlen rechtfertigen unserer Meinung nach die Verwendung von multiplen Feldern, und damit eine kontrollierte Verletzung der ersten Normalform, da in aller Regel ein Name selten mehr als zwei Namensteile hat und meist nur wenige früherer Nachnamen vorliegen. Neben dem besseren Zugriffsverhalten wird auch weniger Speicherplatz in der Datenbank benötigt. Wie eine Auswertung der

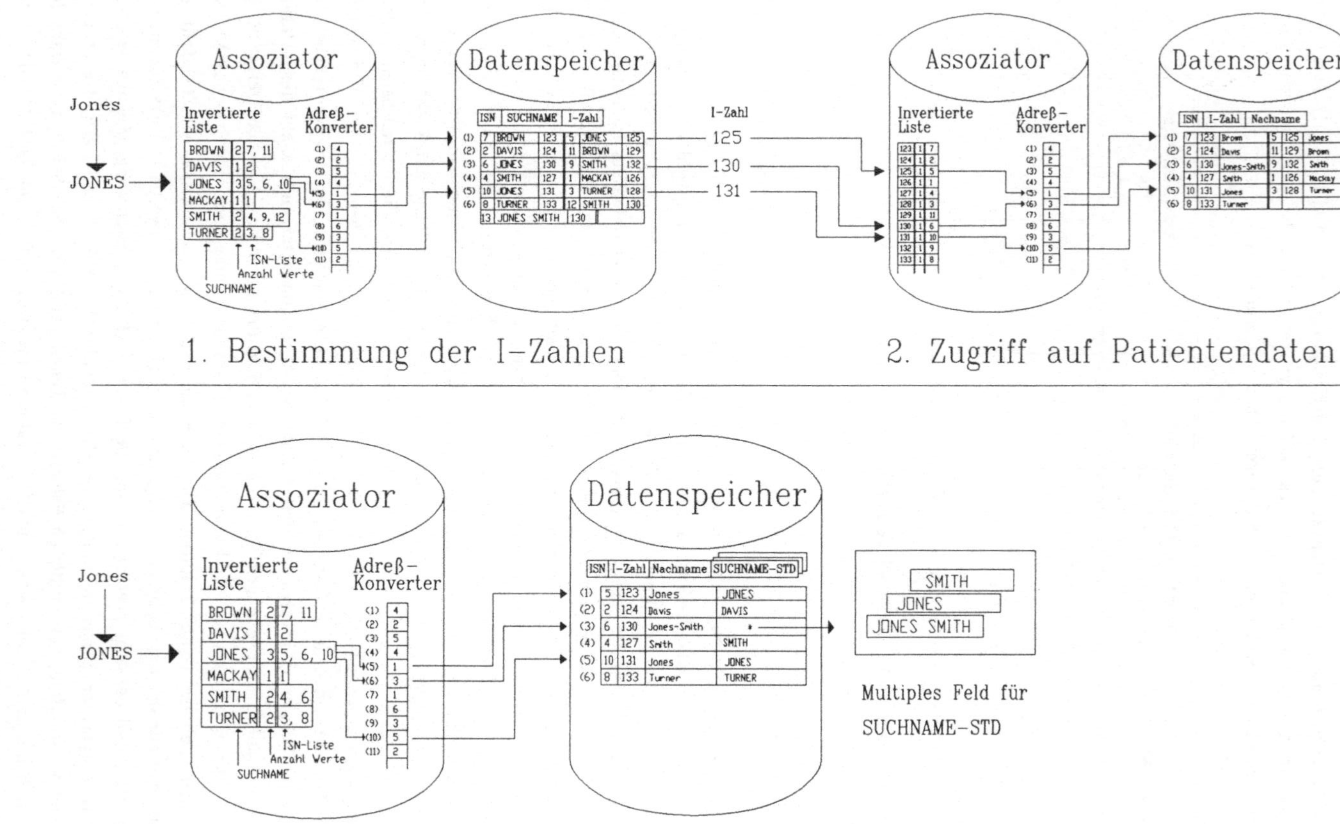

Abbildung 2: Zugriffswege in ADABAS bei relationaler Abbildung (oben) und Verwendung von multiplen Feldern (unten)

Namen der stationären Patienten von 1986 ergab beträgt der Mehrbedarf für die Speicherung von Mehrfachnamen nur ca. 5%.

Identifikationsalgorithmus: Falls nicht direkt mit der I-Zahl gesucht werden kann, ist wegen der linearen Abhängigkeit der Zugriffe von der Treffermenge diese bei der Auswertung der Suchkriterien möglichst effizient auf die zu suchenden Patienten zu reduzieren. In einer Auswertung der Erkenndaten von 34.512 Patienten des Universitätsklinikums Freiburg wurden daher die Kardinalität der Deskriptoren berechnet (Tab. 2). Das Geburtsdatum besitzt mit ca. 5 Treffer auf 100.000 Patienten die niedrigste Kardinalität bzw. höchste Selektivität und sollte daher bei der Suche an erster Stelle stehen. Um Datumsfehler durch

Suchkriterium	Mittel	St.-Abw	Minimum	Maximum	pro 100.000
Geburtsdatum	1.71	0.01	1	12	4.95
Geburtsname	2.24	0.05	1	314	6.49
GEBURTSNAME-STD	2.25	0.05	1	315	6.52
Nachname	2.35	0.05	1	330	6.81
NACHNAME-STD	2.35	0.05	1	330	6.81
Vorname	9.41	0.53	1	615	27.27
VORNAME-STD	9.53	0.54	1	615	27.61
NACHNAME-PHON	32.89	0.44	1	468	95.30
VORNAME-PHON	96.76	3.04	1	905	280.37

Tabelle 2: Kardinalität bzw. Selektivität der Deskriptoren als Häufigkeitsverteilung der Anzahl der Ausprägungen des Suchkriteriums

Einschleppen von Ziffern und auch Zahlendreher zu reduzieren, muß das Geburtsdatum im Format TTMMMJJJJ angegeben werden, also 23Apr1967 anstatt 23.04.1967. Das folgende - hier didaktisch reduzierte - NATURAL II Programm soll den Algorithmus verdeutlichen. In der ersten "find number"-Anweisung (f1.) wird die Treffermenge für das Geburtsdatum als ISN-Liste (ISN=interne Satz Nummer) im retain-set (Zwischenspeicher der ISN-Liste der 1. Suchanfrage) 'PATIENT' abgespeichert, das dann

```
* -----------------------------------------------------------------------
*
f1.   find number Person-View with Geburtsdatum eq #gebdat
             retain as 'PATIENT'
      if ( *number eq 0 ) then escape routine end-if          /* Kein Patient
*
      if ( #gebname ne ' ' ) then
f2.     find number Person-View with 'PATIENT'
             and Geburtsname-std eq #gebname1 thru #gebname2   /* Teilqualifiziert
             retain as 'PATIENT'
        if ( *number eq 0 ) then escape routine end-if
      end-if
*
* ..... Auswertung Suchname-Std und Vorname-Std in analoger Weise .....
*
f3.   find Person-View with 'PATIENT'
             where Geschlecht eq #geschlecht
          display      Nachname Vorname Geburtsdatum Geburtsname
      end-find
*
* ---------------------------------------------------------------------
```

in weiteren "find number"-Anweisungen (f2.) für die weiteren Suchmerkmale durch UND-Bedingungen iterativ weiter eingeschränkt wird. Da bei einer "find number"-Anweisung nur der Assoziator ausgewertet wird und nur ein ADABAS-Direktaufruf ist, werden Zugriffe eingespart und der Datenbank-Nucleus entlastet. Ist das retain-set leer, kann sofort abgebrochen werden. Sind alle Suchmerkmale abgearbeitet, werden die Patientendaten mit Hilfe des retain-sets in der "find"-Anweisung (f3.) gelesen und angezeigt. Da das Geschlecht die höchste Kardinalität hat, werden die Treffer vor der Ausgabe mit einer "where"-Klausel nachselektiert. Bei einer Suchanfrage mit vier Merkmalen, muß der DB-Nukleus zunächst vier ADABAS-Direktaufrufe mit vier Zugriffen innerhalb des Assoziators auf invertierte Listen abarbeiten. Dann wird die Treffermenge mit der letzten "find"-Anweisung aus dem Datenspeicher ausgelesen und zur Selektion am Bildschirm angezeigt.

Diskussion

Das relationale Datenbankmodell führt bei höher differenzierten, großen Datenbanken, wie z. B. klinischen Patientendatenbanken, in praxi oft zu stark zerstückelten, unübersichtlichen und mit hohen Zugriffsraten belasteten physischen Datenstrukturen. Die Informationsstruktur über Patienten eines Klinikums wird beim Normalisierungsprozeß in viele Relationen aufgesplittert [1,2]. Dieser Nachteil, des aus einem mindestens dreistufigem Normalisierungsprozeß resultierendem reinen Relationenmodells, kann beim physischen Design durch kontrollierte Anwendung von Wiederholungsfeldern und -gruppen unter gezielter Verletzung der Normalform kompensiert werden. Der zentrale Vorteil des Relationenmodells, wie die Erweiterbarkeit von Tabellen, Formatänderungen einzelner Felder und die einfache Einführung neuer Relationen, bleiben dabei voll erhalten. Dies ist jedoch kein Grund von den klassischen Phasen des Datenbankdesigns abzuweichen und alle Stufen der Normalisierungsprozesses [4,6] durchzuführen, denn damit erhält man einen tiefen Einblick in die Struktur der zu verarbeitenden Informationen und Funktionen. Erst im letzten Schritt, beim physischen Design, soll und kann vom relationalen DB-Modell abgewichen werden, um durch kontrollierte und wohl überlegte Maßnahmen wie z.B. multiple Felder, Periodengruppen und gezielte Redundanz eine optimale Performanz zu erreichen. Denn eine gute Antwortzeit ist für die Benutzer-akzeptanz wichtiger als ein für den Endbenutzer nicht sichtbares und nur durch verlängerte Antwortzeiten spürbares streng relationales Datenbankdesign. Zusätzlich kann das breite Spektrum der Programment-wicklungshilfen (4GL, data dictionary, etc.) für das relational orientierte DB-System ADABAS mit NATURAL und PREDICT voll genutzt werden. Es können damit nicht nur hoch performante Programme erstellt werden, sondern diese können auch effizient programmiert und anwendergerecht gewartet werden.

Im Vergleich zu kommerziellen Patientenverwaltungssystemen besitzt die von uns vorgestellte Patienten-identifikation eine Reihe wichtiger Eigenschaften, die für die klinische Routine gebraucht werden. Neben den üblichen Suchmerkmalen kann auch über frühere Namen gesucht werden. Dies ist bei lebenslanger Speicherung der Daten eine wichtige Eigenschaft, damit Krankenunterlagen von früheren Behandlungs-fällen auch nach Namesänderung des Patienten richtig zugeordnet werden können. Die Eingabe von Namen ist gegenüber Groß-Kleinschreibung, Umlauten und ß fehlertolerant und ist bei Doppel- und Mehrfachnamen wortstellungsinvariant. Diese Eigenschaft erlaubt sowohl eine schnelle und sichere Zuordnung z.B. von Familiennamen und Doppel-Nachnamen als auch ein sicheres Auffinden von Adligen und ausländischen Namen. Ist die Schreibweise eines Namens unklar, kann mit Hilfe des phonetischen Codes gesucht werden, indem die Eingabe mit einem "?" abgeschlossen wird. Dieser eignet sich nach unserer Erfahrung jedoch nur dann zur Patientensuche, wenn genügend Merkmale zur Selektion vorliegen. Er eignet sich nicht zur Suche im Normalfall oder wenn nur wenige Merkmale bzw. Merkmale mit geringer Selektivität vorliegen. Genauere und weiterreichende Untersuchungen über die Vor- und Nachteile sowie der Selektivität des phonetischen Codes wurden von Göhring [2] und Thurmayr [7] durchgeführt.

Bei der physischen Implementierung werden die Eigenschaften von ADABAS voll genutzt. Dort wo eine schnelle Antwortzeit wichtig ist, wird mit multiplen Feldern gearbeitet, da damit die Anzahl der Zugriffe um den Faktor vier gesenkt werden kann. Dort wo Datenunabhängigkeit, Flexibilität und Erweiterbarkeit im Vordergrund stehen, wird im Sinne des relationalen Modells implementiert. Dieser Algorithmus ist Grundlage des neuen Patientenverwaltungssystem der Universitätsklinik Freiburg und soll vor allem die Datenqualität und Konsistenz der Patientenstammdaten sicherstellen, damit die für Krankenversorgung und klinische Epidemiologie so wichtige Patientenhistorie in ihrer Gesamtheit nicht verloren geht und keine Fehleinträge anderer Patienten enthält. Zusätzlich zur Dialogidentifikation werden täglich Batchläufe durchgeführt, die Patienten mit ähnlichen Erkenndaten (wie z. B. nur Abweichungen im Geburtsdatum) heraussuchen und diese für einen Abgleich im Dialog bereitstellen. Das bisherige Antwortzeitverhalten in einer Datenbank mit ca. 150.000 Patienten liegt deutlich unter drei Sekunden, wobei ein Teil dieser Zeit auf die Übertragung der Daten mit 9.600 Baud zum Terminal entfällt.

Literatur:

[1] **Date C.J.**: An Introduction to Database Systems, Vol I+II, Addison-Wesley Pub. Company (1986)

[2] **Göhring R.**: Relationale Patientendatenbank, Habilitationsarbeit Universität Frankfurt (1986).

[3] **Greiller R.**: Das Datenverarbeitungssystem des Fachbereiches Medizin: Konzept, Stand, künftige Planung. In Selbmann, Überla, Greiller (Eds.): Alternativen medizinischer Datenverarbeitung, Fachtagung München Großhadern 1979, 13-23, Springer Verlag

[4] **Leven F.J.**: Datenbank Design - Modellierung durch Daten. Software Kurier (1990) 3:1-13

[5] **Postel H.J.**: Die Kölner Phonetik. IBM Nachrichten 198 (1969), 925-931

[6] **Winter A.**: Eine objektorientierte Methode zum Datenbankschemaentwurf auf der Basis des modifizierten RM/T-Modells. Medizinische Informatik und Statistik, 71 (1989), 199-203

[7] **Thurmayr R. Busch R. Thurmayr G.R.**: Erfahrungen mit der Identifikation von Basisdaten. In Giere, Leiber (Eds.): Krankendaten, Krankheitsregister, Datenschutz. GMDS-Jahrestagung Frankfurt (1984), 127-135, Springer Verlag

Die Verarbeitung von redundanten und widersprüchlichen Daten aus
autonomen Beständen für klinische Tumorregister
M. Schmidt, D. Hölzel, G. Schubert-Fritschle
Institut für Medizinische Informationsverarbeitung, Biometrie und
Epidemiologie
Marchioninistraße 15, D-8000 München 70

Das klinisch-epidemiologische Tumorregister München (TRM)

Das TRM wurde als klinikübergreifendes Tumorverlaufsregister
konzipiert und dient zum einen als Service-Instrument für die Datenurheber (i.a. Kliniken), die an detaillierten onkologischen Verlaufsdaten interessiert sind. Die Möglichkeit einer Verlaufsdokumentation,
die neben z.T. tumorspezifischen Primärbefunden und Therapiehinweisen
auch die Progressionen und Überlebenszeiten beinhaltet, soll die
Motivation zur Mitarbeit am Tumorregister (TR) steigern. Zum anderen
wird durch die zunehmende Kooperation von Kliniken eine möglichst
vollzählige Erfassung angestrebt, um auch populationsbezogene Daten
vorlegen zu können. So konnten für das maligne Melanom und für urolo-
gische Tumoren erste Schätzungen der Inzidenzen für die Stadt München
mit 1,3 Mio. Einwohnern gegeben werden (3).

Um den kooperierenden Kliniken Verlaufsdaten möglichst vollzählig und
populationsbezogen präsentieren zu können, muß sich der Akquisitions-
rahmen des TRM zunehmend vergrößern. Neben dem herkömmlichen
Erhebungsverfahren mit Hilfe von Dokumentationsbögen werden Daten auf
Diskette geliefert, Life-Status-Meldungen von Behörden und Meldungen
vom Nachsorgeregister der Kassenärztlichen Vereinigung Bayerns (KVB)
gehen auf Magnetbändern ein; die Erfassung der Daten von Terminals
eines zukünftigen Krankenhausinformationssystems ist in Vorbereitung.

Mit steigendem Datenvolumen - auf den Einzelfall und die Fallzahl
bezogen - steigt auch die Zahl der Fehler und Widersprüche. Es stellt
sich deshalb die Frage, ob durch eine zunehmende Datenmenge auch eine
Steigerung der Datenqualität zu erreichen ist und gleichzeitig die
Auswertbarkeit erhalten bleibt. Wie ist dies zu erreichen?

Zweifellos besteht das sicherste Bearbeitungsverfahren in der
manuellen Prüfung, Verarbeitung und Reduktion der Daten durch
erfahrene Dokumentare/innen auf das Auswertungsziel hin. D.h. aber,
aus einer zunehmenden Datenmenge resultiert eine Vergrößerung des

Arbeitsvolumens. Limitierungen liegen damit ganz klar in der begrenzten Personalkapazität.

Bei Massendaten und erschwerter Rückfrage ist deshalb ein anderer Weg zu beschreiten. Es sind Verfahren zu entwickeln, die eine weitgehend automatisierte Erfassung von neuen, u.U. auch widersprüchlichen Fakten ermöglichen.

Träger und Zielsetzungen autonomer und redundanter Datenbestände

Im Umfeld eines jeden TR existieren Institutionen, die Daten von Tumorpatienten erfassen. Sie verarbeiten Informationen zweckbezogen für Diagnostik und Therapie, zur Qualitätssicherung etc., eigenständig, ohne Koordination mit anderen. Es entstehen so Teilsichten auf die Patienten, die sich überlappen. Diese begrenzten Datenbestände sind i.a. leicht wartbar und kontrollierbar, ein effizienter Datenschutz ist möglich. Sie sind i.a. unvollständig in bezug auf den einzelnen Krankheitsverlauf und in bezug auf die Erkrankungsfälle einer Region, d.h. es sind meist keine verläßlichen Aussagen über die Erkrankungen und ihre Behandlungen ableitbar.

Für Bayern lassen sich folgende autonome Datenbestände nennen:
- Die Vielzahl der Fachkliniken mit ihren diagnostischen und therapeutischen Schwerpunkten mit dem Ziel der Erfassung und Kontrolle ihrer eigenen Leistungen.
- Onkologische Arbeitskreise und Tumorzentren, deren Intention sich i.a. auf die Koordinierung diagnostischer und therapeutischer Maßnahmen richtet.
- Tumorregister z.Zt. in Würzburg, Erlangen und München.
- Das Nachsorgeregister der KVB, das auf eine Abbildung der ambulanten Versorgung für ganz Bayern ausgerichtet ist und das daher im wesentlichen über Nachsorge-Verlaufsdaten verfügt (1).
- Schließlich Behörden, die den Life-Status der Bürger führen und die Todesursachen verwalten.

Krankheitsverlauf und dessen Abbild aus autonomen Datenquellen

Die potentiellen Datenlieferanten für ein TR - Kliniken, Nachsorgeregister und Behörden - sind mit ihren Daten autonom. Jede Einrichtung konzentriert sich auf die Leistungen, die sie für den Patienten bzw. Bürger zu erbringen hat. Um die Problematik einer Zusammenführung solcher Daten zu Verläufen zu erläutern, sei beispielhaft die logisch konsistente Krankengeschichte einer Tumorpatientin mit Mammaca. betrachtet. In Abb. 1 sind auf der einen Seite Ereignisse mit Phasen eines Krankheitsverlaufs skizziert. Auf der anderen Seite ist die interdisziplinäre Datenerhebung angedeutet, für die Mehrfachmeldungen, Teilbeurteilungen oder ausbleibende Meldungen zu redundanten und widersprüchlichen Daten führen.

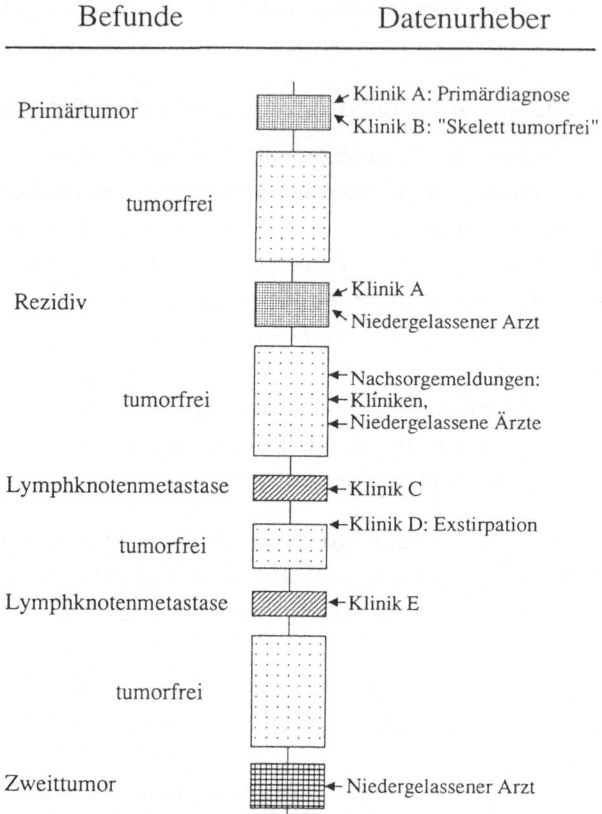

Abb. 1: Krankheitsverlaufsaspekte und seine interdisziplinäre Beurteilung als Quelle von
redundanten und widersprüchlichen Daten.

Bei der Verarbeitung derartiger Befundsequenzen sind folgende Ziele im Auge zu behalten:

- Ein konsistenter und auswertbarer Krankheitsverlauf mit Hinweisen auf Krankheitsereignisse und Therapiemaßnahmen ist zusammenzustellen.
- Jedes relevante Datum ist Urheber-identifiziert zu speichern.
- Die Abbildung der Versorgung beschränkt sich auf die Erfassung aller beteiligten Ärzte im Sinne einer Wegweiserfunktion.
- Es ist bei großem Datenvolumen nicht möglich, jeden Widerspruch abzuklären.

- Es gibt Widersprüche unterschiedlicher Formen mit jeweils spezifischen Verarbeitungsmethoden.

Typologie von Redundanzen und Widersprüchen

Bei einer zentralen Krankheitsverlaufsdokumentation müssen also Mehrfachmeldungen eingehen. Um eine automatische Verarbeitung der Daten realisieren zu können, ist zuerst eine Typologie von Redundanzen und Widersprüchen zu entwickeln. Diese Typologie muß auf der Zielsetzung für die Auswertung aufsetzen und umschreibt damit gleichzeitig die Verarbeitungsprinzipien für ein klinisch-epidemiologisches Register. Unter Berücksichtigung von Zeit- und Klassifikationsangaben, bei begrenzten Sichtweisen und abhängig von der Fragestellung existiert eine breite Palette von plausiblen Angaben, die sich in drei Typen von Widersprüchen unterteilen läßt (Abb. 2):

	Bekannte Daten	Follow-up-Information	Bewertung
a	Hypopharynx	Larynx	Lokalisations-unschärfe
	TNM-Befund A	TNM-Befund B	Unterschiedliche Datenquelle, fachspezifische Sichten
b	ZNS-Metastase Bronchialca.	tumorfrei	therapeutisch implausibel
	Lungenmetastase Hodenteratom	tumorfrei	therapeutisch plausibel
c	Colonca. '89	Colonca. '90	Unscharfe Zeitangabe
	Mammaca. '85	Mammaca. '87	Medizinisch plausibel, Frequenz der Meldungen
	Skelettmetastase — n Wochen	Skelettmetastase	kleiner Zeitabstand oder goßer Zeitabstand + unterschiedl. Urheber
	LK-Metastase — n Wochen	LK-Metastase	Zeitabstand, Urheber beachten
	primär kurativ	palliativ	derzeit fehlendes Progressionsereignis

Abb. 2: Beispiele zu widersprüchlichen Daten bezüglich der Befundung (a), des Krankheitsverlaufs (b) und aufgrund von Zeitunschärfe (c).

a. Primärdaten betreffend: Geringe zeitliche Differenzen des Datums der Primärdiagnose lassen i.a. nicht auf einen Zweittumor schließen. Unschärfen in der Lokalisationsangabe der Primärdiagnose bei anatomisch eng beieinander liegenden Organen (Hypopharynx -

Larynx) sind plausibel. Widersprüchliche Angaben zum Tumorstadium können durch unterschiedliche diagnostische bzw. operative Sichten entstehen und erfordern ein spezielles Verarbeitungskonzept.

b. Widersprüche im Krankheitsverlauf: Ein Zweittumor im Krankheitsverlauf sollte erst nach Bestätigung durch eine zweite Quelle registriert werden. Ein "tumorfrei" nach einer Metastase eines Bronchialkarzinoms ohne "complete remission" ist kaum glaubhaft, ja falsch, wenn die Metastase nicht als Verdachtsbefund dokumentiert wurde. Dagegen erscheint heute Tumorfreiheit nach einer Hoden-teratom-Metastase durchaus als plausibler Therapieerfolg.

c. Widersprüche durch Zeitunschärfe: Skelett-Metastasen, in kurzem Zeitabstand gemeldet, können identische Befunde sein. Aber auch längere Zeitabstände lassen sich durch asymptomatische, nicht therapierte Progressionen erklären. Auch zeitgleiche Meldungen von Tumorfreiheit und Progression brauchen nicht widersprüchlich zu sein, wenn sie als diagnostische Sicht zweier medizinischer Fachabteilungen formuliert wurden. Sind außer der Primärdiagnose mit kurativer Behandlung keine weiteren Daten gespeichert, so gibt eine Follow-up-Meldung "palliative Therapie" den Hinweis auf ein nicht gemeldetes Progressionsereignis.

Aus den oben angeführten Beispielen können folgende Kriterien für die Definition und Bewertung von Widersprüchen und Redundanzen abgeleitet werden:
- Genauigkeit in der Klassifikation von Fakten.
- Zeitabstände und Frequenz der Meldungen zur Beurteilung von Redundanz.
- Unterschiedliche Sichtweisen medizinischer Fachgebiete bzw. Bestätigung eines zweifelhaften Faktums durch andere Quellen.
- Medizinisches, tumorspezifisches Fachwissen zur Plausibilitätsbeurteilung von Widersprüchen.
- Das Wissen um therapeutische Interventionsmöglichkeiten zur Verifikation von Widersprüchen im Krankheitsverlauf.

Relevanz und Bearbeitung der Widersprüche

Alle klassifizierten Widersprüche werden in den Krankheitsverlauf eingefügt. Es können 5 Ebenen unterschieden werden:
- Ein Widerspruch wird als akzeptierbar betrachtet - durch die Dokumentarin oder den Rechner - wenn es sich um eine Unschärfe der Lokalisation, um geringfügig variierende Zeitangaben usw. handelt.
- Ein Widerspruch bleibt bestehen, müßte sich aber durch weitere Follow-up-Meldungen aufklären (Verlaufsvalidierung).

- Ein Widerspruch kann nur durch Rückfragen beim Datenurheber abgeklärt werden.
- Ein Widerspruch erfordert die retrospektive Erfassung von einzelnen Verlaufsabschnitten, die nicht unbedingt direkt vom bisher dokumentierenden Arzt in Erfahrung gebracht werden können.
- Wird ein definierter Grad an Ungenauigkeit überschritten, so wird nur der Life-Status des Patienten fortgeschrieben.

Trotz teilweise inkonsistenter Krankheitsverläufe sind die Daten auswertbar. Deshalb ist es durchaus sinnvoll, Widersprüche lediglich zu registrieren und erst im Rahmen der Auswertung ihre Bedeutung für die jeweilige Fragestellung abzuklären, bis hin zu Rückfragen bei den Datenurhebern.

Die Zielsetzungen dieser Verarbeitungsstrategie lassen sich in verschiedenen Richtungen weiter verdeutlichen. Zum einen sollte im Zusammenhang von Auswertbarkeit und Versorgungsabbild beachtet werden, daß eine sehr differenzierte Abbildung der Versorgungswege mit Erfassung von fraglichen Befunden, Wiederholungs- und Kontrolluntersuchungen kasuistisch als Realitätsbeschreibung sehr wertvoll sein kann. Statistisch ist ein solcher Datenkörper jedoch nur schwer auswertbar, die Erzeugung von konsistenten Verläufen wird zwangsläufig auf den Auswertungszeitpunkt verschoben.

Die aufgezeigten Verarbeitungsstrategien wurden an Follow-up-Informationen aus einer Anfrage beim Nachsorgeregister der KVB erprobt. Größenordnungsmäßig läßt sich die Wahrscheinlichkeit für das Auftreten von Widersprüchen anhand grober Schätzungen zu den erwarteten Fallzahlen ermitteln. Wird beispielsweise halbjährlich bei der KVB angefragt, so ist mit ca. 0.3% Zweitmalignomen, ca. 5% Progressionen und 94% "tumorfrei"-Meldungen zu rechnen. Diese Zahlen haben sich bei unserer ersten Anfrage bestätigt.

Folglich ist mit Hilfe dieses Verfahrens bei zunehmender Kooperation der niedergelassenen Ärzte eine beachtliche Vervollständigung der Krankheitsverläufe möglich, die Kliniken erhalten über das TRM vollständigere und auf Plausibilität geprüfte Verlaufsdaten.

Literatur:
(1) BAYERISCHE LANDESÄRZTEKAMMER: Ringbuch Onkologische Nachsorge; Selbstverlag 1989
(2) STATISTISCHES AMT DES SAARLANDS: Morbidität und Mortalität an Bösartigen Neubildungen im Saarland 1987; Selbstverlag 1989
(3) HÖLZEL D, BRUCKMAYER G, LANDTHALER M et al.: Inzidenz des Malignen Melanoms in München; MMW, 131(1982),845

Optische Archivierung - das Verfahren zur Lösung der
Archivprobleme im Krankenhaus ?

Paul Schmücker[1], Carl Dujat[1], Arnold Herp[2], Dirk Otto Schaefer[3], Laurenz Stecking[4]

[1] Universität Heidelberg, Medizinische Informatik (Leiter: Prof. Dr. R. Haux),
   Im Neuenheimer Feld 400, D-6900 Heidelberg
[2] HEITEC DATENTECHNIK GmbH, Nürnberger Straße 15, D-8520 Erlangen
[3] Universität Heidelberg, Medizinische Klinik und Poliklinik,
   Bergheimer Straße 58, D-6900 Heidelberg
[4] Philips Kommunikations Industrie AG, Vertrieb Informationssysteme,
   Sandstraße 22 - 24, D-8500 Nürnberg 70

Zusammenfassung: Am Universitätsklinikum Heidelberg wird ein Planungsvorhaben zur optischen Archivierung von Krankenblattunterlagen durchgeführt. Ziel ist es, den Nachweis zu erbringen, daß der Betrieb von Optischen Archivierungssystemen im Krankenhaus technisch, organisatorisch und wirtschaftlich realisierbar ist und somit auf konventionelle Archive größtenteils verzichtet werden kann. Dazu wurde das funktionale, technische und organisatorische Anforderungsprofil erarbeitet, ein Gesamtkonzept unter Berücksichtigung der allgemeinen und lokalen krankenhausspezifischen Anforderungen erstellt und eine Testinstallation auf Basis der Vorarbeiten implementiert. Ausgangspunkt aller Arbeiten sind umfangreiche Systemanalysen in den Archiven des 'Universitätsklinikums Heidelberg.

Schlüsselwörter: Optische Archivierung im Krankenhaus, Dokumentenverwaltung, digital-optische Ablage, Klinikuminformationssystem

1. Problemstellung und Vorgehen

Die Optische Archivierung incl. ihrer Verwaltungs- und Retrievalkomponenten unterstützt die Ablage, die Indexierung, das Wiederauffinden und die Reproduktion von Dokumenten, Akten, Filmen etc.. Sie ermöglicht eine Digitalisierung nicht codierter Dokumente mit Hilfe von Scannern sowie eine Übernahme codierter Informationen von Subsystemen bzw. sonstigen Geräten mit digitalen Ausgängen (EEG, EKG, Kameras etc.). Die digitalisierten Informationen können auf einem optischen Speichermedium unter Nutzung einer Jukebox langfristig gespeichert und auf Druckern und hochauflösenden Bildschirmen reproduziert werden. Bei Verfügbarkeit der technischen Infrastruktur können Dokumente bzw. Auszüge aus diesen direkt an allen Arbeitsplätzen unter Beachtung der Zugriffsberechtigungen bereitgestellt werden.

Optische Archivierungssysteme sind zwar in der beschriebenen Form am Markt verfügbar, im Krankenhausbereich bisher aber nur in wenigen speziellen, sehr begrenzten Anwendungsgebieten (z.B. Rechnungswesen, Röntgenbefunde) im Routineeinsatz. Die Beobachtung des Marktes und seine Analyse lassen erkennen, daß noch eine Vielzahl von Problemen zu lösen ist.

Wegen der dargelegten Gründe sollen im Rahmen einer Betriebsplanung des Universitätsklinikums Heidelberg folgende Fragen untersucht werden:
(1)   Ist der Betrieb von Optischen Archivierungssystemen im Krankenhaus (OAS/K) technisch, organisatorisch, rechtlich und wirtschaftlich realisierbar?
(2)   Ist durch die Optische Archivierung eine Verbesserung der Qualität der Patientenversorgung zu erwarten?
(3)   Kann auf den Bau von konventionellen Archivräumen größtenteils verzichtet werden?

Zur Beantwortung dieser Fragen wird ein Anforderungsprofil auf Basis einer Systemanalyse erarbeitet, stufenweise in ein DV-Konzept umgesetzt und eine Testinstallation auf Grundlage dieser Vorarbeiten durchgeführt. Daneben wird geprüft, ob konkurrierenden Technologien wie der konventionellen Archivierung und der Mikroverfilmung der Vorzug aufgrund technischer, organisatorischer und wirtschaftlicher Vorteile zu gewähren ist. Dazu werden die Vor- und Nachteile sowie der Nutzen der Optischen Archivierung gegenüber anderen Technologien untersucht.

2. Ergebnisse der Systemanalyse

Die Systemanalyse wurde in der Kopfklinik des Universitätsklinikums Heidelberg durchgeführt. Sie lieferte folgende Ergebnisse:

- Verarbeitung von Dokumenten bis zum Format DIN A3 (99,8 %),
- Verarbeitung von Farbe (ca. 15 %),
- Verarbeitung von Fotos (1,5 %),
- Verarbeitung von Bilddokumenten (3,9 %),
- Fortschreibung von Dokumenten,
- Einfügung von nachträglich anfallenden Einzeldokumenten,
- Übernahme von digital vorliegenden Dokumenten (zur Zeit bereits mindestens 29 %),
- Verarbeitung von Endlosdokumenten (EEG-Kurven).

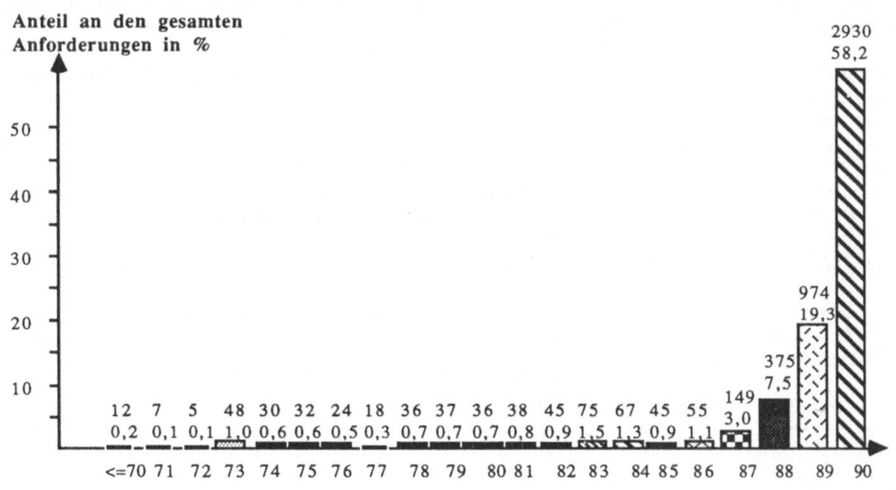

Abb. 1: Verteilung der Jahrgänge (des Alters) aller im Zentralarchiv und Altarchiv angeforderten und gefundenen Akten (erhoben vom 01.08.1990 bis 31.08.1990, Summe der Akten in diesem Zeitraum: 5038)

Nach der Systemanalyse wird ein Teil der Dokumente (ca. 16 %) gleichzeitig an verschiedenen Orten (z. B. leistungsanfordernde Klinik und Funktionsbereich) aufbewahrt. Weiterhin werden häufig nachträglich anfallende Einzeldokumente in die Krankenakte eingefügt. Die Hauptanforderungszeiten von Akten liegen zwischen 7 und 17 Uhr. Außerdem wurde ermittelt, daß Akten, in denen die letzte dokumentierte Behandlung mindestens 4 Jahren zurückliegt, nur noch sehr selten angefordert werden (unter 3 %).

3. Anforderungsprofil

Das Anforderungsprofil umfaßt allgemeine und spezielle Anforderungen. Zu den allgemeinen Anforderungen zählen diejenigen betrieblichen, inhaltlichen und rechtlichen, die unabhängig von der Methode und Technik der Archivierung zu erfüllen sind.

Die öffentlich-rechtlichen Aufbewahrungsvorschriften (10 Jahre nach der Berufsordnung für die deutschen Ärzte, 10 Jahre nach der Röntgenverordnung, 10 Jahre nach der Strahlenschutzverordnung, ...) lassen die Verjährungsvorschriften des Bürgerlichen Gesetzbuches (BGB) unberührt. Zivilrechtliche Ansprüche eines Patienten gegen ein Krankenhaus verjähren erst nach Ablauf von 30 Jahren.

Die speziellen Anforderungen beziehen sich auf die optische Ablage und Reproduktion sowie die Verwaltung und das Wiederauffinden von Dokumenten bzw. Objekten. Hierbei kann man zwischen funktionalen, systemtechnischen und kommunikativen Anforderungen unterscheiden.

Aus funktionaler Sicht sind Möglichkeiten zum Scannen, zum Indexieren, zum Speichern, zum Retrieval, zur Reproduktion, zur Dokumentenzusammenführung, zum nachträglichen Einfügen von Dokumenten, zur Fortschreibung von Dokumenten und zur Bildbearbeitung erforderlich. Von besonderer Bedeutung sind hierbei der Mehrfachzugriff auf Akten, der Zugriffsschutz auf Krankenunterlagen sowie flexible und mächtige Retrievalmöglichkeiten.

Systemtechnische Anforderungen werden an die optische Ablage und Reproduktion (Formate bis DIN A3, Farbe, Kompression von Dokumenten, Zugriffsoptimierung, Dokumentenbearbeitung, ...) und an die rechnergestützte Dokumentenverwaltung (Verwaltung verschiedener Objektetypen, Bildung von Dokumentenklassen, Berücksichtigung des Zeitbezuges der Einzeldokumente, ...) gestellt. Gemeinsame Forderungen sind u. a. die Modularität des Systems, eine offene Systemarchitektur, die Mehrfachverwendung von Endgeräten und eine hohe Ausfallsicherheit des Systems. Die optische Ablage und Dokumentenverwaltung sind strikt voneinander zu trennen. Sie sind über eine standardisierte Schnittstelle zu verbinden. Diese Konzeption garantiert, daß die Dokumentenverwaltung medienunabhängig erfolgt.

Das Optische Archivierungssystem muß kommunikativ in das Klinikuminformationssystem integriert werden. Es sind die vorhandenen Kommunikationsstrukturen incl. ihrer Schnittstellen und Datensätze zu berücksichtigen.

Die Übernahme von administrativen Patientendaten aus der zentralen Patientendatenbank und die Übernahme von codierten Informationen wie WORD-Dokumente, Laborbefunde, Röntgenbefunde etc. sind erforderlich. Die Spezifikation der Schnittstellen zur Übernahme von administrativen Patientendaten, Labor- und Röntgenbefunden ist im EDV-Gesamtkonzept beschrieben. Die Schnittstellen sollen sich später an den gängigen Standards zum Dokumentenaufbau (EDIFACT, ODA/ODIF, ...) orientieren. Zur Übertragung von rechnererstellten Dokumenten sollten Dateiformate wie TIFF, SMP etc. genutzt werden.

Das Optische Archivierungssystem muß uncodierte und codierte Informationen an diverse Subsysteme übergeben können.

Das Klinikum der Universität Heidelberg plant, ein flächendeckendes Kommunikationskonzept in mehreren Stufen zu realisieren. In der ersten Realisierungsstufe soll ein Backbone-Netz aufgebaut werden, das vorrangig der Unterstützung der bestehenden und zukünftigen zentralen und abteilungsbezogenen DV-Anwendungen dient. Aufgrund der erwarteten Verkehrslasten ist zunächst ein optisches CSMA/CD-LAN, mittel- bis langfristig ein Hochgeschwindigkeits-LAN (z.B. FDDI) vorgesehen.

Für zukünftige Anwendungen sollen neue Netzwerkdienste eingesetzt werden. Dies sind verschiedene Terminalemulationen, insbesondere ein virtuelles Terminal, Electronic Mail,

Programm-Programm-Kommunikation, Retrieval und Directory Service. Alle Netzwerkdienste sollen möglichst dem ISO/OSI-Standard genügen.

Der Einsatz neuer Speichertechnologien setzt voraus, daß die Wiedergabe der Dokumente mit den Originalaufzeichnungen bildlich oder inhaltlich übereinstimmt. Nach der allgemeinen Rechtsprechung des Bundesgerichtshofes ist der Einsatz eines Systems zulässig, wenn es technisch zuverlässig ist. Dies verlangt auch die Röntgenverordnung aus dem Jahre 1988. Darüberhinausgehende Regelungen sind zur Zeit nicht verfügbar.

4. DV-Konzept

Das DV-Konzept basiert auf den Erkenntnissen der Istanalyse und dem Anforderungsprofil sowie der Analyse bestehender Lösungsansätze zur digital-optischen Speicherung von Archivunterlagen. Dabei wird davon ausgegangen, daß die Situation in der Heidelberger Kopfklinik - bis auf geringe Abweichungen - Allgemeingültigkeit besitzt.

Aus der bestehenden Situation in der Kopfklinik und aus dem Anforderungsprofil wird ein abstraktes Objekt/Beziehungsmodell abgeleitet. Dieses führt zu einem dezentralen, verteilten System mit ausgeprägter Client-Server-Struktur. Das Konzept ist grundsätzlich offen, hersteller- und anwenderneutral.

An einem Backbone-Netz sind die verschiedenen Organisationseinheiten mit Subnetzwerken aus Gründen der Ausfallsicherheit und der Leistungsfähigkeit zusammengeschlossen. Die Organisationseinheiten sind nämlich durch eine ausgeprägte geschlossene Kommunikation gekennzeichnet.

Als Basisprotokoll wird zunächst das bewährte TCP/IP gefahren. Die Software ist jedoch so konzipiert, daß ohne Änderung der Anwendungsschichten, eine spätere Migration zu ISO/OSI konformen Protokollen und Diensten möglich ist.

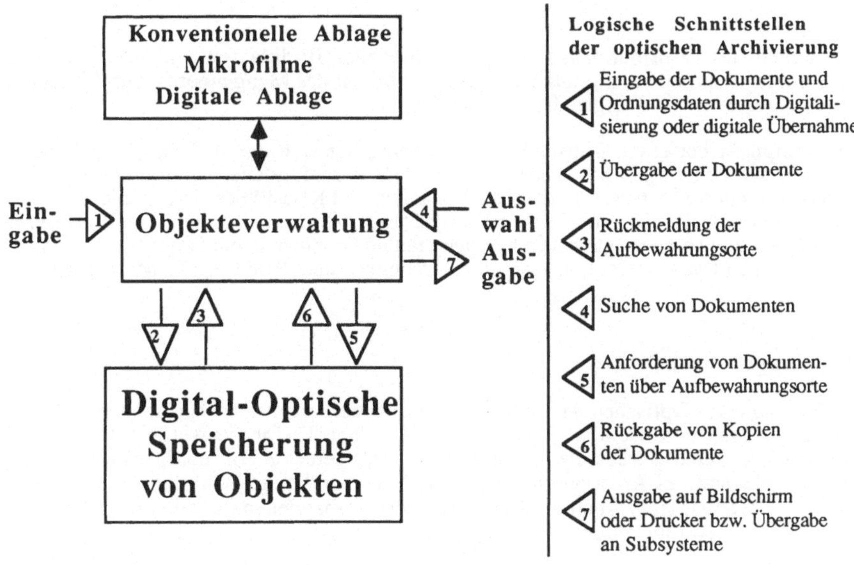

Abb. 2: Logisches Schema der Optischen Archivierung

Jede Organisationseinheit ist aus den oben genannten Gründen mit eigenen Servern zur Ablage der digitalisierten Unterlagen ausgestattet.

Die Ablage und Verwaltung der Dokumente sind logisch streng getrennt. Gründe dafür sind Möglichkeiten, eine einheitliche Verwaltung für ein konventionelles und optisches Archiv implementieren und die Lagerkomponente leichter der technischen Innovation und den zukünftigen Mengenanforderungen anpassen zu können. Eine Dokumentenzusammenführung kann ohne Eingriff und Umorganisation innerhalb der Lagerkomponente auf der Verwaltungskomponente durchgeführt werden.

Die Schnittstelle zwischen der Lager- und Verwaltungskomponente ist durch Verwendung von SQL standardisiert, man kann eine Vielzahl von marktgängigen Datenbankmanagementsystemen einsetzen.

Für die bei einer optischen Archivierung anfallenden Arbeitsfolgen Scannen, Klassifizieren (Versehen der digitalisierten Unterlagen mit zusätzlichen Merkmalen für einen späteren Zugriff), Übernahme der Daten in die Lager- und Verwaltungskomponente, Recherchieren, Bearbeiten und Ausgeben sowie zum Management des Archivsystems und zur Datensicherung wurden Dienste eingeführt.

Die Dienste für Scannen, Klassifizieren, Recherchieren, Bearbeiten und Ausgeben werden auf spezielle Workstations abgebildet, die üblicherweise mehrfach in den Teilnetzen vorhanden sind. Wenn ein bestehendes, konventionelles Zentralarchiv in einer Übergangsphase parallel zu dem optischen Archiv unterstützt werden soll, muß die Verwaltungskomponente ebenfalls zentral ausgelegt werden. Sie ist deshalb nur einmal im System enthalten.

Zur Auslegung und Konzeption der Hardware und Software wurden die zu archivierenden Objekte in Klassen mit technisch/physikalisch bedingten Attributen eingeteilt. Diese werden auch zur möglichst originalgetreuen Reproduktion der digitalisierten Unterlagen benötigt.

Das Konzept bietet darüberhinaus technische und ergonomische Kenndaten zur Auswahl der Scanner, Bildschirme und Drucker, die aus der Vielfalt der zu archivierenden Unterlagen abgeleitet wurden.

Berechnungen des Informationsgehaltes verschiedener Bildklassen und die Diskussion von Komprimierungsverfahren bei digitalisierten Bildern bilden das Mengengerüst zur Auslegung eines optischen Archivsystems und zeigen die Machbarkeit.

Als Problempunkt bei einer Optischen Archivierung hat sich der Aufwand zum Scannen und Klassifizieren der Unterlagen herauskristallisiert. Die vorgefundenen Unterlagen sind zu einem Großteil nicht für ein weitgehend automatisches Scannen und Klassifizieren geeignet, sie können aber ohne allzu großen Aufwand entsprechend umgestaltet werden. Eine weitere Reduzierung des Aufwandes kann durch eine möglichst frühzeitige digitale Übernahme der Daten von Geräten erreicht werden, die Text (Textsysteme), Daten (Laborrechner) und Bilder (CT, MR) originär digital erzeugen.

5. Einführungskonzept

Zur Einführung eines Optischen Archivierungssystems wird man sich auf eine überschaubare, aber repräsentative Organisationseinheit beschränken. In einer Testphase werden Probleme bei der Handhabung ausgeräumt. Voraussetzung ist, daß die OAS-gerechte Formulargestaltung angegangen wird und ein vollständiges Archivverwaltungssystem vorhanden ist, damit nach der Testphase die Daten weiter verwertbar sind. Auch die Einbindung der vorhandenen digitalen Informationsquellen kann in dieser Phase erprobt werden.

Als günstigster Zeitpunkt für eine Digitalisierung bietet sich in der Einführungsphase der Abschluß der Behandlung an. Auch bei einer minimalen Ausstattung an Workstations bleibt der gewohnte Ablauf erhalten.

Grundsätzlich sollten aus den oben genannten Gründen nur die Akten (auch Altakten) der Patienten digitalisiert werden, bei denen gerade eine Behandlung abgeschlossen wurde. Da die Wahrscheinlichkeit eines Rückgriffs auf die Akten eines gerade behandelten Patienten in den ersten vier Jahren nach der Behandlung sehr hoch ist, können nach dieser Strategie über 95 % aller Rückgriffe nach etwa vier Jahren mit dem Optischen Archivierungssystem abgewickelt werden. Spätestens dann sollte die ausgewählte Organisationseinheit flächendeckend mit Workstations ausgestattet sein.

Durch die Modularität und Flexibilität des Konzeptes wird ein gleitender Übergang von der konventionellen Archivierung (mit DV-gestützter Archivverwaltung) zu einem Optischen Archivierungssystem möglich. Die zeitversetzte Umstellung von einzelnen Organisationseinheiten kann nach wirtschaftlichen und organisatorischen Gesichtspunkten von den Kliniken selbst festgelegt werden.

6. Vergleichende Darstellung der Vor- und Nachteile sowie des Nutzens Optischer Archivierung gegenüber anderen Technologien

Im Rahmen der Bewertung der Optischen Archivierung und alternativer Technologien kann man zusammenfassend feststellen, daß eine rechnergestützte Objekteverwaltung eindeutige Vorteile gegenüber einer manuell geführten bietet. Eine rechnergestützte Verbindung von der Objekteverwaltung und den Ablagemedien wird eine weitere Nutzensteigerung zur Folge haben.

Aus Sicht der Ablagemedien führen sowohl die Digitalisierte Mikroverfilmung als auch die Optische Archivierung zu einer gravierenden Verbesserung der Archivsituation und somit zu einer Qualitätsverbesserung der Patientenversorgung wie auch der Forschung und Lehre. Diese wird durch eine schnelle Verfügbarkeit, die Reduzierung der Transportwege, mächtige Retrievalmöglichkeiten, eine hohe Wiedergabequalität der gespeicherten Dokumente, die Möglichkeiten der Bildbe- und Bildverarbeitung, wesentlich verbesserte Kommunikationsmöglichkeiten etc. gewährleistet. Die Digital-optische Archivierung stellt einen wesentlichen Baustein für den Einstieg in eine weitgehend flächendeckende digitalisierte Dokumentation, Kommunikation und Organisationsunterstützung dar.

7. Bisherige Ergebnisse

Die Basiskomponenten der Optischen Archivierung sind die Objekteverwaltung und die digital-optische Ablage. Diese beiden Module sind strikt voneinander getrennt. Dieses Modell unterstützt einerseits die Medienunabhängigkeit bei der Ablage, andererseits ermöglicht es eine Objekteverwaltung bei einem stufenweisen Übergang von einem Medium auf ein anderes.

Der Einsatz eines Optischen Archivierungssystems wird erst dann sinnvoll, wenn es als eine Komponente in dem Klinikuminformationssystem eingesetzt wird. Eine Akzeptanz wird erst durch einen hohen Integrationsgrad im Krankenhaus erreicht. Als reines Ablagesystem verursacht die Optische Archivierung zu hohe Kosten.

Beim Einsatz eines Optischen Archivierungssystems können hohe Aufwände bei der Eingabe und dem Indexieren von Dokumenten entstehen. Eine Minimierung dieses Aufwandes kann u. a. durch standardisierte digitale Schnittstellen und eine Normierung des Formularwesens erzielt werden.

8. Ausblick

Die o. a. Aussagen werden derzeit im Rahmen einer Pilotstudie in Praxis geprüft. Danach soll die Optische Archivierung in einem Stufenmodell flächendeckend eingeführt werden.

9. Literatur

[Haas 1988]   Haas, P.: Standardisierte Systemanalyse im Klinikum - Leitfaden für die Praxis. Institutsbericht der Abteilung Medizinische Informatik, Version 1.3, Heidelberg 1988.

[Krey 1989]   Kreysch, W.: Bildplattengestütztes Krankengeschichtenarchiv. Krankenhaus Technik 12/89, 22 - 25.

[SIEM 1989]   SIEMENS AG: Planung eines Kommunikationsnetzes im Klinikum der Universität Heidelberg. Band 1 und 2, 1989.

[Stru 1990]   Strunz, W.: Aufbewahrungspflichten und -fristen für Unterlagen im Krankenhaus. Management & Krankenhaus 5/90, 292 - 295.

EIN INTEGRIERTES SYSTEM ZUR VERWALTUNG UND ZUM RETRIEVAL VON ARZTBRIEFEN SOWIE ZUR TERMINPLANUNG IN DER INNEREN MEDIZIN

Klaus Kuhn, Christian Heinlein, Manfred Reichert, Peter Hamdorf,
Thomas Zemmler, Johannes Wechsler, Hans Ditschuneit

Medizinische Klinik und Poliklinik der Universität Ulm, BRD

FRAGESTELLUNG

Für die Durchführung der internistischen Therapie sind Kenntnisse über Vorbefunde und Vortherapien eines Patienten wesentlich. Dies gilt sowohl für den Fall der Notaufnahme (der Patient ist dem Arzt meist unbekannt) als auch für die Ambulanz (häufig wechselnde Besetzung innerhalb der Ambulanzen). Primär relevant in der Medizinischen Klinik ist die internistische Vorgeschichte. Am Klinikum der Universität Ulm waren ca. 70 - 80% der ambulant und 30 - 40% der stationär behandelten Patienten bereits zuvor Patienten der Klinik, der Zugriff auf alte Krankengeschichten ist also häufig erforderlich. Dabei ist die wesentliche Information bereits in den Arztbriefen enthalten (Anamnese, klinischer Befund bei Aufnahme, Zusammenfassung von Laborwerten und technischen Untersuchungsergebnissen, Epikrise, Therapieempfehlung). Die Umstellung des Schreibzimmers von Schreibmaschinen auf Personalcomputer zur Textverarbeitung wurde genutzt, um ein System zur Verwaltung und zum Retrieval von Arztbriefen zu entwickeln und den Ärzten zur Verfügung zu stellen. Das System wurde auf einer Workstation realisiert und an eine dort implementierte Terminplanungskomponente angeschlossen.

SYSTEMKOMPONENTEN

Im Schreibzimmerbereich der Medizinischen Klinik werden an den Arbeitsplätzen PCs mit 8086-Prozessor und 20-MByte-Festplatte eingesetzt. Es wird Standardtextverarbeitungssoftware unter MS-DOS verwendet, jeder Arbeitsplatzrechner ist aus Gründen der Ausfallsicherheit autark einsetzbar. Die Computer sind vernetzt (Hewlett-Packard-Office-Share auf Ethernet Thin Wire Basis). Das Netz wird primär für Druckaufträge (Spooling) verwendet. Server ist ein 286-AT mit einer Festplatte von 40 MByte, an den zwei Laserdrucker angeschlossen sind.

Die Terminplanung der medizinischen Ambulanz wird über eine Workstation (Motorola 68020 Prozessor) unter Unix abgewickelt. Die Festplattenkapazität an diesem Rechner beträgt derzeit 600 MByte. Es sind 16 Bildschirme angeschlossen. Die Workstation ist Bestandteil eines Ethernet Thin Wire Subnetzes, das wiederum mit dem Netz der Klinik (Backbone) verbunden ist. Applikationssoftware ist neben C und den Unix-Tools das relationale Datenbankverwaltungssystem INGRES.

Das PC-Netz und Unix-Subnetz sind durch eine Local Bridge verbunden, der Schreibzimmerverkehr wird auf diese Weise herausgefiltert und verläßt das Schreibzimmer nicht. Die Local Bridge ist bei der beschriebenen Lösung im übrigen nicht essentiell, vor ihrer Installation wurde für eine Datenübertragung lediglich der Netzanschluß am Server umgesteckt. Die softwaremäßige Kopplung an das Unix-Subnetz, das auf TCP/IP basiert, wäre über PC-NFS (Sun) einfach realisierbar gewesen, ließ sich im vorliegenden Fall aber auch über Hewlett-Packard-Netzwerkdienste durchführen. Abbildung 1 zeigt das System im Überblick.

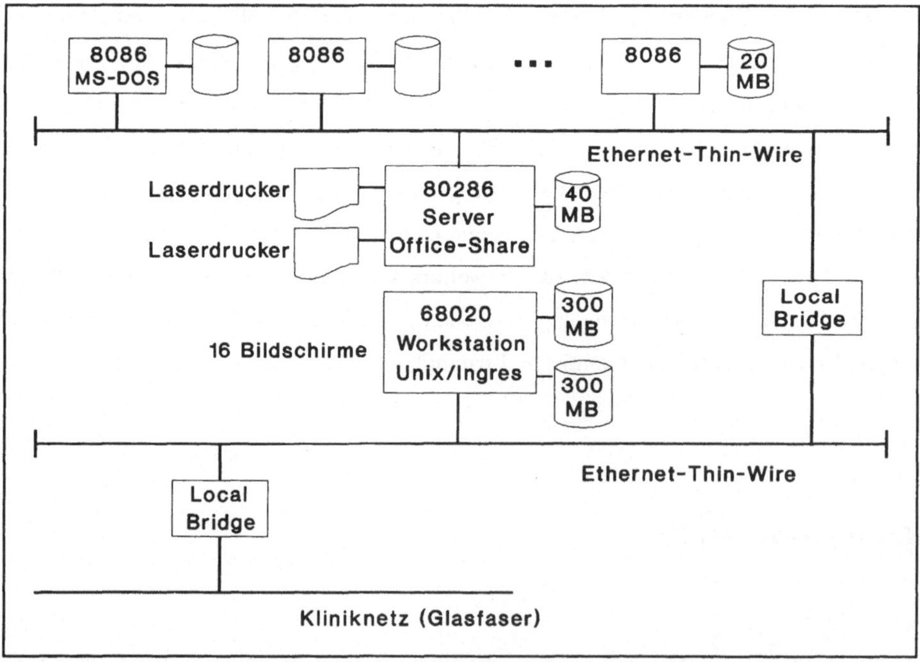

Abbildung 1: Komponenten des Systems zur Terminplanung und Arztbriefverwaltung

FUNKTIONALITÄT

Arztbriefe werden regelmäßig vom Schreibdienstserver auf den Ambulanzrechner übertragen. Dort erfolgt die Verwaltung durch INGRES. Es ist bewußt keinerlei Zugriff über klinische Daten vorgesehen oder möglich. Eine strukturierte Datenablage wird lediglich für die Stammdaten verwendet, das Ziel ist ausschließlich die einwandfreie Identifizierung von Patientendaten. Die Stammdatenverwaltung auf diesem Rechner ist deswegen von wesentlicher Bedeutung: Die Patienten werden bei der Aufnahme über die Workstation erfaßt und als bekannt oder neu identifiziert.

Die Terminplanungskomponente unterstützt die Verwaltung von Einbestellungen und Wiederbestellungen mit administrativen und klinischen Informationen. Die konzeptionellen Überlegungen wie auch die Realisierung weisen dabei Ähnlichkeiten mit [1] auf. Darüberhinaus dient der elektronische Terminkalender aber auch der Überprüfung eines Behandlungszusammenhanges: Ärzte besitzen persönliche Paßwörter, die sie zum Zugriff auf die Daten einzelner Ambulanzen berechtigen. Ein Lesezugriff auf einen Arztbrief ist nur durch einen Arzt und nur dann möglich, wenn der Patient im Terminkalender der Ambulanz dieses Arztes zugeordnet worden ist. Eine Einbestellung kann aber nur durch Verwaltungspersonal vorgenommen werden, das wiederum keine Briefe einsehen darf. Hierdurch wird verhindert, daß es einer einzelnen Person möglich ist, einen Patienten nur zum Einblick in seine Arztbriefe aufzunehmen und gleich wieder zu löschen. Auf den Notaufnahmestationen dagegen muß das Recht auf einen Zugriff in die Verantwortung des 1. Diensthabenden gestellt werden.

REALISIERUNG

Das Schreibzimmersystem wurde im Herbst 1988 eingeführt, das Netz hat sich sehr gut bewährt. Es wurden alle Arztbriefe von diesem Zeitpunkt an auch gespeichert. Die Terminverwaltungskomponente ist seit Sommer 1989 im Routineeinsatz. Seit der Fertigstellung der Arztbriefverwaltung unter der INGRES-Datenbank 1989 erhält auch die Klinische Dokumentation die erforderlichen Daten über dieses System. Die Bettenzahl der Medizinischen Klinik beträgt 320, die Zahl der seit Herbst 1988 erfaßten Arztbriefe liegt bei 16000. Hierfür sind bisher 94 MByte Festplattenkapazität erforderlich. Der Zuwachs liegt derzeit bei 1300 - 1400 Briefen im Monat.

Die Leserechte wurden 1990 stufenweise erweitert, bisher ist der Ambulanzbereich angeschlossen. Technische Probleme wie die Kopplung eines Unix-Netzes (Ethernet, TCP/IP, UDP/IP, ARPA, NFS) mit einem PC-Netz (Ethernet-Basis) und die Verwaltung der Arztbriefe waren dabei wesentlich einfachere Aufgaben als das Design ausreichender Datenschutzmaßnahmen, wie sie oben kurz skizziert wurden. Alle Zugriffe auf Arztbriefe werden zusätzlich protokolliert. Zusammenfassend wird mit relativ einfachen technischen Mitteln ein rascher Zugriff auf Arztbriefe ohne lange Wege ins Archiv ermöglicht.

LITERATUR

[1] Sawinski R.: Ablaufunterstützung und Terminplanung bei ungenauen Plandaten - Aspekte der Organisationskomponente eines medizinischen Abteilungsinformationssystems. In: M.Paul (Hrsg), GI - 19. Jahrestagung II, Springer 1989, 613-621

Wissensbasierte Systeme in der Medizin und ihre Integration in Informationssysteme

R. Haux, G. Mann

Universität Heidelberg, Institut für Medizinische Biometrie und Informatik,
Abteilung Medizinische Informatik, Im Neuenheimer Feld 400, D-6900 Heidelberg

Zusammenfassung

Es werden acht Kriterien vorgeschlagen und diskutiert, die nach Ansicht der Verfasser bei dem Entwurf, der Realisierung und der Anwendung von wissensbasierten Systemen zur Diagnose- und Therapieunterstützung in der Medizin zu berücksichtigen sind. In besonderem Maße wird auf die medizinische Relevanz und auf die Integrierbarkeit in das medizinische Umfeld von wissensbasierten Systemen eingegangen. Abschließend folgen Vorschläge, wie aus Sicht der Medizinischen Informatik die weitere Entwicklung von wissensbasierten Systemen verlaufen sollte.

Schlüsselwörter: Wissensbasierte Systeme in der Medizin, Diagnose- und Therapieunterstützung, Medizinische Informatik.

1 Einleitung

1.1 Notwendigkeit und Problematik des Einsatzes wissensbasierter Systeme in der Medizin

Es dürfte mittlerweile kaum mehr umstritten sein, daß aufgrund des Umfangs und der Vielfalt medizinischen Wissens die Notwendigkeit besteht, dieses Wissen und die auf diesem Wissen basierenden Entscheidungsprozesse systematisch zu dokumentieren und, falls möglich, formal zu repräsentieren. Die formale Repräsentation von medizinischem Wissen und von Entscheidungsprozessen erfolgt mit dem Ziel, die ärztliche Diagnostik und Therapie weiter zu verbessern und dadurch letztendlich dem Patienten zu helfen. Um zum Erreichen dieses für die Medizin bedeutsamen Zieles beizutragen, ist seit ungefähr drei Jahrzehnten eines der wichtigsten Teilgebiete der Medizinischen Informatik die wissensbasierte Diagnose- und Therapieunterstützung. Aufgabe der Medizinischen Informatik in diesem Teilgebiet ist es

- für medizinische Problemstellungen geeignete Repräsentationsformen für medizinisches Wissen und für Entscheidungsprozesse im Zusammenhang mit diesem Wissen sowie
- geeignete Methoden zum Ableiten von Problemlösungsvorschlägen zu entwickeln,
- für das 'medizinische Umfeld' ([22], [23]) geeignete Anwendungssysteme zur wissensbasierten Diagnose- und Therapieunterstützung (im folgenden auch kurz: wissensbasierte Systeme) zu realisieren und
- bei Einführung, Anwendung und Fortschreibung dieser Systeme zu unterstützen.

Betrachtet man die teilweise euphorischen Erwartungen an wissensbasierte Systeme (von [17] über [30] bis [11]) und an ihre Anwendung in der Medizin (von [16] bis in [3], [25]) einerseits und deren tatsächlichen Einsatz in der Medizin (vgl. z.B. [21], [31]) andererseits, so stellt man zur Zeit eine beachtliche Diskrepanz zwischen den angekündigten Möglichkeiten des Einsatzes wissensbasierter Systeme und den tatsächlich in der klinischen Routine genutzten Systemen fest. Trotz nicht unbeträchtlicher Forschungsarbeiten, einem vielfältigen Angebot an Software (z.B. [28]) und vor allem trotz der erwähnten medizinischen Relevanz gibt es bisher kaum wissensbasierte Systeme, die in einem medizinischen Umfeld, unabhängig vom Systementwickler, regelmäßig benutzt werden.

1.2 Fragestellungen

In der vorliegenden Arbeit wollen wir anhand einzelner, den Verfassern wichtig erscheinender Aspekte des Entwurfs wissensbasierter Systeme für die Medizin, Antworten auf folgende Fragen vorschlagen:

(1) In welchen Bereichen lassen sich wissensbasierte Systeme in der Medizin einsetzen, um zu einer qualitativ hochwertigen Patientenversorgung und zur Erkenntnisgewinnung in der Medizin beizutragen?

(2) Wie weit müssen wissensbasierte Systeme in das 'medizinische Umfeld' integriert werden, damit sie für die Medizin geeignet sind?

(3) Welche Konsequenzen ergeben sich aus den Antworten zu (1) und (2) für die Konstruktion wissensbasierter Systeme?

(4) Welche Rahmenbedingungen sind nötig, um den Einsatz wissensbasierter Systeme in der Medizin zu unterstützen?

Daß die vorgeschlagenen Antworten keinen Anspruch auf Vollständigkeit haben werden und durch die persönlichen Erfahrungen der Autoren geprägt sind, sei betont. Möglicherweise können jedoch die teilweise (selbst-) kritischen Bemerkungen einige Anstöße für das weitere Arbeiten an wissensbasierten Systemen in der Medizin und für deren Integration in Informationssysteme geben.

2 Wissensbasierte Systeme und Informationssysteme

2.1 Einleitung

Im folgenden führen wir einige Begriffe ein, die wir in der vorliegenden Arbeit verwenden. Da wir uns bei der wissensbasierten Diagnose- und Therapieunterstützung auf Methoden und Systeme zur Bearbeitung des sogenannten Klassifikationsproblems beschränken wollen, soll auch dieses kurz definiert werden. Auf die im Gegensatz zu real existierenden Systemen zahlreich vorhandene Literatur über Anwendungssysteme zur wissensbasierten Diagnose- und Therapieunterstützung, zu Expertensystemen oder gar zur 'Künstlichen Intelligenz' in der Medizin wollen wir hier nicht näher eingehen. Verwiesen sei hierfür auf [3], [5], [6], [14], [25].

2.2 Klassifikationsmodell

Das nachfolgend beschriebene und hier zugrundegelegte Modell für die wissensbasierte Diagnose- und Therapieunterstützung ist näher ausgeführt in [9].

Ein Patient wird beschrieben anhand einer Menge von Attributen (Merkmalen) $\underline{A} := \{A_1,...,A_K\}$, $K \geq 1$. Sei $WB(A_k)$ der Wertebereich von A_k, $k=1,...,K$, mit den möglichen Attributwerten (Merkmalsausprägungen) von A_k. Die Attributwerte repräsentieren z.B. Befunde, Beschwerden oder Laborwerte des Patienten. Eine Abbildung

$$a: \underline{A} \to \bigcup_{k=1}^{K} WB(A_k) \text{ mit } a(A_k) \in WB(A_k) \text{ heißt (K-) Tupel über } \underline{A}.$$ Der Wertebereich eines Tupels sei bezeichnet mit $WB(\underline{A}) := \{x \mid x \text{ ist Tupel über } \underline{A}\}$.

Wir haben außerdem eine Menge von Diagnose- und Therapievorschlägen $\underline{DT} := \{DT_1,...,DT_M\}$, $M \geq 1$.

Das *Klassifikationsproblem* ist nun, anhand eines gegebenen Tupels von Attributwerten eines Patienten (Problembeschreibung, 'Eingabe') und anhand von (Experten-) Wissen über Krankheiten zu adäquaten Diagnose- bzw. Therapievorschlägen (Problemlösungsvorschlag, 'Ausgabe') zu gelangen. Insofern läßt sich das Klassifikationsproblem als Abbildung $WB(\underline{A}) \to PS(\underline{DT})$ definieren, wobei PS für Potenzmenge steht. Diese Abbildung kann nun z.B. einstufig oder mehrstufig, deterministisch oder probabilistisch erfolgen.

Je nach näherer Spezifikation des Modells kann man übrigens auch zu 'klassischen' Ansätzen gelangen, beispielsweise zu Diskriminanzanalyseverfahren. Selbstverständlich gibt es auch medizinische Problemstellungen, die durch wissensbasierte Systeme unterstützt werden können, die jedoch nicht unmittelbar in das hier diskutierte Klassifikationsparadigma passen. Als Beispiele genannt sei hierfür die wissensbasierte Analyse medizinischer Aussagen (z.B. Abschlußdiagnosen) mit dem Ziel ihrer Indexierung auf der Basis geeigneter Nomenklaturen (z.B. [15]) oder die galenische Entwicklung von Medikamenten unter Verwendung von formal repräsentiertem pharmakologischem Wissen.

2.3 Funktionsweise und Architektur von Anwendungssystemen zur wissensbasierten Diagnose- und Therapieunterstützung

Die nachfolgend beschriebenen Ausführungen sind ebenfalls näher ausgeführt in [9].

Wissensbasierte Systeme haben bestimmte *Anwendungsgebiete*, in denen sie eingesetzt werden können, zum Beispiel die Diagnose- und Therapiefindung bei cerebralen Durchblutungsstörungen im Rahmen der neurologischen Ultraschalldiagnostik.

Bei der funktionalen Spezifikation von Anwendungssystemen zur wissensbasierten Diagnose- und Therapieunterstützung wollen wir zunächst zwei (nicht notwendigerweise disjunkte) Personengruppen unterscheiden: die *Benutzer* eines Systems und die *Wissensverwalter*. Die Funktionsweise aus der Sicht eines Benutzers ist u.a. charakterisiert durch das oben genannte Klassifikationsproblem. Wir wollen diesen funktionalen Aspekt später bezeichnen als patientenspezifische wissensbasierte Entscheidungsunterstützung. Die Funktionsweise aus der Sicht eines Wissensverwalters dagegen ist folgende: es wird (Experten-) Wissen über Krankheiten und über die auf diesem Wissen basierenden Entscheidungsprozesse spezifiziert ('Eingabe') beziehungsweise die Spezifikation gelesen oder überprüft ('Ausgabe'). Beispielsweise spezifiziert ein Wissensverwalter, bei welchen Befunden eine bestimmte Diagnose vorgeschlagen werden soll. Die Vorgehensweise, wie man von einem Problem zu einem Problemlösungsvorschlag gelangt, bezeichnet man als *Inferenzmechanismus*.

Der Aufbau eines Anwendungssystems zur wissensbasierten Diagnose- und Therapieunterstützung läßt sich schematisch folgendermaßen gliedern (vgl. Abbildung 1): Es besteht aus einer *Datenbank* und aus einer *Wissensbank*. In der Datenbank sind beispielsweise die Ausprägungen von Befunden und von anderen *Daten* eines Patienten enthalten, in der Wissensbank beispielsweise *Wissen* über Krankheiten. Die Wissensbank wird aufgebaut und verwaltet durch ein *Wissensbankverwaltungssystem*. Das *Wissensbankverwaltungssystem* ermöglicht dem Wissensverwalter die Ein-/Ausgabe von Wissen über die *Wissensverwalterschnittstelle*. Die Datenbank wird aufgebaut und verwaltet durch ein Datenbankverwaltungs- und Inferenzsystem. Dieses benutzt, nach bestimmten Vorgaben, das Wissen aus der Wissensbank zur Problemlösung für Daten aus der Datenbank. Wichtige Aufgaben sind das Ableiten und Vorschlagen einer Problemlösung, die Erklärung der Problemlösung sowie die Ein-/Ausgabe von Daten an den Benutzer über die *Benutzerschnittstelle*. Die oben beschriebenen Komponenten können, abhängig von den konkreten Anforderungen, mehr oder weniger stark ausgeprägt sein.

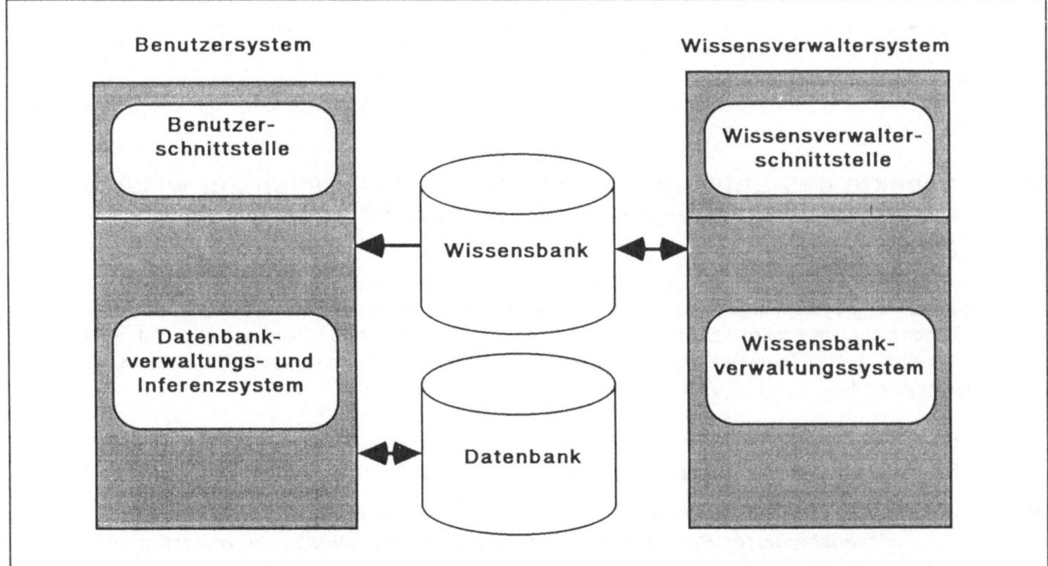

Abb. 1.: Architekturschema eines Anwendungssystems zur wissensbasierten Diagnose- und Therapieunterstützung; '→': Datenaustausch.

2.4   Informationssysteme

Der nachfolgend beschriebene Ansatz ist näher ausgeführt in [33].

Wir verstehen unter einem *Informationssystem* zunächst ganz allgemein ein Abbild eines 'Unternehmens' oder einer 'Institution' (z.B. eines Klinikums), bei dem allein die gespeicherten Informationen und die informationsverarbeitenden Prozesse betrachtet werden.

Beschränken wollen wir uns hier bei der Betrachtung von Informationssystemen auf Klinikuminformationssysteme. Da sich die Informationsflüsse üblicherweise an den organisatorischen Gegebenheiten der zugrunde liegenden Institution orientieren, können wir in einem Universitätsklinikum zum Beispiel zwischen dem Informationssystem eines gesamten Klinikums (*Klinikuminformationssystem*), einer Klinik (*Klinikinformationssystem*) oder einer Abteilung (*Abteilungsinformationssystem*) unterscheiden. Informationssysteme lassen sich zunächst unabhängig von bestimmten informationsverarbeitenden Werkzeugen (z.B. Datenverarbeitungsanlagen) beschreiben.

Unter dem *rechnergestützten Teil eines Informationssystems* soll der Teil des Informationssystems verstanden werden, welcher als informationsverarbeitende Werkzeuge Rechnersysteme verwendet. Die Rechnersysteme können miteinander verbunden sein. Der rechnergestützte Teil eines Informationssystems läßt sich wieder auf zwei Ebenen beschreiben:

-    Auf der *logischen Ebene* besteht der rechnergestützte Teil eines Informationssystems aus Komponenten, die sich auf der Anwendungsebene aufgrund ihrer Funktionsweise unterscheiden. Diese Komponenten werden als *Anwendungssysteme* bezeichnet (z.B. das Anwendungssystem des klinisch-chemischen Labors). Die Anwendungssysteme sind in der Regel untereinander zum Zweck der Kommunikation über *Kommunikationsschnittstellen* verbunden und können ihrerseits Komponenten wie z.B. Datenbankverwaltungssysteme aber auch wieder Anwendungssysteme enthalten. Auch diese Anwendungssysteme sind in der Regel untereinander verbunden. Tatsächlich über die Kommunikationsschnittstellen nutzbare Verbindungen zwischen Anwendungssystemen werden als *Kommunikationsverbindungen* bezeichnet.
-    Auf der *physischen Ebene* sind *Rechnersysteme* die Komponenten des rechnergestützten Teils eines Klinikuminformationssystems. Diese Rechnersysteme (Großrechner, Abteilungsrechner, Arbeitsplatzrechner, ...) sind möglicherweise über *Datenübertragungsverbindungen* miteinander verbunden und können evtl. selbst wieder in Rechnersysteme unterteilt werden. Die Datenübertragungsverbindungen umfassen sowohl die notwendigen Kabel als auch die erforderlichen *Kommunikationsprotokolle* und *-dienste*.

2.5   Integration

Wir wollen uns hier beschränken auf Merkmalsintegration. Ein Merkmal heißt integriert, wenn eine Merkmalsausprägung eines bestimmten Merkmals zu einem bestimmten Zeitpunkt nur genau einmal erhoben wird. Dies läßt sich, unter Verwendung der Begriffe aus Abschnitt 2.4, auf verschiedenen Ebenen erreichen: (a) auf der Informationssystem-, Anwendungssystem-, Rechnersystemebene, (b) für ein Klinikum, eine Klinik, eine Abteilung, ... Letztendlich entscheidend aus Sicht der Medizinischen Informatik ist offensichtlich die Integration bezogen auf das Informationssystem als Ganzes und bezogen auf ein Klinikum, aber beispielsweise nicht bezogen auf eine Vernetzung von Rechnersystemen.

3   Aspekte des Entwurfs von Anwendungssystemen zur wissensbasierten Diagnose- und Therapieunterstützung

3.1   Einleitung

Nachfolgend wollen wir einige Aspekte angeben, die aus Sicht der Verfasser notwendigerweise bei dem Entwurf von Anwendungssystemen zur wissensbasierten Diagnose- und Therapieunterstützung zu berücksichtigen sind, die jedoch nicht immer berücksichtigt werden. Die angegebenen Aspekte wirken sich auch auf die Realisierung und vor allem auf die Anwendung dieser Systeme aus. Sie sollen in Form von acht (Entwurfs-) Kriterien zusammengefasst werden.

3.2   Die Medizinische Informatik muß auch bei wissensbasierten Systemen für die Medizin relevante Themen behandeln

Kriterium 1: Durch die formale Repräsentation von Wissen und durch die Anwendung
wissensbasierter Systeme muß ein Nutzen für die Medizin zu erwarten sein

Der zu erwartende Nutzen liegt üblicherweise in einer Verbesserung der Qualität der Patientenversorgung oder (bzw. und) bei der Gewinnung neuer Erkenntnisse über Erkrankungen. Der zu erwartende Nutzen sollte nachweisbar und nachprüfbar sein; dies ist erfahrungsgemäß besonders schwer zu erreichen. Der Nutzen muß für die Medizin, nicht notwendigerweise auch für den Fortschritt der Informatik vorhanden sein.

Beispiel: Cerebrale Durchblutungsstörungen stehen an dritter Stelle in der Todesursachenstatistik in der Bundesrepublik Deutschland. Aufgrund der hohen Mortalität und aufgrund eines Bedarfs an Entscheidungsunterstützung in einzelnen Gebieten der Neurologie wird durch den Einsatz wissensbasierter Systeme eine Verbesserung von Diagnostik, Therapie und Prophylaxe neurologischer Erkrankungen und insbesondere cerebraler Durchblutungsstörungen erwartet.

Forschungsvorhaben, die zwar medizinische Anwendungsbeispiele verwenden, die jedoch keine medizinische Relevanz haben, können nicht als adäquate Forschung der Medizinischen Informatik bezeichnet werden, auch wenn sie möglicherweise aus Sicht der Informatik durchaus interessant erscheinen.

Aus Kriterium 1 ergibt sich Kriterium 2.

Kriterium 2: Wissensbasierte Systeme müssen anwendbar sein

So selbstverständlich dieses Kriterium erscheinen mag, so wenig scheint es berücksichtigt zu werden und so schwierig mag es im übrigen auch zu erfüllen sein.

Allerdings gibt es bedenkenswerte Einwände gegen dieses Kriterium. So wird z.B. in [27] ausgeführt, daß die Medizinische Informatik auch die Möglichkeit haben muß, durch die 'experimentelle' Arbeit über und mit wissensbasierten Systemen beispielsweise zu Erkenntnissen über diagnostische Strategien zu gelangen. Dies scheint bei einem Forschungsprojekt der Medizinischen Informatik dann berechtigt zu sein, wenn ein solches Forschungsziel tatsächlich vorliegt und wenn das Forschungsvorhaben vor allem auch ohne eine später mögliche Einfügung des realisierten Systems in ein medizinisches Umfeld von medizinischer Relevanz ist. Darunter dürfen jedoch nicht Forschungs- und Entwicklungsvorhaben fallen, die aufgrund mangelhafter Planung und vor allem mangelhafter Berücksichtigung des medizinischen Umfelds ungeeignete Systemrealisierungen hervorbringen.

Läßt man tutorielle Systeme außer acht, dann lassen sich besonders zwei Gruppen von wissensbasierten Systemen unterscheiden: zum einen sind dies (a) Systeme, die dediziert ein bestimmtes medizinisches Umfeld (beispielsweise für eine Funktionseinheit einer Klinik) als Anwendungsgebiet haben und zum anderen Systeme, die (b) den Charakter eines 'rechnergestützten Nachschlagewerkes' (wie z.B. [18] oder [26]) haben.

Die nachfolgenden Kriterien 3 bis 8 führen Kriterium 2 weiter aus. Kriterien 4 und 5 beziehen sich auf wissensbasierte Systeme der Gruppe (a).

3.3 Die Funktionsweise von wissensbasierten Systemen für die Medizin muß auf das jeweilige Anwendungsgebiet abgestimmt sein

Kriterium 3: Der Benutzer muß ein wissensbasiertes System im medizinischen Umfeld anwenden können

Ein wichtiger Aspekt der Anwendbarkeit von wissensbasierten Systemen ist die Zeitdauer, die der Benutzer, also beispielsweise ein Arzt, aufzuwenden hat, um ein wissensbasiertes System zu benutzen, im Verhältnis zu der verfügbaren Zeit und im Verhältnis zum medizinischen Nutzen. Ist diese Zeitdauer, die benötigt wird, um ein Problem zu beschreiben und um zu einer Problemlösung zu gelangen, zu lange, so wird ein System allein aus diesem Grund nicht einsetzbar sein. Ein weiteres wesentliches Kriterium ist die Gestaltung der Benutzerschnittstelle. Im medizinischen Umfeld bekannte graphikorientierte 'Konzepte' wie Befundbögen oder Erhebungsbögen erleichtern hier die Benutzung.

Beispiel: In [1], S. 69, wird ein Benutzerdialog mit dem Expertensystem MYCIN gezeigt. Ziel ist die mikrobiologische Erregeridentifikation bei Meningitis. Der Dialog besteht aus ca. 50 bis 60 (!) Fragen, die jeweils zu beantworten sind. Als Ergebnis gibt MYCIN Vorschläge für bakterielle Erreger aus. Abgesehen davon, daß ein Mikrobiologe für die dort angegebene Problemstellung in der Regel keine Entscheidungsunterstützung benötigt, dauert die Benutzereingabe offensichtlich zu lange. Um Mißverständnisse zu vermeiden, sei betont, daß die Forschungsarbeiten der MYCIN-Gruppe zu wissensbasierten Systemen für die Medizinische Informatik von Bedeutung waren. Man muß jedoch auf ihren Arbeiten aufbauen und darf keinesfalls Systeme wie MYCIN als für die Medizin anwendbar betrachten.

Immer noch werden in der einschlägigen Literatur, und zwar sowohl bei Lehrbüchern als auch bei Forschungsarbeiten, Beispiele für wissensbasierte Systeme genannt, die nur in der Literatur, nicht jedoch in der medizinischen Realität existieren. Umgekehrt finden sich auch in der neueren Literatur nach Wissen der Verfasser kaum (wenn überhaupt) Beispiele von in der Medizin tatsächlich angewandten Systemen.

Die folgenden Kriterien 4 und 5 gelten vorwiegend für Klinikuminformationssysteme.

Kriterium 4: Wissensbasierte Systeme müssen sich in das Informationssystem des jeweiligen Anwendungsgebiets adäquat einfügen lassen

Wichtig für die Erfüllung von Kriterium 4 wie auch von Kriterium 3 ist, daß eine weitgehende Integration in Bezug auf die Merkmale in der Datenbank eines wissensbasierten Systems (genauer: in Bezug auf die Objekttypen und auf die, die Eigenschaften der Objekttypen beschreibenden Merkmale) und auf das Informationssystem als Ganzes erreicht wird. Dies ist jedoch schon im allgemeinen bei Klinikuminformationssystemen schwierig zu erreichen. Positive Ausnahmen sind hier apparativ ausgerichtete Funktionseinheiten wie beispielsweise klinisch-chemische Labors. Dort, und beispielsweise auch bei der Analyse von Elektrokardiogrammen befinden sich auch wissensbasierte Systeme im Routineeinsatz. Die Einfügung wissensbasierter Systeme und damit ihr Einsatz wird erleichtert, wenn zumindest im rechnergestützten Teil von Klinikuminformationssystemen geeignete Kommunikationsschnittstellen (nicht notwendigerweise Datenübertragungsverbindungen!) zur flexiblen Einrichtung von Kommunikationsverbindungen angeboten werden.

Kriterium 5: Bei der Entwicklung wissensbasierter Systeme ist eine mögliche multiple Verwendbarkeit von Patientendaten zu berücksichtigen

Die rechnergestützte Dokumentation und Verarbeitung von Patientendaten erfolgt im allgemeinen ausgerichtet auf einzelne Auswertungsaspekte, beispielsweise für die patientenspezifische Ermittlung von Diagnosevorschlägen oder für die patientenübergreifende Bestimmung von prognostischen Merkmalen einer Krankheit. Eine systematische Verarbeitung und Erfassung von Daten in einer Klinik hat zu berücksichtigen, daß Daten von Patienten, die im Rahmen der Patientenversorgung gewonnen wurden, mehreren Zwecken dienen können. Neben anderen Zwecken (z.B. Lehre, Administration) dienen die Daten vor allem

- dem Arzt als Grundlage für die Diagnosestellung, die Therapieplanung und zur Überwachung des Krankheitsverlaufs. Hierfür sind die für den einzelnen Patienten spezifischen und zur Diagnose- und Therapiefindung bzw. Therapieplanung wichtigen Daten zu dokumentieren (kasuistische, patientenspezifische Dokumentation). Die Daten dienen aber auch

- als empirische Grundlage, um neue Erkenntnisse über Krankheiten und über ihre Diagnose, Prognose, Therapie und Prophylaxe zu erhalten. Hierfür müssen die jeweiligen Daten in einer einheitlichen Weise dokumentiert sein (standardisierte, patientenübergreifende Dokumentation). Da man solche Erkenntnisse üblicherweise unter Verwendung von Verfahren der (schließenden) Statistik gewinnt, müssen zudem die biometrischen Voraussetzungen berücksichtigt sein, um die gewonnenen Ergebnisse sinnvoll in Bezug auf die jeweilige medizinische Problemstellung interpretieren zu können (Abbildung 2).

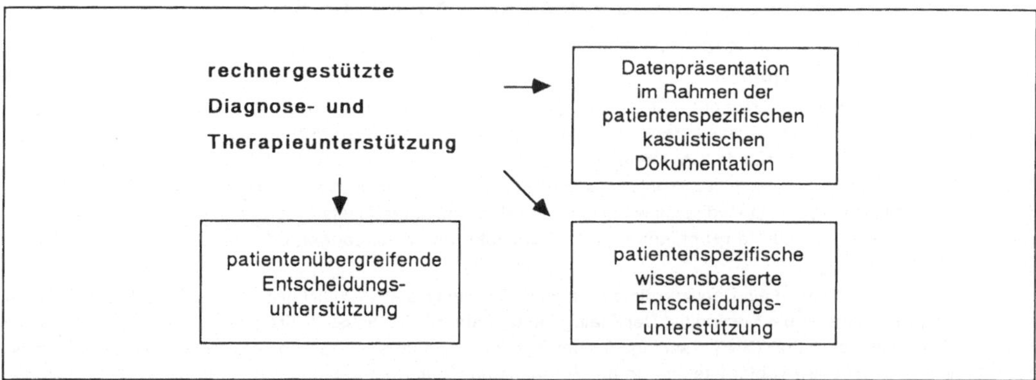

Abb. 2:   Multiple Verwendbarkeit von Patientendaten.

Eine für die Medizin wünschenswerte multiple Verwendbarkeit der Daten sollte zumindest geprüft werden. Methodisch ist dieser Ansatz keinesfalls trivial, näheres hierzu befindet sich in [9]. Es sollte untersucht werden, wie weitgehend eine systematische Dokumentation und Verarbeitung von Patientendaten die für das ärztliche Handeln genannten wichtigen Aspekte der kasuistischen Datenpräsentation, der patientenspezifischen Entscheidungsunterstützung und der standardisierten Erfassung unter Berücksichtigung biometrischer Methoden gleichermaßen berücksichtigen kann. Letzteres ist besonders relevant für den Aufbau klinischer Register und für Phase-IV-Studien. Dies führt zu der Konsequenz, daß bei wissensbasierten Systemen auch Funktionen außer der patientenspezifischen wissensbasierten Diagnose- und Therapieunterstützung übernommen werden müssen.

Bei dem in Kriterium 1 genannten Beispiel besteht neben der patientenspezifischen Entscheidungsunterstützung auch Bedarf an konventioneller Befunddokumentation und -berichtschreibung und an dem Aufbau eines klinischen Registers für die prognostische Beurteilung und Therapieempfehlung bei mit Hilfe von Ultraschallverfahren nachgewiesenen arteriosklerotischen Veränderungen der extrakraniellen hirnversorgenden Gefäße, insbesondere zur Prophylaxe des Schlaganfalls.

Um Mißverständnisse zu vermeiden, sei betont, daß durch ein bloßes Ankoppeln von Datenbanken dieses Kriterium nicht erfüllt wird.

3.4 Wissensrepräsentationsformen und Inferenzmechanismen müssen für medizinische Problemstellungen geeignet sein

Voraussetzung zum (zumindest teilweisen) Erreichen des in Abschnitt 1.1 genannten Ziels der Verbesserung der ärztlichen Diagnostik und Therapie ist es, durch die formale Repräsentation von medizinischem Wissen und durch die auf diesem Wissen basierenden Entscheidungsprozesse weitere Erkenntnisse vor allem über die Diagnostik und Therapie, aber auch über Prognose und Prophylaxe von Krankheiten zu erhalten, und um Entscheidungsprozesse zumindest in Teilbereichen transparent und reproduzierbar zu machen.

Kriterium 6: Problemlösungsvorschläge müssen reproduzierbar, Inferenzmechanismen für Benutzer plausibel sein

In der Medizin gilt besonders, daß Werkzeuge sicher sein müssen und daß durch die Anwendung solcher 'Instrumente' die Möglichkeit von Fehlentscheidungen reduziert, nicht jedoch erhöht wird. Dies gilt selbstverständlich auch für wissensbasierte Systeme. Diagnostische Fehlentscheidungen, beispielsweise mit verursacht durch wissensbasierte Systeme, können zu nicht absehbaren Konsequenzen für den Patienten führen.

Inferenzmechanismen von Anwendungssystemen für die wissensbasierte Diagnose- und Therapieunterstützung müssen deshalb für ihre Benutzter plausibel sein. Das bedeutet insbesondere, daß die verwendete Inferenzstrategie aus ärztlicher Sicht sinnvoll gewählt ist, daß sie nachvollziehbar ist und daß ein Benutzer auch nachvollziehen kann, warum bestimmte Diagnosen oder Therapien *nicht* vorgeschlagen wurden. Eine Nachvollziehbarkeit ist besonders dann gewährleistet, wenn ein Benutzer zumindest im Prinzip auch von Hand einen Problemlösungsvorschlag nachvollziehen kann.

Dies erfordert möglichst einfache Inferenzmechanismen und steht sicherlich im Widerspruch zu manchem Forschungsvorhaben. Dies steht besonders im Widerspruch zu Systemen, die automatisch, d.h. nicht durch den Wissensverwalter veranlaßt, Inferenzmechanismen optimieren, z.B. bei induktiven Inferenzmechanismen (vgl. z.B. [20]). Offensichtlich wird dies bei Inferenzmechanismen, die ohne Zögern zu einem Problemlösungsvorschlag, wie 'der Patient ist ein bißchen schwanger' gelangen können. Solche Inferenzmechanismen sind keine Fiktion, sie werden in Form von Softwarewerkzeugen auf dem Markt angeboten.

Probleme bei der Nachvollziehbarkeit sind auch bei Verwendung von Sicherheitsfaktoren gegeben, besonders dann, wenn die Gefahr besteht, sie fälschlicherweise als Wahrscheinlichkeiten zu interpretieren. Diese Fehlinterpretation findet man immer noch vor.

Probleme können sich auch ergeben bei Inferenzmechanismen, die auf Fallvergleichen beruhen. Sie ergeben sich dann, wenn die Beispielfälle in der Wissensbank nicht 'repräsentativ' gewählt wurden. Es läßt sich beweisen, daß solche Verzerrungen mit hoher Wahrscheinlichkeit entstehen, wenn Patientendaten für Fallvergleiche herangezogen werden, die mittels zielorientierter Inferenzmechanismen erfasst wurden. Näheres zu dieser Problematik befindet sich in [9]. Die Autoren befürchten, daß diese in der Medizinischen Biometrie seit langem bekannte Problematik bei manchen Forschungsarbeiten zu wissensbasierten Systemen nicht berücksichtigt werden. Auch hier muß die Medizinische Informatik ihrer Verantwortung gerecht werden und auf die Gefahr von Fehlentscheidungen hinweisen.

Ein einfaches, aus der Medizinischen Biometrie bekanntes Beispiel aus [8] (siehe auch [24], S. 198-199) mag diese Problematik nochmals verdeutlichen. Wir ermitteln anhand einer (fiktiven, aber gerade für die obengenannte Problematik nicht unrealistisch gewählten) Patientendatenbank für Patienten mit einem bestimmten Krankheitsbild die Erfolgsrate zweier Therapien A und B. Nach Auszählung der Daten ergibt sich folgende Tafel:

Therapie		Erfolg (J: ja, N: nein)		Erfolgsrate
		J	N	J/(J+N)
Gesamt	A	40	200	17%
	B	44	166	21%

Offensichtlich scheint Therapie B Therapie A überlegen zu sein. Bei einer (ebenfalls fiktiven) Aufteilung der Daten nach Geschlecht des Patienten kann sich jedoch das folgende Bild ergeben:

Therapie		Erfolg (J: ja, N: nein)		Erfolgsrate
		J	N	J/(J+N)
männl.	A	20	20	50%
	B	40	70	36%
weibl.	A	20	180	10%
	B	4	96	4%

Was wäre nun gewesen, wenn ein wissensbasiertes System aufgrund von Fallvergleichen für Patienten mit dem vorliegenden Krankheitsbild Therapie B empfohlen hätte, weil die Wissensbank aufgrund vergleichbarer Selektionsmechanismen ungeeignete Beispielfälle enthalten hätte?

Kriterium 7: Wissen muß transparent repräsentiert sein

Nachvollziehbarkeit bedeutet auch, daß Wissen in einer Form repräsentiert wird, die es Benutzer wie auch Wissensverwalter erlauben, sich zu jeder Zeit einen Überblick über das gespeicherte Wissen zu schaffen. Wissen, vor allem Wissen über Krankheiten sollte dabei so repräsentiert sein, daß ein Arzt auf möglichst einfache Weise gespeichertes Wissen aufnehmen und kritisch würdigen kann. Transparenz bedeutet in diesem Zusammenhang auch, daß sich Wissensverwalter und Benutzer zumindest prinzipiell einen vollständigen Überblick über das gespeicherte Wissen verschaffen können müssen. Dies kann z.B. in Form eines Ausdrucks des Inhaltes der Wissensbank geschehen.

Beispiel: Wissen über cerebrovalskuläre Erkrankungen, welches im Rahmen der neurologischen Ultraschalldiagnostik benötigt wird, läßt sich auf einfache Weise und graphisch präsentierbar mittels aussagenlogischer Und/Oder-Graphen repräsentieren (Abbildung 3).

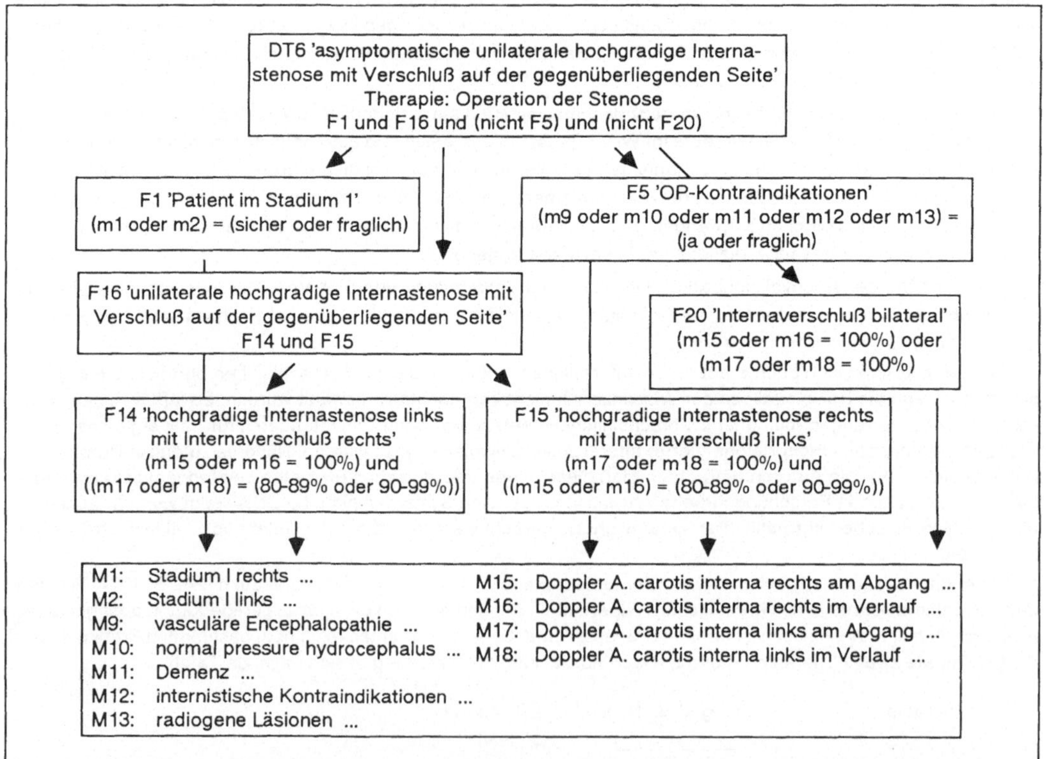

Abb. 3:　Beispiel für formal repräsentiertes Wissen über cerebrovaskuläre Erkrankungen; es bedeutet DT: Diagnose-/Therapievorschlag, F: Faktor (Symptomkomplex), M: Merkmal, m: Merkmalsausprägung.

Transparenz bedeutet in diesem Zusammenhang auch, daß repräsentiertes Wissen medizinischen Konzepten wie Krankheiten, Syndromen, Symptomkomplexen, ... zu entsprechen hat und daß es explizit zu repräsentieren ist. Dies kann im Widerspruch stehen zu einer automatischen Optimierung der Repräsentation von Wissen, wie sie beispielsweise im Zusammenhang mit neuronalen Netzen vorgeschlagen wird.

Wie bei Lehrbüchern auch, benötigen Wissenseinträge Autoren. Eine Wissensbank muß verantwortliche Herausgeber haben. Kann, was vielfach gewünscht wird, eine Wissensbank von einem Benutzer erweitert werden, dann muß, um die Transparenz zu erhalten, klar getrennt werden zwischen dem 'ursprünglichen' Wissen und dem benutzerspezifisch erweiterten Wissen.

Hier wie auch bei Kriterium 8 trägt der an Entwicklung, Anwendung und Fortschreibung beteiligte Medizinische Informatiker eine besondere Verantwortung dabei, daß - zum Nutzen von Arzt und Patient - dieses Kriterium erfüllt wird.

Kriterium 8: Wissen muß aktuell und aktualisierbar sein

Auf veraltetem Wissen basierende Problemlösungsvorschläge sind offensichtlich wenig hilfreich. Beispielsweise nützen Problemlösungsvorschläge zur akuten Virushepatitis wenig, wenn man bei den Hepatitistypen nur zwischen A, B und Non A Non B unterscheidet, und wenn gleichzeitig bekannt ist, daß die Non A Non B-Gruppe weiter unterteilt (und unterschiedlich behandelt) werden kann.

Für die Fortschreibung des Wissens bei wissensbasierten Systemen sind, um Aktualität zu gewährleisten, besonders geeignete Organisationsformen zu finden und einzurichten. Naheliegend ist es, Wissensbanken und wissensbasierte Systeme wie Fachbücher über Verlage zu vertreiben und mit Unterstützung von Verlagen durch die Autoren der Wissensbank eine regelmäßige Fortschreibung des Wissen vornehmen zu lassen.

Problematisch und für die Medizin zum Teil unverantwortlich ist es, sogenannte selbstlernende Systeme zu verwenden, die ohne 'Zustimmung' der für das Wissen verantwortlichen Wissensverwalter die Wissensbank abändern. Auch wenn Problemlösungsvorschläge dadurch optimiert werden könnten, würde für dieses Wissen niemand verantwortlich sein können. Die möglichen negativen Konsequenzen hieraus sind offensichtlich. Eine Aktualisierung des Inhalts der Wissensbank sollte aus diesen Gründen nur durch die Wissensverwalter, möglicherweise rechnerunterstützt, durchgeführt werden.

3.5 Weitere Aspekte

Zahlreiche Aspekte, die bei Anwendungssystemen zur wissensbasierten Diagnose- und Therapieunterstützung ebenfalls von Bedeutung sind, konnten hier nicht diskutiert werden. Erwähnt seien hier nur Aspekte wie die sprachneutrale Repräsentation und die praxisgerechte Akquisition von Wissen, die Wissensvalidierung oder die (nicht notwendigerweise kausale) Repräsentation von Pathomechanismen im Sinne z.B. von [2].

Wir sind allerdings bewußt nicht auf technische Aspekte eingegangen, wie beispielsweise auf sogenannte 'Expertensystem-Shells' oder auf 'Programmiersprachen der Künstlichen Intelligenz'. Obwohl diese Themen in der einschlägigen Literatur häufig diskutiert werden, spielen sie für die Konstruktion von Anwendungssystemen zur wissensbasierten Diagnose- und Therapieunterstützung in der Medizin nur eine nachgeordnete Rolle, und dies nicht nur nach Ansicht der Verfasser. Auch hier ist die Medizinische Informatik gefordert, sich stärker, als dies bisher der Fall gewesen sein mag, den tatsächlichen inhaltlichen Problemstellungen der Medizin und nicht den möglicherweise bequemeren 'technischen' Problemstellungen der Informatik zuzuwenden.

4 Diskussion

4.1 Beantwortung der Fragestellungen

Wir wollen nun versuchen, auf die in Abschnitt 1.2 gestellten Fragen Antworten zu geben.

Zu (1): In welchen Bereichen lassen sich wissensbasierte Systeme in der Medizin einsetzen, um zu einer qualitativ hochwertigen Patientenversorgung und zur Erkenntnisgewinnung in der Medizin beizutragen? Dies läßt sich nicht allgemein beantworten. Es müssen jedoch die Kriterien 1 und 2 erfüllbar sein. Zwei Gruppen von wissensbasierten Systemen zeichnen sich ab: (a) dediziert integrierte Systeme und (b) wissensbasierte Systeme im Sinne von 'rechnergestützten Nachschlagewerken'.

Zu (2): Wie weit müssen wissensbasierte Systeme in das 'medizinische Umfeld' integriert werden, damit sie für die Medizin geeignet sind? Gruppe (a) muß weitestgehend integriert sein, Kriterien 3, 4 und 5 sind zu erfüllen.

Zu (3): Welche Konsequenzen ergeben sich aus den Antworten zu (1) und (2) für die Konstruktion wissensbasierter Systeme? Vor allem sollte die Medizinische Informatik als Teilgebiet der Medizin (zumindest im Sinne von [10]) aus Sicht der Verfasser sich klar an medizinischen Problemstellungen orientieren; bei manchen heutigen Forschungsprogrammen zu wissensbasierten Systemen in der Medizin kann man von Anfang an absehen oder muß zumindest befürchten, daß für die Medizin nie relevante, oder gar anwendbare Ergebnisse zu erwarten sind. Solche Arbeiten gehören nicht zur Medizinischen Informatik und sollten nicht durchgeführt werden.

Zu (4): Welche Rahmenbedingungen sind nötig, um den Einsatz wissensbasierter Systeme in der Medizin zu unterstützen? Formal repräsentiertes Wissen und wissensbasierte Systeme müssen den Kriterien 6, 7 und 8 genügen. Informationssysteme müssen in ihrem rechnergestützten Teil geeignete Kommunikationsschnittstellen anbieten.

4.2 Nachwort

"When Miss NIGHTINGALE" ... "began examining the hospital statistics in London, she found" ... "a complete lack of scientific coordination. The statistics of hospitals were kept on no uniform plan. Each hospital followed its own nomenclature and classification of diseases. There has been no reduction on any uniform model of the vast amount of observations which had been made" ([4], S. 1, zitiert aus [29], S. 6).

FLORENCE NIGHTINGALE beschrieb damit wohl treffend den Zustand der Klinischen Dokumentation vor nicht ganz eineinhalb Jahrhunderten. Vergleichbares können wir immer noch feststellen über die systematische Dokumentation und formale Repräsentation von Wissen und die von auf diesem Wissen basierenden Entscheidungsprozessen. Die Medizinische Informatik wird sich zukünftig daran messen lassen müssen, inwieweit sie zum Nutzen für die Medizin und zum Nutzen des Patienten zu einer Verbesserung dieses Zustands beitragen kann.

5 Literatur

[1] BUCHANAN BG, SHORTLIFFE EH (Hrsg.) (1984): *Rule-Based Expert Systems - the MYCIN Experiments of the Stanford Heuristic Programming Project.* Reading, Ma.: Addison-Wesley.

[2] BYLANDER T (1990): Some Causal Models are Deeper Than Others. *Artif. Intell. in Med.* 2, 123-128.

[3] CLANCEY WJ, SHORTLIFFE EH (Hrsg.) (1984): *Readings in Medical Artificial Intelligence - the First Decade.* Reading, Ma.: Addison-Wesley.

[4] COOK E (1913): *Life of FLORENCE NIGHTINGALE, Ch. 2.* London: MacMillan.

[5] CHYTIL MK, ENGELBRECHT R (Hrsg.) (1987): *Medical Expert Systems Using Personal Computers.* Wilmslow, Cheshire: Sigma Press.

[6] FOX J, FIESCHI M, ENGELBRECHT R (Hrsg.) (1987): *AIME 87 - European Conference on Artificial Intelligence in Medicine.* Berlin: Springer.

[7] GALLANT SI (1988): Connectionist Expert Systems. *Comm. ACM* 31, 152-169.

[8] GREEN SB, BYAR DP (1984): Using Observational Data from Registries to Compare Treatments: The Fallacy of Omnimetrics. *Stat. in Medicine* 3, 361-370.

[9] HAUX, R (1989): Knowledge-Based Decision Support for Diagnosis and Therapy: On the Multiple Usability of Patient Data. *Meth. Inform. Med.* 28, 69-77.

[10] HAUX, R (1989): On Medical Informatics. *Meth. Inform. Med.* 28, 66-68.

[11] HAYES-ROTH F, WATERMAN DA, LENAT DB (1983): An Overview of Expert Systems. In: [12], 3-29.

[12] HAYES-ROTH F, WATERMAN DA, LENAT DB (Hrsg.) (1983): *Building Expert Systems.* Reading, Ma.: Addison-Wesley.

[13] HOMMEL, G, SCHINDLER, S (Hrsg.) (1986): *GI - 16. Jahrestagung.* Berlin: Springer.

[14] HUNTER J, COOKSON J, WYATT J (Hrsg.) (1989): *AIME 89 - European Conference on Artificial Intelligence in Medicine.* Berlin: Springer.

[15] INGENERF J, HAUX R, REPGES R, RICHTER MM (1988): Wissensbasiertes Indexieren von medizinischen Phrasen auf der Basis von SNOMED. Methodik und Realisation von EIDOS. In: [25], 455-461.

[16] LEDLEY RS, LUSTED LB (1959): Reasoning Foundations of Medical Diagnosis. *Science* 130, 9-21.

[17] MINSKY ML (1956): *Heuristic Aspects of the Artificial Intelligence Problem.* Technical Report, Massachusetts Institute for Technology.

[18] o.V. (1988): *MISS - Medizinisches Informations Service System,* Version 1.1. Stuttgart: Teubner.

[19] PAGES J-C, LEVY AH, GREMY F, ANDERSON J (Hrsg.) (1983): *Meeting the Challenge: On Informatics and Medical Education.* Amsterdam: Elsevier.

[20] PIRNAT V, KONENKO I, JANMC T, BRATKO I (1989): Medical Analysis of Automatically Induced Diagnostic Rules. In: [14], 24-36.

[21] POTTHOFF P, ROTHEMUND M, SCHWEFEL D, VAN EIMEREN W (1988): Expert Systems in Medicine. *Int. J. Technol. Assessment Health Care* 4, 121-133.

[22] REICHERTZ PL (1986): Expertensysteme und das medizinische Umfeld. In: [13], Vol. II, 465-469.

[23] REICHERTZ PL (1989): Preparing for Change: Concepts and Education in Medical Informatics. *Comput. Methods Programs Biomed.* 25, 89-102.

[24] RICHTER MM (1989): *Prinzipien der Künstlichen Intelligenz.* Stuttgart: Teubner.

[25] RIENHOFF U, PICCOLO U, SCHNEIDER B (Hrsg.) (1988): *Expert Systems and Decision Support in Medicine.* Berlin: Springer.

[26] SCHULTZE H (1988): *Thieme Datenbank DIAGNOSIS,* 2. Auflage. Stuttgart: Thieme.

[27] SHORTLIFFE EH (1983): The Science of Biomedical Computing. In: [19], 3-10.

[28] SLACK WV (1989): Medical Hardware and Software Buyers' Guide Issue. *M.D. Computing* 6, 320-484.

[29] THALMANN A (1990): *Historie der Medizinischen Informatik.* Bericht 32/1990, Abt. med.-biol. Informatik, DKFZ Heidelberg.

[30] TURING AM (1950): Computing Machinery and Intelligence. *Mind* 59, 433-460.

[31] VAN EIMEREN W, ENGELBRECHT R, JOHN J, LEWIS M, SCHAAF R, SCHWEFEL D, BRAUN D (1988): *Chancen und Risiken des Einsatzes von Expertensystemen in der Medizin.* Neuherberg: MEDIS-Institut der GSF.

[32] WATERMAN DA (1985): *A Guide to Expert Systems.* Reading, Ma.: Addison-Wesley.

[33] WINTER A, JANßEN H, GLÜCK E, HAUX R, WIEDERSPOHN J (1990): Zur verteilten Datenverarbeitung bei heterogenen Subsystemen am Beispiel des Heidelberger Klinikuminformationssystems. Erscheint in: *Proc. GI - 20. Jahrestagung.* Berlin: Springer.

Ein Expertensystem zur Diagnoseunterstützung
von Mikroverkalkungen in Mammographien

Sabine Behrens, Joachim Dengler

Deutsches Krebsforschungszentrum, Heidelberg
Abteilung Medizinische und Biologische Informatik, (Leiter: Prof. Dr. C.O. Köhler)
Im Neuenheimer Feld 280, D-6900 Heidelberg

Kurzfassung

Das Mammakarzinom ist ein bedeutendes Gesundheitsproblem. Die Früherkennung basiert im wesentlichen auf der Diagnostik von Mikroverkalkungen in Mammographien. Da dies für den Radiologen keine triviale Aufgabe ist, wurde ein Expertensystem entwickelt, das als strukturiertes konnektionistisches Netzwerk realisiert ist und Prinzipien des Konnektionismus und der semantischen Netze beinhaltet. Beschrieben ist die Klassifikation gruppierter Mikroverkalkungen mit dem Expertensystem. Die Bestimmung der Merkmale einer Verkalkungsgruppe mit Methoden der Bildanalyse geht dem voraus, ist aber nicht Gegenstand dieses Artikels.

Ausgehend von der Netzstruktur bestimmt ein Lernmodul an Hand von Beispielen die Ausprägungen der vorgegebenen Verbindungen. Die Knoten des Netzes sind wie ein Frame aufgebaut. Ein Kontrollmodul steuert den Ablauf des Systems, und die Erklärungskomponente zeigt auf, wie ein konkretes Ergebnis zustande gekommen ist.

Das medizinische Problem

Die Inzidenz- und Mortalitätsraten des Mammakarzinoms sind sehr hoch und steigen immer noch leicht an, wogegen die Prognose seit Jahren stagniert. Gründe dafür sind die sehr frühe Metastasierung des Tumors und die im Verhältnis dazu späte Diagnosestellung. Zur Diagnostik präklinischer Karzinome ist die Mammmographie das bildgebende Verfahren der Wahl, weil damit die feinen Mikroverkalkungen, die ein frühes Zeichen für ein Karzinom sein können, darstellbar sind. Die Beurteilung der Strukturen in der Mammographie erfordert viel Übung und Erfahrung. Momentan gibt es keine einheitliche Meinung unter den Radiologen bezüglich der röntgenologischen Zeichen der Mikroverkalkungen (Lanyi 1986, Kap. 1). Nach einem medizinischen Grundsatz müssen alle nicht eindeutigen Verkalkungen durch eine gezielte Probeexzision entfernt und ihre Dignität histopathologisch bestimmt werden. Allerdings ist die Karzinomausbeute der Probeexzisionen mit etwa 30% sehr gering. Dies beweist die Probleme bei der Diagnostik von Mikroverkalkungen in der Mammographie.

Lanyi konnte mit seinem differentialdiagnostischen System für Mikroverkalkungen die Karzinomausbeute inzwischen auf über 70% erhöhen (Lanyi 1986, 1990). Dieses Expertenwissen wird sowohl im Bildverarbeitungsteil, als auch im vorgestellten Klassifikationsprozeß berücksichtigt (Behrens 1990).

Konzeptionelle Gedanken

Expertensysteme der Künstlichen Intelligenz setzen die explizite Formulierung einer Wissensbasis voraus, in der Fakten und deren Beziehungen z.B. in Form von Regeln dokumentiert sind. Die Erstellung einer Wissensbasis, d.h. die Formalisierung des Wissens ist in den meisten Anwendungsgebieten der Medizin sehr aufwendig, da das Wissen im Wesentlichen auf der Erfahrung von Spezialisten beruht. Obwohl die Diagnostik von Mammographien ein alltägliches Problem für den Radiologen darstellt, ist die Erfahrung bei der Beurteilung von Mikroverkalkungen noch nicht sehr groß und auch nicht einheitlich. Dieses vage Wissen läßt sich schlecht formalisieren.

Eine andere Möglichkeit, die Erfahrung von Spezialisten zu nutzen, ohne selbst explizite Regeln zu formulieren, bieten konnektionistische Netzwerke. Voraussetzung für das Netz ist lediglich die Festlegung, welche Konzepte sich gegenseitig beeinflussen können, also die Netzstruktur. Die Art und Stärke der Beeinflussung wird mit klassifizierten Beispielen gelernt, die meist zahlreich vorhanden sind.

Aufgrund der genannten Tatsachen ist es naheliegend, für die Diagnostik von Mikroverkalkungen ein konnektionistisches Netz zu verwenden, das an Hand von Beispielen lernen kann und das somit auch offen für neue Erkenntnisse ist. Ein Nachteil konnektionistischer Systeme ist das Fehlen einer Komponente, die das Zustandekommen einer bestimmten Diagnose erklären kann. Das von Gallant beschriebene System (Gallant 1988) zeigt, daß die aus den Beispielen gelernten Gewichte zur Erzeugung von Regeln verwendet werden können. Dies wurde bei der Realisierung des im folgenden beschriebenen Systems berücksichtigt.

Lernmodul

Ergebnis des Lernprozesses ist eine Gewichtsmatrix, die die Ausprägungen der definierten Verbindungen angibt. Zum Lernen der Gewichte sind, wie bereits beschrieben, Beispiele notwendig. Dazu werden als erstes die Merkmale ermittelt, die einen Einfluß auf die ebenfalls festzulegenden Diagnosen haben können. Von zahlreichen, möglichst repräsentativen Fällen werden dann die Ausprägungen der Merkmale bestimmt. Beim Lernen der Gewichte ist es nicht unbedingt erforderlich, daß für alle Beispiele die Ausprägungen aller Merkmale bekannt und korrekt sind.

Beeinflussen die Ergebnisse der Eingabemuster den Lernprozeß, wird von beaufsichtigtem Lernen gesprochen. Die einfachste Art dieses Lernens ist das Perzeptronlernen. Da Nervenzellen mindestens zu einer Schwellwertoperation fähig sind, wurde das Perzeptron entsprechend als lineares Schwellwertelement konstruiert. Die Gewichte für Perzeptronmodelle werden üblicherweise mit einer Version der Delta-Regel gelernt, bei der die Gewichte der Verbindungen mit der Differenz zwischen dem aktuellen Aktivierungszustand und dem gewünschten Ergebnis modifiziert werden.

Beim ursprünglichen Perzeptron-Lernalgorithmus ist die Klasse der lernbaren Muster auf linear separable Probleme eingeschränkt. Der Algorithmus hat zudem den Nachteil der Bistabilität. Dieses Problem wird im Pocket-Algorithmus (Gallant 1986) dadurch gelöst, daß die "Lauflänge" der Gewichtsvektoren berücksichtigt wird. Gallant konnte zeigen, daß der Pocket-Algorithmus nach endlich vielen Durchläufen Gewichte findet, die einer optimalen linearen Diskriminanzanalyse entsprechen. Die Erfahrung zeigt, daß die Anzahl der Iterationen wesentlich kleiner ist als z.B. bei Verfahren mit Backpropagation oder der Boltzmann-Maschine.

Um nicht linear separable Probleme lernbar zu machen, ist es erforderlich, zwischen Ein- und Ausgabevariablen sogenannte Zwischenvariablen zu legen. Dadurch lassen sich nicht linear separable Probleme in lineare separable aufsplitten. Falls die Nichtlinearität bekannt ist, kann also die Zerlegung in linear separable Teilprobleme schon bei der Strukturierung des Netzes vorgenommen werden. Die Netzwerkstruktur ist als teilweise geordnete Menge organisiert und enthält keine Schleifen. Eine Variable wird also ausschließlich von den vorgeschalteten beeinflußt. Die Gewichtsmatrix ist somit eine untere Dreiecksmatrix. Die zur Strukturierung des Problems vom Experten vorgegebenen Zusammenhänge legen die Verbindungen zwischen den Konzepten fest. Der Lernalgorithmus bestimmt die Stärke dieser Verbindungen.

Der für binäre Variablen anwendbare Pocket-Algorithmus wurde so abgeändert, daß er die Gewichte auch bei reellen Eingabevariablen lernen kann (Behrens 1990).

Wissensrepräsentation

In der Wissensbasis gibt es zwei Abstraktionsrichtungen: Bottom-up wird die Spezifität, topdown die Auflösung des Details angegeben. Auf der untersten Ebene sind die Knoten der direkt aus dem Bild extrahierbaren Merkmale angeordnet. Weiter nach oben sind abstraktere Konzepte, die abgeleitete zusammengesetzte Merkmale repräsentieren. Auf der obersten Ebene sind schließlich die Diagnosekonzepte.

Welche Zusammenhänge in einem gegebenen Problemkreis existieren, wird im Dialog mit dem Experten ermittelt. Es soll also nicht, wie in vielen neuronalen Netzen üblich, eine vollständige Vernetzung erfolgen, da Zusammenhänge des medizinischen Wissens gerade in der Struktur des Netzes abgebildet werden und somit den qualitativen Stand des Wissens widerspiegeln. Die Vorstrukturierung bestimmt wie in semantischen Netzen somit die "Logik" des Netzes. Die Attribute eines Knotens sind ähnlich einem Frames charakterisiert durch einen Namen und die folgenden Attribute:

- Mögliche Ausprägungen von *Typ* sind Eingabe-, Zwischen- und Ausgabevariable. Bei den Eingabevariablen wird noch einmal unterschieden zwischen Eingabe über eine Prozedur und Eingabe von Werten im Dialog mit dem Benutzer. Die Werte der Eingabevariablen können einen beliebigen Datentyp haben, wogegen Zwischen- und Ausgabevariablen nur boolsch sind.
- Bei *Berechnungsprozedur* ist für Prozedur-Eingabevariablen die zur Wertermittlung notwendige Prozedur mit den entsprechenden Parametern abgelegt. Diese Prozedur kann z.B. eine Bildverarbeitungsroutine sein oder auch eine Datenbankabfrage. Für Dialog-Eingabevariablen ist eine geeignete Fragestellung für den Benutzer abgelegt. Bei den Zwischen- und Ausgabe-Variablen werden an dieser Stelle die Gewichte zu den verbundenen Konzepten gespeichert, da sie zur Ermittlung des Wertes dienen.
- Die *Bedingung* gibt den Wertebereich an, in dem der ermittelte Wert liegen sollte.
- Einen *Defaultwert* gibt es nur für Eingabevariablen. Er kann eingesetzt werden, falls kein Wert vorliegt oder errechnet werden kann. Eine Erweiterung ermöglicht es, Werte als nicht ermittelbar zu markieren, um mit unvollständigem Wissen umgehen zu können.
- Der *Sicherheitsfaktor* gibt an, mit welcher Sicherheit eine Instanz aus den Eingabedaten abgeleitet werden kann. Er wird außerdem zur Auswahl konkurrierender Instanzen verwendet.
- *Ähnlichkeiten* sind Konzepte, die sich gegenseitig ausschließen. Mit der Ähnlichkeitskante werden solche Konzepte miteinander verknüpft, die auf gleicher Ebene miteinander konkurrieren, sich aber ausschließen, z.B. sich ausschließende Diagnosen.
- Falls ein Wert nicht im Wertebereich liegt, kann auf ein *Ausnahmekonzept* mit denselben Attributen, aber anderen Bedingungen verwiesen werden, in dem diese dann erfüllt sind.

Wissensnutzung

Um aus dem vorhandenen Wissen neues Wissen abzuleiten, werden bottom-up schichtweise die Ergebnisse mit der Perzeptroninferenz ermittelt. Seien x_i die Werte der verbundenen Variablen und w_i die Gewichte der Verbindungen zur Variablen y, dann ergibt sich der Aktivierungszustand von y aus dem Signum der Summe der exzitatorischen und inhibitorischen Einflüsse:

$$y = sgn \left(\sum_i w_i x_i \right)$$

Diese Gleichung gilt nicht nur für boolsche, sondern auch für reelle x_i. Ein konkretes Beispiel soll die Gleichung veranschaulichen: Die Eingabevariablen x_1, x_2 und x_3 seien mit der Variablen y verknüpft. Die Variablen x_1 und x_2 seien boolsch und x_3 ganzzahlig im Bereich $[1,3]$. Die Werte der boolschen Variablen werden dabei mit -1 für *falsch* und 1 für *wahr* codiert. Der Bias habe den Wert $w_0 = 0$.

$$
\begin{array}{cccccccc}
x_0 & = & 1 & x_1 & = & -1 & x_2 & = & 0 & x_3 & = & 2 \\
w_0 & = & 0 & w_1 & = & 2 & w_2 & = & -2 & w_3 & = & 3
\end{array}
$$

Der Wert von y ergibt sich nach obiger Gleichung zu

$$y = sgn \left(\sum_{i=0..3} w_i x_i \right) = sgn \left(0*1 + 2*(-1) + (-2)*0 + 3*2 \right) = sgn\, 4 = 1$$

Obwohl der Wert von x_2 unbekannt ist (0), kann y ermittelt werden. Da der Anteil von x_2 minimal -2 und maximal 2 ist, kann er das Ergebnis nicht mehr verändern. Es kann also auch mit unvollständigem Wissen robust geschlußfolgert werden. Dies ist eine elegante Einbeziehung fehlender Werte.

Unbekannte Werte gehen nicht in die gewichtete Summe ein. Sie bestimmen den unbekannten Anteil. *Nicht ermittelbare* Werte tragen zwar auch nichts zu der Summe bei, reduzieren aber den unbekannten Anteil, da sie den *bekannten* Wert 0 haben. Im Beispiel kann das Ergebnis ohne den Wert von x_3 nicht errechnet werden, da der unbekannte Anteil das Ergebnis beeinflußt. Ist x_3 jedoch als nicht ermittelbar markiert, hat es den bekannten Wert 0 und geht somit nicht mehr in den unbekannten Anteil ein.

Unter Umständen ist es, wie gezeigt, möglich, mit unvollständigem Wissen zu schlußfolgern. Kann jedoch bei mehreren Variablen aufgrund nur teilweise bekannter Eingabewerte das Ergebnis durch die unbekannten noch beeinflußt werden, gibt es konkurrierende Hypothesen:

$$sgn((\sum_{i,x_i bek.} w_i x_i) + (\sum_{i,x_i unbek.} min\ range_i\ w_i)) \neq (sgn(\sum_{i,x_i bek.} w_i x_i) + (\sum_{i,x_i unbek.} max\ range_i\ w_i))$$

$range_i$ sei der Wertebereich der Variablen i

Ein wesentliches Prinzip im Gebiet der semantischen Netze, das aus der Statistik stammt und hier zur Anwendung kommt, ist "Hypothetisieren und Testen". Konkret bedeutet dies auch, daß das System von existierenden und vorgegebenen Hypothesen ausgeht, diese aber an den vorhandenen Fakten überprüft.

In dem hier vorgestellten Konzept existieren drei Suchrichtungen: zielgesteuert werden bottom-up mit den bereits bekannten Daten Hypothesen generiert (forward-chaining). Falls solche Hypothesen über die Ähnlichkeitskante mit anderen verknüpft sind, werden diese sich gegenseitig ausschließenden Hypothesen ebenfalls instanziiert. Als dritte Richtung erfolgt modellgesteuert top-down die Suche nach der bedeutendsten Eingabevariable (backward-chaining). Die Anwendung mehrerer Strategien führt dazu, daß die jeweiligen Schwächen der einen durch die anderen kompensiert werden können und so der Suchvorgang effizienter als mit jeder einzelnen Strategie durchgeführt wird.

Kontrollstrategie

Die Auswahl der wahrscheinlichsten unter mehreren konkurrierenden Hypothesen erfolgt über den ermittelten Sicherheitsfaktor. Die Hypothese mit dem höchsten Faktor wird weiterverfolgt. Ermittelt wird der Sicherheitsfaktor cf_i einer Variablen i momentan über die Gewichte nach folgender Formel:

$$cf_i = \frac{\sum_{j=0}^{i-1} cf_j\ w_j}{\sum_{j,x_j unbek.} |\ w_j\ |}$$

Dabei soll für bereits bekannte Variablen $cf_i = x_i$ und für unbekannte $cf_i = 0$ gelten. Der Sicherheitsfaktor repräsentiert also den relativen Bekanntheitsgrad einer Variablen mit Vorzeichen. Der theoretische Wert des Sicherheitsfaktors kann zwischen -1 und 1 liegen. Ein hoher positiver Faktor spricht für eine wahrscheinliche Verifikation, ein negativer für eine näherliegende Falsifikation.

Ein weiterer Mechanismus zur Kontrollstrategie sind die Ähnlichkeiten, d.h. die Angabe der Konzepte, die sich gegenseitig ausschließen. Falls also ein Konzept instanziiert wurde, werden alle über die Ähnlichkeitskante verbundenen Konzepte ebenfalls instanziiert. Diese Relation ist im medizinischen Bereich sehr nützlich bei sich ausschließenden Ausprägungen von Merkmalen.

Zur wahrscheinlichsten Hypothese wird nun rückwärts mit Hilfe der Gewichtsmatrix solange die jeweils einflußreichste unbekannte Variable gesucht, bis man bei einer Eingabevariable ankommt, deren Wert dann bestimmt wird, falls dies möglich ist.

Erklärungskomponente

Die gelernte Gewichtsmatrix wird nicht nur zur Wissensnutzung und Planung, sondern auch zur Erzeugung der Regeln verwendet. Wie im Kapitel über die Inferenz bereits dargestellt, können die Gewichtsverteilungen in logische Regeln umgesetzt werden. Allerdings sind die angewandten Regeln nicht immer dieselben. Welche Regel im Einzelfall angewandt wird, hängt von den Eingabedaten ab.

Ist in dem Beispiel der Wert von x_3 bekannt als 2 oder 3, so kann y bereits gefolgert werden, ohne die Werte der anderen beiden Variablen zu kennen. Sind dagegen x_1 und x_2 bekannt, aber x_3 nicht, steht das Ergebnis nicht fest. Folgende logische Regeln können für das Beispiel gebildet werden:

y=wahr	wenn	$x_3 \geq 2$				
y=wahr	wenn	$x_1 = wahr$	und	$x_2 = falsch$	und	$x_3 \leq 1$
y=wahr	wenn	$x_1 = unbek.$	und	$x_2 = unbek.$	und	$x_3 = 1$
y=wahr	wenn	$x_1 = x_2$	und	$x_3 = 1$		
y=falsch	wenn	$x_1 = falsch$	und	$x_2 = wahr$	und	$x_3 \leq 1$
y=falsch	wenn	$x_1 = falsch$	und	$x_2 = unbek.$	und	$x_3 = unbek.$
y=falsch	wenn	$x_1 = unbek.$	und	$x_2 = wahr$	und	$x_3 = unbek.$

Die jeweils angewandte Regel wird implizit bei der Aktivierung instanziiert. Das Beispiel macht auch klar, daß sich jeder beliebig komplexe logische Zusammenhang mit Perzeptroninferenz darstellen läßt. Bekannte Regeln können also vorgegeben werden und müssen nicht gelernt werden. Auf diese Art kann theoretisch für jede Zwischen- und Ausgabevariable die angewandte Regel angegeben werden. Beispiele dazu sind in Behrens (1990) zu finden.

Wird das System im Dialog betrieben, kann auch eine Erklärung abgegeben werden, weshalb nach einem bestimmten Eingabewert gefragt wird. Dafür wird der rückwärts gefundene Pfad von der wahrscheinlichsten Ausgabevariablen zur einflußreichsten Eingabevariablen ausgegeben.

Ergebnisse

Wichtig für das Anwendungsgebiet der Medizin ist, daß qualitative und quantitative Merkmale gleichermaßen verwendet werden können. In dem von Gallant (1988) beschriebenen System ist dies nicht der Fall. Dort finden aus schließlich binäre Merkmale Anwendung.

Ein entscheidender Vorteil dieses Systems ist, daß an Hand von Beispielfällen die quantitativen Ausprägungen der Verbindungen gelernt werden können. Es ist nicht erforderlich, explizite Regeln mit quantitativen Parametern vorzugeben. Dies bedeutet einen wesentlich geringeren Aufwand zur Initialisierung der Wissensbasis als dies bei Expertensystemen der Künstlichen Intelligenz der Fall ist. Die Definition der Netzstruktur, also der Verbindungen, bereitet keine prinzipiellen Schwierigkeiten, da, wie gesagt, das qualitative Wissen leicht faßbar ist.

Ein weiteres Ergebnis ist, daß die von der Erklärungskomponente produzierten Regeln, den unbewußt angewandten Regeln der Radiologen weitgehend entsprechen. Somit können sie weniger spezialisierten Radiologen als Entscheidungshilfe an die Hand gegeben werden.

Für konnektionistische Systeme ist bisher keine Bewertung der Konzepte bekannt. In Systemen der Künstlichen Intelligenz sind vorwiegend heuristische Maße definiert, die jedoch etwas unbefriedigend sind, da sie nicht auf der Wahrscheinlichkeitstheorie beruhen. Die in dem realisierten strukturierten konnektionistischen Netzwerk verwendeten Sicherheitsfaktoren sind zur Zeit ebenfalls heuristische Maße, es ist jedoch geplant eine wahrscheinlichkeitstheoretisch fundierte Bewertung von Konzepten zu realisieren.

Literatur

Behrens, S.
Diagnostik gruppierter Mikroverkalkungen mit Mammographie und Methoden der Bildanalyse.
Dissertation, Universität Heidelberg 1990 und
Technical Report 33/1990, Deutsches Krebsforschungszentrum, Abt. Medizinische und Biologische Informatik, Heidelberg 1990

Gallant, S. I.
Optimal Linear Discriminants.
IEEE Proc. of the 8th ICPR (1986) 849-852

Gallant, S. I.
Connectionist Expert Systems.
Communications of the ACM 31 (1988) 152-169

Lanyi, M.
Diagnostik und Differentialdiagnostik der Mammaverkalkungen.
Springer Verlag, Berlin Heidelberg New York Tokyo 1986

Lanyi, M.
persönliche Mitteilung am 28.3.90 in Gummersbach

EINSATZ EINES KOMMERZIELLEN EXPERTENSYSTEMS IN DER IMMUNHISTOLOGISCHEN DIAGNOSTIK MALIGNER LYMPHOME[*]

V. Loy, F. Dallenbach, H. Bentlage, H. Stein

Institut für Pathologie, Universitätsklinikum Steglitz
Freie Universität Berlin, Hindenburgdamm 30, 1 Berlin 45

Einleitung:

Die Diagnostik maligner Lymphome richtet sich heute nicht mehr ausschließlich nach der konventionellen Tumormorphologie, sondern zunehmend auch nach der Immunhistologie. Dabei werden mit einer sich laufend ändernden Auswahl von Antikörpern am histologischen Schnitt bekannte und unbekannte Antigene im Tumorgewebe dargestellt. Das charakteristische Färbemuster für die verschiedenen Diagnosen, bezogen auf die Zahl der Antikörper, ist bisher nur in groben Zügen bekannt. Unter den einzelnen Antikörpern besteht eine große Redundanz, laufend kommen neue Antikörper hinzu. Rein rechnerisch kann man von nahezu 1000 Färbemustern ausgehen, bezieht man die durchschnittliche Zahl der eingesetzten Antikörper auf die Zahl der möglichen Diagnosen. Dieser auch für einen erfahrenen Morphologen komplexe Sachverhalt im Einzelfall legt die Vermutung nahe, daß überwiegend nur bekannte Muster identifiziert und reproduziert werden und daß die Redundanz verschiedener Antikörper kaum noch erkannt wird. Es wurde deshalb ein kommerzielles Expertensystem (ES) eingesetzt, um zu prüfen, ob damit allein an Hand der immunhistologischen Färbeergebnisse Diagnosen

---

[*] Gefördert von der DFG (Lo 415/1-1)

reproduzierbar sind und ob neue Muster sowie Redundanzen unter den Antikörpern erkannt werden.

Expertensysteme arbeiten mit Entscheidungsbäumen und/oder basieren auf einer Mustererkennung (Übersicht bei [1]). Für die Lymphomdiagnostik erschien die Mustererkennung naheliegend. Der Pathologe stellt die Diagnose zwar überwiegend anhand konventionell-morphologischer Kriterien, in die Beurteilung fließen aber zunehmend und mit zum Teil entscheidender Bedeutung immunhistologische Färbemuster ein. Für Entscheidungsbäume in der immunhistologischen Diagnostik fehlt das Grundwissen demgegenüber weitgehend. Weitere ES wurden von der Arbeitsgruppe aus Zeitgründen bisher nicht untersucht.

Fragestellung, Material und Methoden:

Ein kommerzielles ES ("AUTOKLAS"[1], Firma Dr. Schindler + Partner, D6541 Riesweiler), das auf Mustererkennung basiert und zusätzlich Entscheidungsbäume integrieren kann, wurde mit der Fragestellung geprüft: 1. Kann das ES *allein aufgrund des Färbemusters* zu einer Diagnose führen? 2. Erkennt das ES neue Muster? 3. Können Redundanzen unter den Antikörpern aufgedeckt werden? 4. Kann das ES den weniger Erfahrenen in der immunhistologischen Diagnostik leiten? Vorversuche mit dem ES zeigten, daß die Angaben in den Färbeprotokollen qualitativ zu unscharf waren, um allein durch eine Mustererkennung eine Diagnose zu erhalten. Mit Hilfe hierarchisch gegliederter Leitantikörper wurden die malignen Lymphome deshalb nach dem Prinzip des Entscheidungsbaumes in verschiedene Klassen geteilt: Sie enthalten eine oder mehrere Entitäten, die daraufhin in weiteren Wissensbasen (WB) analysiert werden. Auf diese Weise entstanden WB, in denen die Merkmalsausprägung ausreichend eindeutig war, um entweder zu *einer* Entität zu gelangen oder aber festzustellen, daß die Merkmalsausprägung aller Klassen dieser WB so stark übereinstimmte, daß eine Trennung allein mit Hilfe des Färbemusters nicht gelang. Für den Aufbau der WB wurden 24 Merkmale 180 retrospektiver Fälle von 14 Lymphomentitäten erfaßt. Ausgewählt wurden Fälle mit möglichst vielen bekannten Merkmalen und eindeutiger Diagnose, d.h. keine Grenz- oder Sonderfälle. Dennoch waren bei 70% der Fälle die Färbeergebnisse unvollständig. Da aber das ES nicht nur mit Mustererkennung, sondern auch mit Entscheidungsbäumen arbeitet, wurden nicht alle Merkmale benötigt, und die vorhandenen Daten reichten aus, um eine Klassifizierung zu ermöglichen. Getestet wurde das ES anhand weiterer 190 (retrospektiver) Fälle, die nicht zum Aufbau von WB verwendet wurden. Die Daten wiesen ebenfalls qualitative Mängel auf: In nur knapp 16% der Fälle war das Färbeprotokoll vollständig. In 47% war die Diagnose des Pathologen mehrdeutig.

Ergebnisse:

Von den 190 Testfällen wurden durch den beurteilenden Pathologen 101 "sicher" einer und 82 "möglicherweise" *auch* einer weiteren der 14 Entitäten zugeordnet. 7 blieben weitgehend unklassifiziert. Von den 101 Fällen ordnete das ES 36 "sicher", 27 "wahrscheinlich" und 32 "möglicherweise" derselben Entität wie der Pathologe zu (94%), 5 einer anderen, 1 war nicht klassifizierbar. Von den 82 Fällen ordnete das ES 15 "sicher", 10 "wahrscheinlich" und 2 "möglicherweise" der ersten diagnostischen Alternative des Pathologen zu (33%). In 25 Fällen waren beide Diagnosen gleichrangig (30%). 5 wurden "sicher", 7 "wahrscheinlich", 13 "möglicherweise" der zweiten diagnostischen Alternative (30%), 4 einer anderen Entität zugeordnet, 1 blieb unklassifizierbar. Von den 7 unsicheren Fällen ordnete das ES nur einen Fall "möglicherweise" der gleichen Entität wie der Arzt zu, 5 einer anderen. 1 Fall war nicht klassifizierbar. "Sicher" heißt, das Färbemuster ist mit dem eines schon klassifizierten Falles identisch, "wahrscheinlich", das Färbemuster weicht von allen bekannten ab, läßt sich aber einer Entität mit größerer Wahrscheinlichkeit als anderen zuordnen. Als "möglich" wurden Zuordnungen interpretiert, wenn Entitäten einer Klasse mit gleicher Wahrscheinlichkeit aufgeführt wurden. Die Entscheidungsvorschläge des ES waren von den beteiligten Pathologen in allen Fällen nachvollziehbar, auch wenn im Einzelfall von ihnen aufgrund zusätzlicher, z.T. höhergewichteter Parameter andere Diagnosen favorisiert wurden.

Aus diesen Daten geht hervor, daß das ES *allein* aufgrund des Färbemusters in 91% mit der Diagnose des Pathologen übereinstimmt. Allerdings werden von diesen 91% nur 32% direkt einer bestimmten Entität zugewiesen, während die weiteren 68% entweder nur mit großer Wahrscheinlichkeit einer Entität, oder auch nur einer Sammelgruppe zugeordnet werden, die allein aufgrund des Färbemusters nicht weiter zu trennen ist. In 14 Fällen (7%) kommt das ES zu einer anderen Diagnose als der Pathologe. In 5 dieser Fälle war die Diagnose des Pathologen selbst sehr unsicher, bei den anderen wurde die Diagnose vor längerer Zeit gestellt, als die Lymphomklassifikation von der heutigen z.T. abwich.

Redundanzen wurden von dem ES bei 2 Antikörpern (S-HCL1, HD37) erkannt. Zwar konnten bisher noch keine neuen Muster aufgedeckt werden, immerhin aber ließ sich die Bedeutung eines Antikörpers für die verschiedenen Muster besser charakterisieren (S-HCL3).

Diskussion:

Der Einsatz von Expertensystemen in der praktischen Medizin ist nach wie vor umstritten[3,4]. Eine Diagnose läßt sich in den meisten Fällen zwar deduktiv theoretisch rekonstruieren, praktisch wird sie aber in der Regel von individuellen Momenten des Untersuchers und des jeweiligen Falles geprägt. Beide sind kaum zu operationalisieren. Bei eindeutigen Symptomen ist ein ES überflüssig, bei komplexen Erkrankungen fehlt oft das Grundwissen oder fehlen ausreichend sichere Parameter. Da gewebliche und zelluläre Strukturen, wie zum Beispiel Zell- und Kernform, Gewebsarchitektur, gewebliche Zusammensetzung und Interdependenz sowie

Färbemomente kaum objektiv klassifiziert werden können und die meisten Versuche in dieser Richtung nur mehr schlecht als recht optische Engramme kolportieren, ohne sie tatsächlich zu objektivieren, erscheint es naheliegend gerade im morphologischen Bereich, den Einsatz eines ES zunächst auf eine Methode zu beschränken, die erwartungsgemäß einfache, eindeutige und reproduzierbare Parameter liefert, wie z.B. die Immunhistologie. Prämisse ist dabei, daß ein Antikörper ein typisches oder sogar spezifisches Antigen erkennt, daß die Reaktion als klar faßbares ja/nein Ereignis endet und die Färbungen vom Labor stereotyp durchgeführt werden.

Die Ergebnisse der Untersuchung des vorgestellten, kommerziellen ES bestätigen die Erwartungen weitgehend. Soweit Färbemuster bisher eindeutig und klar definiert, d.h. bestimmten malignen Lymphomen zugeordnet sind, kann das ES diese Zuordnung reproduzieren. Enthält die Definition einer Entität aber neben dem Färbemuster auch konventionell-morphologische Parameter, dann reicht die Zuordnung durch ES nur soweit, wie die im Färbemuster enthaltene Information. Vorläufige Untersuchungen zeigten, daß eine weitergehende Zuordnung möglich ist, wenn in die WB konventionell-morphologische Parameter aufgenommen werden. Voraussetzung für den Einsatz des ES ist allerdings eine korrekte Auswertung der immunhistologischen Färbung, was in manchen Fällen ebenso schwierig oder gar schwieriger sein kann als die Klassifikation selbst, besonders dann, wenn die eigentlichen Tumorzellen von präexistenten oder reaktiven lymphoiden Zellen kaum zu unterscheiden sind. Dieses Niveau der Expertise kann das System naturgemäß nicht erreichen. Unvollständige Färbereihen schränken die Musteridentifikation ein, während der Pathologe, einmal seiner Beurteilung sicher, auf die Vollständigkeit der Färbungen (aus welchen Gründen auch immer) verzichtet. Soweit der in der Diagnostik der Lymphome weniger Erfahrene aber in der Lage ist, immunhistologische Färbungen korrekt auszuwerten, kann er entsprechend den vorgestellten Ergebnissen sehr wohl von dem ES geleitet werden und von den "Erfahrungen" des Systems profitieren. Darüber hinaus bietet das System Hilfestellung dabei, die Vielzahl von Antikörpern auf Redundanzen zu prüfen und eventuell auftretende neue Muster zu erkennen. Es wird dadurch möglich, Färbungen einzusparen und auf diese Weise die Routinearbeit zu rationalisieren.

Literatur:

1. Clancey, W.J. und Shortliffe, E.H.: Readings in medical artificial intelligence. The first decade. Addison-Wesley Publ. Com. 1984.
2. Schindler, W.:Programmpaket AUTOKLAS (Automatische Klassifikation/ Mustererkennung). In: C.O. Köhler: Med. Dokumentation und Information, Band 1, IV-6, S. 1 - 38. ECOMED, Landsberg 1983.
3. Lancet, Editorial: Computer-assisted diagnosis. Lancet ii:1371 (1989).
4. Sutton, G.C.: How accurate is computer-aided diagnosis? Lancet ii: 905-908 (1989).

IntKons - ein wissensbasiertes System zur Unterstützung des Arztes bei der Befunderhebung zur präoperativen Risikoabschätzung aus kardiologischer Sicht

K. P. Maag[1], E. Erdmann[2]

1) Institut für medizinische Informationsverarbeitung, Biometrie und Epidemiologie
2) Medizinische Klinik I der Universität München, Klinikum Großhadern
Ludwig-Maximilians-Universität München, FRG

Zusammenfassung

Beschrieben wird ein wissensbasiertes System zur Unterstützung des Arztes bei der Befunderhebung zur präoperativen Risikoabschätzung aus kardiologischer Sicht. Es werden Grundelemente der angestrebten Kommunikationsstruktur für wissensbasierte Systeme, die sich sowohl in der medizinischen Problematik, wie auch in den verwandten Repräsentations- und Inferenzmechanismen unterschieden, aufgezeigt. Darüber hinaus werden Aspekte der Einbindung wissensbasierter Systeme in ein Klinikkommunikationssystem erörtert.

Einführung

In nahezu jeder Klinik hat sich durch eine immer weitergehende Spezialisierung der einzelnen medizinischen Disziplinen ein interdisziplinärer Wissenstransfer in Form von Konsiliarien etabliert. Konsiliarien sind Ärzte aus den verschiedenen medizinischen Fachrichtungen die gutachtlich zu spezifischen, ihr Fachgebiet betreffenden, Problemen eines Patienten herangezogen werden.
Dieser Konsiliardienst ist arbeits- und zeitaufwendig. Zum Teil ist er auch ineffizient, wenn notwendige Befunde zur Beurteilung fehlen, Voruntersuchungen notwendig wären, oder das Problem auch trivialerweise von dem behandelndem Arzt hätte gelöst werden können.
Insbesondere im Bereich der präoperativen Diagnostik, wo in der Regel ein Internist zur Abschätzung des patientenspezifischen operativen Risikos herangezogen wird, ist die resultierende Belastung hoch.

Das System IntKons

IntKons - Internistischer Konsiliarius - ist ein unter diesen Gesichtspunkten entstandenes wissensbasiertes System. Es soll, zunächst beschränkt auf einen Teilbereich, dem Bereich kardialer Risikofaktoren, den Chirurgen bei der ohnehin notwendigen Anamnese unterstützen.

Aufgaben des Systems sind die

- Unterstützung einer problemspezifischen, alsbald die Relevanz der eingegebenen Befunde erkennenden Anamnese und die

- Sicherstellung, daß alle notwendigen Vor- und Zusatzuntersuchungen zur Beurteilung eines vermeintlichen Operationsrisikos verfügbar sind und damit der hinzugezogene Internist einen vollständigen, d. h. beurteilbaren Befund erhält

Der untersuchende Arzt erhält dabei

- eine Liste der Probleme und Problemkonstellationen, wobei pathophysiologische Zusammenhänge nach Möglichkeit aufgezeigt werden,

- Hinweise auf mögliche Arzneimittelinteraktionen und

- ein quantitatives Maß des potentiellen Operationsrisikos definierter Risikofaktoren und bestimmter Befundkonstellationen. Das dem Patienten zurechenbare Operationsrisiko wird hierbei über den multifaktoriellen Goldman-Index berechnet.

Die Zielsetzung des Systems ist somit primär in einer Ökonomisierung des Aufwandes für den Konsiliardienst zu sehen und nicht in dessen Ersatz.

Implementationsaspekte

Ein Demonstrationsprototyp wurde auf einer XEROX Lisp-Maschine entworfen. Für den Einsatz auf der Station wurde dieser auf einen PC in Common Lisp mit der Entwicklungsumgebung GoldWorks II übertragen und im Hinblick auf die Benutzeroberfläche und Datenhaltungskomponenten neu gestaltet. Die Datenhaltung von Patientendaten und Arzneimittlelisten (Handelsnamen, Wirkstoffe und Wirkstoffgruppen) ist momentan unter dem Datenbanksystem DBase realisiert.
Hierarchisch strukturierte Frames und Attribute definieren das terminologische und taxonomische Wissen, Regeln das deduktive Wissen.
Die Programmarchitektur wird durch verschiedene, unabhängige Wissensdomänen bestimmt. Diese sind als unabhängig in dem Sinne zu betrachten, daß jede Domäne physikalisch separat gespeichert ist und zur Laufzeit ihre eigene Agenda verwaltet. Über Metaregeln werden die Domänen abhängig von Übersichtsfragen aktiviert

Kommunikationsstrukturen für wissensbasierte Systeme

Es werden weitere konsiliarische Systeme zu anderen spezifischen Problembereichen entstehen. Daneben werden andere wissensbasierte Systeme von verschiedenen Gruppen innerhalb der Klinik mit den unterschiedlichsten Schwerpunkten entwickelt werden. Dabei wird es unvermeidlich sein, daß hierbei auch die unterschiedlichsten Tools verwandt werden.

Um eine Kommunikation der heterogenen Wissensbasen durch den Austausch von Fakten und Befunden zu gewährleisten, ist auf dieser Ebene eine einheitliche Syntax und Semantik notwendig. Diese wird durch ein gemeinsames Variablen- oder Merkmalsverzeichnis vorgegeben, in dem all jene medizinischen Merkmale notiert sind, die frei kommunizierbar sind und von jeder Wissensbasis gleichermaßen interpretiert werden.

Das Merkmalsverzeichnis wird herangezogen, um über einen, für ausgewählte Tools in die Wissenskomponente eingebundenen, Pre- Compiler die Wissensbasen auf ihre Konsistenz hin zu überprüfen.

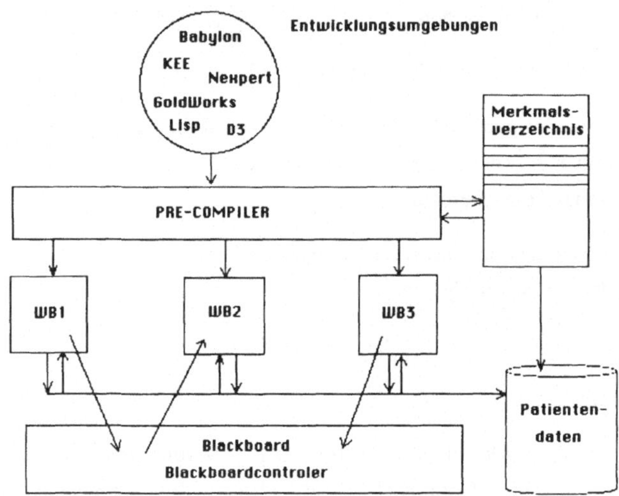

Wird, wie beabsichtigt, das Ganze mit einer Datenstruktur unterlegt, deren Daten als aktive Werte andere Prozesse aufrufen, ist die Möglichkeit geschaffen, auch Kommunikationsstrukturen zwischen unterschiedlichen wissensbasierten Systemen aufzubauen. Diese Struktur entspricht den bekannten und hinlänglich beschriebenen Blackboard-Modellen.

Aspekte der Integration in ein Klinikkommunikationssystem

Daß eine Integration wissensbasierter Systeme in ein vorhandenes oder aufzubauendes Klinikkommunikationssystem notwendig ist, um die Akzeptanz solcher Systeme zu erhöhen, wenn nicht überhaupt hierdurch ihre Nutzung zu gewährleisten, braucht an dieser Stelle sicher nicht betont zu werden.

Dies beinhaltet unter anderem, daß

* Daten aus vorhandenen Datenbeständen wissensbasierten Systemen automatisch zur Verfügung gestellt werden und nicht, wie noch häufig der Fall, neu eingegeben werden müssen, daß

- die Benutzeroberflächen der verschiedenen Systemen an einem verbindlichem Standard ausgerichtet werden, und die

- Systeme nicht nur passiv durch den Benutzer, sondern auch durch Änderung, beziehungsweise Ergänzung von Patientendaten aktiviert werden können.

Angesprochen werde soll hier ein bisher wenig oder kaum diskutierter Aspekt. - Wie können bei einer routinemäßigen Nutzung von wissensbasierten Systemen Schlußfolgerungen nachvollzogen werden, beziehungsweise was ist hierzu erforderlich unter der Prämisse, daß Patientendaten und Expertensysteme einem ständigem Wandel unterworfen sind ?

Notwendig ist, daß

- alle relevanten, nicht unmittelbar ableitbaren Merkmale mit einem Zeitstempel versehen abgespeichert werden und

- es die Möglichkeit geben muß, für jedes System den Startzeitpunkt beliebig zu wählen - im Sinne von: welche Aussage ist über die bis zum 4.6.90 bekannten Befunde gemacht worden.

Darüber hinaus aber auch, daß die Rekonstruktion von Wissensbasen, beziehungsweise deren Schlußfolgerungen, zu definierten Zeitpunkten aus zwingenden rechtlichen Erwägungen gewährleistet sein muß. Dies bedeutet, will man nicht jeden Reasoning-Prozess explizit dokumentieren, daß neben zeit- oder verlaufsorientierten Datenbanken eben solche auch für Methoden, d.h. Methodenbanken, existieren müssen, die die Entwicklung des Systems über die Zeit festhalten.

Literatur:

J. Anderson: "Data Dictionaries - a way forward to write meaning and termoinology into medical information systems", in *Methods of Information in Medicine* **25**, Schattauer Verlagsgesellschaft 1986: 137 - 138

R. Engelmoore, T. Morgan: "Blackboard Systems", New York, Addison Wesley Publishing Company, 1988

E. Erdmann: "Präoperative Therapie bei Herzinsuffizienz und Rhythmusstörungen", in E. Rügheimer, T. Pasch: "Vorbereitung des Patienten zur Anästhesie und Operation", Berlin, Springer Verlag, 1988

L. Goldman et al.: "Multifactorial index of cardiac risk in noncardiac surgical procedures", in *The New England Journal of Medicine* **297** (1977) 16: 845 - 850

L. Goldman: "Assesment of the patient with known or suspected ischaemic heart disease for noncardiac surgery", *Br. J. Anaesth.*, 1988, 38 - 43

R. Linnarson, O. Wigertz: "The Data Dictionary - a controlled vocabulary for integrating clinical databases and medical knowledge bases", in *Methods of Information in Medicine* **28** 1989: 78 - 85 Schattauer Verlagsgesellschaft

Ove B. Wigertz, Paul D. Clayton, Peter J. Haug, T. Allan Pryor: "Expert system knowledge transfer", in *Expert Systems and Decision Support in Medicine* **36**, Hannover: Springer Verlag 1989: 371 - 377

PRÄOPERATIVE THERAPIESIMULATION AM BEISPIEL DER HÜFTGELENKCHIRURGIE

P.C. Müller , O.J. Grolle, D.-P. Pretschner
Institut für Medizinische Informatik
Universität Hildesheim

Marienburger Platz 22, D-3200 Hildesheim

1. Einleitung

Es wird ein System zur Operationsplanung und -simulation vorgestellt , das zur Zeit am Institut für Medizinische Informatik an der Universität Hildesheim entwickelt wird. Partner bei diesem Projekt sind Dr. Nerlich von der Unfallchirugischen Abteilung der Medizinischen Hochschule Hannover und Dr. Lindner vom Institut für Röntgendiagnostik und Nuklearmedizin am Städtischen Krankenhaus Hildesheim. Ziel des Projektes ist es, dem Chirurgen ein System zur Verfügung zu stellen, das ihm die Planung von Hüftgelenksoperationen erleichtert. Die Operation soll am Bildschirm simuliert werden. Simulierbare Operationen sind sowohl Osteotomien als auch die Implantation von Standardprothesen. Bei einer Osteotomie wird der Oberschenkelknochen (Femur) oder der Hüftknochen zerteilt und neu zusammengesetzt, so daß sich eine verbesserte Stellung des Femurkopfes zur Gelenkpfanne ergibt. Eine Implantation einer Prothese erfordert das Entfernen des Femurkopfes, der durch eine Prothese ersetzt wird. Diese wird im Oberschenkelschaft verankert .

2. Dreidimensionale Darstellung der Knochen

Das herkömmliche Planungsverfahren bei Hüftgelenksoperationen basiert auf zweidimensionalen Projektionen (Röntgenbildern). Der Arzt hat in diesem Fall keine Information über den räumlichen Aufbau des Gelenks. Die dreidimensionalen Auswirkungen einer Operation, z.B. einer Osteotomie, die mit Hilfe zweidimensionaler Projektionen geplant wurde, können nur aufgrund der Erfahrung des Chirurgen abgeschätzt werden. Das vorzustellende System arbeitet mit dreidimensionalen Computertomographischen Röntgenschichtbildern (CT), um räumliche Informationen zur Verfügung zu stellen. Die relevanten Daten aus diesem Datensatz, in unserem Fall die Knochen, müssen zu einen dreidimensionalen Objekt rekonstruiert und visualisiert werden. Dieses Objekt wird vom Chirurgen interaktiv manipuliert.

Als Ausgangsdaten liegen transversale CT-Schichtbilder der Größe 512*512 Pixel mit einer Auflösung von zwölf Bit pro Pixel vor (Abb. 1). Diese Schichten werden in äquidistanten Abständen von zwei Millimetern aufgenommen. Aufnahmegerät ist ein Somatom Plus (Fa. Siemens) im Städtischen Krankenhaus Hildesheim. Von dort werden die Rohdaten über Magnetband zum Institutsrechnernetz transferiert und auf einer Graphik-Workstation (Stellar SuperGraphiks-Computer) visualisiert. Zur dreidimensionalen Darstellung wird am Institut bereits vorhandene Software (AVS = Application Visualization System der Fa. Stellar) verwendet. Da sich Knochengewebe in CT-Aufnahmen durch hohe Grauwerte vom umgebenden Gewebe abhebt, ist ein Threshholding-Verfahren zur Detektion der entsprechenden Regionen ausreichend. Die Grenzen des Knochenbereiches werden trianguliert und als schattierte Oberflächen dargestellt. Das entstandene Objekt ist interaktiv am Bildschirm bewegbar, so daß sich der Chirurg beliebige Ansichten des Gelenks anzeigen lassen kann.

Eine Prothese, deren Oberfläche ebenfalls aus CT-Schichtbildern gewonnen wird, kann interaktiv dem gleichzeitig dargestellten Becken dreidimensional überlagert werden. Der Chirurg kann mit Hilfe von Schnitten durch beide Objekte überprüfen, ob die Prothese zum Patientenbecken paßt, oder ob ein anderes Modell gewählt werden muß.

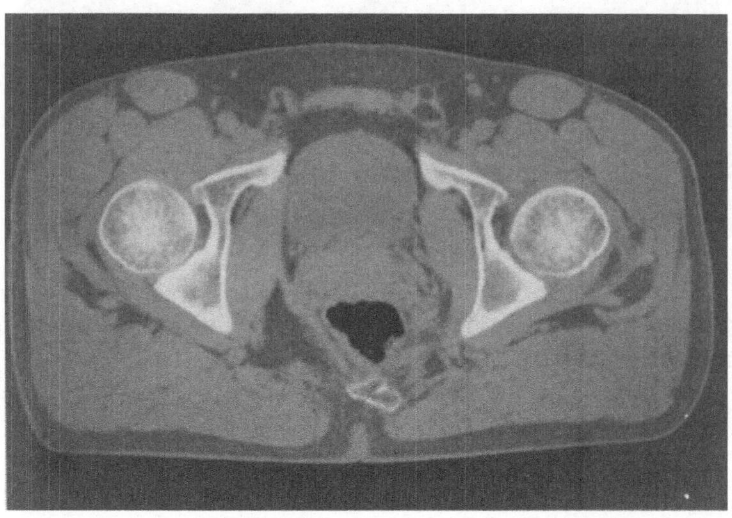

Abb. 1: CT-Schichtbild eines Beckens

3. Segmentierung

Um eine Operation simulieren zu können, müssen Femur und Acetabulum als getrennte Objekte vorliegen, da bei der Implantation einer Prothese der Femurkopf entfernt und durch eine Prothese ersetzt werden muß. Im Fall einer Osteomie soll die Stellung des Femurkopfes zum Acetabulum verändert werden.

Der Gelenkspalt ist über Schwellwerte allein nicht zu lokalisieren, da die Grauwerte von Knochen und Gelenkspalt sich besonders in pathologischen Fällen kaum oder gar nicht unterscheiden. Daher wurde ein Verfahren zur automatischen Segmentierung des Femurs vom Hüftknochen entwickelt. Es basiert auf einem Kantenfindungsoperator und maskiert den Femur wissensbasiert aus dem Gesamtdatensatz [MUE 90].

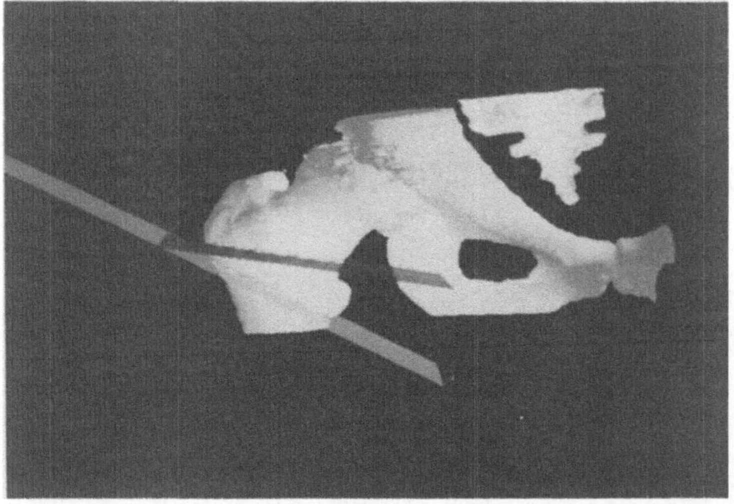

Abb.2: Simulation einer varisierenden Osteotomie: Die Ebenen kennzeichnen die Schnittflächen

4. Schnittoperation

Die in einer Operation verwendeten Instrumente wurden auf eine Ebene abgebildet, mit der beliebige planare Schnitte zur Teilung eines Objekts möglich sind. Nach der Segmentierung liegen zwei getrennte Objekte vor, die beide durch mehrere planare Schnitte zerteilt werden können (Abb. 2). Durch Entfernen eines keilförmigen Stückes des Femurschaftes kann der Chirurg eine Osteotomie simulieren.

5. Zusammenfassung

Das vorgestellte System verhilft dem Chirurgen durch die dreidimensionalen Rekonstruktionen zu einer besseren Vorstellung über das Operationsgebiet. Durch die beschriebenen Werkzeuge können sowohl Prothesenimplantationen (Abb.3) als auch Osteotomien (Abb.2) simuliert werden, wodurch der Chirurg seine Vorgehensweise für die reale Operation exakter planen kann. Die notwendige Trennung des Femurs vom Hüftknochen verschafft dem Chirurgen außerdem zusätzliche Informationen über die Gelenkinnenflächen. Im Vergleich zum herkömmlichen Planungsverfahren bietet das System dem Chirurgen das dreidimensionale Bild des pre- und postoperativen Zustands des zu untersuchenden Gelenks.

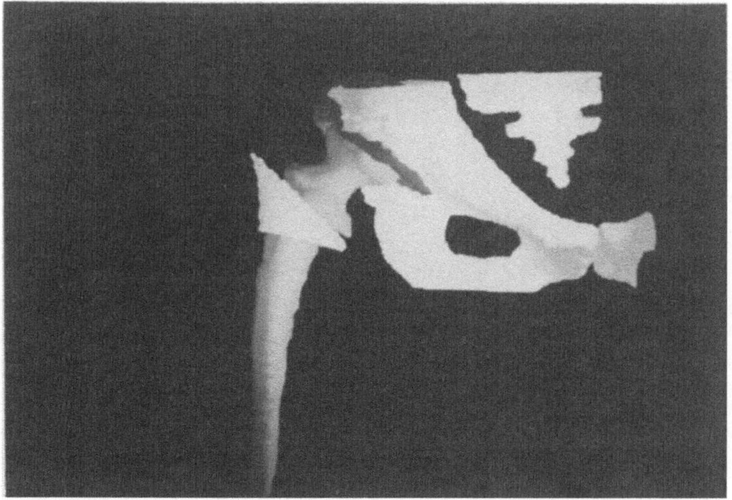

Abb. 3: Simulation einer Prothesenimplantation
Der Femur wurde entfernt und durch eine Endoprothese ersetzt

Literatur

[BAL 82] Ballard, D.H., Brown, C.M. : Computer Vision,
Prentice-Hall, Englewood Cliffs, New Jersey, 1982

[FRO 88] Frommhold, W. & Gerhardt, P. (Hrsg.) : Erkrankungen des Hüftgelenks,
Thieme, Stuttgart, 1988

[MUE 90] Müller, P.C., Grolle, O.J., Pretschner, D.P. : Präoperative Therapiesimulation in der
Hüftgelenkchirurgie, Tagungsband der 20. Jahrestagung der Gesellschaft für Informatik
Springer-Verlag, Berlin (in Vorbereitung)

[MUR 87] Murphy, S.B. et al.: Simulation of orthopaedic reconstructive surgery,
Computer Assisted Radiology. Springer-Verlag, Berlin (s.411-412), 1987.

[MUR 89] Murphy, S.B. et al.: Simulation of Osteotomy Surgery about the Hip Joint,
Computer Assisted radiology. Springer-Verlag, Berlin, (s.829-832), 1989.

[PRA 78] Pratt, W.K. : Digital Image Processing, Wiley & Sons, New York, 1978

[SCH 79] Schneider, R. : Die intertrochantere Osteotomie bei Coxarthrose
Springer, Berlin, 1979

Modellierung der Steuerungsmechanismen im Darmepithel

Hans Jürgen Baur[•], Hans Peter Meinzer[•], Ronald Bär[•] und Bengt Sandblad[+]

[•] Deutsches Krebsforschungszentrum Heidelberg
Abteilung Medizinische und Biologische Informatik (Leitung: Prof. Dr. C.O. Köhler)
Im Neuenheimer Feld 280, 6900 Heidelberg, BRD

[+] Section of System Analysis, Uppsala University Computing Center, Uppsala, Schweden

Zusammenfassung
Es wird ein objektorientiertes Simulationsmodell der intestinalen Darmkrypte vorgestellt, mit dem die komplexen Steuerungsmechanismen im Darmepithel modelliert werden können. Dabei wird das zu untersuchende biologische Objekt in seine Grundprozesse ('basic tasks', hier Zellen) aufgespalten, die gemeinsam das komplexe biologische Verhalten ergeben. Es wurde ein Satz von Hypothesen über die Proliferationskontrolle im Dünndarmepithel formuliert und im Simulationsexperiment getestet. Das beobachtete Modellverhalten legt für die Regulation der Wiederherstellung des stabilen Gleichgewichts des intestinalen Zellverbandes nach einer cytotoxischen Störung ([3]) einen inhibitiven Kontrollmechanismus nahe.

1. Einleitung

Über biologische Systeme läßt sich zumindest folgendes sagen:

1. **Biologische Systeme sind komplex.**

    Die Zellen als Grundbausteine eines jeden biologischen Systems haben eine sehr komplexe innere Struktur. Die molekularen Vorgänge des Zellmetabolimsus oder der DNA Synthese zeigen eine Komplexität, die trotz Jahrzehnten intensiver Forschungsanstrengungen nicht vollständig erklärt werden kann. Auch das Phänomen der Zelldifferentiation ist aufgrund seiner Komplexität ein Gebiet intensiver molekularbiologischer Untersuchungen.

    Auf zell-externer Ebene trifft man auf eine weitere Welt der Komplexität: als ob sie wüßten, was sie zu tun haben, organisieren sich die Zellen zu funktionstüchtigen Geweben wie Epithelien oder anderen Organen. Wird das Gewebe beschädigt, reagiert der Zellverband hochgradig koordiniert mit dem gemeinsamen Ziel, die Gewebefunktion wiederherzustellen oder aufrechtzuerhalten.

2. **Biologische Systeme sind dynamisch.**

    In komplexen biologischen Systemen entstehen ständig Zellen neu, andere sterben ab. Der Zellverlust wird ausgeglichen durch Zellproliferation, es läßt sich eine hochdynamische und hochgradig geordnete Migration von den Zellproduktionsherden in Richtung zu den funktionalen Gewebeteilen, wo die Zellen nach Erfüllung ihrer 'Aufgabe' absterben, beobachten ('streaming tissue', vgl. z.B. [4]). Das Gleichgewicht zwischen Zellproliferation und Zellverlust hängt auch ab von der Vorgeschichte des Gewebes, z. B. chronische Bestrahlung. Zusammen mit mometanen Einflüssen wie Medikamente, Viren, etc. wird das zukünftige Verhalten des Gewebes (physiologische oder pathologische Funktion) bestimmt.

3. **Biologische Systeme kommunizieren**

    Auf Zellebene benötigt eine Zelle sicherlich einige Information über ihre lokale Umgebung (lokales Milieu). Die Konzentration bestimmter Stoffe oder ihre An- bzw. Abwesenheit beeinflußt die Funktion der Zelle, ihre metabolische Aktivität und nicht zuletzt den Zeitpunkt, wann die Zelle abstirbt. Auf Organebene tauschen Organe Informationen über das Lymph-, Blut- oder Nervensystem aus und beeinflussen auf diese Weise die Zellkinetik in einem bestimmten Zielorgan.

Um die Kontrolle über die Organisation und Dynamik solch komplexer Systeme zu verstehen, ist eine Vielzahl von Experimenten nötig. Da es nicht mölich ist, solche Systeme direkt im in vivo Experiment zu untersuchen, werden statische Daten wie Zellmigrationsraten und -geschwindigkeiten, Größe des proliferierenden Kompartiments (growth fraction) und proliferativer Status (Mitotic Index, Labelling Index) aus dem Gewebe gewonnen. Sie werden beschrieben, analysiert, evaluiert und interpretiert mit den klassischen Methoden der Statistik. Dabei geht jedoch viel Information über die Dynamik des Systems verloren. Mehr Einblick gewähren zum Beispiel Experimente, in denèn dem System eine reproduzierbare Störung von außen zugefügt wird und dann das Antwortverhalten in genügend kleinen Zeitabständen aufgezeichnet wird.

Nachdem alle erreichbaren und relevanten Informationen über das Systemverhalten durch zellkinetische Experimente gesammelt sind, muß eine Theorie (theoretisches Modell) entwickelt werden, die die beobachteten Phänomene erklärt. Dieses Modell wird dann mit computergestützten Überprüfungsmethoden analysiert.

2. Modellierung und Simulation

Das Modell eines realen Systems ist eine abstrakte, formale Repräsentation von Wissen über dieses System in einer Form, die dessen Analyse ermöglicht ([5]). Abhängig vom Zweck des Modellierungsvorgangs kann man ein Modell bezeichnen als

a) **deskriptives Modell,** das eine (statistische) Beschreibung eines Phänomens in Begriffen wie Verteilungsart, Mittelwert und Varianz der Verteilung etc. liefert, jedoch keine kausalen Zusammenhänge zwischen Eingangs- und Ausgangsgrößen formuliert;

b) **analytisches Modell,** das bekannte Zusammenhänge zwischen Ein- und Ausgangsgrößen in Richtung auf ein bestimmtes Systemverhalten retrospektiv und prospektiv untersucht (z.B. optimale Ressourcenauslastung in einem Industriebetrieb, Parameterschätzung etc.);

c) **exploratives Modell,** das versucht, unbekannte Ursache-Wirkungskonzepte in einem komplexen System der realen Welt zu formulieren, zu analysieren und somit Hypothesen darüber zu liefern, wie das reale System funktioniert.

Im Kontext dieses Beitrags werden explorative Modelle entwickelt, die dazu dienen, Hypothesen über die Mechanismen, die bei der Gewebereparatur nach Schädigung wirken, zu testen. Es soll hier ausdrücklich betont werden, daß mit der Methode der Computersimulation Hypothesen zwar nicht als wahr verifiziert werden können, falsche Hypothesen allerdings durch deduktive Falsifikation ([2]) ausgeschlossen werden können. Die verbleibenden Hypothesen, die nicht falsifiziert sind, bleiben als 'Kandidaten' für die Beschreibung der realen Mechanismen bestehen.

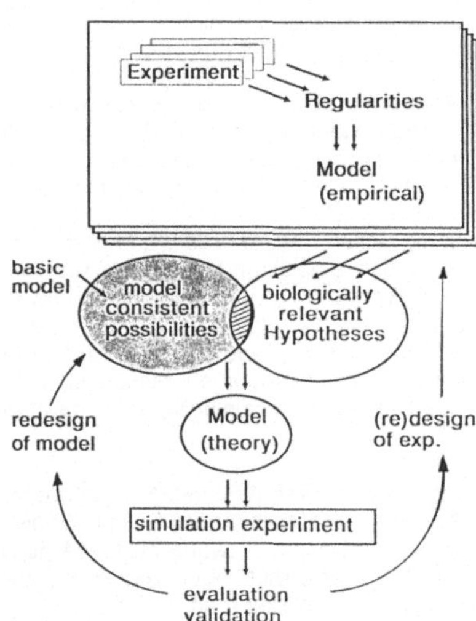

Abbildung 1: Modellierung biologischer Systeme

Der Modellierungprozeß ist in Abbildung 1 skizziert. Sein Hauptmerkmal ist der wiederholte Dialog zwischen dem biologischen Experten und dem Modellierer. Der Biologe mit seiner Erfahrung aus den Experimenten kennt alle 'Beobachtungsgrößen' über das reale System, der Modellierer wird bestrebt sein, die Modellparameter auf die Wichtigsten zu reduzieren. Auf diese Weise sollte gewährleistet sein, daß zum einen alle **relevanten Parameter** im Modell enthalten sind und zum anderen das Modell so minimal und transparent wie möglich ist, um legale Schlüsse vom Modell zurück auf das reale System zu erlauben (Interpretierbarkeit). Ein Modell, das so komplex wie das reale System ist, hat nur sehr geringen Erklärungswert.

Es zeigt sich, daß dieser ständige Dialog sehr nützlich für beide beteiligten Seiten ist. Zum einen wird das implizite Wissen des biologischen Experten (empirisches Modell) formalisiert und explizit dargestellt (theoretisches Modell), ohne das der Modellierungs- und Computerexperte kein legitimes Modell aufstellen könnte. Zum anderen wird der Biologe durch die Kenntnis modelltheoretischer Konzepte beim Design seiner Experimente maßgeblich beeinflußt.

Sehr wichtig ist die formale Sprache, in der das Modell formuliert ist. Häufig wird die Sprache der Wahl die Mathematik sein. Wenn das Modell einfach ist (d.h. wenige Parameter), gibt es in der Regel eine analytische Lösung, von der die entsprechenden Schlüsse gezogen werden können. Wie oben jedoch bereits beschrieben, neigen reale biologische Systeme zur Komplexität, sodaß eine einfache mathematische Repräsentation nicht geeignet bzw. nicht gerechtfertigt ist. Geringere Vereinfachung der biologischen Realität führt zu erweiterten, komplexeren Mathematischen Modellen. Komplexe numerische Methoden müssen zur Lösung angewandt werden. Je komplizierter das Modell wird, desto komplizierter wird seine mathematische Behandlung. Oft genug sind die Möglichkeiten der Mathematik erschöpft.

Zur Lösung dieses Dilemmas bietet sich ein objektorientierter Modellierungs- und Simulationsansatz an ([6], [10]). Bei dieser Art der Modellierung wird das System iterativ in Untersysteme unterteilt bis ein zweckmäßiger Detaillierungsgrad erreicht ist. Diese Untersysteme ('basic tasks' oder 'Atome') werden als individuelle Modellobjekte interpretiert, die miteinander kommunizieren und interagieren und damit das Verhalten des gesamten Gewebes bestimmen.

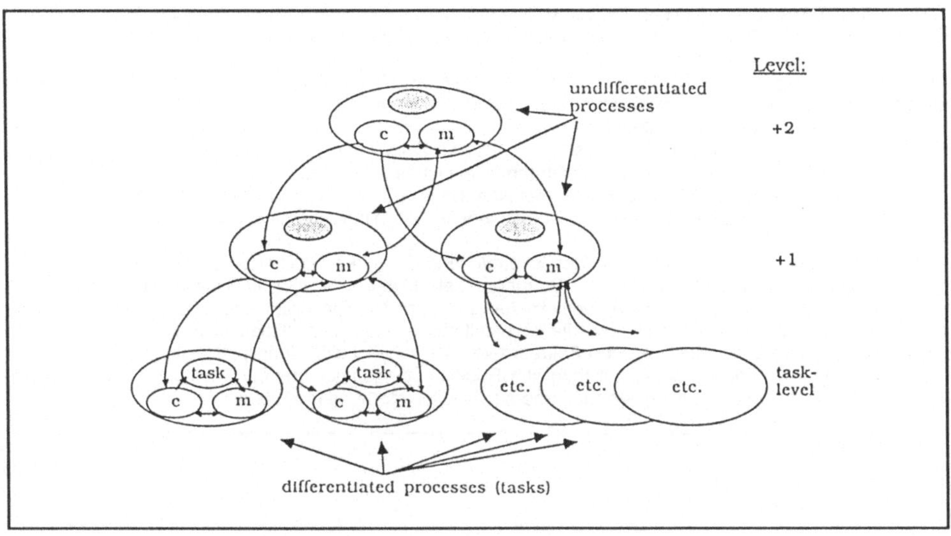

Abbildung 2: Objektorientierte Modellgrundstruktur (AML)

Jeder Prozeß ist definiert durch seinen
   a) **Prozeß-Algorithmus** (d.h. das "innere Programm" des Objekts) und seine
   b) **Management-Einheit** (bestehend aus Prozeß-Controller **C** und Prozeß-Monitor **M**). Der Prozeß-Monitor beobachtet alle relevanten Größen und das Prozeßverhalten. Der Controller reagiert darauf mit seinem Kontrollalgorithmus.

Über beliebige Kommunikationswege können die 'basic tasks' und die Pozesse höherer Ordnung relevante Information untereinander austauschen und organisieren auf diese Art das nach außen hin komplexe Systemverhalten.
In solch einem objektorientierten Modellierungsansatz sind Hypothesen über komplexe Kontrollstrukturen in den einzelnen, differenzierten Kontrollalgorithmen der Unterprozesse repräsentiert. Implementation neuer Hypotheser impliziert nicht das Aufstellen eines völlig neuen Modells, sondern nur das Ersetzen des einen Kontrollalgorithmus durch einen neuen. Das Basismodell wird dabei nicht verändert. Dies ermöglicht eine sehr effiziente Modellierungs- und Testumgebung.

3. Ein Simulationsmodell des Krypte-Villus-Systems

Die Krypte-Villus-Einheit der Mucosa des Dünndarms ist auf Grund einer hohen Erneuerungsrate sowie einer einfachen Geometrie für zellkinetische Studien besonders geeignet. Die Krypten bilden in diesem System die Zellproduzenten, nur hier finden Zellteilungen statt. Die für das Simulationsmodell relevanten Zelltypen werden unterschieden in nichtproliferierende reife bzw. reifende Zellen (Q="quiescent"), die den größten Anteil bilden, sowie in proliferierende Zellen in den unteren zwei Dritteln der Krypte. Diese werden wiederum unterteilt in Stamm- und Columnarzellen (S und P Zellen).
Die Stammzellen zeichnen sich durch zwei wichtige Eigenschaften aus:

   1. sie sind fest verankert in ihrer Position in der Nähe des Kryptenbodens,
   2. sie haben uneingeschränktes Teilungspotential.

Ihre Lokalisation ist sehr problematisch, da sie morphologisch nicht von den anderen proliferierenden Zellen unterscheidbar sind (vgl. z.B. [7]).
Von hier wandern die Zellen den Villus hinauf und teilen sich mehrmals, bevor sie differenzieren, ihre Funktion als resorbierende Zellen auf dem Villus erfüllen und dann ins Darmlumen abgestoßen werden.
Im Normalzustand wird ein Gleichgewicht zwischen Zellproliferation und Zellverlust angenommen ([8]).
Maße für die Proliferation sind im allgemeinen die Crypt- und Villuszellmasse, der positionsabhängige Mitose-Index (Wahrscheinlichkeit, an einer bestimmten Position in der Krypte eine in Teilung befindliche Zelle anzutreffen) und der Labelling-Index (Anteil DNA synthetisierender Zellen entlang einer

Kryptspalte). Die Erfassung dieser Indizes erfolgt durch longitutinales Aufschneiden der Krypte und Auszählung unter dem Mikroskop bzw. mittels hochauflösender Autoradiographie.

Aus diesen Basisbeobachtungen kann ein Grundmodell der Krypte abgeleitet werden ([1]). Annahmen, die das hier vorgestellte Grundmodell für die Simulation beinhalten, sind:
- die Krypte ist monoklonal
- die Krypte hat drei zellkinetisch bedeutsame Zelltypen (S-, P- und Q-Zellen)
- die Proliferationsfähigkeit der Stammzellen ist generationsgesteuert
- die Stammzellteilung ist unsymmetrisch (Stammzelle --> Stammzelle + Columnarzelle)
- die Proliferationsfähigkeit der Columnarzellen ist generationsgesteuert

Für eine Analyse der Funktionsweise der Kontroll- und Regelmechanismen der Zellproliferation sind Beobachtungen von Systemantworten auf Störungen sehr hilfreich. Im hier als Referenz benutzten Experiment wurden mit Hilfe des S-Phasen-spezifischen Zellgiftes Cytosin Arabinoside (araC) 80 Prozent der proliferierenden Kryptzellen getötet und die Kryptzellmasse, die Villuszellmasse und das Verhältnis der Anzahl der Krypten pro Villus über den Zeitraum von 18 Tagen ab Störung protokolliert ([3]). Aus dem Antwortverhalten werden Hinweise auf mögliche Rückkopplungsmechanismen vom funktionalen auf das zellproduzierende Kompartment gewonnen und als Arbeitshypothese formuliert.

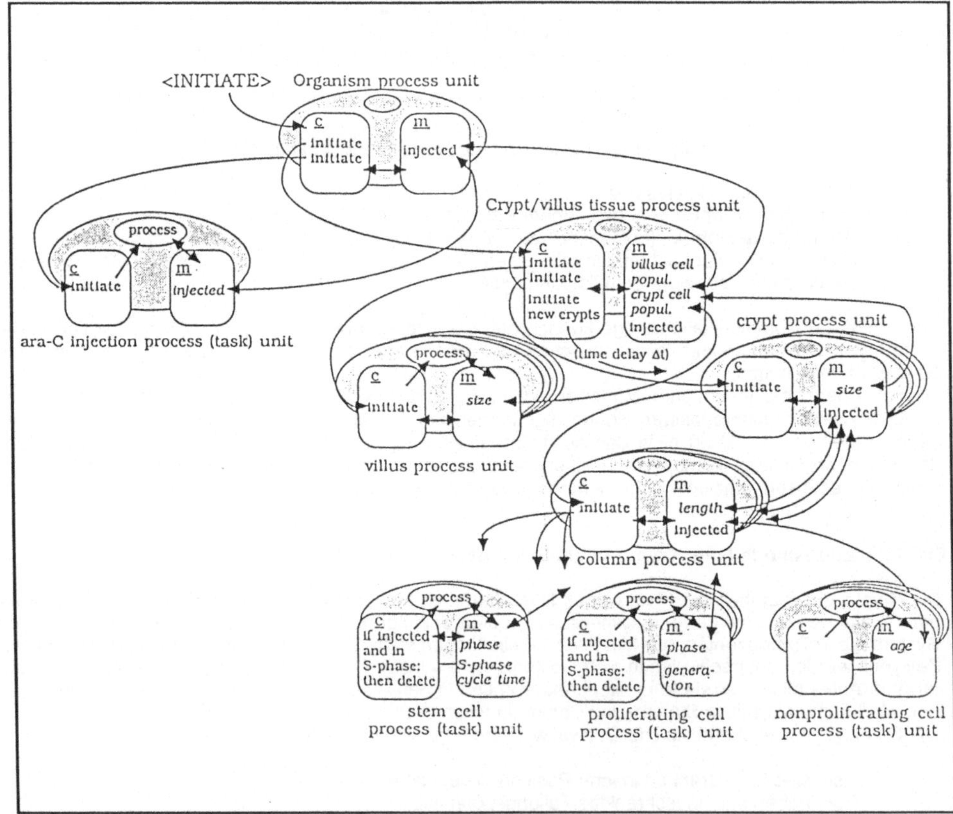

Abbildung 3: Modell des araC-Experiments in AML-Notation

Die Formulierung der Vorgänge während des araC-Experiments in der objektorientierten Modellierungssprache AML ([6], [10]) ist in Abbildung 3 dargestellt, wobei der Einfachheit und Übersichtlichkeit halber nur die relevanten Teile der Struktur gezeigt sind. In der Abbildung wird der Einfluß der ara-C-Injektion gezeigt, das Sterben der Zellen, die sich in der S-Phase befinden, die Veränderung der S-Phasen-Zykluszeit als Funktion der Villuszellanzahl sowie den Aufbau einer neuen Krypte. Es sind jeweils nur die

Management-Einheiten der Objekte dargestellt. Die Prozeß-Algorithmen der verschiedenen Prozeß-Einheiten sind aus Gründen der Übersichtlichkeit nicht näher erläutert. Die Reaktion der Objekte (Zellprozeß, Kryptspalteprozeß, etc.) auf die Zellgiftinjektion ist im jeweiligen Kontroll-Algorithmus der Management-Einheit (gekennzeichnet mit "C", siehe Abb. 3) repräsentiert, hier finden die verschiedenen Hypothesen ihren Eingang ins Simulationsmodell.

Untersuchte Hypothesen:

H1: Die Störung bewirkt keine Parameteränderung im proliferierenden Kompartment, es wird nur der Stammzellring rekonstruiert (keine Rückkopplung).

H2: Proportional zum Rückgang der Zellanzahl der regulierenden Population wird die Zykluszeit der Stammzellen vermindert, wobei verschiedene Abhängigkeiten (linear, exponentiell und gesättigt) untersucht werden.

H3: Proportional zum Rückgang der Zellanzahl der regulierenden Population werden die Zykluszeiten aller proliferierender Zellen der Krypte vermindert. Auch hier werden die verschiedenen Abhängigkeiten untersucht.

H4: Wenn die regulierende Population unter einen bestimmten Schwellwert abfällt, wird eine zusätzliche Teilung der Columnarzellen P durchgeführt (Generationszähler wird um eins erhöht).

H5: Die Schädigung löst das Entstehen neuer Krypten durch Ausknospen aus dem Stammzellring am Kryptboden ('budding') aus. Die neu entstehenden Krypten wachsen mit 'normalen' Zellparametern heran.

H6: Es überlagern sich additiv zwei der vorher beschriebener Regelmechanismen H1 bis H5.

Allen Hypothesen ist gemeinsam, daß a) das Zellgift ara-C phasenspezifisch und ohne Zeitverzögerung wirkt, und b) die verbliebenen Stammzellen nach der Schädigung zuerst ihren Stammzellring aus ca. 16 Stammzellen wieder aufbauen.

Die in den Hypothesen H1 bis H5 erwähnte 'regulierende Population' wird in den Simulationsexperimenten ebenfalls variiert. Zum ersten kann die Population, die das Signal für die Wiederherstellung der Krypt/ Villus-Einheit gibt, im proliferierenden Kompartment der Krypte (P) selbst liegen. Zum zweiten werden die Modelle mit der Villuspopulation (V) als Regulativ durchgemustert. Auch die intermediären reifenden Zellen am Krypt/Villus-Übergang (Q) finden Eingang in die Modelle, ebenso wurden Kombinationen dieser drei Populationen untersucht.

4. Ergebnis und Diskussion

Den Hypothesen, die durch die Simulation nicht falsifiziert werden konnten, ist folgendes gemeinsam:

- es wirken zwei Regelmechanismen, deren Ergebnisse sich überlagern. Einer der beiden Mechanismen ist die Produktion neuer Krypten durch den bekannten 'budding'-Prozeß
- die Villuszellmasse ist in der regulierenden Population enthalten.

Da eine Hyperproliferation der P-Zellen einsetzt nach Verminderung der Villuszellpopulation, liegt die Annahme eines inhibitiven Steuerungsmechanismus somit nahe.

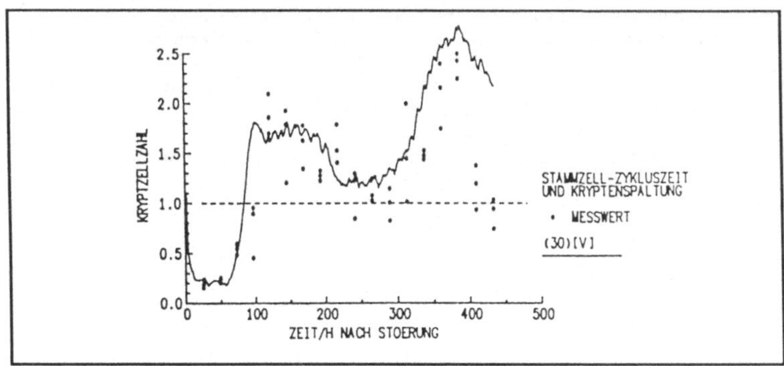

Abbildung 4: Ergebnis eines Simulationsexperiments

Abbildung 4 zeigt beispielsweise den zeitlichen Verlauf der Kryptzellmasse unter Annahme von Hypothese 2 und 5 (Verkürzung der Zykluszeit der Stammzellen und Entstehen von neuen Krypten durch Ausknospen (budding) und Abspaltung (fission)).

Die Verwendung des objektorientierten Modellierungsansatzes zeigt, daß mit dieser Methodik neue Einblicke in die Dynamik des im Grunde einfachen biologischen Systems "intestinale Krypte" möglich sind. Appleton et al. schreiben: "... it is possible that only simulation of the crypt can adequately describe its kinetics" ([9]). Wenn dies für die Krypte gilt, so gilt es umso mehr für noch komplexere (Teil-) Systeme des lebenden Orgnamismus.
Aus der Systemtheorie ist bekannt, daß das Verhalten komplexer Systeme nicht nur die Summe des Verhaltens seiner Einzelteile ist. Ein komplexes System, das aus Subsystemen aufgebaut ist, die in sich instabil sind, ist oft stabil: die Komplexität selbst führt zur Stabilität des Systems. Hier findet man oft eine ganze Reihe von Gleichgewichtszuständen, verschiedene Eingriffe transformieren das System je nach Schwere des Eingriffs von einem Gleichgewicht in ein anderes. Häufig ist diese Transformation irreversibel.
Um Modelle solch komplexer Vorgänge zu erstellen, fehlen uns die geeigneten Methoden. Wir sind jedoch überzeugt, daß die Entwicklung von Konzepten für die Modellierung und Simulation, wie sie hier vorgestellt wurden, unumgänglich ist. Schwierigkeiten wird es vor allem bei der Validierung solcher Modelle geben. Dabei wird es zu interessanten Rückkopplungen auf die Arbeit der experimentell tätigen Biologen kommen. Neue, zusätzliche Experimente werden nötig sein, um weitere Daten für die Modellformulierung und -validierung zu gewinnen.

Literatur

[1] Meinzer, H.P.; Sandblad, B.: Evidence for Cell Generation Controlled Proliferation in the Small Intestinal Crypt. Cell Tissue Kinet. 19 (1986) 581-590

[2] Popper, K.R.: Logik der Forschung. Paul Siebeck, Tübingen 1982

[3] Wright, N.A., Al-Nafussi, A.: The Kinetics of Villus Cell Populations in the Mouse Small Intestine. II. Studies on Growth Control after Death of Proliferative Cells induced by Cytosine Arabinoside, with special reference to negative feedback mechanisms. Cell Tissue Kinet. 15 (1982) 611-621

[4] Zajicek, G.: The Time Dimension in Histology. Methods of Information in Medicine 26 (1987) 1-2

[5] Carnap, R.: Philosophical Foundations of Physics. Basic Books Inc., New York, London, 1966.

[6] Schneider, W., Sandblad, B.: A New Approach to a Computer Based System for Modelling and Simulation. In Alperowitch, De Dombal, Grémy (Eds.): Evaluation of Efficacy of Medical Action. North Holland Publ. Co. 1979).

[7] Cheng, H., Bjerknes, M.: The Stem-Cell Zone of the Mouse Small-Intestinal Epithelium. In Appleton, D.R., Sunter, J.P., Watson, A.J. (Eds.): Cell Proliferation in the Gastrointestinal Tract. Pitman Medical, Kent, 1980, 155-165.

[8] Wright, N.A., Al-Nafussi, A.: The Kinetics of Villus Cell Populations in the Mouse Small Intestine. I. Normal Villi: The Steady State Requirement. Cell Tissue Kinet. 15 (1982) 595-609

[9] Appleton, D.R., Sunter, J.P., Watson, A.J.: The Highest Labelled Cell in the Intestinal Crypt Column. Cell Tissue Kinet. 22 (1989) 93-96

[10] Sandblad, B., Meinzer, H.P.: Modelling of Complex Control Structures in Biology and Biomedicine. accepted for publication in Meth. Inf. Med., 1990

Entscheidungsunterstützung durch Literaturwissen bei akutem Brustschmerz

Burkhard Roessink *, Jochen Bernauer *, Hans-Peter Schuster #

*   Institut für Medizinische Informatik, Universität Hildesheim

\#   Städtisches Krankenhaus Hildesheim GmbH, Akademisches Lehrkrankenhaus der Medizinischen Hochschule Hannover

Einleitung

Therapieentscheidungen bei Patienten mit akutem Brustschmerz sind kritisch und mit Risiken behaftet. Dies gilt insbesondere für die Frage nach einer notwendigen Aufnahme in die Intensivstation oder für die mögliche Entlassung daraus. In neuerer Zeit wurden klinische Studien durchgeführt, in denen solche Patienten spezifischen Gruppen zugeordnet und daraufhin die Krankheitsverläufe beobachtet wurden. Die Beobachtungen erstreckten sich auf Komplikationen, Diagnosen oder Mortalität. Diese Ergebnisse aus den Studien sind in der konkreten Entscheidungssituation nur bedingt verfügbar. Die Heterogenität der Studien im Hinblick auf deren Fragestellung, Patientenkollektive, Entscheidungsparameter sowie beobachtete Ereignisse ist ein Grund dafür. Ziel unseres Ansatzes ist, entscheidungsrelevantes Literaturwissen in einer Wissensbasis zu repräsentieren und über einen Konsultationsrahmen effizient verfügbar zu machen. Es soll im Dialog mit dem System möglich sein, anhand von Symptomen und Befunden die in Betracht kommenden Studien zu selektieren, die Patienten spezifischen Gruppen zuzuordnen und die Gruppenergebnisse aus den Studien darzustellen.

Methoden

Zum Aufbau einer Literatur-Wissensbasis war es notwendig, Kriterien zur Literaturauswahl zu formulieren, ein abstraktes Studienmodell zur Repräsentation der Studieninhalte zu entwickeln, kardiologische Heuristiken zur Vereinheitlichung der Parameter zu definieren sowie das Modell zu implementieren. Es wurden Studien ausgewählt, die Patienten mit Brustschmerz als Hauptbeschwerde oder mit Symptomen kardialer Ischämie einschließen, diese mit klinischen Basisparametern in prognostische oder diagnostische Gruppen einteilen und die kurzfristigen Verläufe der Patienten in den gebildeten Gruppen dokumentieren. Klinische Basisparameter umfassen Brustschmerzcharakteristika, Anamnese, Untersuchungsbefunde, EKG-Zeichen, kardiale Enzymwerte und Thorax-Röntgenbefunde. Nicht darunter fallen echokardiographische Parameter, Aussagen aus Langzeit-EKG-Untersuchungen oder aus Belastungsversuchen.

Die geeigneten Studien sind nicht als Texte oder Textfragmente, sondern durch ein abstraktes Modell repräsentiert. Dieses Studienmodell besteht aus einem begrenzten Begriffsraum, festgelegten Phasen für die Anwendung der Studien, Einschlußkriterien, Gruppenzuordnungen und Beobachtungen. Alle in den Studien genannten Einschlußkriterien und Parameter wurden den Kategorien Brustschmerz, Anamnese, Untersuchungsbefund, EKG, kardiale Enzyme oder Röntgen zugeordnet. Die Vielzahl von Begriffen wurde unter Berücksichtigung üblicher Definitionen in einen überschaubaren Begriffsraum überführt. Durch regeldefinierte kardiologische Heuristiken werden übergeordneten Begriffen Abstraktionen aus den Basisparametern heraus zugeordnet. Die Anwendungsphasen (Notaufnahme, bis zu 24 Stunden oder länger als 24 Stunden in der Intensivstation) sind durch die Einschlußkriterien der Studien bestimmt und sind abhängig von der Verfügbarkeit einzelner Befunde. Die Einschlußkriterien legen fest, ob der Patient Bedingungen erfüllt, die die Studienautoren für ihre Kollektive definiert haben. Gruppenzuordnungen werden durch die in den Studien beschriebenen Tests vorgenommen. Beobachtungen im Zusammenhang mit einem Test geben die tatsächlichen Verläufe in der Testpopulation wieder. Sie stellen den *Datenpool* dar, aus dem die gruppenspezifischen Ergebnisse selektiert werden. Jede Beobachtung wurde einer der Beobachtungskategorien zugeordnet: lebensbedrohliche Komplikation, nicht akut lebensbedrohliche Komplikation, Intensiv-Intervention, Diagnose oder Mortalität.

Das abstrakte Studienmodell wurde mit der hybriden Expertensystem-Shell 'Babylon'[1] auf einem *Apple Macintosh II* ® als Wissensbasis mit Frames und Regeln implementiert. Die Objektklassen für Symptome und Befunde und für Abstraktionen, Studie, Test und Beobachtungen sind als deklaratives Wissen durch Frames realisiert. Bei Verfeinerung einzelner Klassen werden allgemeinere Teile vererbt. Die Abstraktionen umfassen neben den Symptomen und Befunden auch Diagnose und Verlauf. Eine Instanz der Objektklasse Diagnose kann beispielsweise den Wert 'Verdacht auf akuten Myokardinfarkt' annehmen. Beim Verlauf kann zwischen 'kompliziert' und 'unkompliziert' unterschieden werden. Der Testframe sieht die Beschreibung des Tests, Bezeichnung der n Gruppierungen und die Anzahl der Patienten in den Gruppierungen vor. Die mit dem Testframe verbundenen Frames zu den fünf Beobachtungskategorien enthalten darüber hinaus die Beschreibung der m Beobachtungen und die Anzahl der Patienten für jede Gruppierung in den Beobachtungsstufen. Damit ist jede Beobachtung zu jedem Test als eine nxm-Tafel darstellbar.
Durch Regeln werden kardiologische Heuristiken zur Ableitung übergeordneter Begriffe bis hin zu Diagnose und Verlauf dargestellt, Anweisungen zur Prüfung der Einschlußkriterien der Studien festgelegt, Algorithmen zur studienspezifischen Testdurchführung repräsentiert und die Auswahl der auszugebenden Beobachtungen spezifiziert. Für die Prüfung der Einschlußkriterien und für die Tests können sowohl die Basisparameter als auch die übergeordneten Begriffe verwendet werden. Alle Regelpakete werden datengesteuert im Wege des *forward chaining* ausgewertet.

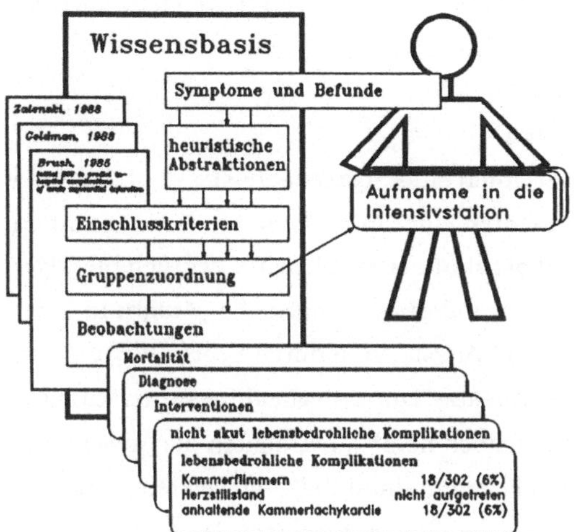

Ablauf einer Konsultation

Herstellen des Zeitbezugs.

Kontextabhängige Erhebung der Symptome und Befunde des Patienten.

Regelbasierte Abstraktion aufgrund kardiologischer Heuristiken mit dem Ziel einer Diagnose oder Verdachtsdiagnose.

Prüfung der Einschlußkriterien jeder Studie zum Entscheidungszeitpunkt.

Auswertung studienspezifischer Tests bei anwendbaren Studien.

Ausgaben patientenspezifischer Beobachtungen nach gewünschten Kriterien.

Ergebnis

Die in der Wissensbasis implementierten siebzehn Studien können hinsichtlich ihrer Anwendungsphasen, der Art und dem Modus der Gruppenzuordnung sowie der Beobachtungen unterschieden werden. Zehn Studien können einen Patienten in der Notaufnahmesituation einschätzen[2-11], während die übrigen Studien in den ersten 24 Stunden in der Intensivstation[12-17] oder danach[18] einsetzbar sind. Die Gruppenzuordnung hat eine Wahrscheinlichkeitsaussage zu einer Diagnose[2, 3, 6, 7, 10, 15, 16], zur Prognose[4, 11, 13, 14, 17, 18] oder zur Mortalität[12] des Patienten zum Inhalt oder beurteilt dessen initiales EKG[5, 8, 9]. Die Tests sind als logistische Regressionsformel[7, 10], als multivariater Entscheidungsbaum[3] oder als Parameterkombination aufgrund multivariater Analyse[3, 4, 7, 10, 17, 18] angelegt oder beruhen auf anderen Verfahren[2, 5, 6, 8, 9, 11-16]. Als Folge einer Gruppenzuordnung werden Instanzen der Beobachtungskategorien zu folgenden Beobachtungen erzeugt: lebensbedrohliche Komplikationen[3, 5, 6, 8, 9, 14] (z.B. Kammerflimmern), nicht akut lebensbedrohliche Komplikationen[8, 9, 11, 13, 14, 17, 18] (z.B. rekurrierender Brustschmerz), Intensiv-Interventionen[4-9] (z.B. temporärer Schrittmacher), Diagnosen[2-8, 10, 15-17] (AMI oder kardiale Ischämie) oder Mortalität[5, 6, 8, 9, 12, 14, 17].

Anhand von Fallsimulationen liefert die Wissensbasis plausible Gruppenzuordnungen. Ein prospektiver Test des Systems ist im Städtischen Krankenhaus Hildesheim vorgesehen. Die

Programmierung einer komfortablen interaktiven Benutzeroberfläche mit der Möglichkeit einer gezielten Ablaufsteuerung, mit statistischer Aufbereitung sowie angemessener Visualisierung der Ergebnisse steht aus.

Diskussion

Eine Methode zur Einschätzung von Patientenverläufen sind Scores. *Schuster et al.* konnten für ein Score-System zeigen, daß es zwar bei Patienten einer internistischen Intensivstation anwendbar ist, daß allerdings diejenigen mit kardiovaskulärer Problematik deutlich niedriger eingestuft wurden als die mit anderen Grunderkrankungen [19]. Aufgrund der Verschiedenartigkeit von Patientenpopulationen und Aussagen konnten Scores für unseren Ansatz nicht nutzbar gemacht werden. Weitere Ansätze zur Entscheidungsunterstützung behandeln konkret das Vorgehen bei kardialem Brustschmerz[2-18], betrachten die Anwendung definierter Standards der Patientenversorgung in der Notaufnahme[20] oder stellen Möglichkeiten der Aufbereitung klinischer Literatur dar, für die das Expertensystem 'Roundsman' von *Rennels*[21] Prototyp ist. Am Beispiel der Therapieoptionen beim Mammakarzinom wird der maßgeblichen Rolle von Studienwissen an der ärztlichen Entscheidung Rechnung getragen. Nach Eingabe einer formalisierten Patientenbeschreibung und des geplanten therapeutischen Vorgehens generiert 'Roundsman' eine ausformulierte Kritik auf dem Hintergrund relevanter Studien. Über eine textliche Wiedergabe der Ergebnisse aus der Literatur hinaus wird berechnet, inwieweit aus methodischen Gründen oder durch nicht vollständige Übereinstimmung der Patientencharakteristika mit denen der Studienpopulation diese Ergebnisse in ihrer Aussagekraft eingeschränkt sind. Diese Analyse der Literatur kann nicht in allen Punkten nachgebildet werden, da die von uns verwendeten klinischen Studien als gleichgewichtig angesehen werden, der kardiale Brustschmerz begrenzt objektivierbar ist und ein therapeutischer Plan als Grundlage einer Kritik nicht vorgegeben werden kann; dieser gerade soll aus der Literatur abgeleitet werden und bedingt den eher informierenden als kritisierenden Charakter unserer Darstellung der Ergebnisse klinischer Forschung. Wie von *Rennels* gefordert wird die Übereinstimmung des Patienten mit dem Kontext der Studie geprüft. Ein metrisches Maß wird allerdings nicht berechnet: die Studie scheidet im negativen Fall aus.

Literatur

1. Christaller T, DiPrimio F, Voss A (Hrsg.): Die KI-Werkbank Babylon: Eine offene und portable Entwicklungsumgebung für Expertensysteme. Addison-Wesley, 1989: Bonn.
2. Lee TH, Cook EF, Weisberg M, Sargent RK, Wilson C, Goldman L: Acute Chest Pain in the Emergency Room: Identification and Examination of Low-Risk Patients. Arch Intern Med 1985; 145: 65-69.

3. Goldman L, Cook EF, Brand DA et al: A computer protocol to predict myocardial infarction in emergency department patients with chest pain; N Engl J Med 1988; 318: 797-803.

4. Fuchs R, Scheidt S: Improved Criteria for Admission to Cardiac Care Units. JAMA 1981; 246: 2037-2041.

5. Zalenski RJ, Sloan EP, Chen EH et al: The Emergency Department ECG and Immediately Life-Threatening Complications in Initially Uncomplicated Suspected Myocardial Infarction; Ann Emerg Med 1988; 17: 221-226.

6. Yusuf S, Pearson M, Sterry H et al: The entry ECG in the early diagnosis and prognostic stratification of patients with suspected acute myocardial infarction. Eur Heart J 1984; 5: 690-696.

7. Tierney WM, Roth BJ, Psaty B et al: Predictors of myocardial infarction in emergency room patients. Crit Care Med 1985; 13: 526-531.

8. Brush JE, Brand DA, Acampora D, Chalmer B, Wackers FJ: Use of the initial electrocardiogram to predict in-hospital complications of acute myocardial infarction. N Engl J Med 1985; 312: 1137-1141.

9. Stark ME, Vacek JL: The Initial Electrocardiogram During Admission for Myocardial Infarction. Arch Intern Med 1987; 147: 843-846.

10. Pozen MW, D'Agostino RB, Selker HP et al: A predictive instrument to improve coronary-care-unit admission practices in acute ischemic heart disease: A Prospective Multicenter Clinical Trial. N Engl J Med 1984; 310: 1273-1278.

11. Nattel S, Warnica JW, Ogilvie RI: Indications for admission to a coronary care unit in patients with unstable angina. Can Med Assoc J 1980; 122: 180-184.

12. Battler A, Karliner JS, Higgins CB et al: The Initial Chest X-ray in Acute Myocardial Infarction: Prediction of Early and Late Mortality and Survival. Circulation 1980; 61: 1004-1009.

13. Quale J, Kimmelstiel C, Lipschik G, Schrem S: Use of Sequential Cardiac Enzyme Analysis in Stratification of Risk for Myocardial Infarction in Patients With Unstable Angina. Arch Intern Med 1988; 148: 1277-1279.

14. Piérard LA, Dubois C, Albert A, Chapelle J-P, Carlier J, Kulbertus HE: Prognostic Significance of a Low Peak Serum Creatinine Kinase Level in Acute Myocardial Infarction: Am J Cardiol 1989; 63: 792-796.

15. Baker P: Chest pain and time taken for diagnosis in myocardial infarction. Br J Clin Pract 1987; 41: 779-781.

16. Lee TH, Rouan GW, Weisberg MC et al: Sensitivity of Routine Clinical Criteria for Diagnosing Myocardial Infarction Within 24 Hours of Hospitalization. Ann Intern Med 1987; 106: 181-186.

17. Mulley AG, Thibault GE, Hughes RA, Barnett GO, Reder VA, Sherman EL: The course of patients with suspected myocardial infarction: The identification of Low-Risk Patients for Early Transfer for Intensive Care. N Engl J Med 1980; 302: 943-948.

18. Bosch X, Théroux P, Waters DD, Pelletier GB, Roy D: Early postinfarction ischemia: clinical, angiographic, and prognostic significance. Circulation 1987; 75: 988-995.

19. Schuster H-P, Assel RJ, Wellemann LS: Aussagekraft des "Therapeutic Intervention Scoring System" (TISS) bei kritisch Kranken in einer internen Intensivstation. Med Klinik 1986; 81: 117-121.

20. Schriger DL, Baraff LJ, Wilton R, McCoy JM: EDECS: The Emergency Department Expert Charting System. In: Kingsland LC (Hrsg.): Proc. 13th Symposium on Computer Applications in Medical Care, Seiten 611-615; IEEE Computer Society Press, 1989: Washington DC.

21. Rennels GD: A Computational Model of Reasoning from the Clinical Literature Lecture Notes in Medical Informatics 32; Springer, 1987: Berlin, Heidelberg, New York.

Autorenverzeichnis

Aisslinger, U.	312	Grüger, J.	75
Arminger, G.	180	Gutzwiller, F.	40
Bär, R.	375	Haerting, J.	147
Bartkowski, R.	258	Hamdorf, P.	341
Baukloh-Lajosi, G.	33	Haux, R.	345
Baur, H.J.	375	Heinemann, L.	248
Behrendt, W.	75	Heinlein, C.	316, 341
Behrens, S.	355	Helmert, U.	113
Bentlage, H.	360	Herbold, M.	200
Berger, J.	154	Herman, B.	120
Berger, R.	168	Herp, A.	334
Bergmann, K.E.	45	Heuchert, G.	161, 168
Bernauer, J.	381	Hoffmann, U.	64
Bisig, B.	40	Hölzel, D.	328
Bräunlich, A.	161, 168	Hopkins, G.	205
Brenner, H.	217	Höring, H.	147
Carpenter, M.	301	Hörmann, A.	125
Christiansen, D.	301	Hosking, J.D.	301
Clayton, D.	177	Hultsch, E.	276
Colberg, R.	75	Hunt, S.C.	248
Cremer, P.	130	Imhof, M.	188
Dallenbach, F.	360	John, J.	27, 50
Dengler, J.	355	Kaatsch, P.	109
Diekmann, F.	276, 281	Kaufmehl, K.	298
Dietz, E.	235	Keiding, N.	182
Dirschedl, P.	183	Klar, R.	21, 269, 312, 321
Ditschuneit, H.	316, 341	Kohlmeier, L.	174, 181, 182
Dockery, D.W.	135	Kolodzig, Ch.	281, 292
Doster, W.	316	Kottmann, P.	316
Dujat, C.	334	Kreienbrock, L.	221
Ehlers, C. Th.	263	Kuhn, K.	316, 341
Elsner, E.	1	Lajosi, F.	33
Enderlein, G.	161, 168, 241	Lang, H.-P.	181
Erdmann, E.	366	Lausen, B.	229
Fischer, R.-J.	253	Leititis, J.	298
Fontaine, J.	75	Lewis, M.	125
Gefeller, O.	130	Lieb, G.	221
Gerken, M.	221	Löwel, H.	125
Graubner, B.	258, 269	Loy, V.	360
Greiser, E.	113, 120	Maag, K.P.	366
Grohmann, R.	183	Maertz, R.	88
Grolle, O.J.	370	Mann, G.	345

Maschewsky-Schneider, U. 210
Meinzer, H.P. 375
Michaelis, J. 109
Michels, H.R. 205
Möhner, M. 88
Molik, B. 140
Muche, R. 130
Müller, P.C. 370
Münstermann, J. 287
Nagel, M. 147
Norden, O. 298
Oberdoerster, G. 161
Ohmann, C. 188
Pfaff, G. 248
Pretschner, D.-P. 370
Radoschewski, M. 80
Rehm, J. 180
Reichert, M. 341
Robra, B.-P. 75
Roessink, B. 381
Rösner, D. 316
Ruhl, U. 276
Sandblad, B. 375
Sauerbrei, W. 229
Savitz, D.A. 217
Schach, E. 58, 104
Schach, S. 104
Schaefer, D.O. 334
Schäfer, T. 75
Scheinert, H.-D. 287
Schmidt, L. 183
Schmidt, M. 328
Schmidtmann, I. 109
Schmücker, P. 334
Schöneberg, G. 140
Schubert-Fritschle, G. 328
Schumacher, M. 229
Schuntermann, M.F. 70
Schuster, H.-P. 381
Schwartz, F.W. 75
Selbmann, H.-K. 10
Staneczek, W. 88

Stark, H. 161
Stecking, L. 334
Stein, H. 360
Struwe, F.E. 298
Stüdemann, G. 120
Stutz, J. 281
Swart, E. 75
Swobodnik, W. 316
Tempel, G. 113
Thon, K. 188
Trampisch, H.J. 205
Überla, K. 193
Valleron, A.-J. 95
Wechsler, J. 341
Wichmann, H.E. 140
Williams, R.R. 248
Windeler, J. 205
Winter, T. 292
Wolter, C. 27, 50
Wulke, P. 161, 168
Zaiss, A. 229, 298, 312, 321
Zemmler, T. 316, 341
Zöllner, I. 104

Medizinische Informatik und Statistik

Band 39: Ausbildung in der Medizinischen Informatik. Proceedings, 1982. Herausgegeben von P. L. Reichertz und P. Koeppe. VIII, 248 Seiten. 1982.

Band 40: Methoden der Statistik und Informatik in Epidemiologie und Diagnostik. Proceedings, 1982. Herausgegeben von J. Berger und K. H. Höhne. XI, 451 Seiten. 1983.

Band 41: G. Heinrich, Bildverarbeitung von Computer-Tomogrammen zur Unterstützung der neuroradiologischen Diagnostik. VIII, 203 Seiten. 1983.

Band 42: K. Boehnke, Der Einfluß verschiedener Stichprobencharakteristika auf die Effizienz der parametrischen und nichtparametrischen Varianzanalyse. II, 6, 173 Seiten. 1983.

Band 43: W. Rehpenning, Multivariate Datenbeurteilung. IX, 89 Seiten. 1983.

Band 44: B. Camphausen, Auswirkungen demographischer Prozesse auf die Berufe und die Kosten im Gesundheitswesen. XII, 292 Seiten. 1983.

Band 45: W. Lordieck, P. L. Reichertz, Die EDV in den Krankenhäusern der Bundesrepublik Deutschland. XV, 190 Seiten. 1983.

Band 46: K. Heidenberger, Strategische Analyse der sekundären Hypertonieprävention. VII, 274 Seiten. 1983.

Band 47: H.-J. Seelos, Computerunterstützte Screeninganamese. IX, 221 Seiten. 1983.

Band 48: H. E. Wichmann, Regulationsmodelle und ihre Anwendung auf die Blutbildung. XVIII, 303 Seiten. 1984.

Band 49: D. Hölzel, G. Schubert-Fritschle, Ch. Thieme, Klinikübergreifende Tumorverlaufsdokumentation. XI, 269 Seiten. 1984.

Band 50: Der Beitrag der Informationsverarbeitung zum Fortschritt der Medizin. 28. Jahrestagung der GMDS, Heidelberg, September 1983. Herausgegeben von C. O Köhler, P. Tautu und G. Wagner. XI, 668 Seiten. 1984.

Band 51: L. Gutjahr, G. Ferber, Neurographische Normalwerte. XI, 322 Seiten. 1984.

Band 52: Systemanalyse biologischer Prozesse, 1. Ebernburger Gespräch. Herausgegeben von D. P. F. Möller. IX, 226 Seiten. 1984.

Band 53: W. Köpcke, Zwischenauswertungen und vorzeitiger Abbruch von Therapiestudien. V, 197 Seiten. 1984.

Band 54: W. Grothe, Ein Informationssystem für die Geburtshilfe, VIII, 240 Seiten. 1984.

Band 55: K. Vanselow, D. Proppe, Grundlagen der quantitativen Röntgen-Bildsauswertung. VII, 280 Seiten. 1984.

Band 56: Strukturen und Prozesse — Neue Ansätze in der Biometrie. Proceedings, 1982. Herausgegeben von R. Repges und Th. Tolxdorff. V, 138 Seiten. 1984.

Band 57: H. Ackermann, Mehrdimesionale nichtparametrische Normbereiche. VI, 128 Seiten. 1984.

Band 58: Krankendaten, Krankheitsregister, Datenschutz. 29. Jahrestagung der GMDS, Frankfurt, Oktober 1984. Herausgegeben von K. Abt, W. Giere und B. Leiber. VI, 566 Seiten. 1985.

Band 59: WAMIS Wiener Allgemeines Medizinisches Informations-System. Herausgegeben von G. Grabner. X, 367 Seiten. 1985.

Band 60: Neuere Verfahren der nichtparametrischen Statistik. Proceedings, 1985. Herausgegeben von G. Ch. Pflug. V, 129 Seiten. 1985.

Band 61: Von Gesundheitsstatistiken zu Gesundheitsinformation. Herausgegeben von E. Schach. XIV, 300 Seiten. 1985.

Band 62: Prognose- und Entscheidungsfindung in der Medizin. Proceedings, 1985. Herausgegeben von H. J. Jesdinsky und H. J. Trampisch. VIII, 524 Seiten 1985.

Band 63: H. J. Trampisch, Zuordnungsprobleme in der Medizin: Anwendung des Lokationsmodells. VIII, 121 Seiten. 1986.

Band 64: Perspektiven der Informationsverarbeitung in der Medizin. Kritische Synopse der Nutzung der Informatik in der Medizin. Proceedings. Herausgegeben von C. Th. Ehlers und H. Beland. XIV, 529 Seiten. 1986.

Band 65: Methodische Aspekte in der Umweltepidemiologie. Proceedings. Herausgegeben von H.-E. Wichmann. VIII, 160 Seiten. 1986.

Band 66: Th. Tolxdorff, Ein neues Software-System (RAMSES) zur Verarbeitung NMR-spektroskopischer Daten in der bildgebenden medizinischen Diagnostik. V, 141 Seiten. 1987.

Band 67: W. Lehmacher, Verlaufskurven und Crossover. IV, 176 Seiten. 1987.

Band 68: H.-K. Selbmann, K. Dietz (Hrsg.), Medizinische Informationsverarbeitung und Epidemiologie im Dienste der Gesundheit. Proceedings, 1987. XI, 384 Seiten. 1988.

Band 69: H. Letzel, Passivrauchen und Lungenkrebs. VI, 208 Seiten. 1988.

Band 70: P. Bauer, G. Hommel, E. Sonnemann (Hrsg.), Multiple Hypothesenprüfung, Multiple Hypotheses Testing. IX, 234 Seiten. 1988.

Band 71: G. Giani, R. Repges (Hrsg.), Biometrie und Informatik — neue Wege zur Erkenntnisgewinnung in der Medizin. Proceedings, 1989. X, 301 Seiten. 1990.

Band 72: I. Guggenmoos-Holzmann (Hrsg.), Quantitative Methoden in der Epidemiologie. Proceedings, 1990. X, 387 pages. 1991.

Band 73: N. Victor, H. Schäfer, H. Nowak et al., Arzneimittelforschung nach der Zulassung. VIII, 92 Seiten. 1991.